Manual de
URGÊNCIAS EM OTORRINOLARINGOLOGIA

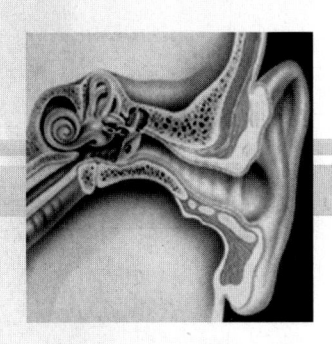

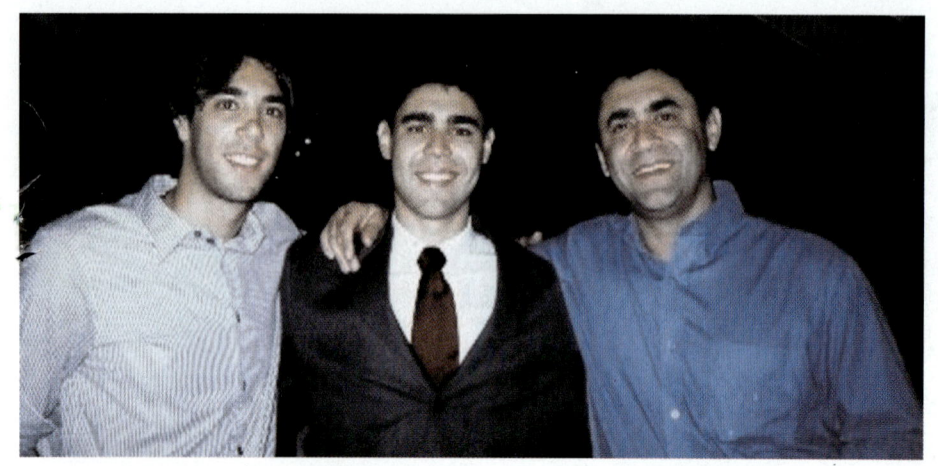

Da esquerda para a direita, Tomas, Lucas e José Antônio Patrocínio.

Manual de
URGÊNCIAS EM OTORRINOLARINGOLOGIA

José Antônio Patrocínio
Professor Titular e Chefe do Serviço de Otorrinolaringologia da
Faculdade de Medicina da Universidade Federal de Uberlândia
Presidente da Sociedade Brasileira de Rinologia e Cirurgia Plástica da Face

Lucas Gomes Patrocínio
Residente do Serviço de Otorrinolaringologia da
Faculdade de Medicina da Universidade Federal de Uberlândia

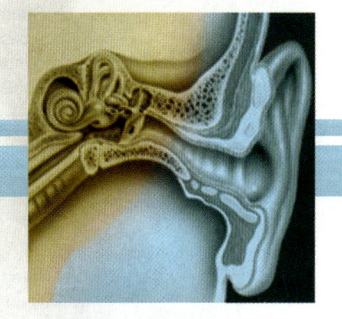

REVINTER

Manual de Urgências em Otorrinolaringologia
Copyright © 2005 by Livraria e Editora Revinter Ltda.

ISBN 85-7309-921-6

Todos os direitos reservados.
É expressamente proibida a reprodução
deste livro, no seu todo ou em parte,
por quaisquer meios, sem o consentimento
por escrito da Editora.

Contato com os autores:
JOSÉ ANTÔNIO PATROCÍNIO
patrocinio@triang.com.br

LUCAS GOMES PATROCÍNIO
lucaspatrocinio@triang.com.br

A precisão das indicações, as reações adversas e as relações de dosagem para as drogas citadas nesta obra podem sofrer alterações.
Solicitamos que o leitor reveja a farmacologia dos medicamentos aqui mencionados.
A responsabilidade civil e criminal, perante terceiros e perante a Editora Revinter, sobre o conteúdo total desta obra, incluindo as ilustrações e autorizações/créditos correspondentes, é do(s) autor(es) da mesma.

Livraria e Editora REVINTER Ltda.
Rua do Matoso, 170 – Tijuca
20270-131 – Rio de Janeiro – RJ
Tel.: (21) 2563-9700 – Fax: (21) 2563-9701
livraria@revinter.com.br – www.revinter.com.br

DEDICATÓRIA

Aos meus pais, Anna e Horácio, que fizeram de suas vidas e de seu trabalho a razão da minha formação.
E à minha mulher, Iradi, por compreender as minhas ausências e pela força e rigidez na criação de nossos filhos.
José Antônio Patrocínio

Aos meus pais, Iradi e José Antônio, que me tornaram o que sou hoje.
Lucas Gomes Patrocínio

APRESENTAÇÃO

Manual de Urgências em Otorrinolaringologia imprime ao mundo médico e científico uma notável contribuição e enriquecimento, e, a par disto, podemos atestar, com certeza, que revela, sem dúvida, a inteligência de homens que colocaram a sua intelectualidade a serviço da Medicina brasileira. A obra apresenta aos leitores, sejam acadêmicos ou médicos, a possibilidade de encontrar soluções em uma linha impecável.

Com o trabalho médico-científico que apresentamos, temos certeza que ganha a Medicina, pois os ilustres autores usam da argúcia de seu conhecimento e originalidade de sua didática exemplar.

Deste modo, considerando o respeito e a amizade, que em nada cercearam o meu senso crítico para ver além da dileta amizade o valor da obra, queremos parafrasear o Dr. José Antônio Patrocínio nesta oportunidade, que *"tudo o que é feito com amor, dedicação e honestidade pode florescer e frutificar"*.

Leônidas Mocellin
Professor Emérito da Universidade Federal do Paraná

PREFÁCIO

A Otorrinolaringologia brasileira, até a década de 1970, foi deixada em segundo plano e não recebia a importância merecida. A partir de 1970, no Brasil, a Otorrinolaringologia recuperou algumas subespecialidades, tais como a Plástica Facial, a Cirurgia Craniomaxilofacial e a Cirurgia de Cabeça e Pescoço, e se expandiu de tal forma que é hoje a especialidade mais procurada nos concursos de residência médica por todo o país e pelo mundo.

Este avanço da Otorrinolaringologia demonstrou que, ao contrário do que se pensava, ela é uma especialidade de impacto, com uma grande quantidade de urgências e emergências.

No dia-a-dia do atendimento de pronto-socorro, cada vez mais dúvidas surgem. Buscávamos informações sobre um tema em um livro, sobre outro em artigos, e em alguns temas somente encontrávamos poucas linhas que nos eram úteis no cuidado dos nossos pacientes. Percebemos que na literatura médica brasileira faltava um livro que reunisse os vários temas de urgências otorrinolaringológicas. Apoiados por vários especialistas da área, conseguimos, com grande esforço, concluir este livro que tem como finalidade ser utilizado por todos os médicos plantonistas, sejam estes otorrinolaringologistas, clínicos gerais, cirurgiões gerais, intensivistas, pediatras, alunos de Medicina...

Reunimos o que acreditamos ser as principais urgências e emergências otorrinolaringológicas, em uma exposição completa e didática, com o intuito de funcionar como um manual de consulta no momento do atendimento.

Por fim, gostaríamos de agradecer a todos os colaboradores que se empenharam e nos ajudaram a produzir a presente obra. Como foi dito, devido à atual abrangência da Otorrinolaringologia, é impossível que seja escrito um livro de alta qualidade por um ou dois autores. Portanto, a participação de todos foi essencial.

Esperamos que seja de bom proveito para a classe médica brasileira.

José Antônio Patrocínio
Lucas Gomes Patrocínio

Colaboradores

ALDO EDEN CASSOL STAMM
Chefe do Centro de Otorrinolaringologia do
Hospital Professor Edmundo Vasconcelos

ALEXANDRE ARAÚJO PEREIRA
Aluno de Medicina da Pontifícia Universidade
Católica do Rio Grande do Sul

ALEXANDRE FELIPPU NETO
Médico-Otorrinolaringologista
Chefe do Instituto Felippu de Otorrinolaringologia,
São Paulo – SP

ALEXANDRE MARCOS CAVASINI
Otorrinolaringologista da Divisão de Otologia do
Serviço de Otorrinolaringologia da Faculdade de
Medicina da Universidade Federal de Uberlândia

ALEXANDRE MURTA
Médico-Otorrinolaringologista do Instituto
Felippu de Otorrinolaringologia, São Paulo – SP

ANTONIO CARLOS CEDIN
Coordenador da Residência Médica em
Otorrinolaringologia do Hospital Beneficência
Portuguesa de São Paulo – SP
Clínica Ivan F. Barbosa

ANTONIO DINIZ SOUZA
Professor Adjunto e Responsável pela Divisão de
Cirurgia de Cabeça e Pescoço do Serviço de
Otorrinolaringologia da Faculdade de Medicina da
Universidade Federal de Uberlândia
Mestrado pela Universidade Federal de São Paulo –
Escola Paulista de Medicina

ARTHUR MENINO CASTILHO
Médico-Assistente do Hospital das Clínicas da
Faculdade de Medicina da Universidade de São Paulo

AZIZ MIGUEL HUEB
Professor Titular Aposentado da Disciplina de
Otorrinolaringologia da Faculdade de Medicina do
Triângulo Mineiro, Uberaba – MG
Conselheiro do Hospital Santa Lúcia de Uberaba

BEATRICE MARIA J. NEVES
Pós-Graduanda do Departamento de
Otorrinolaringologia e Distúrbios da Comunicação
Humana da Universidade Federal de São Paulo

BRUNO B. SEBUSIANI
Residente do 3º Ano do Centro de
Otorrinolaringologia do Hospital
Professor Edmundo Vasconcelos

CARLA MITI WATANABE
Médica-Residente do Serviço de
Otorrinolaringologia da Faculdade de Medicina da
Universidade Federal de Uberlândia

DANIEL CHUNG
Doutorando do Curso de Pós-Graduação na
Área de Otorrinolaringologia da Faculdade de
Medicina da Universidade de São Paulo

DANIELLE BARBOSA RUIZ
Residente da Associação Paparella de
Otorrinolaringologia, Serviço de ORL, Hospital
Santa Lydia, Ribeirão Preto – SP

DELMER JONAS POLIMENI PERFEITO
Médico-Residente do Núcleo de
Otorrinolaringologia e Cirurgia de Cabeça e
Pescoço de São Paulo

DIDEROT RODRIGUES PARREIRA
Residente do Serviço de Otorrinolaringologia da
Faculdade de Medicina de São José do Rio Preto

ELISABETH ARAÚJO
Médica-Otorrinolaringologista
Mestrado e Doutorado em Medicina pela
Universidade Federal do Rio Grande do Sul
Professora de Pós-Graduação da Faculdade de
Medicina da Universidade Federal do
Rio Grande do Sul

FÁBIO MANIGLIA
Residente do Serviço de Otorrinolaringologia da
Universidade Federal do Paraná

FERNANDA GOBBI DE ÁVILA
Médica-Residente (R-3) – Serviço de
Otorrinolaringologia do Instituto
Penido Burnier, Campinas – SP

FLÁVIO CARRARO ARANTES
Residente do Serviço de Otorrinolaringologia da
Faculdade de Medicina de São José do Rio Preto

FLORIANO PEIXOTO DA ROCHA JÚNIOR
Preceptor da Residência Médica em
Otorrinolaringologia do Hospital Beneficência
Portuguesa de São Paulo – SP
Clínica Ivan F. Barbosa

HÉLIO MUNIZ DE SOUZA
Residente do Serviço de
Otorrinolaringologia da Faculdade de Medicina da
Universidade Federal de Uberlândia

HUGO GONÇALVES COUTO
Residente do Serviço de Otorrinolaringologia da
Faculdade de Medicina da
Universidade Federal de Uberlândia

HUMBERTO AFONSO GUIMARÃES
Ex-Presidente da Sociedade Brasileira de Otologia
Coordenador do Serviço de Otorrinolaringologia do
Hospital Mater Dei

ILIAM CARDOSO DOS SANTOS
Médico
Especialista em ORL pela Sociedade Brasileira de
Otorrinolaringologia
Chefe do Serviço de Otoneurologia do
Hospital Otorrino de Goiânia
Pós-Graduação em Otorrinolaringologia –
Service Universitaire D'Oto-Rhino-Laryngologie
(Prof. Michel Portmann) – *Université II – Bordeaux,
France*
Mestrado em Otorrinolaringologia pela
Faculdade de Medicina de Ribeirão Preto da
Universidade de São Paulo
Membro Titular da Academia Goiana de Medicina

IVAN DIEB MIZIARA
Professor Colaborador da Disciplina de
Otorrinolaringologia da Faculdade de Medicina da
Universidade de São Paulo
Médico Responsável pelo Grupo de Estomatologia da
Disciplina de Otorrinolaringologia do Hospital das
Clínicas da Faculdade de Medicina da
Universidade de São Paulo

JOÃO JARNEY MANIGLIA
Professor Adjunto de Otorrinolaringologia da
Universidade Federal do Paraná

JOÃO LUIZ GARCIA DE FARIA
Médico-Otorrinolaringologista do
Serviço de Otorrinolaringologia da
Universidade Federal do Paraná

JOSÉ ANTONIO APARECIDO OLIVEIRA
Professor Titular do Serviço de
Otorrinolaringologia da Universidade de São Paulo,
Ribeirão Preto – SP

JOSÉ ANTÔNIO PATROCÍNIO
Professor Titular e Chefe do Serviço de
Otorrinolaringologia da Faculdade de Medicina da
Universidade Federal de Uberlândia
Presidente da Sociedade Brasileira de Rinologia e
Cirurgia Plástica da Face

JOSÉ ANTONIO PINTO
Diretor do Núcleo de Otorrinolaringologia e
Cirurgia de Cabeça e Pescoço de São Paulo
Chefe do Serviço de Otorrinolaringologia do
Hospital e Maternidade São Camilo – SP
Presidente da Sociedade Brasileira de
Laringologia e Voz

JOSÉ EDMUNDO PEREIRA
Dermatologista Responsável pela Divisão de Cirurgia
Dermatológica e Dermatologia Sanitária do
Serviço de Otorrinolaringologia da Faculdade de
Medicina da Universidade Federal de Uberlândia

JOSÉ VICTOR MANIGLIA
Mestrado e Doutorado em Otorrinolaringologia
Chefe da Disciplina de Otorrinolaringologia e
Cabeça e Pescoço da Faculdade de Medicina de
São José do Rio Preto

JULIANA M. A. CARDOSO BERTONCELLO
Médica-Residente (R-1-2) – Serviço de
Otorrinolaringologia do Instituto Penido Burnier
(R-3) Serviço de Otorrinolaringologia da
UNICAMP, Campinas – SP

LETÍCIA PETERSEN SCHMIDT
Médica-Residente do Serviço de
Otorrinolaringologia do Hospital de
Clínicas de Porto Alegre – RS

LISIANE SEGATO KRUSE
Otorrinolaringologista do Hospital Municipal de
Pronto-Socorro de Porto Alegre – RS
Professora de Otorrinolaringologia do Curso de
Fonoaudiologia da Universidade Luterana do Brasil
Mestranda da Pós-Graduação em Cirurgia da
Universidade Federal do Rio Grande do Sul

LUC LOUIS MAURICE WECKX
Professor Associado e Chefe da Disciplina de
Otorrinolaringologia Pediátrica do
Departamento de Otorrinolaringologia e
Distúrbios da Comunicação Humana da
Universidade Federal de São Paulo

LUCAS GOMES PATROCÍNIO
Residente do Serviço de
Otorrinolaringologia da Faculdade de Medicina da
Universidade Federal de Uberlândia

LÚCIA HELENA S. KLUWE CARVALHAL
Médica-Otorrinolaringologista
Mestranda do Programa de Pós-Graduação em
Cirurgia da Universidade Federal do
Rio Grande do Sul

LUCIANO DA SILVEIRA RODRIGUES
Residente da Associação Paparella de
Otorrinolaringologia – Serviço de ORL –
Hospital Santa Lydia, Ribeirão Preto – SP

LUCIANO PEREIRA MANIGLIA
Residente do Serviço de Otorrinolaringologia da
Faculdade de Medicina de São José do Rio Preto

LUIZ CARLOS ALVES DE SOUSA
Médico da Associação Paparella de
Otorrinolaringologia – Serviço de ORL –
Hospital Santa Lydia, Ribeirão Preto – SP
Docente de ORL da Faculdade de Medicina da
Universidade de Ribeirão Preto – UNAERP

MARCELO MIGUEL HUEB
Mestrado e Doutorado em Otorrinolaringologia pela
Universidade de São Paulo
Professor Adjunto e Chefe da Disciplina de
Otorrinolaringologia da Faculdade de Medicina do
Triângulo Mineiro, Uberaba – MG
Diretor do Curso de Fonoaudiologia da
Universidade de Uberaba – MG

MARCELO R. DE TOLEDO PIZA
Médico da Associação Paparella de
Otorrinolaringologia – Serviço de ORL –
Hospital Santa Lydia, Ribeirão Preto – SP

MARCO AURÉLIO ROCHA SANTOS
Médico-Otorrinolaringologista
Doutorando em Otorrinolaringologia e
Cirurgia de Cabeça e Pescoço

MARCOS MOCELLIN
Professor Titular e Chefe do
Serviço de Otorrinolaringologia da
Universidade Federal do Paraná

MARCUS MIRANDA LESSA
Doutorando do Curso de Pós-Graduação na
Área de Otorrinolaringologia da Faculdade de
Medicina da Universidade de São Paulo
Médico do Grupo de Rinologia da
Divisão de Clínica Otorrinolaringológica do
Hospital das Clínicas da Faculdade de Medicina da
Universidade de São Paulo

MÁRIO VALENTINI JÚNIOR
Doutorado em Medicina pela Faculdade de
Medicina da Universidade de São Paulo
Otorrinolaringologista da Divisão de Otologia do
Serviço de Otorrinolaringologia da Faculdade de
Medicina da Universidade Federal de Uberlândia

NELSON E. P. COLOMBINI
Cirurgião Craniomaxilofacial
Otorrinolaringologista
Cirurgião Plástico-Facial

PAULO AUGUSTO DE LIMA PONTES
Professor Titular de Otorrinolaringologia do
Departamento de Otorrinolaringologia e Cirurgia de
Cabeça e Pescoço da Universidade Federal de
São Paulo – UNIFESP-EPM

PÉRCIO NEVES
Otorrinolaringologista

PRISCILA GARCIA DAMASCENO
Aluna da Faculdade de Medicina da
Universidade Federal de Uberlândia

RAMIRO JAVIER YÉPEZ REINHART
Residente do Serviço de
Otorrinolaringologia da Faculdade de Medicina da
Universidade Federal de Uberlândia

RENATO ROITHMANN
Chefe do Serviço de Otorrinolaringologia do
Hospital Municipal de Pronto-Socorro de
Porto Alegre – RS
Professor Adjunto de Otorrinolaringologia da
Faculdade de Medicina da Universidade
Luterana do Brasil
Professor de Anatomia Humana da
Universidade Federal do Rio Grande do Sul
*Associate Scientific Staff, Department of Otolaryngology,
Mount Sinai Hospital, Toronto – Canada*

RICHARD LOUIS VOEGELS
Professor Associado da Disciplina de Clínica
Otorrinolaringológica da Faculdade de
Medicina da Universidade de São Paulo
Diretor de Rinologia do Departamento de
Otorrinolaringologia da Faculdade de Medicina da
Universidade de São Paulo

RICARDO FERREIRA BENTO
Professor Associado da Disciplina de
Otorrinolaringologia da Faculdade de
Medicina da Universidade de São Paulo
Chefe do Grupo de Otologia do Hospital das
Clínicas da Faculdade de Medicina da
Universidade de São Paulo

RICARDO GUIMARÃES
Médico

RICARDO MANIGLIA
Médico-Otorrinolaringologista
Ex-Fellow da *Health Science Oregon State School of Medicine, Portland, OR – USA*

RICARDO MAURÍCIO NOVAES
Otorrinolaringologista
Responsável pelo Serviço de Otorrinolaringologia
Pediátrica do Serviço de Otorrinolaringologia da
Faculdade de Medicina da Universidade
Federal de Uberlândia
Mestrado em Otorrinolaringologia pela
Universidade Federal de São Paulo

ROBERTO CAMPOS MEIRELLES
Professor Adjunto da Disciplina de
Otorrinolaringologia da Faculdade de Ciências
Médicas da Universidade do Estado do
Rio de Janeiro
Doutorado em Otorrinolaringologia pela
Universidade de São Paulo
Livre-Docente em Otorrinolaringologia pela
Universidade do Estado do Rio de Janeiro e pela
UNIRIO

ROBERTO DUARTE PAIVA FERREIRA
Médico-Residente do Núcleo de
Otorrinolaringologia e Cirurgia de Cabeça e
Pescoço de São Paulo

RUBENS VUONO DE BRITO NETO
Médico-Assistente Doutor do Hospital das
Clínicas da Faculdade de Medicina da
Universidade de São Paulo

SADY SELAIMEN DA COSTA
Professor Adjunto e Chefe do
Departamento de Oftalmo & Otorrinolaringologia –
Faculdade de Medicina da Universidade Federal do
Rio Grande do Sul
Chefe da Divisão de Otologia da
Universidade Luterana do Brasil
Pesquisador Afiliado da *Internacional Hearing Foundation* – EUA
Diretor Científico da Associação Paparella de
Otorrinolaringologia, Ribeirão Preto – SP

SÉRGIO MANIGLIA
Aluno do Curso de Medicina da
Pontifícia Universidade Católica do Paraná

SÔNIA REGINA COELHO
Otorrinolaringologista
Responsável pela Divisão de Laringologia e Voz do
Serviço de Otorrinolaringologia da Faculdade de
Medicina da Universidade Federal de Uberlândia
Mestrado em Otorrinolaringologia pela Faculdade de
Medicina da Universidade de São Paulo,
Ribeirão Preto – SP

TOMAS GOMES PATROCÍNIO
Aluno da Faculdade de Medicina da
Pontifícia Universidade Católica de Campinas

VANESSA PEDROSA VIEIRA
Fonoaudióloga com Especialização em Distúrbios da
Comunicação Humana pela Universidade Federal de
São Paulo – UNIFESP–EPM
Fonoaudióloga do Instituto da Laringe – INLAR

VINÍCIUS COTTA BARBOSA
Médico-Otorrinolaringologista

VIVIANE BOM SCHIMDT
Residente da Associação Paparella de
Otorrinolaringologia – Serviço de ORL –
Hospital Santa Lydia, Ribeirão Preto – SP

SUMÁRIO

Parte I
RINOLOGIA 1

1 RINITE AGUDA 3
   Marcos Mocellin – João Luiz Garcia de Faria

2 RINOSSINUSITE AGUDA 8
   Elisabeth Araújo – Lúcia Helena S. Kluwe Carvalhal
   Alexandre Araújo Pereira

3 EPISTAXE 15
   Aldo Eden Cassol Stamm – Bruno B. Sebusiani

4 FRATURA NASAL 22
   Alexandre Felippu Neto – Alexandre Murta

5 HEMATOMA E ABSCESSO DE SEPTO NASAL 28
   Lucas Gomes Patrocínio – Tomas Gomes Patrocínio
   José Antônio Patrocínio

6 FÍSTULA RINOLIQUÓRICA 35
   Richard Louis Voegels – Daniel Chung
   Marcus Miranda Lessa

7 ATRESIA COANAL CONGÊNITA 44
   Antonio Carlos Cedin – Floriano Peixoto da Rocha Júnior

Parte II
OTOLOGIA 49

8 OTITES EXTERNAS 51
   Alexandre Marcos Cavasini

9 PERICONDRITE E TRAUMA DE PAVILHÃO
   AURICULAR 63
   José Victor Maniglia – Diderot Rodrigues Parreira
   Flávio Carraro Arantes – Luciano Pereira Maniglia

10 TRAUMA DO CANAL AUDITIVO EXTERNO E DA
   MEMBRANA TIMPÂNICA 70
   Marcelo Miguel Hueb – Aziz Miguel Hueb

11 OTITE MÉDIA AGUDA 79
   Ricardo Maurício Novaes – Carla Miti Watanabe
   Lucas Gomes Patrocínio – José Antônio Patrocínio

12 MASTOIDITES AGUDAS 84
   Humberto Afonso Guimarães – Ricardo Guimarães

13 SURDEZ SÚBITA 91
   Sady Selaimen da Costa – Letícia Petersen Schmidt

14 TRAUMATISMOS SONOROS AGUDOS 100
   José Antonio Aparecido Oliveira

15 TRAUMATISMO DO OSSO TEMPORAL 107
   Marco Aurélio Rocha Santos – Vinícius Cotta Barbosa

16 PARALISIA FACIAL PERIFÉRICA 115
   Ricardo Ferreira Bento – Rubens Vuono de Brito Neto
   Arthur Menino Castilho

17 FÍSTULA OTOLIQUÓRICA 136
   Luiz Carlos Alves de Sousa – Marcelo R. de Toledo Piza
   Luciano da Silveira Rodrigues – Danielle Barbosa Ruiz
   Viviane Bom Schimdt

18 CRISE VERTIGINOSA 143
   Iliam Cardoso dos Santos
   Juliana M. A. Cardoso Bertoncello
   Fernanda Gobbi de Ávila

Parte III
LARINGOLOGIA 153

19 DISFONIAS AGUDAS 155
   Paulo Augusto de Lima Pontes – Vanessa Pedrosa Vieira

20 LARINGITES AGUDAS 159
   Sônia Regina Coelho – Pércio Neves
   Ramiro Javier Yépez Reinhart
   Lucas Gomes Patrocínio

Parte IV
BUCOFARINGOLOGIA 167

21 GENGIVOESTOMATITES AGUDAS 169
  Mário Valentini Júnior – Ivan Dieb Miziara
  Carla Miti Watanabe

22 FARINGOTONSILITES AGUDAS 179
  Beatrice Maria J. Neves – Luc Louis Maurice Weckx

23 HEMORRAGIA PÓS-AMIGDALECTOMIA 189
  Renato Roithmann – Lisiane Segato Kruse

Parte V
CABEÇA E PESCOÇO 199

24 CORPO ESTRANHO EM
OTORRINOLARINGOLOGIA 201
  Roberto Campos Meirelles

25 SIALOADENITES AGUDAS 208
  Antonio Diniz Souza – Priscila Garcia Damasceno
  Carla Miti Watanabe

26 INFECÇÕES DOS ESPAÇOS PROFUNDOS DO
PESCOÇO. 214
  João J. Maniglia – Ricardo Maniglia – Sérgio Maniglia
  Fábio Maniglia

27 TRAUMA CERVICAL 234
  José Antônio Patrocínio – José Victor Maniglia
  Flávio Carraro Arantes – Diderot Rodrigues Parreira
  Luciano Pereira Maniglia – Lucas Gomes Patrocínio

28 TRAQUEOSTOMIA E CRICOTIREOTOMIA 249
  José Antonio Pinto – Roberto Duarte Paiva Ferreira
  Delmer Jonas Polimeni Perfeito

Parte VI
CRANIOMAXILOFACIAL 261

29 FERIDAS DA FACE 263
  José Edmundo Pereira – Hélio Muniz de Souza
  Hugo Gonçalves Couto

30 FRATURAS DA FACE 276
  Nelson E. P. Colombini

  ÍNDICE REMISSIVO 310

Parte I

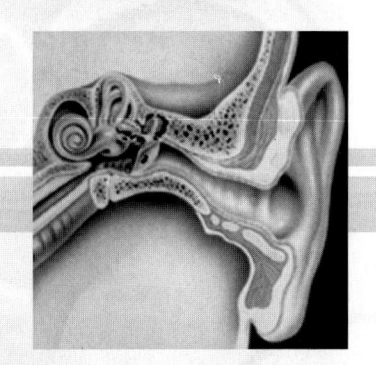

RINOLOGIA

RINITE AGUDA

Marcos Mocellin
João Luiz Garcia de Faria

CONCEITO

A rinite aguda é definida como inflamação aguda da mucosa nasal e dos seios paranasais, geralmente de etiologia viral; freqüentemente é recidivante, podendo complicar-se com infecção bacteriana e difundir-se para órgãos vizinhos.

A duração desta afecção pode variar entre uma semana a 10 dias, de evolução benigna pode complicar em pacientes imunodeprimidos e cancerosos.

Atualmente se compreende melhor os mecanismos fisiopatológicos da inflamação aguda viral. Seria uma inflamação de origem neurogênica cuja mediação se faria através de citocinas pro-inflamatórias e quimiotáxicas para os neutrófilos. O descobrimento da ICAM-1 *(Intercellular Adhesion Molecule 1)*, como principal receptor do rinovírus nas células epiteliais respiratórias, abre boas perspectivas terapêuticas de caráter preventivo.

Por ser a rinite aguda a afecção rinológica mais freqüente, o custo econômico do tratamento e a ausência constante do serviço têm repercussão socioeconômica importante, levando muitos governos a darem prioridade ao tratamento de prevenção.

FREQÜÊNCIA

A rinite aguda representa pelo menos 40% do conjunto das afecções respiratórias agudas. As crianças antes dos 6 anos podem apresentar de seis a dez episódios ao ano contra quatro episódios no adulto. Nos EUA, as rinites agudas são responsáveis aproximadamente por 250 milhões de faltas ao trabalho por ano, havendo estimativas de gastos em torno de 50 milhões de dólares no tratamento para atenuar os sintomas.

As infecções de vias aéreas superiores de origem viral (resfriados e gripe) ocorrem duas a três vezes ao ano no adulto e têm freqüência de seis a oito vezes na criança. Acredita-se que 0,5% a 2% das gripes e resfriados evoluem para infecção bacteriana. É sempre bom lembrar que a rinite aguda poderá induzir episódios de bronquite, asma, otites, sinusites e outras complicações.

ETIOLOGIA

A rinite aguda é a expressão sintomática de uma inflamação viral da mucosa nasal. Os agentes etiológicos virais da rinite aguda são muito variados. O rinovírus, por exemplo, é responsável por pelo menos 30% das afecções. Outros, como o adenovírus, enterovírus, vírus respiratório sincicial (VRS), cornavírus, influenza A e B, parainfluenza, são os demais agentes etiológicos.

O rinovírus e o cornavírus não causam dano epitelial maior; entretanto, o influenza e o adenovírus lesam o epitélio nasal.

Rinovírus

São responsáveis por epidemias de rinite aguda em diferentes coletividades, sobretudo na primavera. O rinovírus pertence a uma classe de vírus pequenos com ácido ribonucléico (ARN), como o vírus da poliomielite, outros enterovírus e o vírus da febre aftosa dos bovinos. Existem hoje mais de 100 sorotipos antigenicamente diferentes. No homem, após a inoculação intranasal da cepa de rinovírus, aparecem anticorpos neutralizados no soro e nas secreções nasais (IgG e IgA) que são estritamente específicos de um sorotipo. Isto torna impossível realizar, na prática, uma profilaxia mediante a vacinação clássica.

Com a idade fica cada vez mais clara a aquisição de imunidade contra o rinovírus, dependendo da freqüência de contato com este vírus.

Estudos nos provam que 24 horas após a inoculação aparecem as secreções, que perduram por dois ou três dias e desaparecem ao sétimo dia.

A localização primária quase exclusiva para proliferação do rinovírus é a mucosa nasal com produção de edema, infiltração leucocitária, acúmulo de muco e obstrução da cavidade nasal.

Adenovírus

Os principais adenovírus (4, 7, 14 e 21) estão inter-relacionados com a rinite aguda em crianças e adultos, a via de contato é aérea, direta e a excreção do vírus pelas vias respiratórias dura várias semanas. O diagnóstico se baseia no serodiagnóstico de hematoaglutinação.

Enterovírus

O principal representante dos enterovírus, responsável por epidemias de rinites agudas em coletividade, sobretudo na primavera e no verão, é o coxsackie A21.

Vírus sincicial respiratório

Pertence à família dos paramixovírus. O diagnóstico se faz por sorologia e é quase impossível isolar o vírus. É responsável por infecções respiratórias graves no lactente.

Vírus gripais

São vírus que fixam o RNA aos receptores mucoprotéicos das células epiteliais. No início, o *Mixovirus influenzae*, responsável pela gripe, dá lugar a uma sintomatologia de rinite aguda. A contaminação se dá através de via aérea direta, inter-humana especialmente através dos espirros. O vírus *parainfluenzae*, parecido com o vírus da gripe, é responsável por afecções respiratórias baixa no lactente (tipo 3) e rinite aguda no adulto (tipo 1).

FATORES PREDISPONENTES

Fatores relacionados à idade

Ao nascer, a criança está protegida contra os germes por anticorpos maternos. Estes anticorpos desaparecem à medida que a criança desenvolve suas próprias defesas imunológicas. Desta forma, podemos observar que com a evolução dos anos a freqüência de rinites agudas diminui.

Fatores relacionados a carências do organismo

A carência de vitamina C diminui o mecanismo de defesa antiviral, por sua influência sobre a estimulação linfocitária e atividade citotóxica. A carência de interleucina 2 (IL2) influencia a função linfocitária e a citotoxicidade frente ao vírus gripal. Uma carência de ferro altera as funções polimorfonucleares, diminuindo a imunidade celular.

Fatores relacionados ao clima e ao ambiente

Para o rinovírus, o caráter epidemiológico mais importante são as estações frias. No período de inverno, os adenovírus prevalecem. As mudanças de temperatura diminuem o transporte mucociliar e a multiplicação do vírus.

As modificações do ambiente por fumaça de cigarro também influenciam o aparecimento de rinites agudas, por induzirem lesões no epitélio respiratório ao nível de mucosa nasal, mediante a fenômenos irritativos e, por outras vezes, por diminuir o transporte mucociliar. Diferentes gases como o ozônio, NO_2 e o SO_2 podem induzir a rinites agudas.

QUADRO CLÍNICO

A incubação da rinite aguda é de alguns dias e se apresenta, na maioria das vezes, por astenia, tremores e mialgia atípica. No início das rinites agudas, notam-se irritação nasal, queimaduras endonasais, dores faríngeas em forma de picos. Esta sintomatologia é pior na inspiração (Fig. 1-1). Numa fase mais adiantada, encontramos obstrução nasal induzida por congestão da mucosa nasal, rinorréia aquosa e crises de espirro (Fig. 1-2). Às vezes encontramos diminuição do olfato e paladar. A anosmia pode ocorrer em alguns casos. A tosse poderá estar presente em mais de 50% dos casos e quase sempre à noite.

A suspeita clínica se faz através de rinorréia anterior abundante de característica aquosa. Esta secreção se torna purulenta em dois ou três dias e se localiza principalmente no meato médio e parede faríngea posterior (Fig. 1-3). Por rinoscopia anterior ou nasofibroscopia, observa-se mucosa nasal edematosa, hiperemiada e sensível.

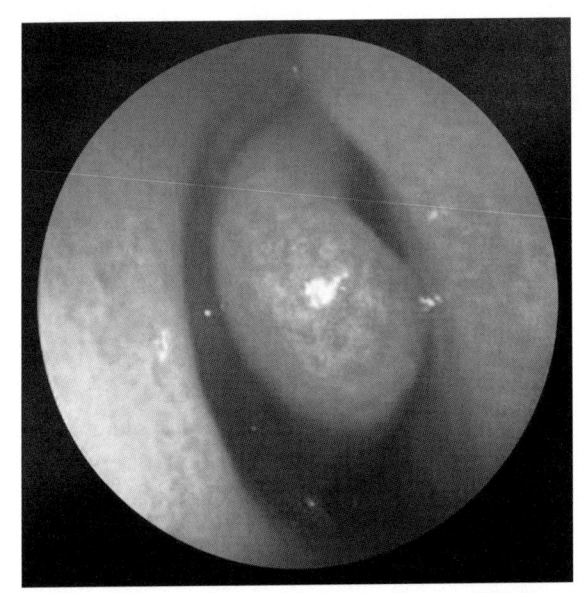

Fig. 1-1. Rinite viral aguda precoce. Na fase prodrômica, a mucosa da cavidade nasal apresenta-se avermelhada, com drenagem de forma anormal e o muco é escasso e viscoso; as queixas são de prurido ou queimação dentro do nariz.

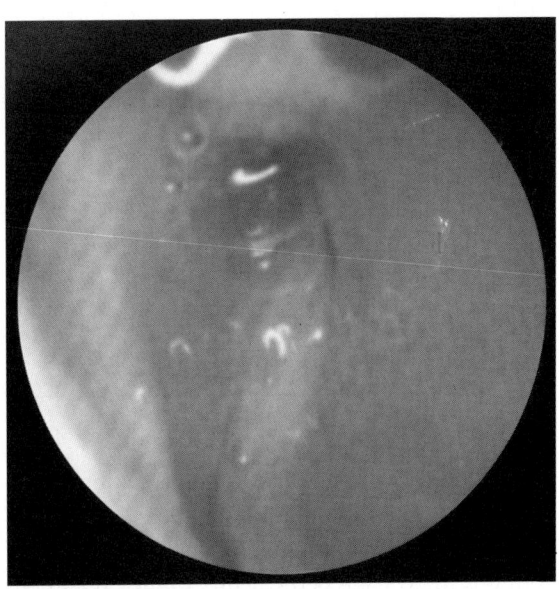

Fig. 1-3. Rinite viral aguda com superinfecção bacteriana. O muco pode adquirir algum tipo de coloração, caso haja infecção bacteriana secundária.

A fase de melhora clínica se faz por volta de cinco a oito dias, quando ocorre diminuição das secreções nasais menos fluidas e o ciclo nasal se restabelece (Fig. 1-4). É comum a resolução espontânea no décimo dia, caso não haja complicações.

EXAMES COMPLEMENTARES

A avaliação radiológica envolve radiografia simples dos seios paranasais, tomografia computadorizada (TC), ultra-sonografia (US) e ressonância magnética (RM).

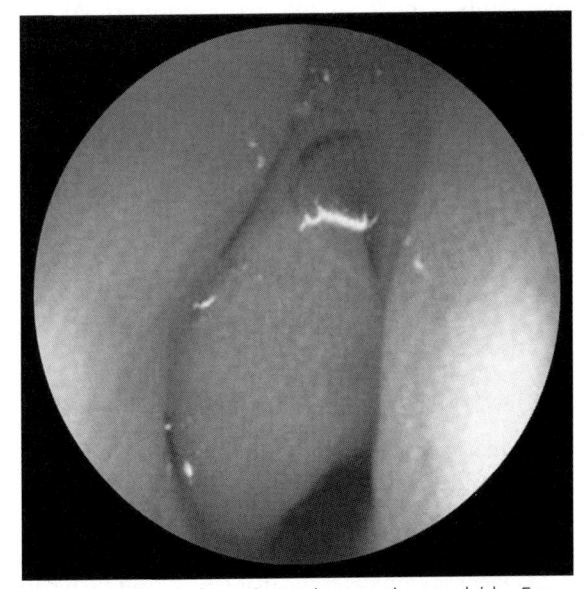

Fig. 1-2. Rinite viral aguda totalmente desenvolvida. Em pouco tempo a mucosa torna-se espessada, sendo secretado muco claro e aquoso.

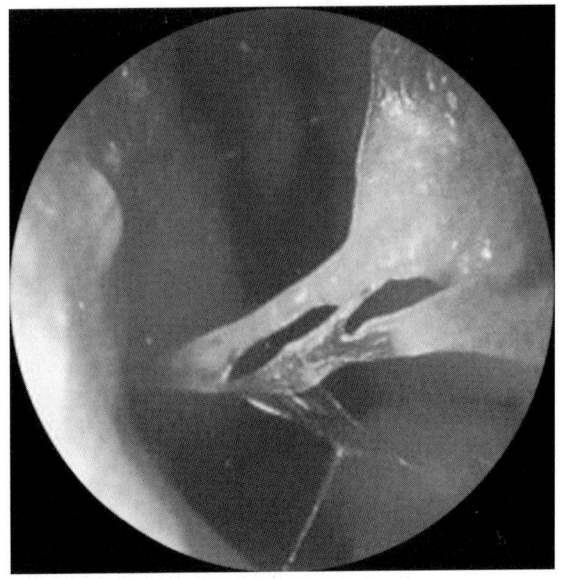

Fig. 1-4. Rinite viral aguda em resolução. A mucosa gradualmente retorna ao estado normal, embora durante algum tempo exista superprodução de muco com viscosidade anormal.

A radiografia simples dos seios paranasais como rotina não está indicada.

A US tem pouca sensibilidade e especificidade, podendo ser usada em pacientes maiores quando houver dúvida diagnóstica por nasofibroscopia.

A RM tem valor nas complicações intracranianas e nas fúngicas. A TC deve ser utilizada nos casos de complicação, casos crônicos ou em casos em que houver indicação cirúrgica associada.

DIAGNÓSTICO DIFERENCIAL

Rinite medicamentosa

Estas rinites são rebeldes aos tratamentos habituais, normalmente causadas por uso crônico de vasoconstritores e localmente desenvolvem uma rinite atrófica com obstrução nasal permanente. Outros tratamentos, com alguns anti-hipertensivos, também podem induzir obstrução nasal prolongada.

Rinites alérgica e vasomotora

São as principais patologias que participam como diagnóstico diferencial de rinite aguda de origem viral. A sintomatologia predominante destas rinites é: obstrução nasal, rinorréia aquosa e, com freqüência, espirros.

O estudo alergológico cutâneo permite confirmar o diagnóstico. Em certas ocasiões, mediante a nasofibroscopia das fossas nasais, pode-se encontrar pólipos nasais associados. Sempre apresentam certa eosinofilia nasal.

TRATAMENTO

A rinite aguda é uma patologia benigna e de evolução favorável na maioria dos casos. Somente de 30% a 35% dos casos evoluem para antibioticoterapia. Por outro lado, em crianças pequenas e em idosos, deve-se estar atento em relação à sua evolução. A rinite aguda tem conseqüências médicas, econômicas e sociais importantes tanto a nível individual como coletivo. É preciso estar atento ao tratamento de eleição e valorizar principalmente as complicações. Os aspectos profiláticos devem sempre ser levados em conta para melhor proteção de crianças e idosos.

O tratamento sintomático é feito através de anti-histamínicos, por seu efeito anticolinérgico para diminuição da coriza. Usamos simpaticomiméticos alfa-adrenérgicos para produzir a melhora da obstrução nasal por seu efeito vasoconstritor, porém com certo cuidado. Por causa de seu efeito rebote não utilizamos mais que três a quatro dias.

Os anticolinérgicos diminuem a rinorréia, porém favorecem o aparecimento de crostas endonasais e odor.

Os antiinflamatórios não-hormonais, como a aspirina, são prescritos por seus efeitos analgésicos e antipiréticos. Seu excesso poderá favorecer o risco de infecção viral. Deve-se usar com cautela em crianças.

Os antibióticos não estão indicados por não serem efetivos sobre o vírus. Reservamos o seu uso para as complicações bacterianas. A vitamina C pode diminuir a gravidade e duração dos sintomas.

PREVENÇÃO

As vacinas são indicadas na prevenção da gripe. É necessária a vacinação anual, pois o vírus influenza muda constantemente seus antígenos de superfície, desenvolvendo novas cepas. A vacina contra influenza consiste em vírus não ativados, tem 70% a 90% de efetividade, variando de ano para ano. Em idosos a efetividade é menor, pois a produção de anticorpos é menor nesses indivíduos. Atualmente as vacinas são feitas com três cepas, dois tipos A e um tipo B, escolhidas entre as cepas esperadas para o próximo inverno no Hemisfério Norte. O período adequado para a vacinação anual deve ocorrer no outono, antes dos surtos de inverno, mas também pode ser tomada no inverno. Podem ocorrer efeitos colaterais, como febre, mal-estar e dores musculares, que duram cerca de um a dois dias, principalmente em pacientes que nunca entraram em contato com o influenza, como crianças.

Quem deve ser vacinado?

- Crianças e adolescentes (6 meses a 18 anos) em terapia prolongada de ácido acetilsalicílico, pelo risco de desenvolver síndrome de Reye (reação ao uso de aspirina).

- Pessoas acima de 50 anos.

- Médicos e profissionais de saúde que têm contato com idosos.

- Mulheres antes de engravidar.

- Doenças crônicas como diabetes, disfunção renal, pulmonares crônicos ou com doença cardiovascular, imunossupressão.

BIBLIOGRAFIA

Araújo E, Sakano E, Weckx L. Consenso Brasileiro sobre Rinossinusites. *Rev Bras Otorrinolaringol* 1999;65(Suppl):6-29.

Bousquet J, Michel FB. Les rhinithes allergiques. Pans Pil, 1985.

Clemente PA, Bluestone CD, et al. Management of rhinosinusites in children. *Arch Otolaryngol Head Neck Surg* 1998;124:31-4.

Lang J. Clinical anatomy of the nose, nasal cavity and paranasal sinuses. New York: Thieme, 1989.

Lanza CD, Kennedy DW. Adult Rhinosinusitis difined. *Otolaryngol Head Neck Surg* 1997;117(Suppl):1-7.

Marquez F, Sastre J. Nasal hyperreactivity to methacoline measured by acoustic rhinometry in asymptomatic allergic and perennial non allergic rhinitis. *Am J Rhinol* 2000;14(4):251-6.

Mullarkey MF. Eosinophillic non allergic rhinitis. *J Allergy Clin Immunol* 1998;82(5 Pt 2):941-9.

Paulsson B, Bende M, Ohlin P. Nasal mucos blood flow at rest and during exercise. *Acta Otolaryngol* 1995;99:140-3.

Sanico A, et al. Dose dependent effects of capsaicin nasal challenge: in vivo evidence of human airway neurogenic inflammation. *J Allergy Clin Immunol* 1997;100(5):1-17.

Sato M. Increased nitric oxide in nasal lavage fluid. *Clin Exp All* 1998;28:597-605.

Sunf YW. Nasal cicle in patients with septal deviation: evaluation by acoustic rhinometry. *Am J Rhinol* 2000;14(3):171-4.

Winther B, Mygird N. Viral induced rhinitis. *Am J Rhinol* 1998;12(1):79-85.

Rinossinusite Aguda

Elisabeth Araújo
Lúcia Helena S. Kluwe Carvalhal
Alexandre Araújo Pereira

INTRODUÇÃO

A rinossinusite é definida como uma condição resultante de um processo inflamatório da mucosa que reveste a cavidade nasal e os seios paranasais. A expressão rinossinusite é a mais apropriada para definir esta doença, já que rinite e sinusite apresentam-se usualmente como uma continuidade anatômica e fisiopatológica. A rinite existe isoladamente, mas a sinusite sem rinite é rara.[3]

A rinossinusite pode ser considerada como um problema maior de saúde pública, afetando aproximadamente 14% da população americana adulta e, de acordo com alguns estudos, sua prevalência tem aumentado nos últimos anos.[11]

Segundo dados do National Ambulatory Medical Care Survey, a rinossinusite é a quinta doença na freqüência de prescrição de antibioticoterapia. Seu diagnóstico esteve associado a 7%, 9% e 12% de todas as prescrições de antibióticos nos anos de 1985, 1989 e 1992, respectivamente, nos EUA.[16] Dentre os pacientes que consultaram com queixas de rinossinusite, 97% receberam prescrição medicamentosa e para cerca de 20% dos casos foi indicado tratamento cirúrgico.[12]

ETIOLOGIA

A obstrução do complexo ostiomeatal tem sido considerada nas últimas décadas o conceito-chave na fisiopatologia da doença rinossinusal.[15] O complexo ostiomeatal representa a via final comum de drenagem e ventilação dos seios frontal, maxilar e etmoidal anterior. A membrana mucosa do seio e suas comunicações são constituídas de epitélio colunar pseudo-estratificado ciliado. Os cílios da mucosa são responsáveis pela drenagem do seio em direção ao seu óstio natural e para a nasofaringe. O entendimento e a preservação desses mecanismos de drenagem são essenciais para o sucesso do tratamento da patologia sinusal.[17,22]

No complexo ostiomeatal, freqüentemente, encontram-se duas superfícies mucosas, e qualquer insulto que produza algum edema pode facilmente ocasionar uma obstrução. Há uma série de fatores de risco para a ocorrência de obstrução, os quais podem ocorrer simultaneamente em um único paciente. Mesmo uma mínima inflamação ocasionada por alergia ou por infecção viral pode ser sobreposta a alguma anormalidade estrutural.

A obstrução do óstio sinusal leva a um aumento transitório da pressão intranasal, seguido pelo desenvolvimento de pressão negativa no interior do seio;[4] o oxigênio do ar é rapidamente absorvido, deixando a pressão intranasal negativa. Essa pressão negativa pode produzir uma sensação de desconforto no terço médio da face, característica comum a muitas infecções virais do trato respiratório superior e a alergias.[17] Devido à pobre ventilação, o pH do seio envolvido diminui, o que, por sua vez, reduz o movimento ciliar.[21] A hipoxia leva a uma vasodilatação com edema tissular local e transudação de fluidos, o que é agravado pela disfunção das glândulas mucosas e secreção hiperviscosa.[14] Com o aumento da viscosidade das secreções, a camada de gel do tapete mucoso torna-se mais espessa, diminuindo o transporte em direção ao óstio.[21] Em muitas partes do complexo ostiomeatal, duas camadas de mucosa entram em contato uma com a outra, o que aumenta a possibilidade de alteração na depuração mucociliar. As secreções podem então ser

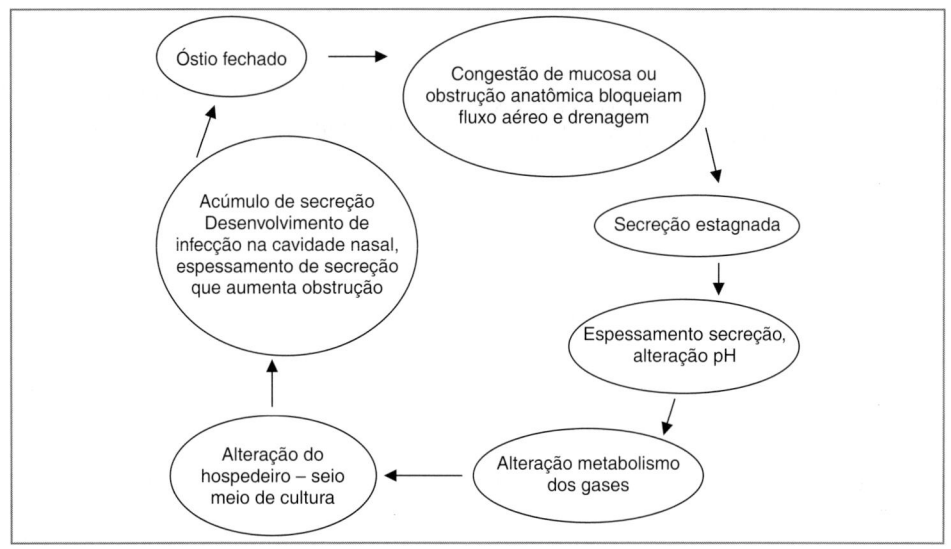

Fig. 2-1. Ciclo gerador de rinossinusite.

retidas, criando condições favoráveis para infecção, mesmo sem a completa oclusão do óstio.[20]

A pressão negativa intra-sinusal favorece a inoculação de bactérias desde a cavidade nasal, mesmo contra o sentido do deslocamento resultante dos movimentos ciliares. Essa aspiração de bactérias é facilitada pela inspiração forçada pelo nariz e pela ação de assoá-lo.[23] A infecção bacteriana causa a quimiotaxia de leucócitos polimorfonucleares com liberação de enzimas proteolíticas, o que tem papel importante na potencialização e manutenção do processo inflamatório.[8] A destruição tissular na rinossinusite purulenta é causada primariamente pelas células inflamatórias e não pela própria bactéria.[7] De modo análogo às efusões da orelha média, Rontal *et al.*[18] especulam que produtos imunoativos poderiam manter a inflamação sinusal mesmo após a cura da infecção. Essa hipótese é apoiada pelos achados de Itoh *et al.*,[10] que detectaram consideráveis quantidades da citocina IL-1β em secreções de rinossinusite. Essa citocina induz à aderência de neutrófilos nos seios paranasais, contribuindo para a persistência da rinossinusite. De acordo com Rontal *et al.*,[18] a resposta inflamatória produzida pelo hospedeiro, secundária à infecção viral ou bacteriana original do complexo ostiomeatal, seria a de remover células inflamatórias, produzir citocinas e regular positivamente os receptores em células inflamatórias e seus contra-receptores no endotélio das veias.

A chave para a infecção dos seios paranasais são os óstios, que estão para eles assim como a tuba auditiva está para a cavidade da orelha média.[17,23] Edema da mucosa e/ou obstrução mecânica dão origem a uma sucessão de eventos descritos como "ciclo gerador de rinossinusite" (Fig. 2-1).[5,13]

CLASSIFICAÇÃO

O Consenso Brasileiro sobre Rinossinusite[3] classificou a rinossinusite em adultos e crianças baseado no tempo de evolução dos sintomas: aguda até quatro semanas, subaguda de quatro a 12 semanas e crônica com mais de 12 semanas. A rinossinusite é considerada recorrente na presença de quatro a seis episódios agudos em um ano, com ausência total de sintomas entre as crises. A rinossinusite crônica é classificada como agudizada quando se observa agravamento de seus sintomas. Rinossinusite é dita complicada quando há um comprometimento local, orbitário, intracraniano ou sistêmico em qualquer uma das fases (Quadro 2-1).

Quadro 2-1. Classificação da rinossinusite em adultos e crianças

- *Aguda:* duração dos sintomas até 4 semanas
- *Subaguda:* duração dos sintomas de 4 a 12 semanas
- *Crônica:* duração dos sintomas por mais de 12 semanas
- *Recorrente:* mais de 4 episódios por ano, com duração de 7 a 10 dias e resolução completa nos intervalos
- *Complicada:* complicação local ou sistêmica em qualquer fase

DIAGNÓSTICO

Manifestações clínicas

A rinossinusite aguda é uma das causas mais comuns de atendimento médico sendo manejada por clínicos, pediatras, pneumologistas e otorrinolaringologistas. Cerca de 0,5% a 5% das infecções de vias aéreas superiores (IVAS) evoluem para rinossinusite bacteriana aguda, e a diferenciação entre um quadro viral e uma infecção bacteriana nem sempre é fácil. O diagnóstico de rinossinusite é geralmente baseado em evidências clínicas e na duração desta sintomatologia. No curso de uma infecção viral de vias aéreas superiores (obstrução nasal, rinorréia purulenta, espirros, pressão facial, dor de garganta, mialgias, tosse e febre), devemos suspeitar de rinossinusite aguda bacteriana quando a sintomatologia persistir por mais de sete a 10 dias ou quando houver uma piora dos sintomas após o quinto dia.[3] Embora os sintomas respiratórios nos quadros de IVAS possam não estar completamente resolvidos em 10 dias, nesta ocasião espera-se que tenha ocorrido uma melhora significativa. A persistência dos sintomas, sem melhora após 10 dias, sugere a presença de infecção bacteriana secundária.[1,3]

Nenhum sinal ou sintoma sozinho é específico no diagnóstico de rinossinusite aguda.[3] O diagnóstico é mais bem realizado quando há a presença de vários sinais e sintomas por um período mínimo de sete a 10 dias sem melhora. A impressão clínica do médico-assistente é mais precisa que qualquer achado do exame físico.[9]

A quantidade e a coloração da secreção nasal não diferencia o quadro viral do bacteriano agudo, não devendo ser levado em consideração na hora de prescrever antibiótico. A presença de secreção purulenta ou drenagem pós-nasal é de pouco valor no diagnóstico quando o tempo de duração dos sintomas é menor que sete dias.

A clínica clássica de um quadro de rinossinusite aguda caracteriza-se pela presença de sintomas respiratórios persistentes por mais de sete a 10 dias com secreção nasal de qualquer qualidade (leitosa, purulenta ou fina) e tosse persistente, geralmente mais grave à noite. Sintomas menos comuns são mal-estar, febre de baixo grau, halitose, dor na garganta ou otalgia e edema periorbital intermitente. Na presença dos mesmos sintomas acima associados a um quadro de febre alta e toxemia importante, o diagnóstico pode ser realizado mesmo que o tempo de duração dos sintomas seja inferior a sete dias.[3]

A solicitação de exames laboratoriais não está indicada na avaliação inicial do paciente. A aspiração de secreção e o exame cultural não são indicados na doença não complicada, mas devem ser considerados nos casos de imunodeficiência ou na presença de complicações.[3,24]

Os sinais e sintomas clínicos, seja a rinossinusite aguda, subaguda ou crônica, são semelhantes, diferenciando-se pelo seu tempo de duração e forma de evolução (Quadro 2-2).[3]

Quadro 2-2. Sinais e sintomas da rinossinusite

- Congestão e obstrução nasal
- Secreção purulenta nasal e em rinofaringe
- Tosse diurna e/ou noturna
- Dor e pressão facial
- Cefaléia
- Irritação na garganta
- Halitose
- Febre

Endoscopia nasal

A inspeção tradicional do nariz com luz frontal e espéculo nasal garante informações muito restritas. Os endoscópios rígidos e flexíveis de fibra óptica proporcionam uma avaliação sistemática e direta de qualquer área de inflamação da cavidade nasal e nasofaringe. A endoscopia nasal é um procedimento ambulatorial, em que, com o paciente sentado, aplica-se um vasoconstritor tópico para reduzir o edema de mucosa e, a seguir, um anestésico local. Após a introdução do endoscópio, observa-se a anatomia nasal, a presença de secreções e o aspecto da mucosa (Fig. 2-2). A endoscopia diagnóstica permite até mesmo a identificação de pequenas áreas de envolvimento patológico. Anormalidades anatômicas, como a presença de concha bolhosa, de esporões septais, ou de pólipos que causam estreitamento ao nível do meato médio, podem ser visualizadas. A indicação de endoscopia deve ser considerada quando o paciente apresentar sintomas graves e persistentes, apesar do tratamento clínico apropriado.[3]

Diagnóstico por imagem

Radiograma simples

Os estudos radiológicos de rotina não estão indicados no manejo inicial do paciente com rinossinusite bacteriana não complicada.[19]

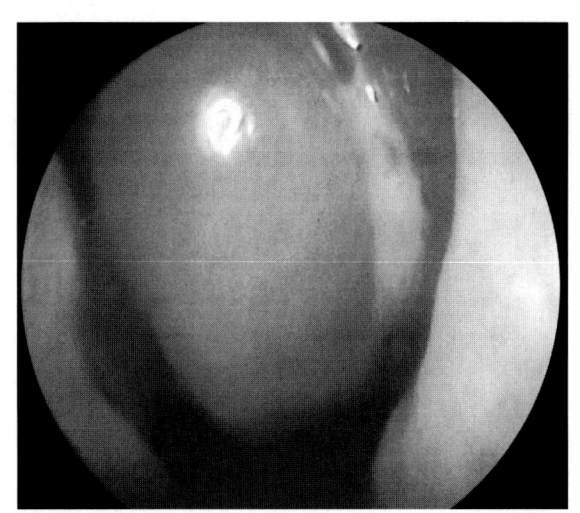

Fig. 2-2. Rinossinusite maxilar aguda. Observar secreção de material purulento, de aspecto cremoso e esbranquiçado no meato médio.

A sua normalidade não exclui o diagnóstico de rinossinusite e nem sempre as alterações radiológicas confirmam o seu diagnóstico.[6] Anormalidades na radiografia simples são freqüentemente encontradas também no paciente sem rinossinusite. Um simples quadro de IVAS pode ocasionar alteração no radiograma simples.[9]

É válido salientar que em crianças, quanto menor a idade, ainda maior a limitação radiológica.

Tomografia computadorizada

A tomografia computadorizada (TC) é o estudo preferencial para a avaliação dos seios paranasais porque mostra melhor a relação entre os tecidos moles e as estruturas ósseas. A TC está recomendada somente para pacientes com sintomas persistentes ou recorrentes, na suspeita de complicações, ou quando o tratamento cirúrgico for considerado.[3] Mesmo num quadro de IVAS encontramos anormalidade na TC, que levam duas semanas para se resolver completamente.

Este exame demonstra com precisão as relações e variações anatômicas que podem estar causando a perpetuação do quadro infeccioso. Permite, ainda, a identificação e avaliação sistemática de regiões anatômicas inacessíveis ao estudo radiológico convencional, como os seios frontais, recesso frontal, processo uncinado, infundíbulo, complexo ostiomeatal, seios esfenoidais e células etmoidais anteriores e posteriores.

Ressonância magnética (RM)

Este método pode ser empregado para avaliar a extensão das complicações regionais ou intracranianas da rinossinusite, na diferenciação entre processos inflamatórios e neoplásicos. Sempre há preferência pelo uso da TC, que delineia melhor os limites ósseos.[3]

MICROBIOLOGIA

A microbiologia da rinossinusite aguda se baseia em cultura da secreção dos seios maxilares ou em aspirados do meato médio, sendo similar na criança e no adulto. As bactérias isoladas com mais freqüência são: *Streptococcus pneumoniae*, *Haemophilus influenzae*, *Streptococcus viridans*, *Moraxella catarrhalis* e *Staphylococcus aureus*, sendo que aproximadamente 70% das rinossinusites agudas são causadas pelos dois primeiros.[1,3] Entre os vírus, podem ser encontrados o *rhinovirus* e os vírus da *influenzae A* e da *parainfluenzea*.

FATORES PREDISPONENTES

A etiopatogenia da rinossinusite é de natureza multifatorial e o reconhecimento dos fatores de risco é fundamental no diagnóstico precoce e no tratamento adequado. Os principais fatores de risco encontram-se resumidos no Quadro 2-3.

Quadro 2-3. Fatores de risco para rinossinusite

- Infecção prévia nas vias aéreas superiores
- Infecção por *Streptococcus* do grupo A concomitante
- Rinite alérgica ou não alérgica
- Poluentes
- Irritantes locais (abuso de vasoconstritores tópicos e cocaína)
- Infecções ou extrações dentárias
- Alterações hormonais
- Fatores iatrogênicos (intubação nasotraqueal, sonda nasogástrica, tamponamento nasal prolongado, procedimentos odontológicos)
- Alterações anatômicas (hipertrofia de tonsila faríngea e/ ou palatina, desvio de septo, concha média bolhosa, polipose nasal, fenda palatina)
- Natação
- Imunodeficiência
- Distúrbios secretórios (fibrose cística)
- Síndrome do cílio imóvel
- Bronquectasias

TRATAMENTO CLÍNICO

Os objetivos do tratamento clínico da rinossinusite são controlar a infecção, restaurar a ventilação normal das cavidades paranasais e a patência dos óstios sinusais, melhorar a depuração mucociliar e promover a drenagem de secreções, evitando desta forma o dano tecidual.[1]

Tratamento antimicrobiano

No tratamento da rinossinusite aguda bacteriana, temos que levar em consideração a gravidade dos sintomas e a prevalência de resistência bacteriana. O principal agente etiológico destas infecções é o *S. pneumoniae*. Devemos sempre iniciar o tratamento com o agente antimicrobiano de espectro mais estreito, que é ativo de acordo com o patógeno de suspeita.[9] O tratamento antimicrobiano está associado a 15% de falha em comparação a 30% do placebo.[24]

Quando a probabilidade de doença é baixa, opta-se pelo tratamento sintomático,[19] porém quando a probabilidade de doença é alta, antibióticos devem ser utilizados. Em adultos e crianças sem fatores de risco para resistência ao *S. pneumoniae*, com infecções leves a moderadas, iniciamos o tratamento com antibiótico de primeira linha – amoxicilina por 10 a 14 dias.[1,19] Quando há falha ao antibiótico de primeira linha, devemos pensar em resistência ao *S. pneumoniae* ou à presença de germes como a *H. influenzae, S. aureus, M. catarrhalis,* produtores de Beta-lactamase. O aumento da dose da amoxicilina geralmente supera a resistência do *S. pneumoniae* e a associação de clavulanato à resistência do *H. influenzae, S. aureus e M. catarrhalis*. Outra opção é o uso de cefalosporinas de segunda geração, como o acetilcefuroxime ou macrolídeos como claritromicina. Em pacientes adultos, a telitromicina ou as fluoroquinolonas, como levofloxacina, gatifloxacina e moxifloxacino, podem ser consideradas.[1] Antibióticos alternativos são escolhidos quando há alergia ou intolerância aos de primeira linha, e não pela teórica eficácia superior. A azitromicina não é recomendada no tratamento inicial, pela falta de estudos mostrando sua eficácia.[24]

A incidência de complicações é extremamente baixa. O uso de antibióticos no tratamento da rinossinusite; no entanto, não previne as complicações graves ou a progressão a cronicidade.

Na escolha terapêutica deve ser considerada a ocorrência de episódios anteriores, o tempo de evolução do quadro clínico, a gravidade da doença, história de doenças de base e as particularidades locais de resistência bacteriana (Quadro 2-4).

Quadro 2-4. Fatores de risco indicativos de antibióticos de segunda escolha

- Uso de antibióticos há menos de 1 mês
- Alto índice de resistência ao antibiótico na comunidade
- Falha do tratamento com agente de primeira escolha
- Infecção durante o uso de profilaxia
- Familiar tabagista
- Presença em creche
- Idade menor do que dois anos de idade
- Alergia à penicilina
- Rinossinusite frontal ou esfenoidal
- Rinossinusite etmoidal complicada
- Sintomas presentes por mais de 30 dias

Nas rinossinusites crônicas agudizadas ou nas odontogênicas a antibioticoterapia costuma ser coadjuvante, de modo que a cobertura antibiótica deva ser eficaz contra os microrganismos aeróbios e bactérias anaeróbias.[2] Utilizamos regimes terapêuticos que possuam atividade contra o *Staphylococcus aureus* e os *Staphylococcus* coagulase-negativos e germes anaeróbios, sendo a clindamicina uma boa opção terapêutica. A duração do tratamento nunca deve ser inferior a 21 dias, dependendo de outras medidas terapêuticas, incluindo-se o tratamento cirúrgico.

Medidas coadjuvantes

Embora não tenha comprovação científica, a irrigação com **solução salina** produz alívio sintomático e desobstrução pela umidificação da mucosa e remoção das crostas. A solução isotônica composta por água fervida morna (1.000 ml), sal marinho ou grosso (uma colher de sobremesa) e bicarbonato de sódio (uma colher de sobremesa) é uma opção terapêutica, porque não produz irritação nasal.[1,3]

Os **anti-histamínicos** são eficazes no alívio do prurido e lacrimejamento ocular e da rinorréia, podendo ajudar a evitar o edema de mucosa e a obstrução dos seios nos pacientes com rinite alérgica. Nos pacientes que não apresentam fator alérgico subjacente, o uso desta classe de medicações não está indicado, pelo fato de elas determinarem ressecamento de mucosa e espessamento das secreções.[3]

Os **corticosteróides tópicos** atuam diminuindo o processo inflamatório no óstio sinusal, com conseqüente aumento de seu diâmetro, facilitando a drenagem de secreções acumuladas nas cavidades sinusais. Não são considerados medicações de primeira linha no tratamento da rinossinusite aguda, mas podem ser muito úteis naqueles pacientes com rinossinusite crônica ou recidivante, pólipos nasais, atopia, asma brônquica e no manejo pré e pós-operatório.[3] A dose preconizada é de 5 a 20 mg de prednisona por dia, por um período de sete a dez dias. Nos pacientes que necessitam corticoterapia prolongada, recomendam-se os agentes tópicos.

Os **descongestionantes tópicos** (*sprays* com cloridrato de fenilefrina ou cloridrato de oximetazolina) produzem alívio sintomático imediato na congestão nasal na rinossinusite aguda, mas seu uso ininterrupto por mais de três a quatro dias pode causar rinite medicamentosa. Os **descongestionantes orais** (cloridrato de fenilpropanolamina, cloridrato de pseudo-efedrina) também estão indicados, porém devem ser usados com cautela em pacientes com hipertensão arterial sistêmica, glaucoma, isquemia miocárdica, hiperplasia de próstata e diabetes.[3] Estes agentes atuam aumentando o diâmetro do óstio e potencializando a drenagem sinusal.[9] Ao contrário das preparações tópicas, as drogas de efeito sistêmico não têm sua eficácia diminuída com o decorrer do tratamento, embora tenham sua efetividade questionada por causarem ressecamento das mucosas e espessamento das secreções.

ENCAMINHAMENTO

Considera-se aceitável que o internista maneje dois episódios de rinossinusite aguda no decorrer de um ano, se a sintomatologia não for expressiva. Nos casos de rinossinusite crônica ou recorrente resistentes ao tratamento clínico, o encaminhamento ao otorrinolaringologista está indicado para a investigação das possíveis causas de rinossinusite, como anormalidades estruturais do complexo ostiomeatal, hipertrofia de tonsila faríngea, desvio do septo nasal e abscessos dentários, e para manejo especializado. Embora a terapia inicial seja clínica, os pacientes que se apresentarem toxêmicos, imunocomprometidos ou que desenvolverem complicações (locais: osteomielite, celulite ou abscesso; ou intracranianas: meningite ou abscesso), merecem avaliação otorrinolaringológica imediata.[3]

REFERÊNCIAS BIBLIOGRÁFICAS

1. Antimicrobial treatment guidelines for acute bacterial rhinosinusitis. *Otolaryngol Head Neck Surg* 2000;123:S4-S32.
2. Araujo E, Palombini BC, Cantarelli V, Pereira A, Mariante A. Microbiology of middle meatus in chronic rhinosinusitis. *Am J Rhinol* 2003;17:9-15.
3. Araujo E, Sakano E, Weckx L. I Consenso Brasileiro sobre Rinossinusite. *Rev Bras Otorrinol* 1999;65(3 Suppl 9).
4. Aust R, Falck B, Svanholm H. Studies of the gas exchange and pressure in the maxillary sinuses in normal and infected humans. *Rhinology* 1979;17:245-51.
5. Draf W. Endoskopische anatomie und pathologie der nasennebenhöhlen. In: *Endoskopie der Nasennebenhöhlen*. New York: Springer-Verlag, 1978. 27-42p.
6. Engels EA, Terrin N, Barza M, Lau J. Meta-analysis of diagnostic tests for acute sinusitis. *J Clin Epidemiol* 2000;53:852-62.
7. Engquist S, Lundberg C, Venge P. Granulocyte processes in human maxillary sinus secretions. *Scand J Infect Dis* 1983;15:119-23.
8. Hamilos DL, Leung DYM, Wood R, et al. Evidence for distinct cytokine expression in allergic versus nonallergic chronic sinusitis. *J Allergy Clin Immunol* 1995;96:537-44.
9. Hickner JM, Bartlett JG, Besser RE, et al. Principles of appropriate antibiotic use for acute sinusitis in adults. *Ann Intern Med* 2001;(Part 2)134:498-505.
10. Itoh K, Katahira S. Retention fluids of chronic sinusitis induce neutrophil adherence to microvascular endothelial cells. *Acta Otolaryngol (Stockh)* 1992;112:882-9.
11. Kaliner MA, Osguthorpe JD, Fireman P, et al. Rhinosinusitis: bench to bedside. *Otolaryngol Head Neck Surg* 1997;116:S1-19.
12. Kennedy DW. Sinus disease: Guide to first-line management. Deerfield beach, Fla: Health Communications Inc., 1994. 1-44p.
13. Kennedy DW, Gwalthey JM, Jones JG. Medical management of sinusitis: educational goals and management guidelines. *Ann Otol Rhinol Laryyngol* 1995;167(Suppl):22-30.
14. Knops JL, Mc Caffrey TV, Jern EB. Physiology: clinical applications. *Otolaryngol Clin N Am* 1993;26:707-533.

15. Lanza DC, Kennedy DW. Adult rhinosinusitis defined. *Otolaryngol Head Neck Surg* 1997;117(Suppl):S1-S7.
16. McCaig LF, Hughes JM. Trends in antimicrobial drug prescribing among office-based physicians in the United States. *JAMA* 1995;273:214-9.
17. Parsons DS, Phillips SE. Functional endoscopic surgery in children: a retrospective analysis of results. *Laryngoscope* 1994;103:899-903.
18. Rontal M, Bernstein JM, Rontal E, Anon J. Bacteriological findings from the nose, ethmoid, and bloodstream during endoscopic surgery for chronic rhinosinusitis: Implications for antibiotic therapy. *Am J Rhinology* 1999;13:91-6.
19. Snow V, Mottur-Pilso C, Hickner JM. Principles of appropriate antibiotic use for acute sinusitis in adults. *Ann Intern Med* 2001;134(Part 1):495-497.
20. Stackpole SA, Edelstein DR. Anatomic variants of the paranasal sinuses and their implications for sinusitis. *Curr Opin Otolaryngol Head Neck Surg* 1996;4:1-6.
21. Stammberger H. Endoscopic endonasal surgery – Concepts in treatment of recurring rhinosinusitis. Part I. Anatomic and parthopysiologic considerations. *Otolaryngol Head Neck Surg* 1986;94:143-7.
22. Stammberger H, Bolger WE, Clement PAR, Hosemann W, Kuhn FA, Lanza DC, Leopold DA, Ohnishi T, Passàli D. Schaefer SD, Wayoff MR, Zinreich SJ. Paranasal sinuses: anatomic terminology and nomenclature. *Ann Otol Rhinol Laryngol* 1995;(Suppl 167):7-16.
23. Wald ER. Chronic sinusitis in children. *J Pediatr* 1995;127:339-47.
24. Wald ER. Clinical practice guideline management of sinusitis. *Pediatrics* 2001;108(3):798-808.

LEITURAS RECOMENDADAS

1. Pereira EA, Palombini BC. Differential diagnosis of chronic cought. *Chest* 1994;(Suppl)106:163S.
2. Pereira EA, Palombini BC, Irion K, Porot NS. Sinobronchitis: a study emphasizing the upper airway component. *Tubercle and Lung Disease* 1994;75:97-98.
3. www.guideline.org
4. www.aap.org

3

EPISTAXE

Aldo Eden Cassol Stamm
Bruno B. Sebusiani

INTRODUÇÃO

A epistaxe, uma emergência cotidiana da prática otorrinolaringológica, é caracterizada por um sangramento nasal proveniente do nariz ou dos seios paranasais. Aproximadamente 10% da população normal já apresentou pelo menos um episódio de sangramento nasal.[5] Esta elevada freqüência encontrada é explicada pela rica vascularização do nariz e seios paranasais, que recebem suprimento sangüíneo dos sistemas carotídeos interno e externo. Na grande maioria dos casos, o sangramento nasal é anterior (90%), apresentando sua origem na porção anterior do septo do nariz (área de Little ou plexo de Kisselbach). A rinoscopia anterior é geralmente diagnóstica nestes casos.[7]

ANATOMIA

O suprimento sangüíneo do nariz e dos seios paranasais é basicamente realizado pelos ramos terminais da artéria maxilar, oriunda da artéria carótida externa, complementado por ramos da artéria oftálmica, originária do sistema carotídeo interno.[17,23]

A artéria maxilar, ao penetrar na fossa pterigopalatina, apresenta uma rota látero-medial, justaposta à face anterior do gânglio pterigopalatino. Ainda dentro da fossa pterigopalatina, a artéria maxilar emite dois ramos (artéria palatina ascendente e artéria pterigopalatina), antes de bifurcar-se em seus dois ramos terminais, responsáveis pela irrigação da parede lateral do nariz e septo nasal: artérias nasal lateral posterior e septal.

A artéria nasal lateral posterior introduz-se na cavidade do nariz pela porção inferior do forame esfenopalatino, orientando-se subperiostealmente através da parede lateral do nariz. Alguns pequenos ramos ascendentes emergem da artéria nasal lateral posterior para irrigar o meato superior e a concha nasal superior. No meato superior, ocorre a anastomose destes ramos ascendentes com ramos da artéria etmoidal posterior. Perto do forame esfenopalatino, a artéria nasal lateral posterior emite um ramo calibroso periosteal à concha média, também responsável pela irrigação dos meatos médio e superior. Em seguida, a artéria nasal lateral posterior apresenta trajeto descendente oblíquo ou vertical ao longo do meato médio; emitindo vários ramos em seu curso. Ao atingir a concha inferior, ramifica-se em seu interior, semelhantemente ao ocorrido na concha média. Seus ramos terminais alcançam o assoalho do nariz, anastomosando-se com os ramos septais terminais.

A artéria septal, ao emergir pela porção superior do forame esfenopalatino, ascende em direção à parede anterior do seio esfenoidal, atingindo o septo nasal ipsilateral. Já no septo nasal, a artéria septal emite vários ramos subperiosteais e subpericondrais. A artéria nasopalatina, um de seus maiores ramos, orienta-se inferiormente através da junção vomeroetmoidal, atingindo a abertura nasal do canal incisivo. Esta anastomosa-se com a artéria homônima contralateral, transformando-se na artéria incisiva, responsável pela irrigação do palato anterior e periósteo. Os ramos da artéria septal com sentido superior anastomosam-se, perto do teto do nariz, com ramos das artérias etmoidais anterior e posterior, constituindo assim um importante plexo etmóido-septal. Este plexo pode ser sede de epistaxe volumosa.

As artérias etmoidais anterior e posterior, ramos da artéria oftálmica, deixam a órbita por sua parede medial através de seus respectivos forames, localizados na junção dos ossos frontal e etmoidal. O canal etmoidal anterior é geralmente único, bem definido e grosso; ao passo que o canal etmoidal posterior pode ser múltiplo e mais fino. É importante ressaltar que os canais etmoidais não estão necessariamente relacionados com o teto das células etmoidais, mas, em algumas ocasiões, em diferentes níveis, a depender do grau de expansão celular.[21]

DIAGNÓSTICO

Qualquer que seja o quadro clínico inicial do paciente com epistaxe, é necessária a observação cautelosa das repercussões orgânicas ocasionadas pela perda sangüínea proveniente do nariz e dos seios paranasais. Dessa forma, torna-se mandatória a análise minuciosa da condição hemodinâmica do paciente atendido, com aferição da pressão arterial, freqüências cardíaca e respiratória e observação do nível de consciência. Determinar o contexto do episódio atual de sangramento também é necessário. Idade, antecedentes patológicos e hemorrágicos, antecedentes familiares relacionados, apresentação do episódio atual, uso de medicação ou drogas, cirurgias prévias ou traumatismos, recorrência dos episódios, entre outros, são dados extremamente importantes para nortear a conduta a ser adotada pelo otorrinolaringologista.

Na grande maioria dos casos o diagnóstico da epistaxe não é difícil, sendo evidenciado clinicamente a saída de sangue através das fossas nasais anterior ou posteriormente, observado à rinoscopia e oroscopia, respectivamente. No entanto, a grande dificuldade encontra-se no diagnóstico etiológico da epistaxe.[27] Assim, todo paciente que apresentou um episódio de sangramento proveniente do nariz ou dos seios paranasais deve ser investigado tanto clínica quanto endoscópica e radiologicamente, buscando a definição de seu diagnóstico etiológico.

CLASSIFICAÇÃO

Didaticamente as epistaxes podem ser classificadas em benigna ou grave, de acordo com sua gravidade ou suas conseqüências. Felizmente, a epistaxe benigna é o quadro clínico mais freqüentemente observado na prática médica, apresentando-se geralmente como sangramento nasal abrupto, unilateral, com exteriorização anterior facilmente identificável à rinoscopia anterior. Na grande maioria das vezes, cessa espontaneamente ou através da simples compressão nasal. O estado geral do paciente é satisfatório. Em 10% dos casos, sangramento nasal grave é evidenciado; seja em abundância de sangramento, seja em sua repetição. Geralmente, apresentam-se como sangramento nasal bilateral, com exteriorização tanto anterior quanto posterior, observando-se distúrbio hemodinâmico no paciente atendido, em seu mais variados níveis.

Segundo Montgomery,[19] a epistaxe é mais bem classificada, quanto a sua localização na cavidade nasal, em: anterior, superior ou posterior. O sangramento anterior ocorre no plexo de Kisselbach ou área de Little, podendo ser proveniente de um ramo da artéria etmoidal anterior, ramo septal da artéria labial superior, ramo septal da artéria maxilar ou ramo nasal da artéria palatina maior. O sangramento superior ocorre tanto das artérias etmoidais anterior e posterior quanto da artéria septal, ramo da artéria maxilar. O sangramento posterior ocorre tanto da artéria nasal lateral posterior quanto da artéria septal.

ETIOLOGIA

Determinar a etiologia da epistaxe não é, muitas vezes, uma tarefa fácil, principalmente quando esta se apresenta como um sinal/sintoma de outra afecção de base. Causas locais e sistêmicas podem ser consideradas como agentes etiológicos da epistaxe.

TRATAMENTO

Diversas modalidades de tratamento têm sido propostas com o objetivo de controlar a epistaxe, com base em sua localização, etiologia e experiência do médico atendente.[28] Durante a avaliação inicial, uma breve história deve ser realizada, enquanto as primeiras medidas de suporte básico e de controle do sangramento são tomadas. O exame da cavidade do nariz, sob anestesia e vasoconstrição tópicos, deve ser realizado minuciosamente. Este exame é de extrema importância para se localizar o ponto sangrante e escolher o tratamento mais adequado para cada caso individualizado. Em casos de sangramento nasal anterior, cauterização química, eletrocauterização direta do local de sangramento ou, ainda, tamponamento nasal anterior são alternativas terapêuticas. Para casos de sangramento nasal posterior, póstero-superior ou superior, pode ser necessário o uso do tamponamento nasal posterior ou ainda de outras abordagens terapêuticas.[2,12]

O tamponamento nasal pode produzir complicações locais, regionais ou sistêmicas. Uma das principais complicações locorregionais é a infecção secundária dos seios paranasais, decorrente da obstrução mecânica produzida pelo tamponamento nasal na drenagem da secreção dos seios paranasais.[16] Problemas de deglutição, aspiração, perfuração septal, obstrução tubária, necrose da cartilagem alar, sepse e otite média secretora são também descritos.[8,16,35,37] A complicação sistêmica mais comum é a modificação dos níveis arteriais de pO_2 e pCO_2, levando à hipoxemia e alterações hemodinâmicas em pacientes com reserva pulmonar diminuída.[4,8,22,35] A apnéia pode ocorrer ainda como complicação do tamponamento nasal.[36]

Existem diferentes tipos e formas de tampão nasal, com suas respectivas vantagens e desvantagens. Os tampões nasais mais freqüentemente utilizados na prática clínica são os tampões convencionais ("dedo de luva preenchido por gaze"), tampões nasais feitos com gazes, tampões insufláveis e esponjas.

O tamponamento nasal clássico pode falhar no controle de sangramentos nasais intensos e persistentes. Montgomery[19] relatou um índice de falha de 25% com tamponamentos posteriores; Stamm et al.,[32,33] 20% e Procino,[25] 14%. Marks[16] tratou 103 pacientes com tamponamento nasal posterior, sendo que 55% deles precisaram de ligadura arterial seletiva adicional para o controle adequado da epistaxe.

O tampão insuflável apresenta dois balões de tamanhos diferentes. O menor balão apresenta um volume aproximado de 10 ml e é colocado na coana. Já o balão maior, com cerca de 30 ml, é colocado dentro da cavidade do nariz. Uma vez posicionados adequadamente, os balões são preenchidos com líquido (água destilada, por exemplo). A insuflação com ar deve ser evitada, pois estes balões podem esvaziar-se espontaneamente, tornando-se, dessa forma, ineficazes. Os tampões nasais insufláveis apresentam como principal vantagem, frente aos tampões posteriores convencionais, sua fácil introdução. Suas principais desvantagens são a pressão constante sobre o mesmo sítio anatômico, a possível ruptura ou perda da pressão do balão e a persistência do sangramento nasal.

O Merocel®, produto leve e poroso, lembrando uma esponja prensada que se expande em contato com líquidos, também é utilizado para o tamponamento nasal. As vantagens de seu uso encontram-se em suas fáceis introdução e remoção. Entretanto, por se tratar de um produto caro, pode não ser acessível em todas as instituições otorrinolaringológicas; assim como pode ainda não controlar os quadros de sangramento mais abundantes.

Outras modalidades terapêuticas também são utilizadas: embolização seletiva, injeção de substâncias vasoconstritoras, ligadura arterial cirúrgica e eletrocoagulação intranasal.

A embolização também é um método terapêutico utilizado em alguns centros, particularmente em pacientes com condição clínica ruim e que não suportariam uma intervenção cirúrgica, ou naqueles que não toleram o tamponamento nasal.[1,6,20] Embora descrito, este método raramente é empregado em nossa instituição. Áreas dolorosas no crânio podem ocorrer após a embolização, em virtude da oclusão da artéria temporal superficial.[15,16] Younkers et al.[39] descreveram a possibilidade de migração retrógrada do êmbolo para o sistema carotídeo interno, podendo produzir isquemias em qualquer área do cérebro. De acordo com Golding-Wood,[8] paralisia facial, trismo, dor facial e lesões de extensão diversa no sistema nervoso central (SNC) também podem ocorrer. Em casos de sangramentos oriundos das artérias etmoidais, a embolização encontra-se contra-indicada, em virtude do alto risco de complicação oftalmológica.

A injeção de substâncias vasoconstritoras, através do forame palatino maior, também tem sido defendida como método terapêutico para o tratamento da epistaxe. Este procedimento pode levar à anestesia infra-orbitária, perda visual de extensão variável e sangramento recorrente depois da dissipação do agente vasoconstritor.

Quando há a persistência do sangramento nasal, mesmo com tamponamento nasal devidamente posicionado, a ligadura arterial se faz necessária.[3,26] Montgomery[18] preconizou a intervenção cirúrgica precoce para quadros de epistaxe.

Maris e Werth[15] propuseram alguns princípios gerais para o tratamento cirúrgico da epistaxe: 1) pacientes com condições clínicas ruins, na presença de problemas cardiopulmonares associados, ou com desordens do SNC, não devem ser tratados com tamponamento nasal. Nestes casos, a ligadura precoce está formalmente indicada; 2) pacientes jovens devem ser tratados com medidas conservadoras; 3) o tamponamento nasal é preferível em crianças, devido ao tamanho das cavidades nasais e do seio maxilar. De acordo com Small e Maran,[29] o tratamento cirúrgico não deve ser adiado por muito tempo. A morbidade da ligadura de vasos não é muito maior quando comparada à do tamponamento posterior.[31]

De acordo com Golding-Wood,[8] o sangramento etmoidal ocorre mais freqüentemente em pacientes jovens, vítimas de traumatismos faciais. A ligadura externa da artéria etmoidal anterior e da artéria septal, como recomendado por Silverbatt em 1955, pareceu ser efetiva no controle da epistaxe, mas não ganhou popularidade devido às dificuldades técnicas. A ligadura externa pode resultar em perda visual transitória ou permanente, devido à relação próxima entre o canal etmoidal posterior e o nervo óptico. Felizmente, estas complicações não são comuns, tendo o acesso externo um elevado índice de sucesso.[34]

A eletrocoagulação intranasal dos ramos nasais da artéria maxilar, combinada com a eletrocoagulação das artérias etmoidais anterior e posterior, com ou sem etmoidectomia parcial, é um método efetivo no tratamento da epistaxe grave.[9-11,13,14,22,24,30,32-34,38] O problema mais significativo da coagulação arterial intranasal é a possibilidade de uma fístula liquórica, principalmente quando a ponta do eletrocautério é usado no interior dos canais etmoidais, sem a correta identificação dos vasos. As vantagens deste método são a proximidade entre a ligadura arterial e o local de sangramento e a visualização direta dos vasos envolvidos.[5,10,11,13,22,30,32-34]

ELETROCOAGULAÇÃO TRANSNASAL MICROENDOSCÓPICA DOS RAMOS NASAIS DA ARTÉRIA MAXILAR

A cirurgia pode ser realizada tanto com o microscópio operatório quanto através da cirurgia assistida pela videoendoscopia (CAVE).

O paciente é colocado em posição supina, com a cabeça levemente elevada e inclinada em direção ao cirurgião. A cavidade do nariz é preparada com cotonóides embebidos em solução vasoconstritora, para reduzir tanto o sangramento quanto o volume das conchas nasais.

A porção caudal da concha média é um dos pontos de referência mais importantes, devido sua próxima relação com o forame esfenopalatino. Outro ponto de referência importante é a parede posterior do seio maxilar. Usando-se de um microcautério ou um microbisturi, uma incisão vertical é feita aproximadamente a 1 cm anterior da porção caudal da concha média, através da mucosa e do periósteo. Este retalho é elevado até que as bordas do forame esfenopalatino estejam expostas, identificando-se as artérias nasal lateral posterior e mais superiormente a artéria septal, as quais se originam da artéria maxilar e entram na cavidade do nariz pelo forame esfenopalatino. Uma vez identificados, ambos os ramos arteriais são isolados através de dissecção e posteriormente coagulados, o mais distante possível das bordas do forame, para evitar uma possível retração do segmento proximal para o interior da fossa pterigopalatina (Fig. 3-1) Ao fim do procedimento, o retalho de mucoperiósteo é reposicionado e mantido em posição com fragmentos de Gelfoam® ou Surgicel®. As conchas inferior e média são reposicionadas, e um tamponamento suave com gaze dentro de um dedo de luva ou Merocel® é realizado, permanecendo na cavidade do nariz por 24 horas após o procedimento cirúrgico. O tamponamento diminui o gotejamento de sangue na área cirúrgica.

Quando se faz necessária a ligadura dos ramos terminais da artéria maxilar através do acesso transnasal-transmaxilar, é preferível que se faça uma ampla antrostomia do meato médio, com posterior identificação do forame esfenopalatino. A remoção da parede posterior do seio maxilar pode ser realizada com pinça cirúrgica tipo micro-Kerrison. A artéria maxilar e seus ramos são então identificados, isolados e eletrocoagulados com cautério monopolar ou sistema bipolar de coagulação.

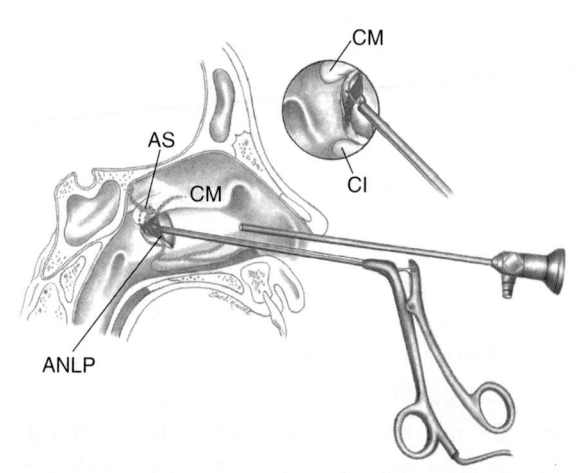

Fig. 3-1. Ramos terminais da artéria maxilar ao nível do forame esfenopalatino, sendo coagulados com eletrocautério monopolar assistido por videoendoscopia. AS = Artéria septal; ANLP = artéria nasal lateral posterior; CM = concha média; CI = concha inferior.

ELETROCOAGULAÇÃO TRANSNASAL MICROENDOSCÓPICA DAS ARTÉRIAS ETMOIDAIS ANTERIOR E POSTERIOR

O preparo cirúrgico do paciente é realizado à semelhança ao descrito para a eletrocoagulação transnasal dos ramos terminais da artéria maxilar.

Os sangramentos ântero-superiores originam-se dos ramos lateral e medial da artéria etmoidal anterior, ao passo que os sangramentos póstero-superiores são oriundos ou da artéria etmoidal posterior ou da artéria septal. Nesta última situação os dois sistemas carotídeos (interno e externo) apresentam-se envolvidos na gênese do sangramento.

O controle do sangramento é realizado através da coagulação direta do ponto sangrante na mucosa nasal. Se mesmo após a tentativa de coagulação direta houver ainda a persistência do sangramento nasal, a coagulação das artérias etmoidais deve ser realizada ao nível de seus canais ósseos, no teto do complexo etmoidal, abordando-as através de uma etmoidectomia transnasal parcial. Para isto, tanto o processo unciforme quanto a bula etmoidal são identificados e removidos, obtendo-se uma exposição completa do complexo etmoidal, com posterior realização de uma etmoidectomia. Dessa forma, os canais etmoidais são identificados ao nível do assoalho da fossa anterior. Segue então a posterior coagulação das artérias através de seus canais. No momento da coagulação arterial, deve-se evitar a introdução profunda do eletrocautério, prevenindo assim a ocorrência de uma eventual fístula liquórica (Fig. 3-2).

ELETROCOAGULAÇÃO EXTERNA DAS ARTÉRIAS ETMOIDAIS ANTERIOR E POSTERIOR

Quando o sangramento é proveniente do sistema das artérias etmoidais e não pode ser controlado pelo acesso transnasal, é necessário o uso do acesso externo com o microscópio cirúrgico.

Uma incisão é realizada junto ao canto interno do olho, semelhantemente à incisão realizada para uma etmoidectomia externa. A dissecção subperiosteal da porção interna do conteúdo orbitário é realizada até o nível da junção frontoetmoidal, onde a artéria etmoidal anterior é identificada e coagulada com um sistema bipolar (Fig. 3-3). Para manter o conteúdo orbitário afastado do canto interno do olho e do nariz, pode-se recorrer a um afastador autostático de Stamm.

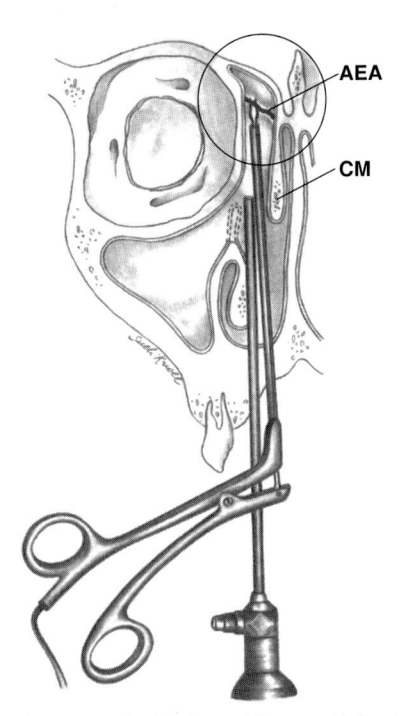

Fig. 3-2. Eletrocoagulação da artéria etmoidal anterior (AEA) após etmoidectomia assistida por videoendoscopia. CM = Concha média.

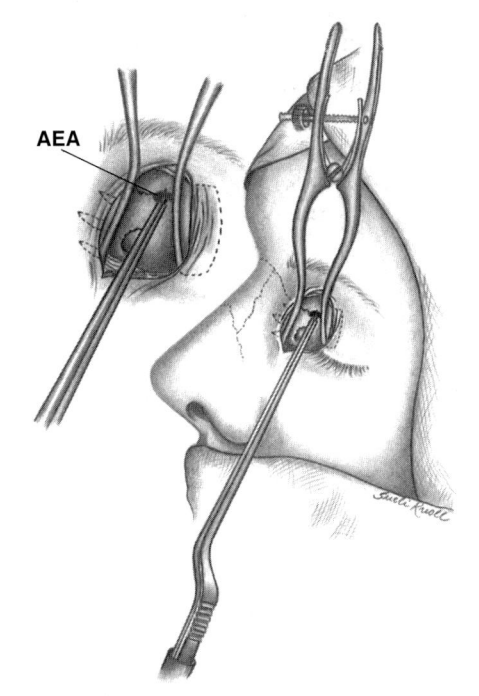

Fig. 3-3. Coagulação da artéria etmoidal anterior (AEA) por via externa, utilizando-se o sistema bipolar.

O instrumento apresenta uma lâmina de um lado e uma garra curva de outro. Para a coagulação da artéria etmoidal posterior, a elevação dos tecidos moles da órbita é feita posteriormente até aproximadamente 1 cm. A próxima relação existente entre a artéria etmoidal posterior e o nervo óptico (4-7 mm) deve ser sempre observada cuidadosamente durante a eletrocoagulação bipolar destes vasos.

Como um ponto de referência prático, a regra "2-1-1/2" é útil. A artéria etmoidal anterior é encontrada a aproximadamente 2 cm posteriormente à incisão realizada, a artéria etmoidal posterior encontra-se a 1 cm da artéria etmoidal anterior e o nervo óptico situa-se a 0,5 cm da artéria etmoidal posterior.

CONCLUSÃO

A revisão dos resultados do tratamento cirúrgico da epistaxe grave através da eletrocoagulação transnasal microendoscópica dos ramos nasais da artéria maxilar ou das artérias etmoidais, ou através da coagulação bipolar das artérias etmoidais com o acesso externo, permite as seguintes considerações:

1. O microscópio cirúrgico e o endoscópio proporcionam magnificação e boa iluminação.

2. A técnica cirúrgica microendoscópica resulta em trauma cirúrgico mínimo e menor tempo operatório.

3. A eletrocoagulação dos principais ramos nasais da artéria maxilar deve ser seletiva, evitando-se, deste modo, o desenvolvimento de circulação colateral.

4. A eletrocoagulação das artérias etmoidais pode ser realizada no local de sangramento, dentro da cavidade do nariz.

5. A coagulação bipolar das artérias etmoidais, através do acesso externo, é efetiva no controle da epistaxe grave.

6. O tratamento cirúrgico da epistaxe grave pode resultar em menor período de hospitalização, resultando em diminuição da morbimortalidade.

REFERÊNCIAS BIBLIOGRÁFICAS

1. Breda SD, Choi IS, Persky MS, Weiss M. Embolization in the treatment of epistaxis after failure of internal maxillary artery ligation. *Laryngoscope* 1989;99:809-813.

2. Cannon RC. Effective treatment protocol for posterior epistaxis. A 10-year experience. *Otolaryngol Head Neck Surg* 1993;109:722-725.

3. Chandler JR, Serrins AJ. Transnasal ligation of the internal maxillary artery. *Laryngoscope* 1965;75:151-159.

4. Cooke ETM. An evaluation and clinical study of severe epistaxis treated by artery ligation. *J Laryngol Otol* 1985;99:745-749.

5. El-Silimy O. Endonasal endoscopy and posterior epistaxis. *Rhinology* 1993;31:119-120.

6. Felker CE III. Angiography and embolization of epistaxis. *Ear Nose Throat J* 1981;60:57.

7. Friedman WH, Rosenblum BN. Epistaxis. In: Goldman JL (ed.) *The principles and practice in rhinology.* New York: Wiley, 1987. 375-383p.

8. Golding-Wood PH. The role of arterial ligation in intractable epistaxis. *J Laryngol Otol* 1983;(Suppl 8):120-122.

9. Heermann H. Endonasal surgery with the use of binocular Zeiss operating microscope. *Arch Klin Exp Ohren Nasen Kehlkopfheilkd* 1958;171:295-297.

10. Heermann J. Intranasales mikrochirurgikes vorgehen bei epistaxis der riechspalte und weitere eingreffe mit hypotension. *HNO* 1986;34:208-215.

11. Heermann J, Neues D. Intranasal microsurgery of all paranasal sinuses, the septum, and the lacrimal sac with hypotensive anesthesia. *Ann Otol Rhinol Laryngol* 1986;35:631-638.

12. Hide FT. Ligation of the external carotid artery for control of idiopathic nasal bleeding. *Laryngoscope* 1925;35:899.

13. Legent F, Boutet JJ, Wesolouch, Viale M, Galiba J, Beauvillain C. Treatment chirurgical des épistaxis interêt de la micro-chirurgie endo-nasale. *Rev Laryngol Otol Rhinol (Bord)* 1986;107:31-33.

14. Maceri DR, Makielski KH, Arbor A. Intranasal ligation of the maxillary artery for posterior epistaxis. *Laryngoscope* 1984;94:734-741.

15. Maris C, Werth JL. Surgical management of epistaxis. *Ear Nose Throat J* 1981;60:463-466.

16. Marks HW. Complications of posterior epistaxis. *Ear Nose Throat J* 1980;59:39-42.

17. Mercurio GA Jr. Anatomic considerations of nasal blood supply. *Ear Nose Throat J* 1981;60:443-446.

18. Montgomery WW. Surgery of the upper respiratory system. 2. ed. Lea and Febiger, Bostin, 1979. 321p.

19. Montgomery WW, Reardon EJ. Early vessel legation of control of severe epistaxis. In: Snow JB

(ed.) *Controversy in otolaryngology*. Philadelphia: WB Saunders, 1980. 315-319p.
20. Myssiorek D, Lodespoto M. Embolization of posterior epistaxis. *Am J Rhinol* 1993;7:223-226.
21. Navarro JAC, Toledo Filho JL, Zorzetto NL. Anatomy of the maxillary artery into the pterygomaxillopalatine fossa. *Anat Anz* 1982;152:413-433.
22. Nicolaides A, Gray R, Pfleiderer A. A new approach to the management of acute epistaxis. *Clin Otolaryngol* 1991;16:59-61.
23. O'Rahilly R. Anatomia de cabeça e pescoço. In: Gardner E (ed.) *Anatomia*. Rio de Janeiro: Guanabara-Koogan, 1978. 656-658p.
24. Prechamandra DJ. Management of posterior epistaxis with the use of fiberoptic nasolaryngoscope. *J Laryngol Otol* 1991;105:17-19.
25. Procino ND. Treatment of posterior epistaxis. *Ear Nose Throat J* 1978;57:305-308.
26. Seiffert A. Under bindung der arteria maxillaris interna. *Z HNO* 1928;22:323-325.
27. Sherrerd PS, Teet TJ. Diagnosis and management of less common causes of epistaxis. *Ear Nose Throat J* 1981;60:59-66.
28. Silverblatt BL. Epistaxis. Evaluation of surgical care. *Laryngoscope* 1955;65:431.
29. Small M, Maran AG. Epistaxis and arterial ligation. *J Laryngol Otol* 1984;98:281-284.
30. Snyderman CH, Carrau RL. Endoscopic ligation of sphenophalatine artery for epistaxis. *Operative Tech Otolaryngol Head Neck Surg* 1997;8:85-89.
31. Spafford P, Durham JS. Epistaxis: efficacy of arterial ligation and long-term outcome. *J Otolaryngol* 1992;21:252-256.
32. Stamm AC, Pinto JA, Neto AF, Menon AD. Microsurgery in severe posterior epistaxis. *Rhinology* 1985;23:321-332.
33. Stamm AC, Ferreira GMP, Navarro JAC. Microcirurgia transnasal no tratamento da epistaxe severa. *Fed Med (Bras)* 1988;96:315-322.
34. Stamm AC, Ferreira GMP, Navarro JAC. Epistaxe severa – microcirurgia transanasal. In: Stamm AC (ed.) *Microcirurgia naso-sinusal*. Rio de Janeiro: Revinter, 1995. 289-297p.
35. Stemm RA. Complications of nasal packing. *Ear Nose Throat J* 1981;60:45-46.
36. Vaartjes M, Striges RLM, Devries N. Posterior nasal packing and sleep apnea. *Am J Rhinology* 1992;6:71-74.
37. Ward PH. Routine ligation of the internal masillar artery is unwarranted. In: Snow JB (ed.) *Controversy in otolaryngology*. WB Philadelphia: Saunders, 1980. 320-326p.
38. Wurman LH, Garry-Sack J, Flannery JV, Paulson O. Selective endoscopic eletrocautery for posterior epistaxis. *Laryngoscope* 1988;98:1348-1349.
39. Younkers AJ, Glessman TM, Mercurio GA Jr, Werth JL, Blattner RE. Etiology and management of epistaxis. *Ear Nose Throat J* 1981;60:453-456.

4

FRATURA NASAL

Alexandre Felippu Neto
Alexandre Murta

INTRODUÇÃO

Os ossos do nariz são mais susceptíveis a sofrer uma fratura que qualquer outro osso da face. Admite-se que 39%[1] de todas as fraturas faciais ocorrem no nariz. Tal relevância deve-se ao fato de o nariz ser o elemento mais proeminente no relevo facial, mais exposto e vulnerável aos traumatismos. Essa mesma exposição, que o coloca como primeiro ponto de choque nas agressões frontais da face, também lhe confere especial importância do ponto de vista estético para a harmonia e equilíbrio facial, como salientou John O. Roe, precursor das técnicas de rinoplastia, em seu artigo de 1887: *"... but the nose will stand out and make its sign in spite of all precautions. It utterly refuses to be ignored, and we are, as it were, compelled to give it our attention."*

Quando não adequadamente diagnosticadas e tratadas, as fraturas nasais podem eventualmente resultar em deformidades do arcabouço ósseo e cartilaginoso do nariz, levando a alterações estéticas e funcionais importantes, mais comumente o nariz torto, irregularidades de dorso, sela, e obstrução ao fluxo aéreo nasal.

ETIOLOGIA

As fraturas nasais podem ocorrer em qualquer faixa etária, relacionando-se à etiologia de acordo com a idade. Estima-se que 25% das fraturas nasais possam ocorrer antes dos 12 anos de idade,[1] podendo acontecer mesmo no período intra-uterino, como resultado da compressão facial na primeira fase do trabalho de parto da primípara. O nariz também está sujeito a riscos de traumatismos no parto com uso de fórceps de alívio ou de rotação. Supõe-se que as fraturas nasais no recém-nascido (RN) respondam por 1% a 7% do total.

Durante toda a infância, as fraturas nasais podem ocorrer devido a incidentes relatados pelos pais como relacionados às características estouvadas e indisciplinares próprias da idade.[1] Já entre os adultos, os acidentes automobilísticos e as agressões físicas figuram entre as causas mais relevantes, seguidas pelos incidentes esportivos, acidentes de trabalho e domiciliares. O índice de injúrias faciais foi consideravelmente reduzido através do aprimoramento de dispositivos de segurança na indústria automobilística, da obrigatoriedade do uso do cinto de segurança e de medidas legais punitivas enérgicas no cumprimento de leis de trânsito.

FISIOPATOLOGIA

Como direção e força do impacto contra o nariz geralmente determinam o tipo de injúria nasal, classificamos os impactos como frontais e laterais. Normalmente os impactos frontais são menos danosos que os laterais, por uma razão meramente física de distribuição vetorial das forças do trauma contra os vetores de resistência estrutural.

A maioria das fraturas nasais nos adultos é resultante de impactos laterais, variando de 66% a 94% dos casos, dependendo dos autores, ficando os impactos frontais responsáveis por 6% a 13% das fraturas nasais.[1] Na maioria dos casos, 80%, sua localização encontra-se na junção entre os ossos nasais e a cartilagem lateral superior.[1] Fraturas unilaterais do nariz geralmente envolvem o processo frontal da maxila e o osso próprio nasal do mesmo lado do golpe, habitualmente isolado e de força moderada. As fraturas de ambos os processos frontais da maxila e ossos nasais, resultantes de impactos laterais mais intensos, levam freqüentemente ao deslocamento dos fragmentos ósseos para o lado oposto ao do trauma, com deslocamento septal, originando a laterorrinia traumática.

O septo nasal representa um papel de grande importância na fisiopatologia dos traumatismos faciais, tanto do ponto de vista diagnóstico como terapêutico, e precisa ser avaliado e interpretado individualmente. Funciona como um suporte interno para a estrutura da pirâmide nasal, como a haste central de uma tenda de campanha. Não é por acaso que a porção mais anterior do septo nasal, relacionada à pirâmide nasal, é basicamente cartilaginosa. A cartilagem septal atua assim como um amortecedor de impactos, conferindo elasticidade e plasticidade estrutural ao dorso cartilaginoso e à ponta nasal. A porção óssea septal situa-se mais posteriormente, na profundidade da cavidade nasal, servindo de apoio e suporte para a elástica cartilagem quadrangular do septo.

As fraturas nasais podem deslocar ou fraturar a cartilagem septal. Quando um trauma nasal resulta em deslocamento da cartilagem septal do seu apoio na pré-maxila e no vômer, forma-se uma crista no septo em uma ou ambas as cavidades nasais, a qual pode ser obstrutiva. Entretanto, quando a força de impacto ultrapassa a resistência de flexibilidade da cartilagem, uma fratura cartilaginosa, geralmente em sentido vertical, pode ocorrer. Devido às linhas de resistência da cartilagem septal, a localização mais freqüente dessas fraturas é na junção entre sua porção cefálica, mais espessa, e sua porção caudal, mais delgada. Fraturas horizontais, paralelas à crista vomeriana, são geralmente originadas de golpes mais agressivos, e uma combinação de tipos de fraturas cartilaginosas é possível, dependendo da intensidade do trauma.

As fraturas da cartilagem septal podem trazer tanto transtornos respiratórios quanto estéticos. Quando a cartilagem se quebra, os fragmentos podem se desalinhar produzindo uma crista para um dos lados, ou "telescoparem" entre si, causando espessamento e duplicação do septo. Esse encurtamento do septo pode retrair a columela, tracionar as narinas, ou rebaixar o dorso cartilaginoso, produzindo uma deformidade em sela.

Os traumas nasais de força moderada eventualmente resultam em fratura da porção mais inferior e fina dos ossos próprios do nariz, sem o envolvimento das porções superiores. À medida que o impacto nasal aumenta em intensidade, podem ocorrer desarticulação nasofrontal e fraturas cominutivas. Em golpes de grande intensidade e agressividade, as fraturas nasais podem se estender para o osso lacrimal, labirinto etmoidal, lâmina crivosa do etmóide, rebordo orbitário, lâmina papirácea, seio frontal ou quaisquer outros segmentos da face e da base anterior do crânio.

Agressões nasais em crianças produzem um quadro completamente diferente do que aquele em adultos, devendo assim ser interpretadas de maneira separada e distinta. Como os ossos próprios do nariz não estão completamente fundidos na linha mediana até a adolescência, traumas frontais em crianças podem causar uma deformidade do tipo "teto aberto", com o achatamento do dorso nasal. Da mesma forma, na infância as ligações fibrosas entre as cartilagens laterais superiores e os ossos próprios nasais são frouxas, podendo se desprender mais facilmente em um traumatismo nasal na infância, levando a uma alteração conhecida como o "V" invertido no dorso nasal, a qual pode permanecer inconspícua até o amadurecimento completo do nariz.

AVALIAÇÃO CLÍNICA

Os traumatismos nasais com fraturas ósseas produzem geralmente um quadro de intenso edema nasofacial, com equimoses periorbitárias que variam de acordo com o tipo e gravidade de fratura, e características individuais. Podem vir acompanhados por epistaxe e obstrução nasal, suspeitas de lesão septal e, eventualmente por lateralização da pirâmide nasal (laterorrinia) e crepitação dos ossos do nariz à palpação.

O diagnóstico das fraturas nasais, embora auxiliado e complementado pelos métodos de imagem, é eminentemente clínico. Deve-se ressaltar que o edema resultante do trauma é o fator limitante tanto do diagnóstico clínico quanto do tratamento cirúrgico. Ambos são dependentes da sensibilidade e da precisão da palpação para sua adequada aferição, avaliação, planejamento e manipulação. O grau de edema apaga a precisão do tato, comprometendo tanto o diagnóstico como a cirurgia.

A avaliação endoscópica do nariz interno deve ser compulsória em casos de traumatismo facial com suspeita de fratura. Preferimos o uso da endoscopia rígida com telescópio de 30 graus. Realizamos após instilação tópica de gotas vasoconstrictoras e anestesia local com neotutocaína. Com o auxílio da endoscopia nasal, deformidades septais decorrentes do trauma podem ser adequadamente avaliadas, como hematoma septal, cristas, esporões, lacerações da mucosa, pontos sangrantes, telescopagem, desvios cartilaginosos, bem como suas relações com as demais estruturas anatômicas internas da cavidade nasal.

RADIOLOGIA

Apesar do diagnóstico das fraturas nasais ser eminentemente clínico, o estudo radiológico pode auxiliar na avaliação da extensão das lesões e sua correta localização, bem como afastar comprometimento de estruturas vizinhas, como a órbita os a base anterior do crânio.

A radiografia simples deve ser pedida nas incidências de perfil e Water's, nas quais as fraturas nasais surgem como sutis linhas luminosas, definindo fragmentos ósseos alinhados ou não. No perfil, pode-se identificar fraturas dos ossos próprios do nariz pela interrupção da continuidade do dorso nasal, bem como a fratura da espinha nasal anterior. A incidência de Water's é mais bem indicada na visualização de desvios da parede lateral do nariz, uni ou bilateral, tanto medial como lateralmente. Também se observam desvios do septo posterior, ósseo, enquanto o septo cartilaginoso não pode ser avaliado pela radiografia simples.

Indicamos a realização da tomografia computadorizada (TC) como recurso radiológico complementar em casos de dúvida diagnóstica, suspeita de comprometimento da estrutura óssea facial vizinha, como a órbita ou a base do crânio, ou em complicações decorrentes do trauma, como obstrução nasal grave, epistaxe, rinoliquorréia ou epífora. Também em casos de correção cirúrgica tardia de fraturas nasais, deve ser solicitada em cortes coronais, axiais e reconstrução em perfil, em janela de algoritmo ósseo.

Em relação à pirâmide nasal óssea, pode-se avaliar a integridade das paredes laterais da pirâmide nasal, os ossos próprios e a conformação do dorso nasal em ambas as incidências, embora seja mais bem aferida nos cortes axiais que nos coronais. Também em ambos os cortes pode-se observar as estruturas vizinhas envolvidas nas injúrias nasais, como o septo nasal osteocartilaginoso e as paredes mediais das órbitas.

Os cortes coronais são especialmente úteis para a visualização da base anterior do crânio, em particular a lâmina crivosa do etmóide, e da parede inferior da órbita. Já as incidências axiais são ideais para a avaliação do grau de cominução óssea da pirâmide, sua lateralização para um dos lados, a telescopagem do septo nasal, a integridade da parede anterior do seio maxilar, do seio frontal e do rebordo orbitário. A reconstrução em perfil é usada para se avaliarem danos nas paredes anterior e posterior do seio frontal, e sua relação com a base anterior do crânio.

TRATAMENTO

O edema nasal se constitui no fator determinante do tipo de tratamento, do momento correto da intervenção cirúrgica, e da precisão da correção. Apesar dos recursos de imagem, a palpação digital representa o exame mais relevante, rico e preciso no diagnóstico e caracterização das fraturas nasais. Também é a palpação que, obviamente, orientará o cirurgião no momento da cirurgia. *Ipso facto*, a precisão da palpação digital é inversamente proporcional ao edema nasal.

A redução incruenta das fraturas nasais é o tratamento inicial de escolha. No momento do diagnóstico da fratura nasal, a opção da redução fechada deve ser colocada, sendo afastada somente se o edema nasal instalado prejudicar a palpação adequada das fraturas.

Naturalmente, a formação do edema é individual e depende de diversos fatores característicos do trauma, já citados anteriormente. Em geral, se o paciente chega ao Serviço até seis horas do trauma nasal, o edema ainda está em fase de instalação, permitindo a "visualização" das fraturas e dos fragmentos ósseos, bem como sua redução incruenta.

Após esse período, o edema freqüentemente impede a palpação das fraturas, impossibilitando sua criteriosa redução. Nesse caso, aguardamos de três a quatro dias, quando é feita uma nova revisão e a regressão do edema é reavaliada. Se esse ainda permanecer acentuado, o paciente passa a ser avaliado diariamente, até que as condições do edema permitam uma cirurgia segura. Vale lembrar que esse é um padrão geral não rígido, podendo e devendo variar de paciente para paciente, conforme suas condições idiossincrásicas.

Evidentemente, num primeiro momento outras alterações associadas devem ser analisadas e tratadas em separado, como no caso do hematoma septal. Em estando presente no primeiro atendimento, deve ser imediatamente drenado.

A redução fechada das fraturas nasais pode ser feita sob anestesia local com sedação assistida, ou com anestesia geral. Algodões com neotutocaína e vasoconstritor tópico são introduzidos na cavidade nasal previamente à infiltração anestésica, realizada com lidocaína a 2% com adrenalina 1:80.000. Os fragmentos ósseos são delicadamente palpados com um elevador de periósteo ou um descolador de septo. A redução das fraturas é realizada através do trabalho bimanual do cirurgião, no qual sua mão esquerda repousa sobre o dorso nasal, orientando o alinhamento dos fragmentos ósseos, enquanto sua mão direita, com o descolador na cavidade nasal, reorienta e reposiciona os fragmentos desalinhados.

Após adequada redução, a pirâmide e o dorso nasal são fixados por meio de curativo externo com tala rígida. Preferimos o Thermo-plast® ao tradicional gesso, por razões de comodidade e praticidade. Algumas vezes, decorrente da instabilidade das fraturas, faz-se necessária a colocação de um apoio interno. Como desaconselhamos o uso dos tampões nasais, utilizamos o Surgicel® como base de apoio interno, colocado junto ao dorso nasal pelo seu lado interno. O curativo rígido é removido, em geral, no sétimo dia.

Para o caso de fraturas nasais tardias ou seqüelas inestéticas da redução nasal, uma rinoplastia reparadora é programada eletivamente, entre seis meses e um ano após o acidente (Fig. 4-1).

CONCLUSÃO

O primeiro atendimento é fundamental para a adequada conduta no paciente com fratura nasal. Além de ser o momento certo para o diagnóstico das fraturas nasais e lesões associadas, é a melhor oportunidade para sua redução incruenta, com menos agressividade e mais precisão.

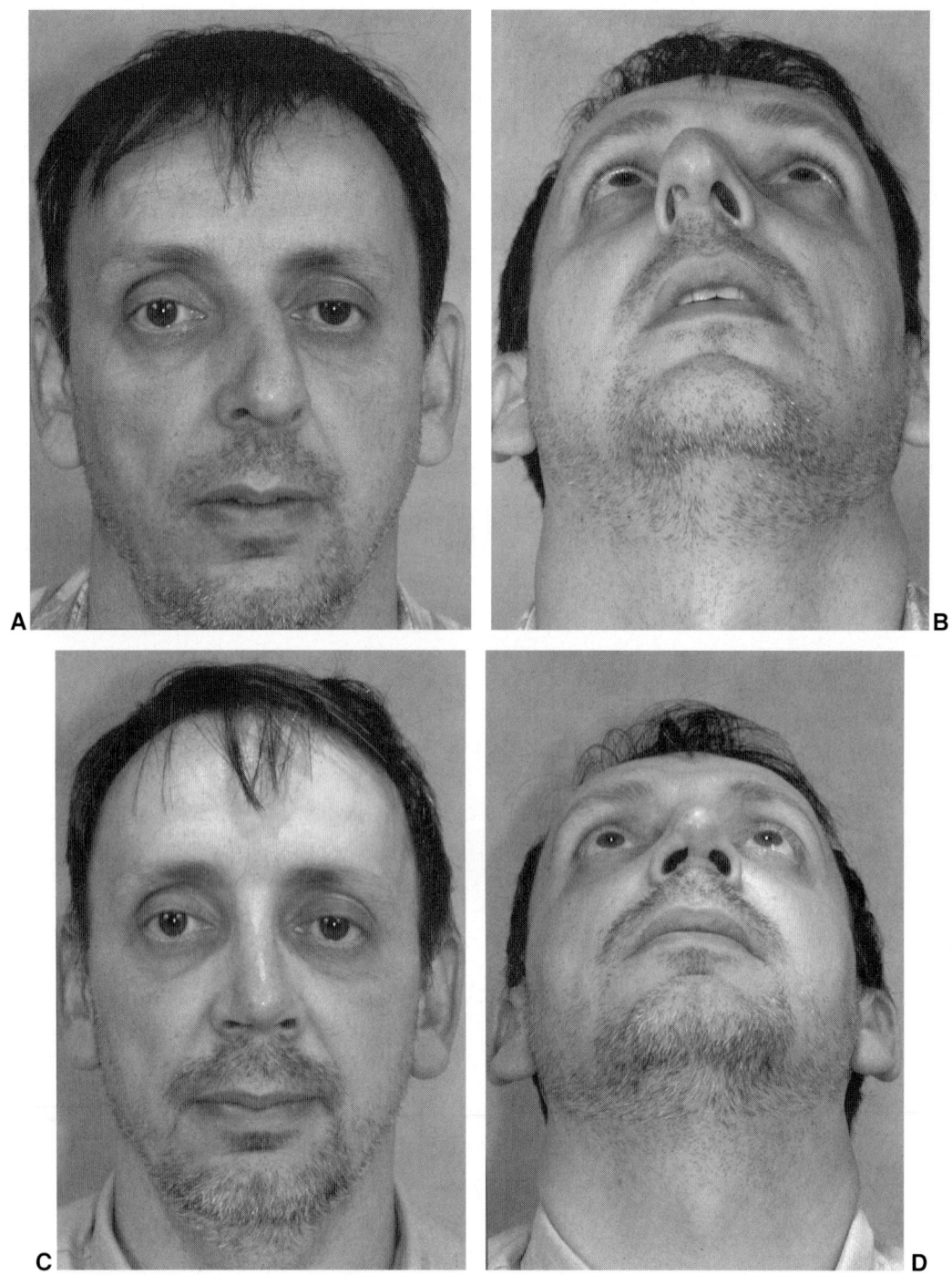

Fig. 4-1. Fotografias demonstrando pré **(A** e **B)** e pós **(C** e **D)** operatório de rinoplastia para correção de deformidade pós-fratura de nariz.

REFERÊNCIAS BIBLIOGRÁFICAS

1. Illum P, et al. Role of fixation in the treatment of nasal fractures. *Clin Otolaryngol* 1983;8:191.
2. Goode RL, Spooner TR. Management of nasal fractures in children. *Clin Pediatr* 1972;11:526.
3. Moran WB. Nasal trauma in children. *Otolaryngol Clin North Am* 1984;15:513.
4. Murray JAM, Maran AGD. The treatment of nasal injuries by manipulation. *J Laryngol Otol* 1980;94:1405.

Hematoma e Abscesso de Septo Nasal

Lucas Gomes Patrocínio
Tomas Gomes Patrocínio
José Antônio Patrocínio

CONCEITO

O hematoma/abscesso de septo nasal (HASN) é definido como uma coleção de sangue/pus entre o septo nasal ósseo e/ou cartilaginoso e o seu mucoperiósteo e/ou mucopericôndrio correspondentes.

É uma patologia relativamente rara e, por esta razão, pouca atenção tem sido dada pela literatura médica. As complicações e seqüelas do HASN podem ser fatais, representando, portanto, uma urgência rinológica.

HISTÓRICO

O HASN foi descrito pela primeira vez há cerca de 170 anos em Paris.[1] Arnal, em 1810, auxiliado por Jules Cloquet, incisou e drenou o HASN de um paciente com "coriza". Também relataram um caso de um paciente apresentando HASN que havia sido inicialmente diagnosticado como pólipo nasal. Cloquet e Arnal descreveram "quedas, traumas nasais e ações violentas por corpos estranhos na cavidade nasal" como potenciais etiologias para o HASN.[1] Fleming, em 1834, foi o primeiro a descrever o nariz em sela como uma possível seqüela permanente do HASN.[2]

ETIOLOGIA

O trauma é a causa mais comum do HASN, variando em cerca de 75% a 85% dos casos.[3,4] Estima-se que o HASN ocorra em 0,8% a 1,6% dos casos de trauma nasal atendidos em pronto-socorros por otorrinolaringologistas.[3,5] Normalmente não está associado a fratura do osso nasal.[3,5,6]

Outras causas descritas são: cirurgias nasais,[7] gripe,[8,9] etmoidite,[10,11] esfenoidite,[9,11,12] abscessos dentários,[13] processos inflamatórios do nariz e partes moles (furúnculos, foliculite vestibular),[14] intubação orotraqueal,[15] inalação de tabaco,[3,5,12,13] pacientes imunodeficientes (AIDS, diabetes melito, sarcoidose)[16-18] e, em raros casos, abscessos idiopáticos (Quadro 5-1).[5,19,20]

Em crianças, o HASN deve receber atenção especial, pois pode ter ocorrido em decorrência de maus-tratos ou abuso infantil.[6] Outras lesões craniofaciais

Quadro 5-1. Fatores desencadeantes de HASN

- Trauma nasal externo (esportes, acidentes automobilísticos, violência)
- Trauma nasal interno (intubação orotraqueal, inalação de tabaco, corpo estranho)
- Trauma facial
- Cirurgias nasais
- Rinossinusite (principalmente etmoidal e esfenoidal)
- Abscessos dentários
- Processos inflamatórios de nariz e partes moles (furúnculos, foliculite vestibular)
- Imunodeficiências (AIDS, diabetes melito, sarcoidose)
- Idiopático

ou ortopédicas e história prévia de internações por trauma devem chamar atenção para este tópico.

O agente etiológico mais freqüente é o *Staphylococcus aureus*, correspondendo a cerca de 70% dos casos.[3,16,21] Outros agentes são os *Streptococcus pyogenes*, *Streptococcus pneumoniae* e o *Haemophilus influenzae*.[22] Mais raramente são encontrados coliformes e anaeróbios, principalmente em crianças.[23] Em pacientes imunodeprimidos, deve-se lembrar da possibilidade de infecção por *Pseudomonas* e por fungos.[17,18,24]

FREQÜÊNCIA

A incidência de HASN é baixa, algo surpreendente já que o nariz é o órgão da face mais freqüentemente traumatizado.[5] Alguns casos têm sido relatados na literatura (Quadro 5-2).[3-7,25-31]

O HASN é raro na faixa pediátrica, sendo mais comum abaixo dos 20 anos.[24] Predomina no sexo masculino, independentemente da faixa etária.[3,4,5,6,7,24]

FISIOPATOLOGIA

O mecanismo proposto de formação do HASN é a ruptura de pequenos vasos sangüíneos que suprem o septo nasal como resultado de um trauma nasal menor. Há a formação do hematoma septal, que separa o mucopericôndrio da cartilagem septal. Segue-se a destruição da cartilagem septal como resultado da isquemia e da necrose por pressão. Isto promove um ambiente propício para colonização bacteriana e subseqüente formação de abscesso.[3,32]

Ademais, dependendo da etiologia, alguns outros mecanismos são propostos: 1) extensão direta através de planos tissulares, como visto na rinossinusite;[10-12] 2) infecção de origem dentária, que ascende para o septo nasal por extensão direta;[8] 3) disseminação venosa da órbita e seios cavernosos.[33]

QUADRO CLÍNICO

A congestão e dor nasal são os sintomas mais freqüentes, seguidos por febre e cefaléia.[3,7] A rinoscopia anterior mostra massa purpúrea, amolecida e abaulada no septo, e obstrução da cavidade nasal em um ou ambos os lados.[7,24] Esta massa não se reduz após aplicação de vasoconstritores tópicos (Fig. 5-1).

Apresentações não usuais podem ocorrer como o desenvolvimento de fístula oroantral.[8]

EXAMES COMPLEMENTARES

O hemograma completo é indicado em todos os casos para avaliar a extensão sistêmica da infecção. A coleta do material para bacterioscopia direta (Gram) e cultura é recomendada, pois será de grande auxílio caso não haja resposta a antibioticoterapia de escolha.

A tomografia computadorizada (TC) de seios paranasais e/ou crânio está indicada em suspeita de complicações.[24,34] Os seguintes critérios podem ser seguidos para sua indicação:

- Extensa celulite facial.
- Meningismo, alterações de consciência, sinais neurológicos focais.

Quadro 5-2. Séries de casos de HASN descritos na literatura

Autor	Período de tempo (anos)	Faixa etária	Número de casos		
			Hematoma	Abscesso	Total
Larchenko (1961)[25]	6	Crianças/adultos	11	105	116
Fearon et al. (1961)[26]	8	Crianças	13	43	56
Eavey et al. (1977)[27]	10	Crianças	0	3	3
Ambrus (1981)[3]	10	Crianças/adultos	0	16	16
Blahova (1985)[28]	10	Crianças	13	12	25
Close et al. (1985)[29]	0,3	Crianças/adultos	0	3	3
Kryger et al. (1987)[30]	10	Adultos	27	12	39
Chukuezi (1992)[5]	5	Adultos	38	8	46
Jalaludin (1993)[4]	10	Crianças/adultos	0	14	14
Canty et al. (1996)[6]	18	Crianças	8	12	20
Álvarez et al. (2000)[31]	8	Crianças	7	9	16
Patrocínio et al. (2000)[7]	14	Crianças/adultos	2	6	8

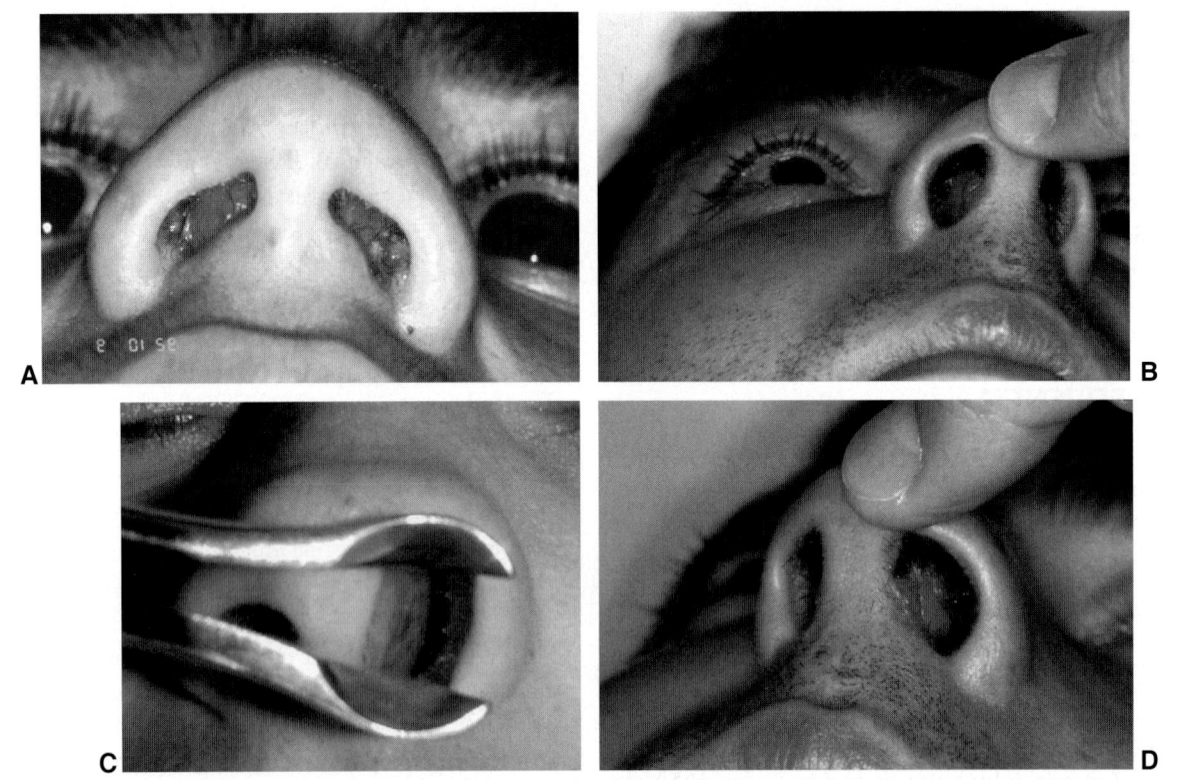

Fig. 5-1. Fotografias demonstrando hematoma/abscesso de septo nasal.

- Dor de cabeça grave.
- Pouca melhora após drenagem do abscesso.
- Longo tempo de evolução entre a apresentação e o diagnóstico.
- Isolamento de organismo pouco usual ou virulento.

Se o diagnóstico é incerto, a aspiração do abaulamento com agulha fina confirma o diagnóstico, reduz a pressão e providencia uma amostra para exame microbiológico antes da drenagem definitiva.[3]

TRATAMENTO

A abordagem cirúrgica correta e ampla da área septal comprometida é essencial para a evolução favorável da doença.

A intervenção no hematoma e/ou abscesso de septo nasal se faz sob anestesia local ou geral. Realizam-se incisões não transfixantes e não coincidentes bilateralmente e verticais, medialmente em ambas as fossas nasais na mucosa septal (no mínimo 2-3 incisões em cada lado). Nos casos de abscesso, aspira-se a secreção, e se houver cartilagem amolecida ou necrosada, esta deve ser removida. Pode-se lavar a região acometida com solução fisiológica e antibiótico (clindamicina). Sutura-se a mucosa com vários pontos transfixantes em U com fio Mononylon, Catgut cromado ou Vicryl 3-0, não deixando espaço morto e evitando-se, com isto, o acúmulo de secreção. A sutura permanece por, pelo menos, uma semana. Realiza-se tamponamento nasal anterior bilateral reforçado, com gaze embebida em pomada antibiótica (neomicina) por três dias (Fig. 5-2).[7]

A antibioticoterapia pode ser oral ou intravenosa, dependendo do estado geral e acometimento septal pela infecção, por no mínimo 10 dias. A primeira escolha são as cefalosporinas de primeira geração: cefalexina (VO) ou cefalotina (IV). Opções secundárias em caso de reação à droga ou não controle infeccioso são: amoxicilina/ácido clavulânico, cefuroxime e clindamicina. Ciprofloxacina deve ser introduzida na suspeita de infecção por *Pseudomonas*.[7,24]

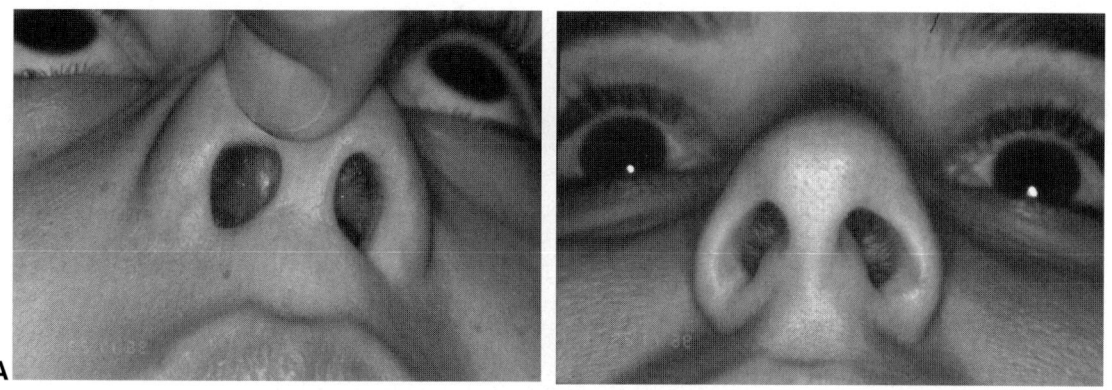

Fig. 5-2. Fotografias demonstrando pré **(A)** e pós **(B)** operatório de drenagem cirúrgica de HASN.

PROGNÓSTICO

É importante que se faça o diagnóstico o mais rápido possível, isto é, ainda na fase de hematoma, quando o prognóstico é mais favorável. Nesta fase, ainda não há necrose importante da cartilagem septal, podendo-se evitar a perda do suporte nasal, que provocaria uma complicação tardia: o nariz em sela.[35,36]

COMPLICAÇÕES

O tratamento inadequado ou a demora deste podem trazer complicações. As mais comuns resultam da destruição do septo nasal e da retração cicatricial, causando perfuração septal e nariz em sela.[7,35,36] Complicações mais graves, como celulite e abscesso orbitário, osteomielite, meningite,[26,27] empiema subaracnóideo,[37] abscesso cerebral[5,34,37] e trombose do seio cavernoso,[5] foram descritas.

Nas crianças pela seqüela da destruição do septo nasal, teremos uma alteração no crescimento do nariz, causando o chamado nariz infantil[38] (Fig. 5-3), que necessitará, na idade adulta, de rinoplastia de aumento com enxerto autógeno (Fig. 5-4).[39-43]

Em relação às complicações intracranianas, embora bastante raras, estas podem ser gravíssimas.[44] No geral, resultam da extensão da contigüidade, sendo que várias rotas já foram propostas para explicá-las. Por exemplo, através das veias angulares e oftálmicas que não possuem válvulas, e veias etmoidais que drenam para o seio cavernoso;[27] pela penetração do agente infeccioso na mucosa nasal e, posteriormente, linfáticos e circulação sistêmica, provocando meningite.[44] A bainha perineural seria outra via de propaga-

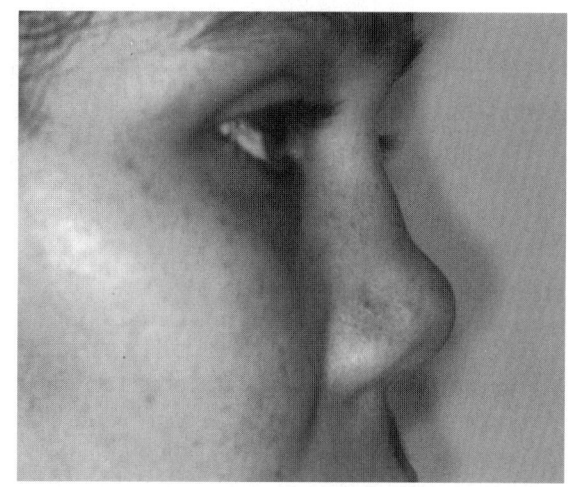

Fig. 5-3. Fotografia de um paciente apresentando nariz infantil e em sela, seqüelas provocadas por HASN.

ção pelas fibras olfatórias de procedência intracraniana, através, da lâmina cribiforme.[37] Finalmente, uma invasão direta pode ocorrer durante cirurgias, por fraturas, erosão local e defeitos congênitos.[44]

O perigo de seqüelas catastróficas advindas do HASN é maior em pacientes imunocomprometidos. Diagnóstico precoce, intervenção cirúrgica imediata, administração adequada de antibióticos e/ou antifúngicos e controle de imunodeficiências subjacentes são importantes no manejo efetivo nestes pacientes.[17,18]

Chukuezi[5] relata que o nariz negróide é mais comumente resistente às conseqüências e seqüelas do HASN do que o nariz caucasiano. Questiona se esta diferença se deveria à forma do nariz, ao suprimento sangüíneo ou ao tipo de fibras colágenas encontradas no nariz negróide.

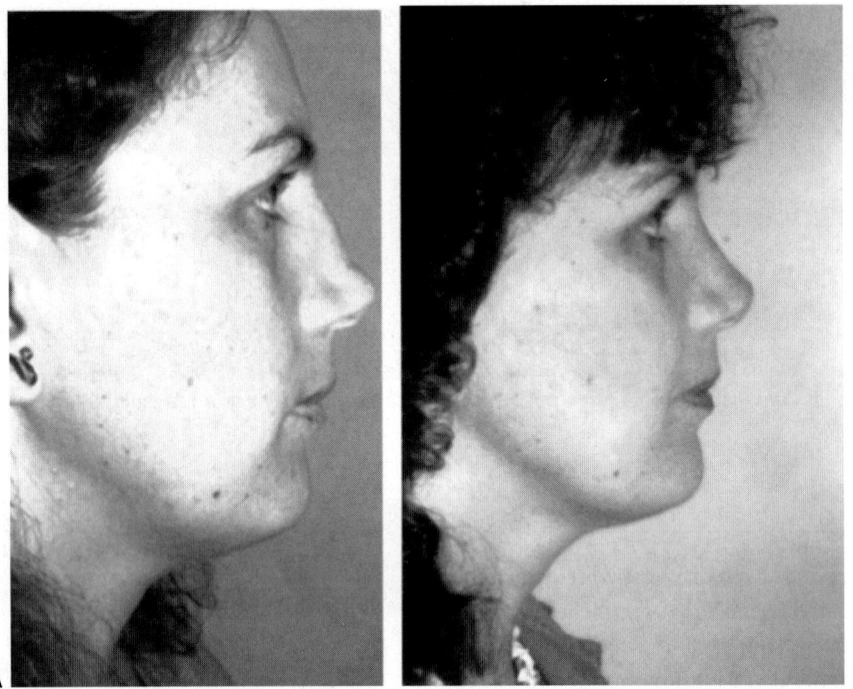

Fig. 5-4. Fotografias demonstrando pré **(A)** e pós **(B)** operatório de rinoplastia com enxerto autólogo de septo nasal para correção de nariz em sela.

CONTROVÉRSIAS

A principal controvérsia reside na eficácia pós-operatória do dreno de Penrose.[6,7] Nossa conduta é de realizar uma sutura eficiente dos retalhos mucopericondrais/mucoperiostais contra o septo associada a um tamponamento nasal anterior bilateral compressivo, de modo a não manter um espaço entre o septo nasal e o mucopericôndrio/mucoperiósteo.[7] O dreno de Penrose faz com que se mantenha este espaço morto, com isso perpetuando o acúmulo de sangue e a coleção purulenta, e não solucionando o problema.[7]

Na nossa casuística, em dois pacientes que chegaram de outro serviço com dreno de Penrose posicionado no septo nasal houve evolução para abscesso septal e necessidade de reintervenção cirúrgica. Um destes apresentou como seqüela o selamento do dorso do nariz.[7] Canty *et al.*[6] utilizaram dreno de Penrose em quatro pacientes, sendo que em dois destes ocorreu nova coleção de pus. Concluíram também que a colocação do dreno é prejudicial.

FUTURO

Barrs *et al.*[45] relataram que de 100 crianças atendidas em um pronto-socorro após trauma nasal, 50 delas foram submetidas a radiografia do nariz, enquanto uma avaliação intranasal (rinoscopia anterior) foi realizada em somente 21 crianças. Portanto, como a prevenção é a melhor opção para o tratamento do HASN, o futuro está na educação continuada e no treinamento dos médicos plantonistas (pediatras, clínicos gerais e cirurgiões gerais). Acreditamos que por meio de um otoscópio o médico plantonista pode realizar um avaliação básica das fossas nasais dos pacientes vítimas de trauma nasal. Em casos de achados duvidosos, o paciente deve ser encaminhado imediatamente ao otorrinolaringologista. Desta forma, alcançar-se-á uma diminuição das complicações e das seqüelas advindas dos HASN.

CONCLUSÃO

Concluímos que o diagnóstico precoce, se possível na fase de hematoma, e o tratamento adequado possibilitam a prevenção de seqüelas e complicações desta patologia.

REFERÊNCIAS BIBLIOGRÁFICAS

1. Cloquet J, Arnal M. Absces de la membrane pituitarie. *J Hebd Med* 1830;7:544-53.
2. Fleming C. Observations on certain affections of the septum of the nose. Dublin *J Med Chem Sci* 1834;4:16-28.
3. Ambrus PS, Eavey RD, Baker AS. Management of nasal septal abscess. *Laryngoscope* 1981;91(4):575-82.
4. Jalaludin MAB. Nasal septal abscess: retrospective analysis of 14 cases from University Hospital, Kuala Lumpur. *Sing Med J* 1993;34(5):435-7.
5. Chukuezi AB. Nasal septal haematoma in Nigeria. *J Laryngol Otol* 1992;106(5):396-8.
6. Canty PA, Berkowitz RG. Hematoma and abscess of the nasal septum in children. *Arch Otolaryngol Head Neck Surg* 1996;122(12):1373-6.
7. Patrocínio JA, Patrocínio LG, Martins LP, Aguiar ASF. Conduta no abscesso de septo nasal. *Acta Awho* 2000;19(2):83-7.
8. Cuddihy PJ, Srinivasan V. An unusual presentation of a nasal septal abscess. *J Laryngol Otol* 1998;112(8):775-6.
9. Matsuba HM, Thawley SE. Nasal septal abscess: unusual causes, complications, treatment, and sequelae. *Ann Plast Surg* 1986;16(2):161-6.
10. Beck AL. Abscess of the nasal septum complicating acute ethmoiditis. *Arch Otolaryngol* 1945;42:275-9.
11. Pang KP, Sethi DS. Nasal septal abscess: an unusual complication of acute spheno-ethmoiditis. *J Laryngol Otol* 2002;116(7):543-5.
12. Collins MP. Abscess of the nasal septum complicating isolated acute sphenoiditis. *J Laryngol Otol* 1985;99(7):715-9.
13. Da Silva M, Helman J, Eliachar I, Joachims HZ. Nasal septal abscess of dental origin. *Arch Otolaryngol* 1982;108(6):380-1.
14. Ramos S, Ramos RF. Abscesso do septo nasal com concomitante abscesso do palato duro. *Rev Bras Otorrinolaringol* 1996;62:262-264.
15. Hariri MA, Duncan PW. Infective complications of brief nasotracheal intubation. *J Laryngol Otol* 1989;103(12):1217-8.
16. Henry K, Sullivan C, Crossley K. Nasal septal abscess due to *Staphylococcus aureus* in a patient with AIDS. *Rev Infec Dis* 1988;10(2):428-30.
17. Pezzin AC, Ferreira NGM, Tomita S, Feier CAK, Macedo MEG, Palheta Neto FX. Abscesso de septo nasal e síndrome da imunodeficiência adquirida (AIDS). *A Folha Médica* 2000;119(3):57-9.
18. Shah SB, Murr AH, Lee KC. Nontraumatic nasal septal abscesses in the immunocompromised: etiology, recognition, treatment, and sequelae. *Am J Rhinology* 2000;14(1):39-43.
19. Ogisi FO. Spontaneous nasal abscess: a case review. *Niger Med Pract* 1986;12:11-4.
20. Wallenborn WM, Fitz-Hugh GS, Chalottesirlle VA. Abscess of the posterior nasal septum. *Arch Otolaryngol* 1963;77:17-19.
21. Shapiro RS. Nasal septal abscess. *Can Med Assoc J* 1978;119(11):1321-3.
22. Chundu KR, Naqvi SH. Nasal septal abscess caused by *Haemophilus influenzae* type B. *Pediatr Infect Dis* 1986;5(2):276.
23. Brook I. Recovery of anaerobic bacteria from a post-traumatic nasal septal abscess. A report of two cases. *Ann Otol Rhinol Laryngol* 1998;107(11 Pt 1):959-60.
24. Voegels RL, Lessa MM, Butugan O, Bento RF, Miniti A. *Condutas práticas em rinologia*. São Paulo (SP): Fundação Otorrinolaringologia, 2002.
25. Larchencko RM. On abscess of the nasal septum in children. *Vestn Otorinolaringol* 1961;23:46-9.
26. Fearon B, McKendry JB, Parker J. Abscess of nasal septum in children. *Arch Otolaryngol* 1961;74:408-12.
27. Eavey RD. Bacterial meningitis secondary to abscess of nasal septum. *Pediatrics* 1977;60(1):102-4.
28. Blahova O. Late results of nasal septum injury in children. *Int J Ped Otorhinolaryngol* 1985;10(2):137-41.
29. Close DM, Guinness MD. Abscess of the nasal septum after trauma. *Med J Aust* 1985;142(8):472-4.
30. Kryger H, Dommerby H. Haematoma and abscess of the nasal septum. *Clin Otolaryngol* 1987;12(2):125-9.
31. Álvarez H, Osorio J, De Diego JI, Prim MP, De La Torre C, Gavilan J. Sequelae after nasal septum injuries in children. *Auris Nasus Larynx* 2000;27(4):339-42.
32. Fry HM. The pathology and treatment of the haematoma of the nasal septum. *Br J Plast Surg* 1969;22(4):331-5.
33. Santiago R, Villalonga P, Maggioni A. Nasal septal abscess: a case report. *Int Pediatr* 1999;14:229-31.
34. Thomson CJ, Berkowitz RG. Extradural frontal abscess complicating nasal septal abscess in a child. *Int J Pediatr Otorhinolaryngol* 1998;45(2):183-6.
35. Patrocínio JA, Souza AD, Arrais A. Nariz em sela: uma nova classificação. *Acta AWHO* 1986;5(2):53-6.

36. Patrocínio JA, Patrocínio LG. Nariz em Sela. In: Campos CAH, Costa HOO (eds). *Tratado de Otorrinolaringologia. Técnicas cirúrgicas*. Vol. 5. São Paulo: Roca, 2002. 727-38p.
37. McCaskey CH. Rhinogenic brain abscess. *Laryngoscope* 1951;61:460-7.
38. McGillicuddy OB. Hematoma of the nasal septum. *Mich Med* 1972;71(2):32-4.
39. Patrocínio JA. O uso do implante de carbono na correção cirúrgica do nariz em sela. *Dissertação de Mestrado pela Escola Paulista de Medicina, Universidade Federal de São Paulo*, 1985.
40. Patrocínio JA. Utilização de cartilagem na correção cirúrgica do nariz em sela. *Acta Awho* 1989;8(3):94-6.
41. Patrocínio LG, Patrocínio JA. Uso de enxertos em rinoplastia. *Arqu Fund Otorrinolaringol* 2001;5(1)21-5.
42. Patrocínio LG, Patrocínio JA. Atualização em enxertos na rinoplastia. *Rev Bras Otorrinolaringol* 2001;67(3):394-402.
43. Olsen KD, Carpenter RJ, Kern EB. Nasal septal injury in children. Diagnosis and treatment. *Arch Otolaryngol* 1980;106(6):317-20.
44. Grellet M, Aquino TJM, Jerônimo LFG, Aquino AMCM. Abscesso de septo nasal com complicação intracraniana. *Rev Bras Med Otorrinolaringol* 1996;3(6):286-90.
45. Maniglia JJ, Mocellin M, Aquino CNH. Angina de Luduling. *Rev Bras Otorrinolaringol* 1981;47(1):76-82.

6

Fístula Rinoliquórica

Richard Louis Voegels
Daniel Chung
Marcus Miranda Lessa

INTRODUÇÃO

A descrição detalhada do primeiro caso de fístula liquórica nasal remonta ao século II d.C. e é creditada a Galeno, que postulava que o líquido cristalino que fluía das fossas nasais se originava da glândula pituitária ou do labirinto etmoidal.[1] No século XVII, Bidloo, um cirurgião holandês, relata um caso de fístula rinoliquórica traumática. Miller (1826), por sua vez, contribui com o assunto descrevendo um caso de fístula liquórica nasal de alta pressão em decorrência de uma hidrocefalia.[2] Somente em 1899, com a publicação de 20 casos pelo médico SaintClair Thompson, surge a primeira grande série de pacientes com o diagnóstico de fístula rinoliquórica espontânea.[2]

O histórico do tratamento cirúrgico dessa doença é inaugurado em 1926, com a primeira cirurgia reparativa bem sucedida. Nessa ocasião, Dandy realiza a sutura de um fragmento de fáscia lata sobre uma falha dural localizada na parede posterior do seio frontal, através de um acesso intracraniano.[3] Dois anos mais tarde, De Almeida, na tentativa de encontrar um acesso cirúrgico menos traumático, realiza a cauterização endonasal da dura-máter com ácido crômico (50%), porém sem atingir os resultados desejados. O primeiro acesso extracraniano que alcança êxito só é conseguido por Dohlman em 1948, seguido por Hirsch (1952), que repara uma lesão dural do seio esfenoidal através de uma via endonasal. Já em 1964, Vrabec e Hallberg descrevem o uso da cirurgia endonasal no tratamento das fístulas localizadas na lâmina crivosa.

Frente ao avanço técnico formidável dos materiais cirúrgicos e endoscópicos nessas últimas décadas, podemos afirmar que atualmente a cirurgia endonasal representa uma alternativa muito segura para o tratamento da maioria dos casos de fístula liquórica nasal.

ANATOMIA DAS MENINGES E FISIOLOGIA DO LIQUOR

O sistema nervoso central (SNC) é envolvido por membranas conjuntivas denominadas meninges, que são classicamente três: dura-máter, aracnóide e pia-máter.[4] A meninge mais superficial é a dura-máter, espessa e resistente, formada por tecido conjuntivo muito rico em fibras colágenas, contendo vasos e nervos. A dura-máter do encéfalo se distingue da dura-máter espinhal por ser formada por dois folhetos, externo e interno, dos quais apenas o interno continua com a dura-máter espinhal. O folheto externo adere intimamente aos ossos do crânio e comporta-se como o periósteo destes ossos.

A aracnóide é constituída por uma membrana muito delicada, justaposta à dura-máter, da qual se separa por um espaço virtual, espaço subdural, contendo pequena quantidade de líquido necessário à lubrificação das superfícies de contato entre as duas membranas. A aracnóide separa-se da pia-máter pelo espaço subaracnóideo, que contém o líquido cerebro-espinhal, havendo ampla comunicação entre o espaço subaracnóideo do encéfalo e da medula. A pia-máter é a mais interna das meninges, aderindo intimamente à superfície do encéfalo e da medula, acompanhando as depressões até o fundo dos sulcos cerebrais.

O liquor, líquido cerebroespinhal ou cefalorraquidiano, é um fluido aquoso e incolor que ocupa o espaço subaracnóideo e as cavidades ventriculares.

Sua função primordial é de proteção mecânica do SNC, formando um coxim líquido entre este e o estojo ósseo. Sua produção ocorre nos plexos corióides numa taxa de 20 ml/h em adultos, ou seja, 500 ml/dia. A concentração de glicose (glicorraquia) é de aproximadamente dois terços do valor plasmático, porém raramente atinge valor menor que 50 mg/dl. Mesmo sendo um valor mais elevado do que aqueles encontrados no muco nasal, na saliva e na lágrima, existem sérias restrições ao uso diagnóstico de testes rápidos de dosagem de glicose, como será visto adiante. Finalmente, para compreendermos a etiopatogenia das fístulas liquóricas, devemos nos lembrar que o liquor é desprovido de elementos humorais e celulares de regeneração. Esse fato explica por que certas lesões, mesmo de dimensões diminutas, produzem comunicações persistentes.[2]

CONCEITO

A fístula rinoliquórica decorre da lesão da aracnóide, dura-máter, osso e mucosa nasal, que resulta num fluxo extracraniano de liquor. Em geral, a comunicação entre a cavidade nasal e o compartimento intracraniano ocorre através da fossa craniana anterior; porém, em casos excepcionais, o liquor provém da fossa média ou posterior e se exterioriza através da trompa de Eustáquio.

ETIOLOGIA E FREQÜÊNCIA

A principal causa de rinorréia liquórica corresponde ao trauma, responsável por aproximadamente 90% a 96% dos casos.[5] Cerca de 5% dos casos de fratura de base de crânio cursam com fístula liquórica nasal, sendo a lâmina crivosa e o teto do etmóide os locais mais acometidos, pois nessas áreas o osso é mais delgado e a dura-máter é mais firmemente aderida.

As causas traumáticas podem, ainda, ser divididas em dois grupos distintos: traumatismo cranioencefálico (cerca de 80%) e iatrogênico (16%). No passado, a maioria das fístulas liquóricas iatrogênicas decorria de procedimentos neurocirúrgicos; entretanto, esse posto é atualmente ocupado pela cirurgia endoscópica nasossinusal, que gera essa complicação em 0,5% a 1,3% dos procedimentos realizados.[6-8] Os sítios mais freqüentemente lesados durante a cirurgia são: lamela lateral da placa cribiforme (Fig. 6-1), fóvea etmoidal e seio esfenoidal.[8,9]

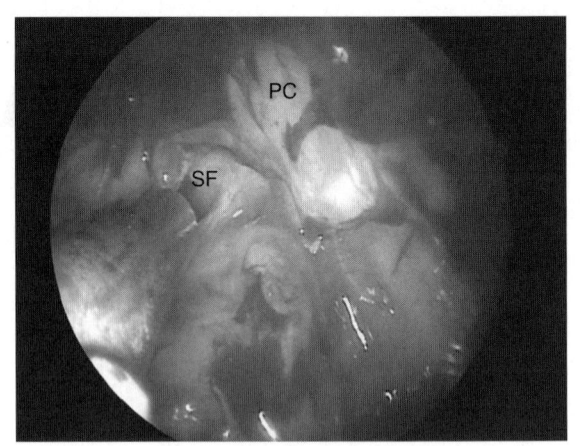

Fig. 6-1. Aspecto intra-operatório de fístula liquórica localizada na lamela lateral da placa cribiforme (SF = seio frontal; PC = lamela lateral da placa cribiforme).

Ao lado das causas traumáticas, temos ainda as fístulas consideradas espontâneas (4% a 33% dos casos), que tendem a ocorrer em mulheres (2:1) a partir da terceira década de idade. Podem surgir em um ambiente de pressão intracraniana alta ou normal. As fístulas de alta pressão são mais comuns e resultam de tumores ou hidrocefalia, já as de pressão normal ocorrem como resultado de anomalias congênitas ou osteomielite.[6]

QUADRO CLÍNICO

A história típica consta de rinorréia cristalina unilateral, sem outros sintomas associados, que ocorre de forma intermitente, principalmente quando o paciente abaixa a cabeça ou realiza a manobra de Valsalva. Essa característica intermitente pode ser explicada pelo "armazenamento" do liquor no interior de um seio paranasal ou, ainda, por drenagem dependente de aumento da pressão liquórica. A hiposmia ou anosmia ocorre em 60% a 80% dos pacientes, devido à lesão do nervo olfatório pela fratura da placa cribiforme.

Cerca de 55% das rinoliquorréias decorrentes de trauma surgem dentro de 48 horas. Esta freqüência sobe para 70% ao final da primeira semana, quando o edema que temporariamente previne a fístula se resolve. Os casos de instalação imediata possuem maior chance de resolução, enquanto que os tardios têm maior tendência à persistência e recorrência.

A cefaléia causada pela presença de ar intracraniano tem sido relatada em 20% dos pacientes com fístula liquórica traumática. Cerca de 10% dos pacientes com rinoliquorréia não tratados com antibiótico desenvolvem meningite.[10] Porém, quanto maior a duração da doença, maior será o risco de adquirir uma infecção.[10]

A fístula rinogênica não traumática é de aparecimento insidioso e pode permanecer sem diagnóstico durante anos. Estes pacientes apresentam queixas de coriza ou quadros sugestivos de lesões intracranianas, com efeito, de massa. A quantidade de fluido drenado pode ser maior do que em casos traumáticos. Cefaléia é bastante comum; entretanto, a presença de pneumoencéfalo, assim como a anosmia e a meningite são raras.

DIAGNÓSTICO

O diagnóstico clínico é realizado através da anamnese e do exame físico geral, otorrinolaringológico e neurológico. Nessa fase da investigação diagnóstica, deve-se manter um elevado grau de suspeita clínica, principalmente nos casos não traumáticos que cursam apenas com rinorréia intermitente e meningites de repetição. A anamnese pode revelar traumatismos cranianos ou cirurgias nasais prévias, que devem ser levados em consideração, mesmo que tenham ocorrido há muitos anos.

O exame físico otorrinolaringológico é essencial e pode demonstrar sinais de cirurgia nasal prévia e aumento da drenagem de secreção com manobras de Valsalva ou compressão da veia jugular. Nas vítimas de trauma com epistaxe associada, podemos observar um sinal clássico, conhecido como "sinal do halo", que consiste na formação de um halo em torno de uma gota de sangue, quando aplicada sobre um filtro de papel. Esse achado se deve à diferença entre as densidades do sangue e do liquor; no entanto, vale lembrar que é apenas um achado sugestivo, não sendo suficiente para confirmar o diagnóstico.

EXAMES COMPLEMENTARES

Diagnóstico de liquor extracraniano

Dosagem de glicose

A dosagem de glicose do material coletado sugere o diagnóstico de liquor quando apresenta valor maior que 30 mg/dl. Apesar de largamente utilizado, esse exame é inviável, pois requer a coleta de grandes quantidades para a análise adequada. Do mesmo modo, os testes de fita (glicose oxidase) são imprecisos e seu uso geralmente fornece informações equivocadas.[1]

Dosagem de cloreto

De acordo com Pearson,[2] a dosagem de cloreto é bastante fidedigna, pode fornecer informações confiáveis e ainda apresenta a vantagem de requerer a coleta de pequena quantidade de material (0,5 ml). A concentração de liquor é maior, 120 a 130 mEq/l, quando comparada aos níveis séricos, 98 a 112 mEq/l.

Detecção de beta-2-transferrina

Representa o método mais sensível (100%) e específico (95%) para a confirmação do líquido suspeito.[11] Além disso, apresenta uma série de outras vantagens, a saber: não é invasivo, não necessita de manuseio especial, não é afetado pela contaminação com sangue e requer uma pequena quantidade de material (1 ml). Se o paciente apresentar uma rinoliquorréia subclínica, a coleta poderá ser feita inserindo-se uma esponja na cavidade nasal e recolhendo o material no dia seguinte.

A eletroforese em gel pode demonstrar beta-1-transferrina em diversos tecidos e secreções, porém quando se identificam as duas bandas (beta 1 e 2), podemos afirmar que se trata de liquor, humor vítreo ou perilinfa.[12]

Localização do sítio da fístula

Endoscopia nasal

A endoscopia nasal é primordial tanto para a localização do defeito dural, quanto para o planejamento da cirurgia que se seguirá. Podemos utilizar endoscópios flexíveis ou telescópios nasais rígidos de 0, 30, 45 e 70 graus à procura de sinais de cirurgia nasal prévia ou de lacerações mucosas.

Teste da fluoresceína sódica 5%

A injeção da fluoresceína sódica 5% (Fig. 6-2) no espaço subaracnóideo foi introduzida por Kirchner em 1960.[13] Desde então, apesar de ainda não ter sido aprovada pelo FDA (Food and Drug Administration)

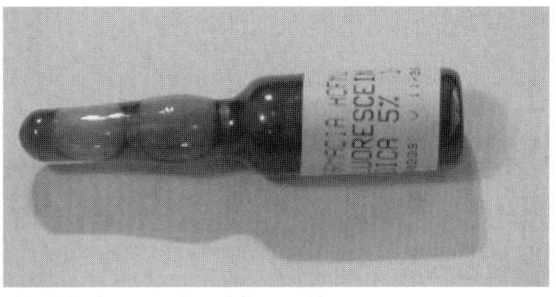

Fig. 6-2. Fluoresceína sódica a 5%.

para tal fim, tem adquirido crescente popularidade, podendo ser indicada tanto no pré quanto no intra-operatório.

A técnica clássica se inicia com o acesso ao espaço subaracnóideo, através da punção entre os espaços intervertebrais L3-L4 ou L4-L5. Em seguida, aspira-se 10 ml de líquido cerebroespinhal para promover a diluição de aproximadamente 0,7 ml (0,1 ml/10 kg até o máximo de 1 ml) de fluoresceína sódica 5% já presente na seringa. Essa mistura é então lentamente infundida no espaço subaracnóideo, durante o período de cinco minutos, e o paciente é colocado na posição de Trendelenburg. Dependendo do fluxo da fístula, devemos aguardar um período de 20 minutos a três horas para realizar a inspeção da fossa nasal, com o auxílio de telescópios rígidos de diversas angulações em busca do sítio da lesão (Fig. 6-3). Esse exame geralmente é realizado sob a iluminação de uma fonte de luz ultravioleta,[14] no entanto, o corante pode ser visto mesmo com uma iluminação convencional.

Como alternativa à técnica supracitada, podemos diluir a fluoresceína em 10 ml de água destilada, tornando a mistura hipodensa e facilitando, assim, sua migração às cisternas cerebrais.[15] Além do uso intratecal, que pode apresentar complicações como paresia de membros inferiores, paralisias, convulsões, opistótono e alterações de pares cranianos, está descrita a sua utilização tópica. De acordo com Jones,[16] quando há um fluxo ativo de liquor, podemos perceber que a fluoresceína aplicada topicamente muda sua coloração de amarela para uma tonalidade verde-escura.

Injeção subaracnóidea de isótopos radioativos

Exame pouco utilizado na prática clínica por diversos motivos: é impreciso na localização do sítio de drenagem e apresenta muitos resultados falsos positivos, devido à absorção da radioatividade pelo fluxo sangüíneo e redistribuição pela mucosa nasal ou migração dos isótopos para a mucosa nasal através dos nervos olfatórios.

Tomografia computadorizada

Os exames radiológicos são essenciais na investigação diagnóstica e podem nos auxiliar de três maneiras: 1) confirmando a presença da fístula; 2) identificando fatores causais; e 3) determinando o sítio anatômico, lado e tamanho da lesão. A tomografia computadorizada (TC) do crânio e seios paranasais é bastante acessível na maioria dos serviços e pode revelar detalhes da estrutura óssea. Alguns dos possíveis achados desse exame são: deiscências ósseas (Fig. 6-4), desvio da crista *galli*, pneumoencéfalo e a presença de fatores causais (hidrocefalia, tumor, encefalocele).

Além da tomografia convencional, podemos contar com a tomocisternografia, que é realizada após a injeção de contraste no espaço subaracnóideo. O contraste mais utilizado é o metrizamide, um composto hidrossolúvel, não-iônico e triiodado, que é aplicado de maneira similar à fluoresceína. Após a sua aplicação o paciente é posicionado adequadamente, sob controle fluoroscópico, para o início da TC de alta resolução. De acordo com uma revisão de casos,

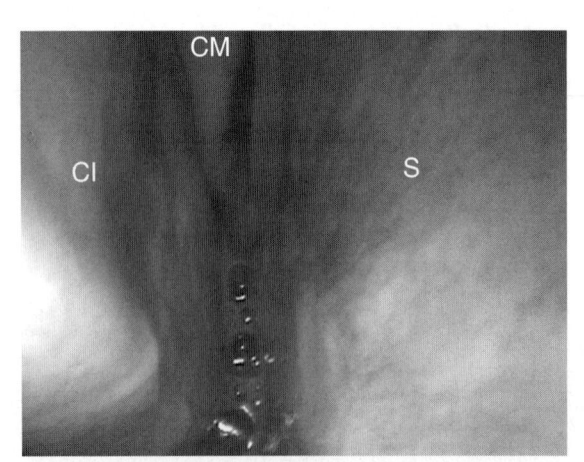

Fig. 6-3. Endoscopia nasal evidenciando a presença de fluoresceína em fossa nasal direita (S = septo; CI = concha inferior; CM = concha média).

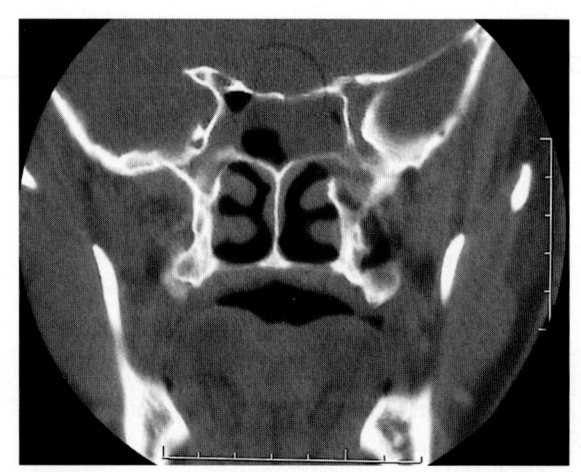

Fig. 6-4. TC de seios paranasais em janela óssea evidenciando pequena deiscência óssea em esfenóide.

Eljamel[17] determinou que a sensibilidade do exame é maior nas fístulas ativas (92%) do que nas inativas (40%).

Ressonância magnética (RM)

Apesar de ser mais oneroso que o exame anterior e não identificar defeitos ósseos, tem a seu favor o fato de dispensar o uso de contrastes para a realização de cisternografias. Nas imagens obtidas em T2, o liquor apresenta um sinal diferente das demais estruturas, atuando, assim, como um contraste natural. Alguns autores[1,18] recomendam um ajuste mais específico do aparelho (T2 com supressão de gordura e compressão de imagens) para aumentar ainda mais o grau de contraste do liquor.

TRATAMENTO CLÍNICO

A escolha da modalidade terapêutica dos pacientes com rinoliquorréia é guiada por fatores como etiologia, localização do defeito e intervalo de tempo transcorrido desde o início da lesão. De modo geral, as fístulas traumáticas acidentais tendem à cura espontânea; no entanto, se a drenagem liquórica se inicia dias ou semanas após o trauma, a correção cirúrgica geralmente se impõe.

As fraturas faciais de pacientes politraumatizados devem ser reduzidas ainda na fase aguda. Esse procedimento muitas vezes leva à resolução da fístula (85% dos casos após uma semana[2]), afastando a necessidade de uma intervenção cirúrgica.

O tratamento clínico da fístula liquórica envolve medidas como:

- Repouso absoluto no leito.
- Decúbito elevado.
- Prevenção quanto a manobras de Valsalva e esforço físico.
- Orientar o paciente a não assoar o nariz e espirrar de boca aberta.
- Dieta e medicação laxativa.
- Antibioticoterapia. De acordo com Brodie,[10] a incidência de infecção aumenta de acordo com a duração da fístula liquórica, e o uso profilático de antibióticos reduz a chance de meningite de 10% para 2,5%.
- Drenagem lombar de liquor, caso não haja resolução do quadro após 72 horas do início do tratamento clínico ou em alguns casos selecionados de pós-operatórios. A drenagem deve ser contínua ou repetida durante quatro dias consecutivos, com débito máximo de 150 ml/dia ou 20 ml a cada duas horas.

Devemos lembrar que a punção lombar só deve ser realizada depois de afastada a possibilidade de hipertensão intracraniana, seja com a TC de crânio ou exame de fundo de olho.

TRATAMENTO CIRÚRGICO

As principais indicações cirúrgicas são:

- Ausência de evidência de resolução espontânea após uma semana.
- Rinorréia liquórica com início tardio (dias após o trauma).
- Associação com meningite ou pneumoencéfalo que não apresentam melhora com medidas conservadoras.
- Fístula liquórica causada por ferimento por arma de fogo. Não representa uma indicação absoluta, mas a resolução espontânea é rara.
- Defeitos amplos de base de crânio, herniação de tecido encefálico ou evidências de espículas ósseas penetrando no cérebro.
- Rinorréia maciça em pós-operatório imediato.
- Fístulas iatrogênicas. Devem ser reparadas no intra-operatório.

Os acessos cirúrgicos podem ser divididos em intracranianos, mais comumente empregado por neurocirurgiões, e extracranianos. O primeiro apresenta a vantagem de permitir a visualização direta do defeito dural, o tratamento de lesões cerebrais associadas (herniações e hematomas) e o reparo de defeitos múltiplos, já que oferece um acesso mais amplo. Por outro lado, apresenta maior morbidade e mortalidade, pelo risco de desenvolver edema e hemorragia cerebral, além de levar freqüentemente à anosmia. Por se tratar de um acesso predominantemente neurocirúrgico, a via intracraniana não será discutida nesse capítulo.

Os acessos extracranianos são os mais utilizados pelos otorrinolaringologistas e têm como vantagens a menor morbidade e mortalidade. Permitem excelente visualização do defeito dural, mas, para se obter êxito, é fundamental a localização precisa da fístula durante o preparo cirúrgico. Mesmo com o prévio conhecimento do local da fístula, muitos cirurgiões optam por injetar a fluoresceína também durante o pré-operatório imediato, com o intuito de facilitar e confirmar a localização do sítio da lesão.

Os acessos extracranianos podem ainda ser divididos em endonasais e externos. A técnica endonasal tem ganho reconhecimento e pode ser aplicada com sucesso na maioria dos casos; entretanto, determinadas situações ainda obrigam o cirurgião a utilizar o acesso externo: fístulas localizadas na região posterior do seio frontal e casos selecionados de fístulas no recesso lateral do seio esfenoidal.[3]

Acessos extracranianos externos

Teto do etmóide e lâmina crivosa

Inicia-se a etmoidectomia externa com uma incisão nasorbital, com o cuidado de não lesar a periórbita e o saco lacrimal. Feita a cauterização da artéria etmoidal anterior, realiza-se a etmoidectomia completa a fim de permitir a exposição da dura-máter.[19] A técnica de reparo da lesão, assim como o tipo de tamponamento nasal, apresenta diversas variações na literatura e será discutida posteriormente.

Seio frontal

Os defeitos durais do seio frontal podem ser reparados através da confecção de um *flap* osteoplástico. As incisões coronais ou supra-orbitárias expõem a parede anterior do seio, permitindo a sua remoção. Após o reparo da lesão, alguns autores sugerem obliterar o seio com gordura,[20] lembrando sempre de remover toda a cobertura mucosa a fim de evitar a produção de secreção e posterior desenvolvimento de abscessos. Em nossa experiência, a obliteração do seio frontal, na maioria das vezes, não se encontra justificada, além de estar associada a uma maior morbidade pós-operatória.

Seio esfenoidal

O melhor acesso externo ao seio esfenoidal se faz através da via transeptal. Assim que identificamos a parede anterior do seio, procedemos à remoção desta, além do septo intersinusal e de toda a mucosa. Feita a restauração do defeito, podemos preencher a cavidade com gordura, músculo ou osso e sustentar o conjunto com um fragmento de cartilagem septal.[20]

Acesso extracraniano endonasal

O preparo do paciente é realizado da mesma forma que as cirurgias endonasais convencionais, ou seja, inspeção minuciosa da fossa nasal com telescópios rígidos de angulações diferentes (0, 30, 45 e 70 graus) e colocação de algodões embebidos em solução de adrenalina (1:2.000). Após a identificação exata do local da fístula, iniciamos o reparo da lesão. Esse reparo pode ser aplicado em qualquer tipo de acesso e é feito em camadas.[21,22] Inicialmente devemos escarificar as margens do defeito, removendo um pouco de mucosa e osso, com o objetivo de reavivar as bordas e facilitar a cicatrização e pega do enxerto. Em seguida, posicionamos um enxerto livre entre o osso craniano e a dura-máter (osso, cartilagem, fáscia lata, fáscia temporal, periósteo craniano, dura liofilizada etc.).[21,23] Fixamos o enxerto com cola de fibrina, ou qualquer outra cola biológica, e cobrimos a região com um *flap* de mucoperiósteo, livre ou pediculado (Fig. 6-5).

Os *flaps* mucosos podem ser obtidos em diversas regiões da fossa nasal e, caso se opte pelo tipo vascularizado, devem ser escolhidos de acordo com a proximidade do defeito dural. A concha inferior pode fornecer um enxerto de mucoperiósteo através da turbinectomia inferior parcial. A concha média e o septo nasal podem ter seus revestimentos mucosos elevados e reposicionados sobre o sítio da lesão como *flaps* pediculados, mas também podem ser transferidos integralmente. Nesse último caso, a concha média ou o septo nasal são fraturados e empurrados contra o local da falha dural, tomando sempre o cuidado de remover a mucosa do lado voltado para a lesão. Além dos materiais citados acima, alguns autores têm experimentado o cimento de hidroxiapatita, uma substância utilizada na remodelação de defeitos da calota craniana, para a correção de fístulas frontais e esfenoidais, com resultados promissores.[24]

Ao final da cirurgia, podemos aplicar uma nova camada de cola de fibrina e introduzir materiais sintéticos absorvíveis (p. ex., Gelfoam®, Surgicel®) para comprimir a área reconstruída e conter o sangramento pós-operatório.

PROGNÓSTICO

As fístulas traumáticas geralmente regridem espontaneamente e, mesmo quando requerem correção cirúrgica, apresentam resultados favoráveis em até 95% dos casos.[12] Em contrapartida, as fístulas espontâneas

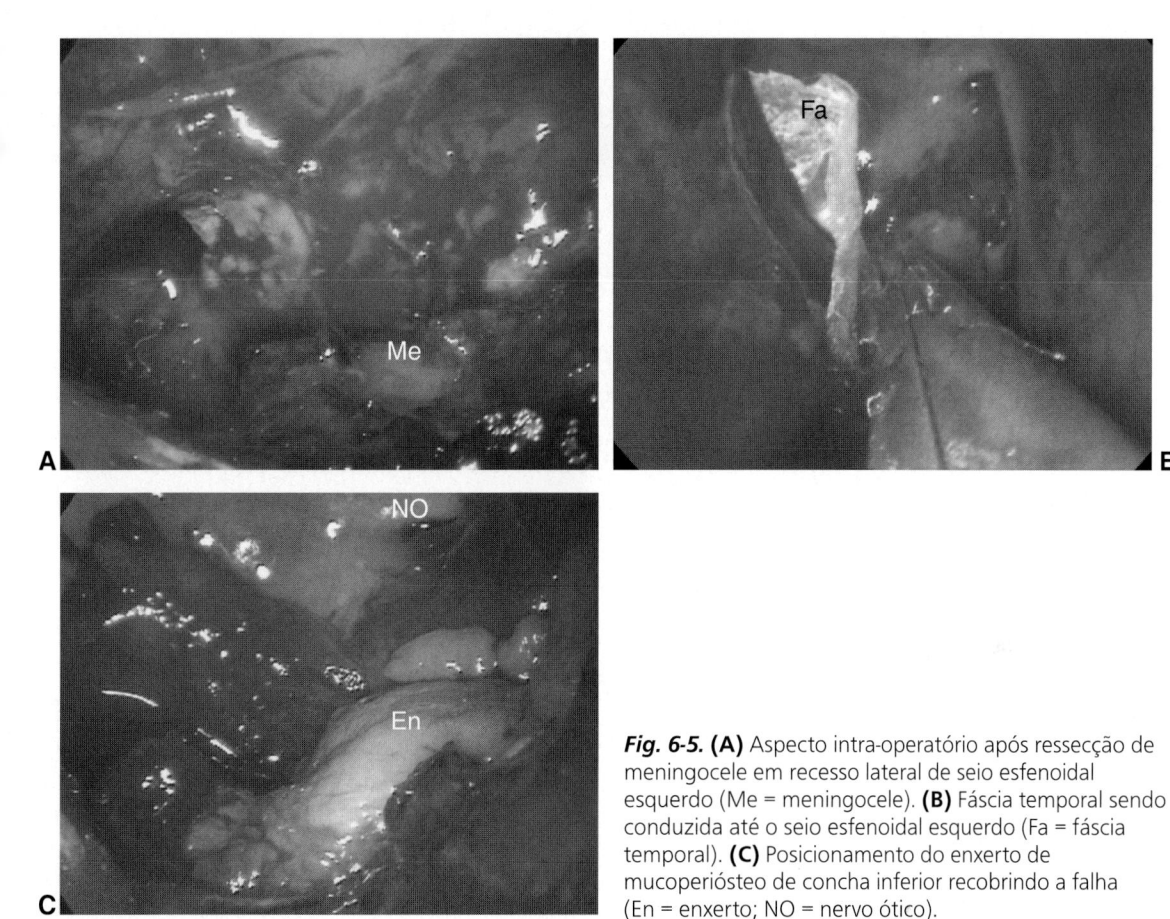

Fig. 6-5. **(A)** Aspecto intra-operatório após ressecção de meningocele em recesso lateral de seio esfenoidal esquerdo (Me = meningocele). **(B)** Fáscia temporal sendo conduzida até o seio esfenoidal esquerdo (Fa = fáscia temporal). **(C)** Posicionamento do enxerto de mucoperiósteo de concha inferior recobrindo a falha (En = enxerto; NO = nervo ótico).

sempre necessitam de tratamento cirúrgico e apresentam maiores índices de falha (27% dos acessos intracranianos).[19]

COMPLICAÇÕES

As complicações podem ser decorrentes da presença da fístula rinoliquórica ou da cirurgia corretiva. A meningite representa a complicação mais comum e cursa em 3% a 11% dos casos nas primeiras três semanas.[20] O pneumoencéfalo hipertensivo, formado por um mecanismo de válvula unidirecional, configura uma emergência clínica e felizmente ocorre em uma fração sensivelmente menor dos pacientes.

A cirurgia nem sempre alcança o sucesso desejado, porém a única complicação grave foi descrita por Coiffier,[25] que relatou uma hemiparesia transitória logo após uma duraplastia endonasal.

CONTROVÉRSIAS

Em relação a algumas controvérsias existentes no tratamento cirúrgico das fístulas rinoliquóricas, segue adiante a nossa conduta baseada na experiência do nosso serviço.

Drenagem lombar

A drenagem lombar é utilizada geralmente nos casos de fístulas espontâneas de alto débito. Realizada no pré-operatório imediato na sala cirúrgica, pode permanecer de três a cinco dias. Durante o período de drenagem, o paciente permanece em repouso absoluto e a cabeceira da cama não deve estar muita levantada. A troca da bolsa coletora deve ser extremamente cuidadosa, realizando-se adequadamente assepsia e anti-sepsia.

Fluoresceína sódica 5%

Utilizamos a injeção subaracnóidea de fluoresceína sódica 5% no pré-operatório imediato de todos os casos de fístulas, logo antes da indução anestésica. A fluoresceína, além de ajudar na localização exata do sítio da fístula, permite o controle do fechamento correto da mesma. Damos preferência para a solução hipodensa pela sua maior rapidez de migração às cisternas cerebrais, ou seja, é detectada na fossa nasal em um menor espaço de tempo. Em algumas ocasiões o filtro de luz azul (Fig. 6-6) pode ser útil, pois torna a detecção da fluoresceína mais evidente (Fig. 6-7).

Uso de antibiótico

Introduzimos antibiótico (Ceftriaxona 1 g IV 12/12h) 12h antes do procedimento e mantemos por 24h após.

Mesmo com inúmeros métodos de diagnóstico à disposição, a suspeita clínica elevada e a anamnese detalhada continuam sendo ferramentas de grande utilidade.

As cirurgias de reparo das fístulas foram beneficiadas pelo rápido avanço tecnológico recente, que gerou uma diversidade muito grande de técnicas e materiais, mas vale sempre ressaltar que o sucesso da cirurgia depende essencialmente da precisa localização da fístula. Tanto o diagnóstico quanto a cirurgia corretiva podem ser realizados com o auxílio de telescópios rígidos, que já se demonstraram seguros, eficazes e de manuseio fácil. Sua utilização pode ser vantajosa mesmo em cirurgias com acessos externos, atuando como um complemento na inspeção do leito cirúrgico ao final do procedimento.

CONCLUSÃO

As fístulas liquóricas que se exteriorizam pelas fossas nasais podem surgir espontaneamente ou como conseqüências de traumatismos. Apesar de merecer atenção imediata, seja com manobras clínicas ou cirúrgicas, sua resolução ocorre na grande maioria dos casos.

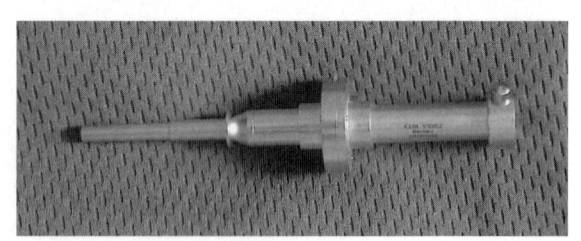

Fig. 6-6. Filtro de luz azul.

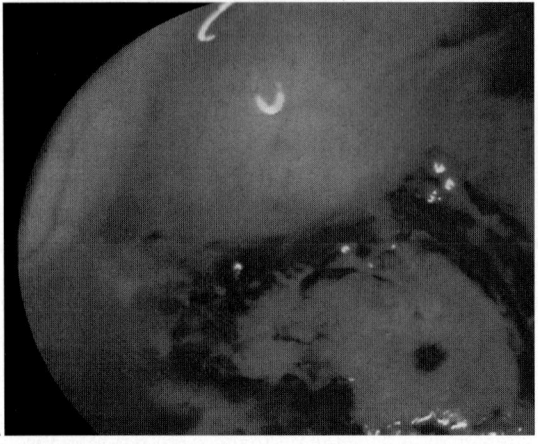

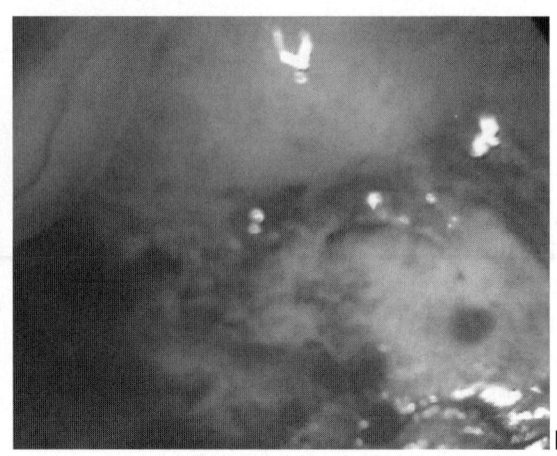

Fig. 6-7. **(A e B)** Aspecto intra-operatório de fístula liquórica em seio esfenoidal direito com e sem o filtro de luz azul.

REFERÊNCIAS BIBLIOGRÁFICAS

1. Wax MK, Ramadan HH, Ortiz O, Wetmore SJ. Contemporary management of cerebrospinal fluid rhinorrhea. *Otolaryngol Head Neck Surg* 1997;116(4):442-9.
2. Pearson B. Cerebrospinal fluid rhinorrhea. *In* Donald PJ, Gluckman JL, Rice DH. *The sinuses.* New York: Raven Press, 1995;563-79.
3. Schick B, Ibing R, Brors D, Draf W. Long-term study of endonasal duraplasty and review of the literature. *Ann Otol Rhinol Laryngol* 2001;110:142-7.
4. Machado A. Neuroanatomia funcional. 2. ed. São Paulo: Atheneu, 1993. 35-42p.
5. Ommaya AK, DiChiro G, Baldwin M. Non-traumatic cerebrospinal fluid rhinorrhea. *J Neurol Neurosurg Psychiatry* 1968;31:214-55.
6. Mattox DE, Kennedy DW. Endoscopic management of cerebrospinal fluid leaks and cephaloceles. *Laryngoscope* 1990;100:857-62.
7. May M, Levine HL, Mester SJ, Schaitkin B. Complication of endoscopic sinus surgery: analysis of 2108 patients – incidence and prevention. *Laryngoscope* 1994;104:1080-3.
8. Gjuric M, Goede U, Keimer H, Wigand ME. Endonasal endoscopic closure of cerebrospinal fluid fistulas at the anterior cranial base. *Ann Otol Rhinol Laryngol* 1996;105:620-3.
9. Pinheiro DC, Demarco RC, Anselmo WT. Abordagem endoscópica das meningoencefaloceles nasais e fístulas liquóricas rinogênicas. *Rev Bras Otorrinolaringol* 2001;67(2):274-8.
10. Brodie HA. Prophylactic antibiotics for posttraumatic cerebrospinal fluid fistulae. *Arch Otolaryngol Head Neck Surg* 1997;123:749-52.
11. Skedros DG, Cass SP, Hirsch BE, Kelly RH. Beta-2 transferrin assay in clinical management of cerebral spinal fluid and perilymphatic fluid leaks. *J Otolaryngol* 1993;22: 341-4.
12. Koso-Thomas A, Harley EH. Traumatic cerebrospinal fluid fistula presenting as recurrent meningitis. *Otolaryngol Head Neck Surg* 1995;112(3):469-72.
13. Kirchner FR, Proud GO. Method for identification and localization of CSF fluid, rhinorrhea and otorrhea. *Laryngoscope* 1960;70:921-30.
14. Voegels RL, Santoro PP, Medeiros IRT, Butugan O. O uso da fluoresceína sódica no tratamento endoscópico das fístulas liquóricas rinogênicas. *Rev Bras Otorrinolaringol* 1999;65(4):326-30.
15. Guimarães RE, Becker H. A new technique for the use of intrathecal fluorescein in the repair of cerebrospinal fluid rhinorrhea using a hypodense diluent. *Rev Laryngol Otol Rhinol* 2001;122(3):191-3.
16. Jones ME, Reino T, Gnoy A, Guillory S, Wackym P, Lawson W. Identification of intranasal cerebrospinal fluid leaks by topical application with fluorescein dye. *Am J Rhinol* 2000;14(2):93-6.
17. Eljamel M, Pidgeon C, Toland J, Phillips J, O'Dwyer A. MRI cisternography, and the localization of CSF fistula. *Br J Neurosurg* 1994;8:433-7.
18. Sillers MJ, Morgan E, Gammal TE. Magnetic resonance cisternography and thin coronal computerized tomography in the evaluation of cerebrospinal fluid rhinorrhea. *Am J Rhinol* 1997;11(5):387-92.
19. Calcaterra TC. Cerebrospinal rhinorrhea. In: English G. *Otolaryngology.* Philadelphia: JB Lippincott Co., 1994. 1-7p.
20. Applebaum EL, Chow JM. CSF leaks. In: Cummings CW, Fredrickson JM, Harker LA, Krause CJ, Schuller DE. *Otolaryngology head and neck surgery.* 2. ed. St Louis: Mosby Year Book, 1993. 965-74p.
21. Goldberg AN, Lanza DC. Extracranial closure of cerebrospinal fluid rhinorrhea using a mucoperiosteal flap. In: Bayley BJ, Calhoun KH. *Atlas of head and neck surgery – otolaryngology.* 2. ed. Phyladelphia: Lippincott Williams and Wilkins, 2002. 890-3p.
22. Rice DH, Schaeffer SD. Endoscopic paranasal sinus surgery. 2. ed. New York: Raven Press: 1993. 241-6p.
23. Stammberger H. Functional endoscopic sinus surgery. Philadelphia: Mosby Year Book: 1991. 436-77p.
24. Costantino PD, Hiltzik DH, Sem C, Friedman CD, Kveton JF, Snyderman CF, Gnoy AR. Sphenoethmoid cerebrospinal fluid leak repair with hydroxyapatite cement. *Arch Otolaryngol Head Neck Surg* 2001;127:588-93.
25. Coiffier T, Cabanes J, Visot A, Dupuy M, Freche C, Chabolle F. Le traitement endonasal des rhinorrhées cérébro-spinales iatrogènes ou spontanées de l'étage entérieur de la base du crâne. *Ann Otolaryngol Chir Cervicofac* 1995;112:367-73.

Atresia Coanal Congênita

Antonio Carlos Cedin
Floriano Peixoto da Rocha Júnior

INTRODUÇÃO

A atresia coanal congênita é uma anormalidade rara, caracterizada por obstrução, unilateral ou bilateral, na abertura posterior da cavidade nasal. Esta malformação foi relatada inicialmente em 1755 por Johamm Roederer e descrita, posteriormente, por Otto e Bresslau no século XIX.

Sua incidência é de 1:5.000 a 1:8.000 nascimentos, sendo duas vezes mais prevalente no sexo feminino, sendo o lado direito o mais freqüentemente acometido.

As atresias unilaterais são encontradas com maior freqüência, representando cerca de 60% a 70% dos casos. Os primeiros estudos, como o de Fraser, relatam prevalência de 90% de placas atrésicas ósseas e 10% de constituição membranosa. Estudos recentes evidenciaram que 70% das atresias são mistas (osteomembranosa), enquanto apenas 30% são de natureza puramente óssea.

Sua embriogênese ainda não está totalmente esclarecida, porém há várias teorias descritas. As mais aceitas atualmente são as que consideram como fatores etiológicos a persistência da membrana bucofaríngea, a persistência da membrana nasobucal de Hochstetter e a teoria de Hengerer e Strome, na qual haveria alteração da orientação das células mesodérmicas que formam as cavidades nasais. Outras citam como causa a fusão dos processos palatinos, – não somente com o septo nasal, mas também com a base do osso esfenóide.

QUADRO CLÍNICO

A atresia congênita da coana está associada a outras malformações em 20% a 50% dos casos. Dentre as malformações que podem ocorrer, destacam-se as cardíacas, craniofaciais, palato fendido, malformações nas mãos, dedos e ouvidos, retardo do crescimento, fístula traqueoesofágica, anormalidades musculoesqueléticas e associações de malformações, denominadas por Pagon de CHARGE, termo em inglês, constituído pelas iniciais de *coloboma auris*, doenças cardíacas, atresia de coanas, retardo do desenvolvimento do sistema nervoso central, anormalidades do trato genitourinário em pacientes do sexo masculino e malformações auriculares.

A atresia congênita de coana, quando unilateral, pode passar despercebida na infância ou apresentar sintomas de obstrução e secreção nasal unilateral persistentes. Pode ser tratada por muito tempo como uma rinopatia obstrutiva crônica e ser casualmente diagnosticada, na idade adulta, ao exame otorrinolaringológico.

A atresia coanal bilateral apresenta-se no recém-nascido (RN) como um quadro de emergência, levando o paciente rapidamente à insuficiência respiratória grave, com dispnéia inspiratória e expiratória, que cessa quando a criança chora, reaparecendo ao se acalmar. Esta dispnéia cíclica com cianose intermitente levará à morte, caso não sejam tomadas as medidas de urgência necessárias, pois a adaptação para a respiração oral nos RN ocorre apenas ao redor da terceira semana de vida.

DIAGNÓSTICO

Como o quadro respiratório na atresia unilateral não é intenso e não representa risco de vida no período neonatal, deve-se estar atento ao diagnóstico de atresia coanal congênita bilateral, que deverá ser suspeitado quando o RN apresentar sinais clínicos de asfixia e cianose que melhoram durante o choro.

Alguns testes podem ser utilizados, já na sala de parto, para a avaliação da patência das coanas. A passagem de sonda nasogástrica até sua visualização na orofaringe, imagem condensada do ar expirado em espelho colocado frente às narinas, gotas de azul-de-metileno nas cavidades nasais verificando sua passagem para a orofaringe e movimento de fio de algodão frente às narinas com a boca fechada, sugerem quando negativas, alterações da permeabilidade coanal.

O estudo radiológico simples nas posições de Hirtz e Perfil, com uso de contraste nas cavidades nasais, pode ser realizado apenas para se constatar a impermeabilidade das coanas sem, entretanto, diferenciar sua constituição. Atualmente a endoscopia nasal (Fig. 7-1) e a tomografia computadorizada (TC) das cavidades paranasais são os exames de escolha para o diagnóstico da atresia coanal, pois nos permitem avaliar todas as estruturas envolvidas, diferenciar o tipo da atresia, se óssea ou mista, facilitando o correto planejamento cirúrgico. Além desses, pode-se utilizar imagens de endoscopia virtual baseada na TC (*Navigator*, GE Medical Sistems) para visualização posterior das coanas (Fig. 7-2).

Para melhor resolução das imagens, a TC dos seios paranasais deverá ser realizada após a aspiração cuidadosa de secreções e aplicação de vasoconstritores tópicos nas fossas nasais, pois deste modo, haverá menos artefatos de imagens e maior riqueza de detalhes.

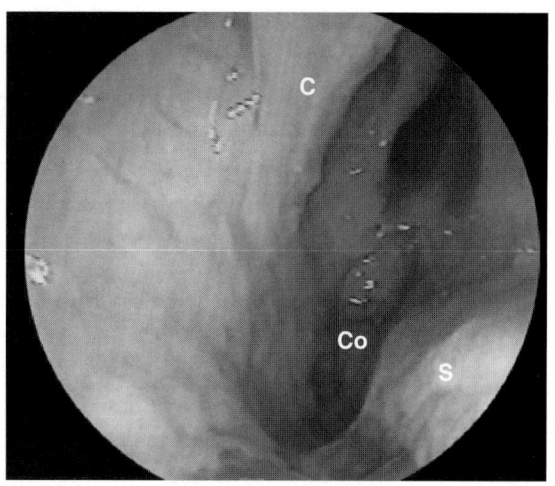

Fig. 7-1. Visão endoscópica de atresia coanal direita. C = Concha nasal inferior; Co = coana atrésica; S = septo nasal.

TRATAMENTO

A atresia coanal unilateral não promove obstrução respiratória importante no RN a não ser quando as cavidades nasais se tornam congestionadas, como na infecção respiratória de vias aéreas superiores. Neste caso, a dificuldade respiratória ocorre especialmente durante a alimentação. Assim sendo, não há indicação de tratamento de urgência. Ao contrário, nos casos de atresia coanal bilateral que representam uma situação de emergência, o tratamento tem como objetivo pri-

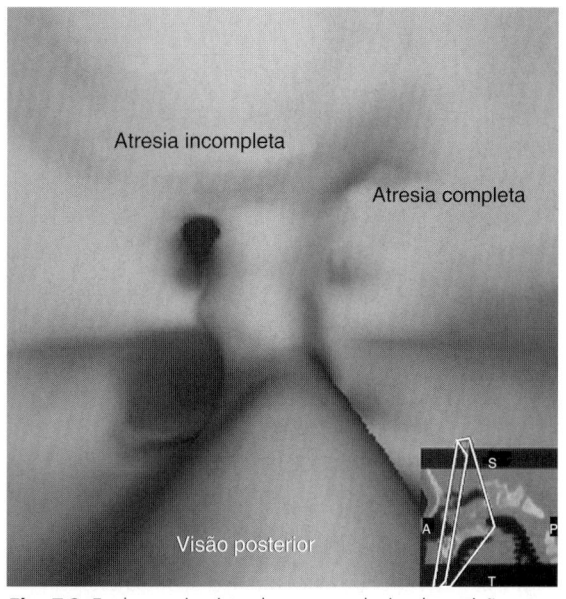

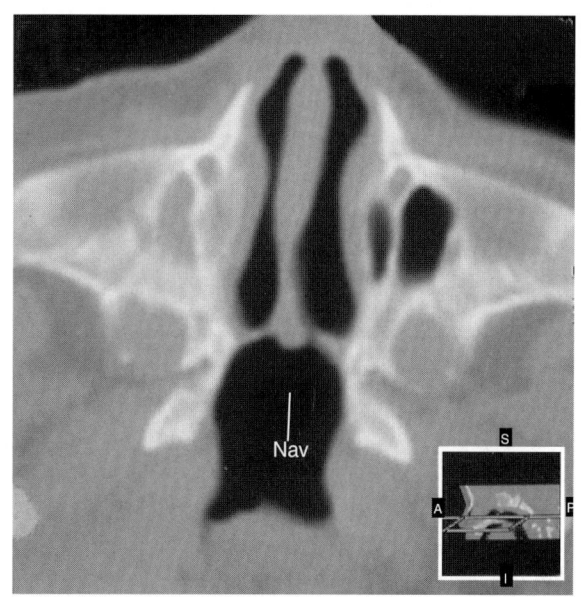

Fig. 7-2. Endoscopia virtual computadorizada – visão posterior das coanas com imperfuração.

mário a manutenção da permeabilidade das vias aéreas superiores. Podemos utilizar cânula de Guedel, chupeta de McGovern ou intubação orotraqueal, para a adequada assistência ventilatória.

Após estes primeiros procedimentos, deve-se preparar o paciente para a correção cirúrgica, que deverá ocorrer o mais precocemente possível, preferencialmente no primeiro mês após o nascimento.

A primeira técnica cirúrgica, descrita por Emmert em 1851, utilizava trocânter com cânula, que era passado pelo nariz através da obstrução coanal. Desde então diferentes procedimentos foram descritos para o tratamento desta malformação. Considerando-se as condições destes pacientes, que não toleram tempo cirúrgico prolongado e sangramento excessivo, o acesso cirúrgico mais adequado nos casos de atresia coanal bilateral é o transnasal endoscópico, pelo menor trauma nas estruturas em desenvolvimento, mínimo sangramento transoperatório e menor tempo cirúrgico.

A técnica transnasal endoscópica permite, sob visão direta e com instrumental adequado, ressecar-se por via transeptal a porção posterior do vômer, remover a placa atrésica e parte das pterigóides mediais, assim como modelar retalhos de mucosas que irão recobrir as áreas cruentas. Deste modo, evita-se excesso de granulação tecidual, causa de reestenose, não sendo necessário utilização de moldes, tampões ou reintervenção cirúrgica (Figs. 7-3 a 7-6).

Os cuidados pós-operatórios incluem freqüentes duchas nasais de solução fisiológica, antibioticoterapia

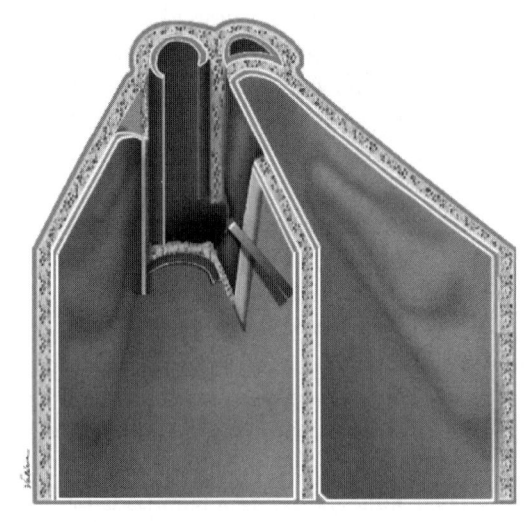

Fig. 7-4. Ressecção unilateral de mucosa, septo e placa atrésica.

sistêmica de amplo espectro e controle endoscópico semanal, com aspiração cuidadosa das secreções nasais.

As vantagens observadas com a técnica transnasal endoscópica e confecção de retalhos incluem:

- Rápida recuperação cirúrgica com menor morbidade pós-operatória.
- Menor tempo de hospitalização.
- Não necessidade de reintervenção cirúrgica.
- Alimentação via oral imediata.
- Boa patência coanal no seguimento em longo prazo (Fig. 7-7).

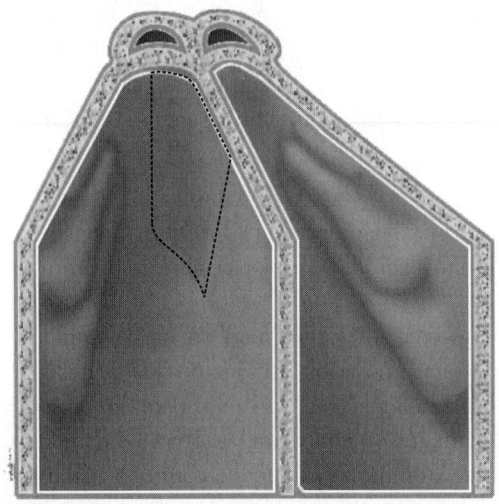

Fig. 7-3. Demarcação inicial da ressecção.

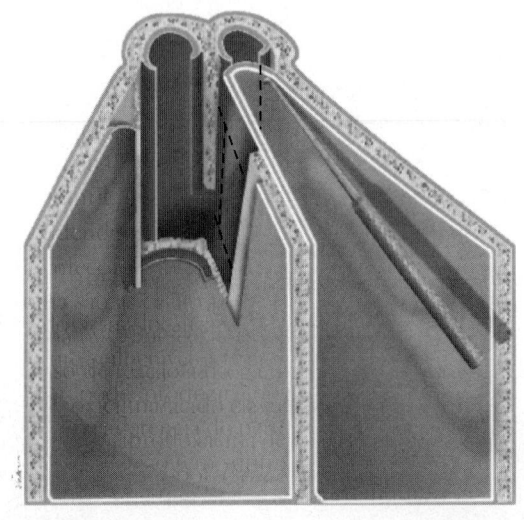

Fig. 7-5. Ressecção de placa atrésica contralateral e confecção de retalhos.

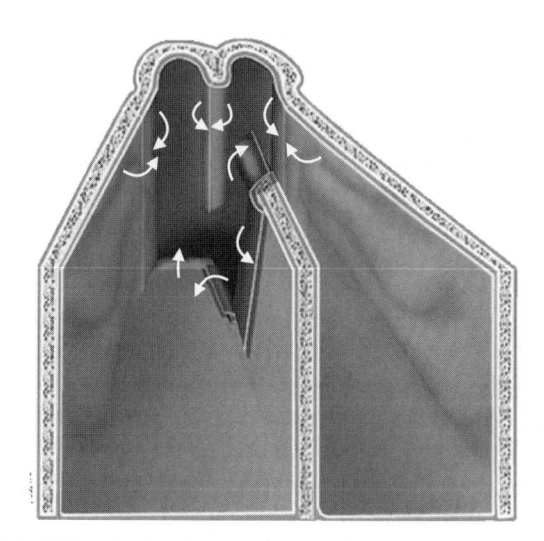

Fig. 7-6. Rotação e fixação dos retalhos.

CONTROVÉRSIAS E COMPLICAÇÕES

Várias técnicas cirúrgicas têm sido descritas para a correção da atresia coanal com suas vantagens e desvantagens.

O objetivo do tratamento é a manutenção permanente da patência coanal, com mínima complicação intra e pós-operatória, em apenas um tempo cirúrgico.

A técnica transpalatina, apesar de oferecer excelente exposição do campo operatório, apresenta maior morbidade pelo tempo cirúrgico prolongado e risco de lesão da artéria grande palatina, com prejuízo do crescimento palatal. Portanto, não seria a mais adequada, especialmente em crianças com atresia bilateral, as quais devem ser tratadas precocemente.

Com o desenvolvimento do instrumental para cirurgia endoscópica, que proporciona boa visualização do campo operatório em todos os ângulos e facilita a abordagem endonasal com mínimo trauma, atualmente este é o acesso preferencial para casos de atresia bilateral.

As técnicas endoscópicas com uso do *laser* para remoção da placa atrésica advogam a vantagem da boa hemostasia do campo cirúrgico e a não utilização de moldes, porém há dano tecidual secundário a hipertermia com maior incidência de fibrose e conseqüente reestenose. Há, ainda, a desvantagem do alto custo do *laser*, e os relatos da literatura se referem a crianças maiores e com estenose unilateral.

A boa visualização proporcionada pela videoendoscopia associada às técnicas modernas de anestesia geral permite, com procedimentos microcirúrgicos endonasais, que se removam as placas atrésicas e se confeccionem retalhos para o recobrimento das áreas cruentas expostas pelas necessárias ressecções ósseas, como a porção posterior do septo nasal e parte das apófises pterigóides.

As vantagens deste procedimento incluem o menor tempo cirúrgico, mínimo trauma operatório, baixo custo, pouco tempo de internação e patência coanal permanente sem reintervenção. Como vantagem adicional destaca-se a não necessidade de moldes que, além do desconforto, são responsáveis por sérias lesões alares e septocolumelares, proporcionando riscos de infecções nasossinusais com granulação tecidual e maior incidência de reestenose.

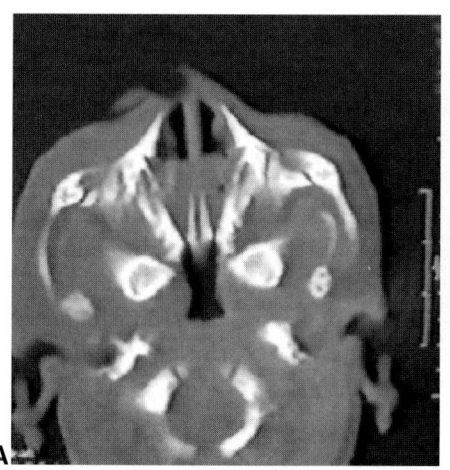

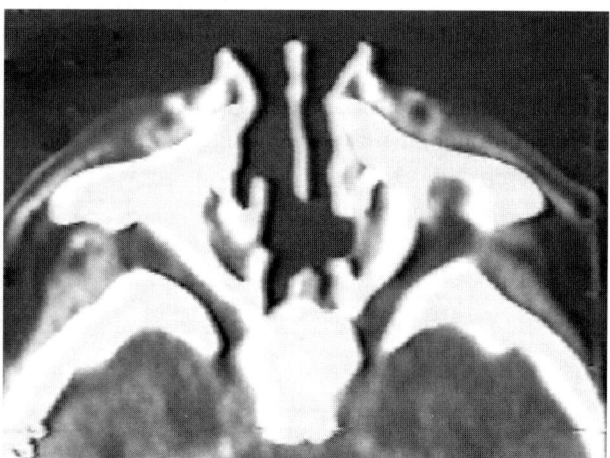

Fig. 7-7. TC pré e pós-operatória de 1 ano.

REFERÊNCIAS BIBLIOGRÁFICAS

1. Brown OE, Pownell P, Manning SC. Choanal atresia: a new anatomic classification and clinical management applications. *Laryngoscope* 1996;106:97-102.
2. Cedin AC, Rocha Junior FP, Deppermann MB, Manzano PM, Murao M, Shimuta AS. Transnasal endoscopic surgery of choanal atresia without the use of stents. *Laryngoscope* 2002;112:750-52.
3. Evans JNG, Mac Lachlan RF. Choanal atresia. *J Laryngol Otol* 1971;85:903-29.
4. Ferguson J, Neel HB. Choanal atresia: treatment trends in 47 patients over 33 years. *Ann Otol Rhinol Laryngol* 1989;98:110-12.
5. Hengerer AS, Strome M. Choanal atresia: a new embryologic theory and its influence of surgical management. *Laryngoscope* 1991;92:913-21.
6. Khafagy YW. Endoscopic repair of bilateral congenital choanal atresia. *Laryngoscope* 2002;112:316-19.
7. Lazar RH, Younis RT. Transnasal repair of choanal atresia using telescopes. *Arch Otolaryngol Head Neck Surg* 1995;121:517-20.
8. Maniglia AJ Goodwin WJ. Congenital choanal atresia. *Otolaryngol Clin North Am* 1981;14:167-73.
9. Otto AW. *Lehbuch der pathologie anatomy des menschen und der thiere*. Berlin: Rucher, 1830. 181p.
10. Pagon RA, Graham JM, Zonana J. Coloboma, congenital heart disease and choanal atresia with multiple anomalies: CHARGE association. *J Pediatr* 1981;99:223-27.
11. Rudert H. Kombiniert transseptale-transnasale chirurgie einseitiger choanalatresien ohne verwendung von platzhaltern. *Laryngo-Rhino-Otol* 1999;78:697-702.
12. Stamm AC, Pignatari SSN. Nasal septal cross-over flap technique: a choanal atresia micro-endoscopic surgical repair. *Am J Rhinol* 2001;15(2):143-48.
13. Uri N, Greenberg E. Endoscopic repair of choanal atresia: practical operative technique. *Am J Otolaryngol* 2001;22(5):321-23.
14. Van Den Abbeele T, François M, Narcy P. Transnasal endoscopic treatment of choanal atresia without prolonged stenting. *Arch Otolaryngol Head Neck Surg* 2002;128:936-40.

Parte II

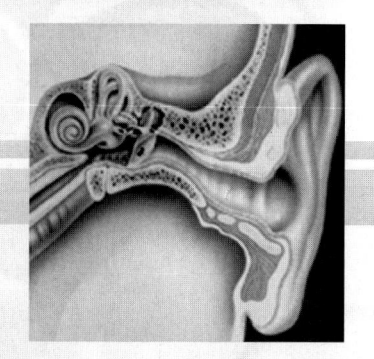

OTOLOGIA

8

Otites Externas

Alexandre Marcos Cavasini

CONSIDERAÇÕES GERAIS E ANATOMIA APLICADA

A orelha externa é composta pelo pavilhão auricular, conduto auditivo externo (CAE) e face lateral (epitelial) da membrana timpânica (MT).

O CAE mede aproximadamente 2,5 cm e é dividido em uma porção cartilaginosa (2/3 laterais) e uma porção óssea (1/3 medial). A porção cartilaginosa é orientada superior e posteriormente, sendo simplesmente uma continuação do pavilhão auricular; isto é, uma continuação da pele que reveste a superfície corporal. É espessa, circundada por cartilagem e contém glândulas apócrinas e exócrinas, assim como folículos pilosos. Estas glândulas produzem secreções que, associadas com a esfoliação fisiológica do epitélio, formam o cerume, o qual é hidrofóbico, ácido e contém lisozima. A porção óssea é orientada inferior e anteriormente, recoberta por tecido epitelial fino e desprovido de glândulas. Está diretamente aderido ao periósteo, o qual é inervado pelos nervos trigêmeo, facial, vago e auricular magno, daí a alta sensibilidade neste local.

O CAE é ricamente vascularizado por ramos das artérias auricular posterior, temporal superficial e auriculares profundas. A drenagem linfática é feita circunferencialmente para vários linfonodos periauriculares, incluindo os parotídeos e cervicais superiores.

O CAE termina como uma espécie de beco sem saída na membrana timpânica, cuja superfície epitelial é considerada parte da pele que reveste esse conduto.

É preciso ressaltar que a característica que torna o epitélio do CAE singular é o fato de a camada epitelial externa migrar. A natureza fisiológica do CAE necessita desta toalete em razão de o epitélio ser continuamente substituído, tendo como produto final os corneócitos que são eliminados através deste mecanismo, sem o que haveria acúmulo de debris no CAE.

INTRODUÇÃO

A flora típica do CAE compreende saprófitas normais, *Corynebacterium sp.*, *Micrococci sp.*, *Staphylococcus* não patogênicos (p. ex., *S. alba*), e uma variedade de fungos. Através de técnicas recentes como a PCR *(polymerase chain reaction)*, é possível listar cerca de 200 espécies normais presentes nesse sítio anatômico.

O mais importante é que estas espécies não são patogênicas, sendo encontradas no 1/3 lateral e, à medida que se avança em direção a MT, tornam-se cada vez menos freqüentes. Assim, a parte mais interna do CAE e superfície da MT são sítios relativamente estéreis. Porém, se houver quebra do equilíbrio entre bactérias e defesa da orelha externa, ocorrerá então o desenvolvimento da otite externa (OE).

Para que se possa entender melhor o mecanismo das OE, deve-se ter em mente quais são os fatores que impedem e os que contribuem para o desenvolvimento desta patologia.

Fatores de proteção:

- Autolimpeza.
- pH ácido: 6,5-6,8.
- Pele resistente à água.
- Amplo suprimento sangüíneo e linfático.

Fatores que contribuem para o desenvolvimento da OE:

- Ausência de cerume (asteosis).
- Aumento da umidade local.
- Aumento da temperatura local.
- Trauma local (uso de cotonetes, grampos, fones de ouvido etc.).
- CAE longo e estreito.

CONCEITO

Define-se OE como uma inflamação e/ou infecção da pele do pavilhão auricular e/ou CAE e/ou face lateral (epitelial) da MT.

CLASSIFICAÇÃO

A) Quanto à duração:
- *Otite externa aguda:* aparecimento súbito e curta duração.
- *Otite externa crônica:* inflamação e/ou infecção prolongada ou recorrente.

B) Quanto à etiologia:
- Bacteriana (mais comum).
- Viral.
- Fúngica.
- Alérgica.
- Mista.

Otites externas agudas bacterianas

- Otite externa difusa aguda (OEDA).
- Otite externa aguda localizada (furunculose).
- Impetigo da orelha externa.
- Erisipela da orelha externa.
- Pericondrite e condrites da orelha externa.
- Otite externa maligna.
- Miringite bolhosa.

Otite externa difusa aguda (OEDA)

Introdução

A OEDA é a infecção mais comum das OE, ocorre com maior freqüência em locais de clima quente e úmido. É uma patologia que acomete preferencialmente os esportistas aquáticos e a população dos países tropicais, sendo também chamada de *swimmers ear* e *tropical ear.*

Conceito

Define-se OEDA como uma dermite de parte ou toda a orelha externa. Trata-se de uma condição causada pelo rompimento da barreira cutânea por trauma, umidade, aumento do pH e maceração da pele, propiciando o crescimento de patógenos e infecção.

Etiologia

Roland isolou 202 espécies de bactérias em 2.240 orelhas com diagnóstico de OEDA e as mais freqüentes são: *Pseudomonas aeruginosa* (38%), *Staphylococcus epidermidis* (9,1%), *Staphylococcus aureus* (7,8%), *Mycobacterium otidites* (6,6%), entre outros.

Freqüência

Aproximadamente 10% da população mundial já tiveram pelo menos um episódio de OEDA em sua vida; 90% destes casos são unilaterais. Inicialmente, afeta o conduto cartilaginoso. É necessário relembrar que se trata de uma das poucas regiões do corpo onde uma infecção bacteriana progride muito rapidamente ao redor de uma área significativa de pele.

Quadro clínico

Há quatro estágios clínicos da OEDA:

- Pré-inflamatório.
- Inflamação aguda leve.
- Inflamação aguda moderada.
- Inflamação aguda grave.

No estágio pré-inflamatório, a camada protetora de cerume é removida por umidade e/ou trauma. A água é então absorvida pelo extrato córneo que recobre a pele, resultando em edema, obstrução das glândulas apócrinas e exócrinas, ocasionando plenitude auricular e prurido.

Na inflamação aguda leve há hiperemia e edema do CAE, com pouca ou nenhuma secreção e pequeno desconforto à manipulação do trago e/ou pavilhão (Fig. 8-1).

Na fase moderada o paciente queixa-se de aumento da dor e prurido; o lúmen do CAE diminui, sendo parcialmente obstruído por material seropurulento.

Na fase grave o lúmen do CAE está totalmente obstruído com secreção amarelo-esverdeada e debris. A dor, o edema e a hiperemia tornam-se mais acentuados, surgindo sinais inflamatórios periauriculares e linfoadenopatia regional, o que torna o exame difícil (Fig. 8-2).

Diagnóstico

O diagnóstico etiológico baseia-se na presunção, já que a *Pseudomonas* é o principal patógeno envolvido.

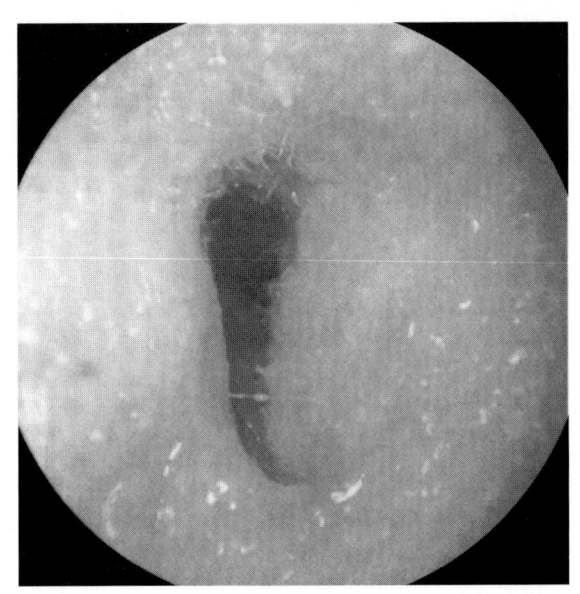

Fig. 8-1. Otite externa difusa aguda – Inflamação aguda leve.

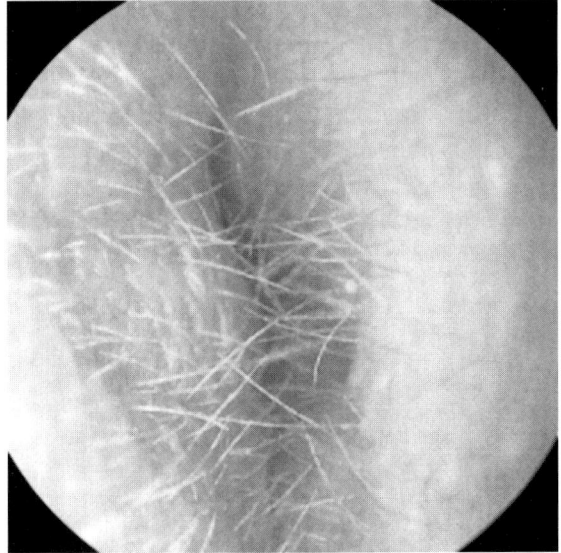

Fig. 8-2. Otite externa difusa aguda – Inflamação aguda grave.

Tratamento

- Orientar o paciente a não permitir entrada de água no CAE e evitar a manipulação.
- Acidificação do CAE com ácido acético 2% ou solução de Burow (acetato de alumínio a 3%), já que a *Pseudomonas* não suporta meio ácido.
- Antibióticos (ATB) tópicos associados ou não a corticóides e/ou antifúngicos.
- Em casos graves deve-se introduzir mecha de gaze, Merocel® etc., para que se possa levar a medicação por capilaridade por toda a extensão do CAE.
- A duração do tratamento é de sete dias, em média.
- O uso de ATB sistêmicos é controverso, porém optamos pelo seu uso em casos graves, sendo que a primeira escolha é ciprofloxacina. Podem também ser utilizados a cefoperazona, ceftazidime, ceftriaxona ou ainda a associação imipenem/cilastatina.
- Se houver necessidade, podemos lançar mão do uso de analgésicos comuns como dipirona etc.
- Após a diminuição do edema e da dor, deve ser realizada a limpeza do CAE. O paciente deve ser orientado a manter o ouvido seco por seis semanas.
- Os esportistas aquáticos devem ser orientados a utilizarem tampão auricular e gotas de ácido acético a 2%, solução de Burow ou álcool 70% após a prática do esporte, como medida preventiva.

Goldenberg propõe o uso de um pó constituído por: dexametasona 10 mg, tetraciclina 90.000 UI, sulfato de polimixina B 100.000 UI, nistatina 1.000.000 UI, cujas vantagens seriam:

1. Evitar o uso de tampões.
2. Pó é secante e evita umidade.
3. Encurtamento do tratamento (em média três a quatro dias), com diminuição do tempo de morbidade.
4. Aplicação única.

Futuro

Emgard demonstrou em trabalho experimental em ratos com OEDA previamente induzida por trauma, que o uso de dipropionato de betametasona somente foi mais eficaz que o tratamento convencional utilizando a associação de antibióticos com corticóides.

Otite externa aguda localizada (OEAL)

Conceito

Define-se OEAL como uma área bem circunscrita, abaulada e intumescida, correspondendo a um pequeno abscesso, que é originado em decorrência da obstrução da unidade pilossebácea, com conseqüente infecção na base do folículo piloso. Este ocorre somente na porção cartilaginosa do CAE, onde há pêlos. Topograficamente, estão geralmente na porção póstero-superior e lateral.

Etiologia

O principal agente etiológico é o *Staphylococcus aureus*.

Quadro clínico

O paciente queixa-se de desconforto e dor à manipulação e/ou ao toque do local. Classicamente não há hipoacusia e/ou otorréia; porém, se houver obstrução do CAE em quadro acentuado, pode ocorrer hipoacusia condutiva leve (Fig. 8-3).

Tratamento

- Drenagem com descompressão se houver flutuação do abscesso, observando alívio imediato da dor.
- Curativo local com ATB tópicos, porém preferencialmente utiliza-se ATB sistêmicos como: cefalosporinas de primeira ou segunda geração com duração média de sete dias.

Impetigo da orelha externa

Conceito

É uma infecção subcórnea da pele que produz bolhas frágeis de conteúdo claro ou turvo, que formam finas crostas melicéricas. É altamente contagiosa e a auto-inoculação resulta em lesões satélites. A formação de bolhas epidérmicas superficiais é causada pelos efeitos tóxicos de uma toxina epidérmica elaborada pelas bactérias.

É mais freqüente em crianças, devido à dificuldade em conter a auto-inoculação.

Etiologia

Os agentes etiológicos são: *Staphylococcus aureus* e menos freqüentemente *Streptococcus pyogenes*.

Quadro clínico

O paciente apresenta-se com lesões bolhosas e crostas, que são pruriginosas, podendo espalhar-se por outras partes da superfície corporal por auto-inoculação (Fig. 8-4).

Tratamento

- Medidas de higiene (lavar as mãos, cortar as unhas, isolar materiais de uso pessoal).
- Debridamento das lesões com anti-séptico (PVPI tópico).
- Uso de pomadas com ATB (neomicina, bacitracina, ácido fusídico, ácido pseudomônico).
- ATB sistêmico: penicilina benzatina, cefalosporinas de primeira, segunda ou terceira geração.

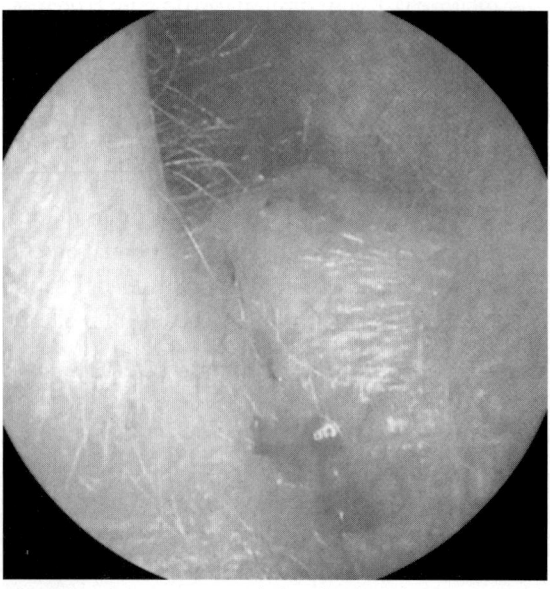

Fig. 8-3. Otite externa aguda localizada.

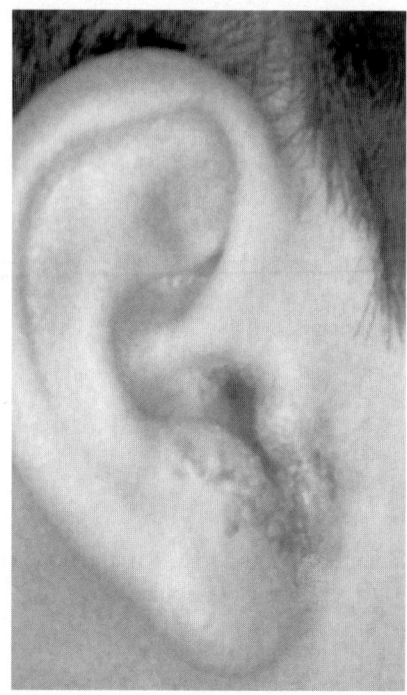

Fig. 8-4. Impetigo da orelha externa.

Erisipela da orelha externa

Conceito

É uma celulite causada pelo *Streptococcus pyogenes*, que supostamente ocorre devido à auto-inoculação pela manipulação da orelha.

Quadro clínico

Ao exame físico, apresenta-se como hiperemia com perímetro irregular e edema (Fig. 8-5). Os casos mais acentuados podem se espalhar pela face sem respeitar os limites anatômicos.

Os principais sintomas são: dor, febre e toxemia.

Tratamento

- Compressas locais.
- Uso de antitérmicos.
- Antiinflamatórios não-hormonais (AINH).
- ATB sistêmico: penicilina benzatina, cefalosporinas de primeira, segunda ou terceira geração.
- Em casos graves, o paciente deve ser internado, devendo ser realizados:
  - Hidratação.
  - Antitérmicos.
  - AINH.
  - Penicilina cristalina 100.000 UI/kg/dia 4/4h 10 dias ou oxacilina 200 mg/kg/dia (máximo 12 g/dia) 10 a 14 dias ou, ainda, associação penicilina + oxacilina.

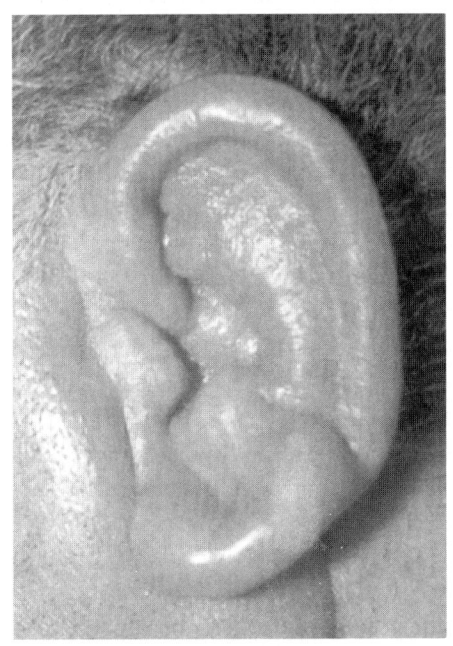

Fig. 8-5. Erisipela da orelha externa.

Pericondrite e condrites da orelha externa

Conceito

São infecções geralmente resultantes de lacerações na orelha, cirúrgicas e/ou traumáticas. É decorrente da separação entre pericôndrio e cartilagem, exposição de cartilagem e/ou desvitalização local.

Quadro clínico

A história clínica é soberana para conclusão diagnóstica. Ao exame físico, classicamente há hiperemia, enduração e, possivelmente, flutuação de parte ou de todo o pavilhão (Fig. 8-6). A febre pode estar presente, geralmente em casos graves. Se não houver intervenção precoce, haverá disseminação subpericondrial da infecção, com formação de abscesso e possível necrose isquêmica da cartilagem.

Etiologia

Os germes mais freqüentes são *Pseudomonas aeruginosa*, *Streptococcus pyogenes* e *Staphylococcus aureus*.

Tratamento

- Debridamento, quando houver desvitalização tecidual.
- Drenagem, quando houver abscesso.
- Curativo diário com PVPI tópico.
- Analgésicos para controle da dor.

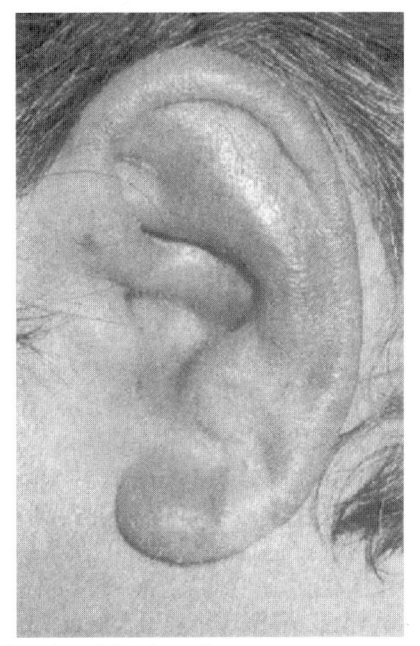

Fig. 8-6. Pericondrite da orelha externa.

- ATB tópicos: ciprofloxacina, neomicina, polimixina B.
- ATB sistêmicos: penicilina cristalina + cloranfenicol; ciprofloxacina; ceftriaxona + clindamicina.

Otite externa maligna (OEM)

Introdução e conceito

É uma doença rara da orelha externa definida como infecção invasiva, que acomete a pele, a cartilagem e, em casos graves, o osso.

Ocorre preferencialmente em pacientes idosos imunocomprometidos, diabéticos, aidéticos e usuários de medicações imunossupressoras.

A infecção propaga-se devido a alterações anatomofisiológicas, como menor aporte sangüíneo, decorrente de microangiopatia local, resposta leucocitária diminuída e fagocitose deficitária.

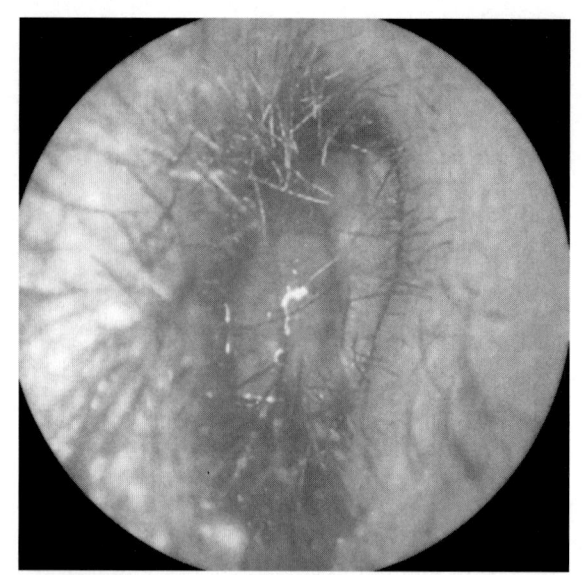

Fig. 8-7. Otite externa maligna.

Etiologia

O principal agente etiológico é a *Pseudomonas* (+ de 90%).

Quadro clínico

Com finalidade didática, podemos utilizar a classificação de Chandler, que divide o quadro clínico da OEM em:

- *Estágio I:* infecção necrosante que se limita à pele e cartilagem.
- *Estágio II:* há acometimento erosivo do osso temporal.
- *Estágio III:* há invasão da base do crânio, podendo gerar neuropatias múltiplas e, por fim, a morte.

É uma patologia de difícil diagnóstico já que não há sinais e/ou sintomas patognomônicos.

Os principais sinais e sintomas são:

- Otalgia grave (que piora no período noturno).
- Edema, hiperemia, secreção purulenta e tecido de granulação no assoalho do CAE, que ocorre na junção do osso com o canal cartilaginoso e é resultado de osteíte no osso timpânico (Fig. 8-7).
- A membrana timpânica e a orelha média geralmente não estão envolvidas.
- No estágio III, a infecção dissemina-se através das fissuras de Santorini e envolve a mastóide e a base do crânio.
- O nervo facial é o par craniano primário e mais freqüentemente acometido (forame estilomastóideo).
- Os nervos glossofaríngeo, vago e acessório no forame jugular, o hipoglosso no canal homônimo e, menos comum, o trigêmeo e o abducente no ápice petroso também podem estar envolvidos.

Exames complementares

- Cultura da secreção e/ou osso na tentativa de isolar *Pseudomonas*.
- Velocidade de hemossedimentação (VHS) elevada pode ser a única alteração laboratorial.
- A tomografia computadorizada (TC) é considerada *gold standard* para avaliar a extensão da doença, porque identifica precocemente pequenas erosões ósseas e também prevê recorrência e persistência do quadro pela detecção de alterações em tecidos moles.
- O uso da ressonância nuclear magnética (RNM) identifica com maior acurácia alterações em tecidos moles.
- A cintilografia óssea é utilizada para confirmar o diagnóstico, porém um mapeamento negativo não exclui OEM. A cintilografia com gálio 67 (^{67}Ga) resulta em maior sensibilidade que a TC e a RNM na detecção de alterações em estágios iniciais. Porém, pela alta captação em processos inflamatórios de tecidos moles, não é específico, permanecendo

como bom indicador de resposta terapêutica. O uso do Tecnécio-99 (^{99}Tc) é mais útil no diagnóstico de osteítes e menos elucidativo em avaliação de tecidos moles.
- Uma biopsia do CAE deve ser realizada para excluir carcinoma espinocelular do osso temporal, já que as duas doenças não podem ser distinguidas clinicamente ou através da TC.
- A correlação com a VHS torna-se importante já que este não se altera no carcinoma.

Tratamento

- Internação por duas semanas.
- Hidratação.
- Controle do diabetes.
- Debridamento local (pele, cartilagem, osso).
- Oxigênio hiperbárico.
- ATB:
  - Primeira escolha: ciprofloxacina EV por duas semanas e ciprofloxacina VO por 8 semanas em casa.
  - Segunda escolha: amicacina + carbenicilina.
- Acidificação local com ácido acético 2% ou solução de Burow.

O primeiro sinal clínico de resposta à terapia é a diminuição da dor.

Miringite bolhosa (MB)

Conceito

É uma infecção incomum do epitélio que recobre a superfície lateral da MT e a pele do CAE adjacente.

Etiologia

Há controvérsias quanto à classificação etiológica, sendo atribuída ao *Mycoplasma pneumoniae*, assim como a uma virose respiratória alta. É mais comum no inverno.

Quadro clínico

O paciente queixa-se de otalgia grave, de início súbito, que pode estar associada a hipoacusia. Após algumas horas, geralmente, o caráter progressivo da dor se estabiliza e o paciente refere um episódio de sangramento na orelha. O diagnóstico pode ser reforçado se houver eructação (sinal de Quinn) ou soluços (Fig. 8-8).

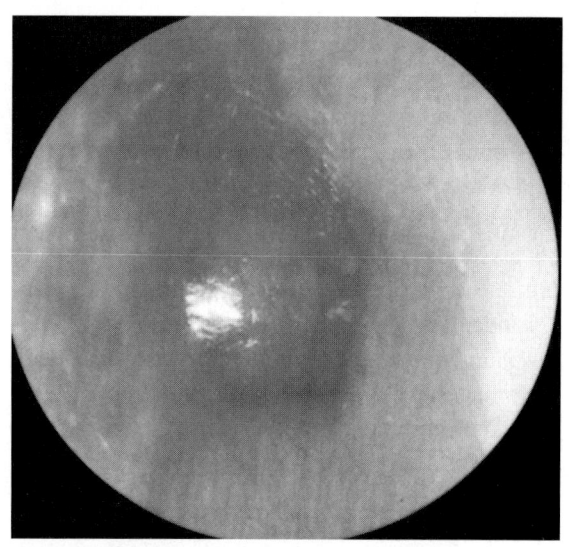

Fig. 8-8. Miringite bolhosa.

Quando ainda não houve saída de secreção, ao exame físico são visualizadas bolhas avermelhadas na superfície da MT, preenchidas por fluido serossanguinolento de coloração amarelo-dourada. Em alguns casos, pode ocorrer secreção na orelha média com perda auditiva condutiva reversível. Raramente poderá haver queixa de vertigem, que pode durar semanas após a resolução do episódio agudo.

Tratamento

Há controvérsias quanto ao uso de antibióticos, porém aqui optamos por fazê-lo.

- Analgésicos.
- ATB tópicos.
- ATB orais: ampicilina; sulfa + trimetoprim; eritromicina.
- Se a dor for muito forte pode-se proceder com a ruptura da bolha para descompressão e alívio dos sintomas.

Otites externas agudas virais

Introdução

Entre as otites externas virais a que mais se destaca é a infecção causada pelo herpes zoster, que é uma reativação da infecção da varicela que estava latente nas raízes nervosas. O fator de reativação geralmente está relacionado com a queda da função imunológica.

Quadro clínico

A infecção aparece como bolhas agrupadas confinadas a dermátomos específicos (Fig. 8-9). Na orelha são mais comumente encontradas na concha e na porção superior do CAE e, por vezes, podem envolver a parte inferior da orelha externa e porção adjacente no pescoço, associada a dor grave que, geralmente, precede a erupção das vesículas por alguns dias. Alguns pacientes podem desenvolver a chamada síndrome de Ramsay-Hunt, que se apresenta, juntamente com a otalgia e as vesículas, com paralisia facial ipsilateral, hipoacusia neurossensorial, zumbido e vertigem, denotando neurite dos nervos facial (V) e vestibulococlear (VIII).

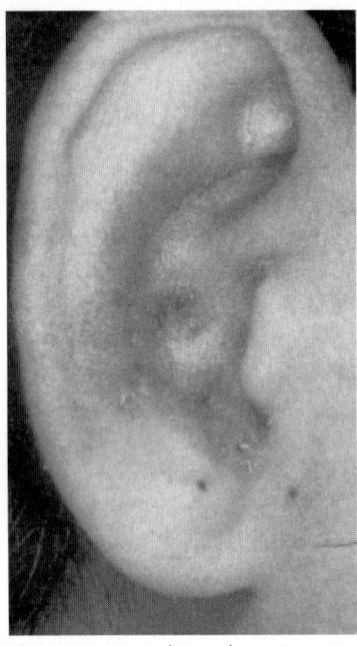

Fig. 8-9. Otite externa aguda por herpes zoster.

Tratamento

- Analgésicos.
- Antivirais tópicos.
- Antivirais orais: aciclovir (800 mg 5×/dia); Fanciclovir (500 mg 3×/dia); valaciclovir (250 mg 5×/dia). Não há diferença na eficácia dos antivirais orais, o que diferencia um do outro é a comodidade posológica e o custo, sendo que a duração do tratamento é de sete dias para qualquer um deles.
- Prednisona oral (1 mg/kg/dia) por 21 dias, no intuito de reduzir a incidência de neuralgia pós-herpética.

Otites externas agudas fúngicas

Introdução e conceito

Se nas otites bacterianas há asteosis (falta de cerume), aqui os fungos necessitam de um substrato para proliferarem, sendo então a umidade, o aumento da temperatura e o epitélio descamado o meio ideal para o seu desenvolvimento no CAE e na MT.

Etiologia

Os gêneros mais freqüentes são *Aspergillus sp. (flavus, niger, fumigatus)* e *Candida sp. (albicans e parapsilosis)*. Há três tipos de otomicose:

Colonização não-patogênica

É freqüentemente causada por *Aspergillus sp.* em cavidades mastóideas descuidadas, onde as hifas envolvem cerume e debris da pele.

Quadro clínico

O paciente queixa-se de prurido e ao exame físico observam-se hifas aveludando o CAE.

Tratamento

Consiste na simples limpeza do CAE, removendo-se os debris juntamente com os fungos.

Micose superficial

É a mais comum das infecções fúngicas e os fatores predisponentes ao seu desenvolvimento são:

- Infecção crônica da orelha externa com uso abusivo de corticóides e ATB tópicos.
- Evidência de micose em outro local do corpo (p. ex., candidíase mucocutânea).
- Diabetes melito.
- AIDS.
- Outras formas de imunossupressão.
- Umidade.
- Temperatura elevada.

Quadro clínico

A característica principal é o prurido.

O aspecto da orelha ao exame físico depende da espécie em questão.

O *Aspergillus niger* apresenta-se como pontos negros aveludando o CAE (Fig. 8-10).

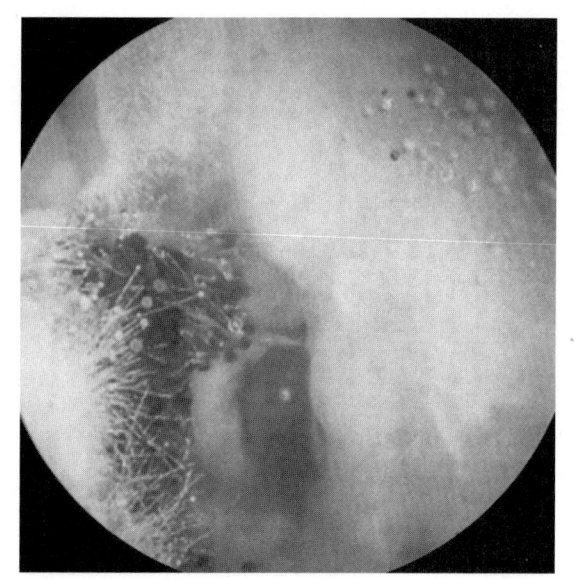

Fig. 8-10. Otomicose por *Aspergillus niger*.

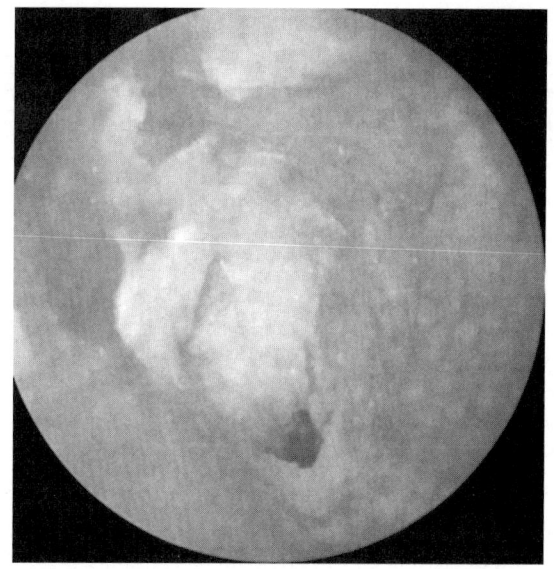

Fig. 8-12. Otomicose por *Candida albicans*.

O mesmo aspecto é observado com o *Aspergillus flavus*, porém, neste caso, a coloração é amarelada (Fig. 8-11).

Quando há acometimento pela *Candida albicans*, o aspecto é de uma massa branca com aspecto de queijo (Fig. 8-12).

Tratamento

- Toalete do CAE.
- Uso de antifúngicos: tioconazol em pó; clorfenesina associado a cloranfenicol e cloridrato de lidocaína; nistatina; cetoconazol; miconazol etc.
- Controle da doença de base.
- Eliminação da umidade no CAE.

Micoses profundas

São raras, porém com o advento da AIDS tornaram-se mais freqüentes. O CAE encontra-se preenchido por tecido de granulação, que é aderente, doloroso e friável.

Tratamento

É feito com anfotericina B na dose de 1 mg/kg/dia, 1× ao dia.

Otites externas crônicas (OEC)

Introdução e conceito

Define-se OEC como toda inflamação e/ou infecção prolongada ou recorrente da pele do CAE.

A etiologia é a mesma da OE aguda (bactérias, fungos e infecções mistas) e também alérgenos, ou fatores de natureza dermatológica, como o eczema ou a psoríase.

Deve-se ressaltar que a irritação constante da pele provoca o aumento do metabolismo (produzindo cada vez mais queratina) e espessamento tecidual ou hiperplasia.

Com a produção excessiva de queratina há um desequilíbrio no processo da toalete fisiológica, havendo então acúmulo desta no CAE.

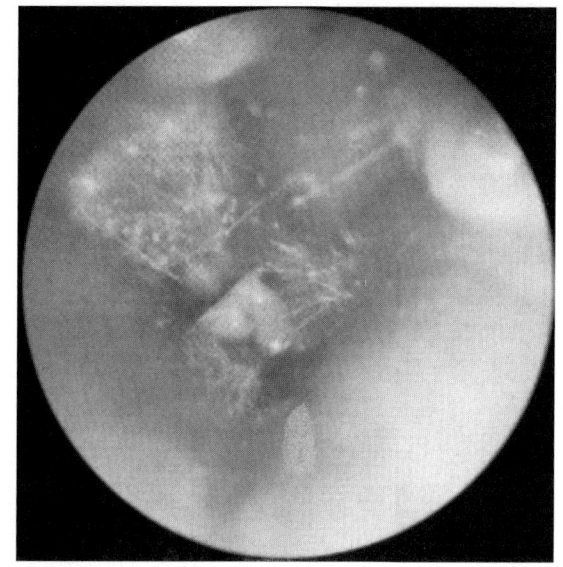

Fig. 8-11. Otomicose por *Aspergillus flavus*.

O trauma local contínuo poderá levar a microfissuras, onde ocorrerá granulação do tecido e exsudação, criando, então, substrato ideal para o crescimento de fungos e bactérias. Os fatores predisponentes incluem:

- Abuso de cotonetes, grampos de cabelo etc.
- Umidade.
- Alérgenos (substâncias químicas, cremes, sabonetes, xampu etc.).

As principais características comuns às OEC são:
- Odor forte.
- Prurido crônico.
- História de manipulação freqüente do CAE.
- Conduto brilhante e asteosis (ausência de cerume).
- Hipertrofia da camada epitelial.
- Estenose do CAE.

Entre as manifestações da OEC, destacam-se:
- Dermatite de contato.
- Neurodermatite.
- Otite externa membranosa.
- Estenose medial pós-inflamatória.
- Miringite granular.

Dermatite de contato (DC)

Conceito

Há dois tipos de DC: irritativa e alérgica. A DC irritativa é produzida por substâncias que simplesmente irritam ou apresentam efeito tóxico direto sobre a pele, como ácidos, bases, solventes e detergentes. Nenhum processo imunológico é envolvido.

A DC alérgica, por sua vez, consiste em uma reação de hipersensibilidade do tipo retardado, que acontece em resposta a uma ampla gama de alérgenos comumente encontrados no ambiente.

Quadro clínico

O paciente queixa-se de prurido e ardência no CAE.

Ao exame físico, observa-se erupção da pele, hiperemia, esfoliação e edema do CAE, nos dois tipos de DC. A diferenciação, portanto, deve ser feita através da história clínica (Fig. 8-13).

Tratamento

- Eliminação do agente causal.
- Uso de corticóides tópicos.
- Nos casos resistentes pode-se infiltrar corticóide.

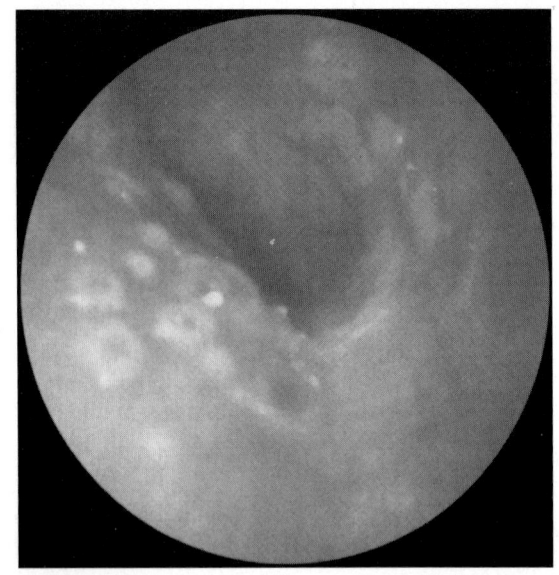

Fig. 8-13. Otite externa crônica por dermatite de contato.

Neurodermatite

Conceito

Trata-se de uma condição pré-patológica que resume um grande número de casos de otite externa crônica.

Inicialmente o paciente apresenta prurido, que pode ter diferentes causas; esse desconforto persistente e sem otalgia geralmente induz o indivíduo ao uso de cotonetes.

O círculo vicioso de prurido e fricção resulta na neurodermatite, com poucas abrasões e hemorragias petequiais no CAE (Fig. 8-14).

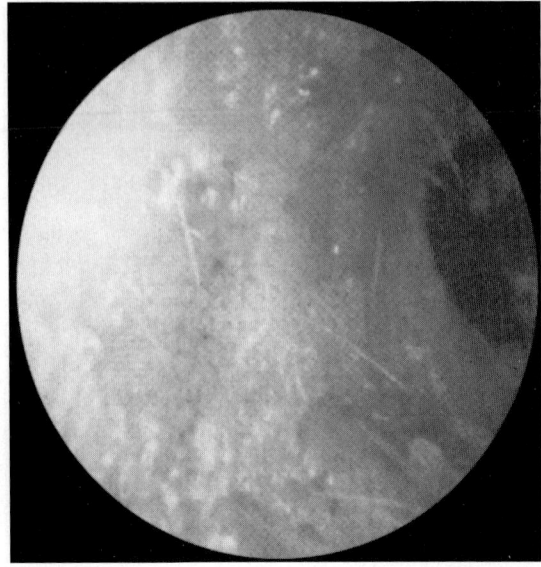

Fig. 8-14. Otite externa crônica por neurodermatite.

Tratamento

- Abandono do uso de cotonetes.
- Diminuição da umidade do CAE.
- Uso de gotas otológicas com ATB + corticóides.

Otite externa membranosa

Conceito

Trata-se de uma dermatite difusa com efusão no epitélio do conduto em sua porção mais interna. O epitélio apresenta-se inflamado e produz queratina aceleradamente. Pode-se, por vezes, encontrar uma densa camada com material amarelado (Fig. 8-15).

Etiologia

É desconhecida, porém acredita-se haver anormalidade da pele e/ou da toalete fisiológica.

Tratamento

Consiste na remoção dos debris, que têm a aparência de um tampão epitelial e cuja análise histológica revela escamas de queratina compactadas.

Após a retirada dos debris, o CAE tem aparência normal, podendo haver discreta hiperemia. Infelizmente, estes pacientes tendem a apresentar reacúmulo de material.

Como diagnóstico diferencial importante desta patologia tem-se a ceratose obliterante, que não se trata de otite externa, porém pode ser confundida devido à obstrução do CAE por duro tampão peroláceo de queratina, que pode levar à erosão óssea com alargamento do CAE.

Estenose medial pós-inflamatória

Conceito

Trata-se de uma fibrose subepitelial e estenose da porção interna do CAE, como complicação da otite externa.

Quadro clínico

A pele do CAE apresenta-se exageradamente espessada e contínua, resultando em estenose (Fig. 8-16). Juntamente com estenose, há acúmulo de queratina, o que leva à hipoacusia condutiva.

Tratamento

É uma condição extremamente difícil de ser tratada; o tratamento consiste na remoção cirúrgica, porém o índice de recorrência é alto.

Miringite granular

Conceito

Trata-se de acúmulo de tecido de granulação sobre a MT, que pode apresentar-se como granulação discreta à granulação exuberante, estendendo-se ao CAE com obliteração e formando fundo falso após epitelização.

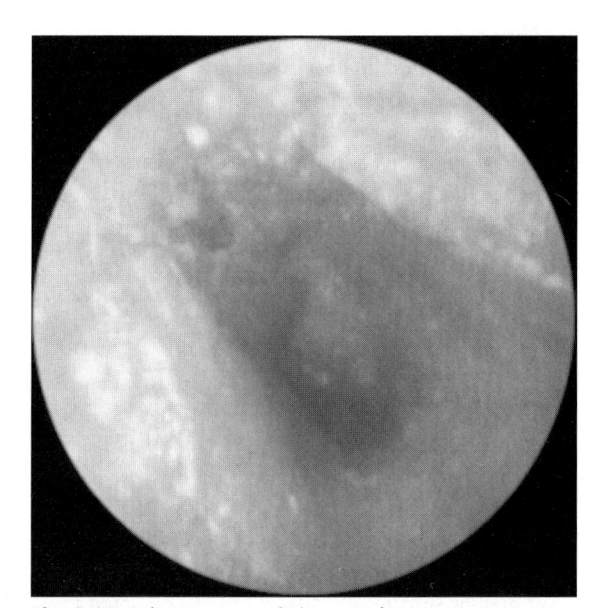

Fig. 8-15. Otite externa crônica membranosa.

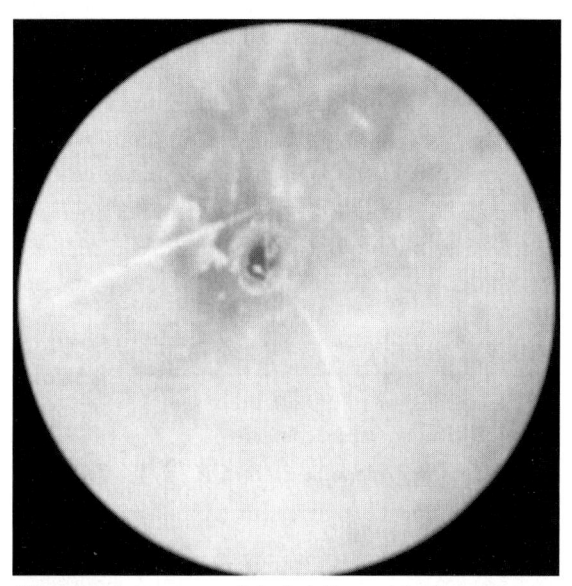

Fig. 8-16. Estenose medial pós-inflamatória do conduto auditivo externo.

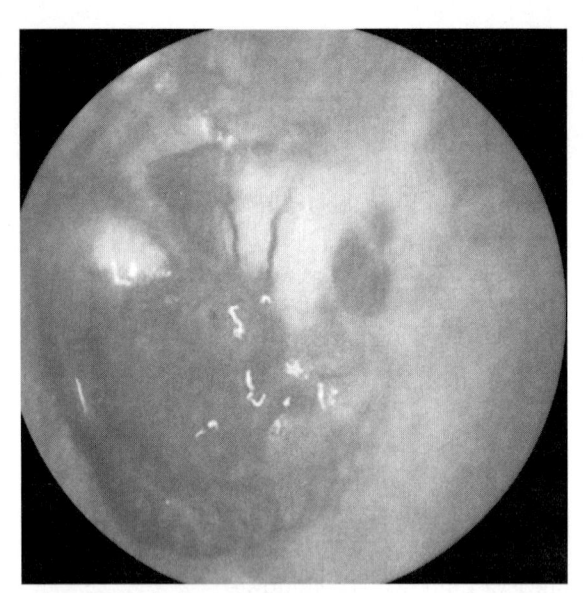

Fig. 8-17. Miringite granular.

Etiologia

A etiologia é desconhecida, podendo ser bacteriológica, traumática ou idiopática.

Quadro clínico

Clinicamente, pode haver desconforto e hipoacusia, podendo apresentar pequena quantidade de secreção (Fig. 8-17).

Tratamento

Consiste na remoção das áreas de granulação por curetagem ou cauterização com nitrato de prata. Jung demonstrou eficácia do uso de ácido acético a 2% com irrigação diária em 15 pacientes, nos quais houve melhora após período de três semanas de tratamento.

Quando há lesões mais extensas, o tratamento é pouco eficaz mesmo quando se utiliza ATB tópico e corticóides.

BIBLIOGRAFIA

Ariel AW. Otitis externa. Disponível em: http//www.emedicine.com

Bento RF, Miniti A. *Seminários em ORL*, n. 1, 1999.

Brook I. Treatment of otitis externa in children. *Pediatr Drugs* 1999;1(4):283-9.

Cecil, Wyngaarden, Smith, Benett. *Tratado de medicina interna*. 19. ed. 1992.

Cummings CW et al (eds.) *Otolaryngology – head and neck surgery*. Baltimore: Mosby, 1999.

Cruz OLM, Costa SS. *Otologia clínica e cirúrgica*. São Paulo: Revinter, 2000.

Emgard P, Hellströn S. A topical steroid without an antibiotic cures external otitis efficiently:a study in an animal model. *Eur Arch Otorhinolaryngol* 2001;258(6):287-91.

Giamarelou H. Therapeutic guidelines for *Pseudomonas aeruginosa* infections. *Int J Antimicrob Agents* 2000;16(2):103-6.

Goldenberg D. The use of otic powder in the treatment of acute otitis external. *Am J Otolaryngol* 2002;23(3):142-7.

Hillen U. Contact allergies in patients with eczema of the external ear canal. Results of the information network of Dermatological clinics and the German Contact Allergy Group. *Hautarzt* 2000;51(4):239-43.

Jung HH. Vinegar treatment in the manegement of granular miringitis. *J Laryngol Otol* 2002;116(3):142-7.

Kein JO. In vitro and in vivo antimicrobial activity of topical ofloxacin and other ototopical agents. *Pediatr Infect Dis J* 2001;20(1):102-3.

Kurnatowski P, Filipiaki A. Otomicosis: prevalence, clinical syntoms, therapeutic procedures. *Mycoses* 2001;44(11-12):472-9.

Martel J. Malignat or necrotizing otitis externa: experience in 22 cases. *Ann Otolaryngol Chir Cervicofac* 2000;117(5):291.

Matar GM. Comparative analysis between *Pseudomonas aeruginosa* genotypes and severity of syntoms in patients with unilateral or bilateral otitis externa. *Curr Microbiol* 2001;42(3):190-3.

Otacílio & Campos. *Tratado de otorrinolaringologia*. 1. ed. 1994.

Porto CC. *Semilogia médica*. 2. ed. 1994.

Rakover Y. Duration of antibacterial effectiveness of gentamicin ear drops in external otitis. *J Laryngol Otol* 2000;114(11):827-9.

Roland PS. Chronic external otitis. *Ear Nose Throat J* 2001;80(6 Suppl):12-6.

Roland PS. Microbiology of acute otitis externa. *Laryngoscope* 2002;112(7 pt1):1166-771.

Sander R. Otitis externa:a pratical guide to treatment and prevention. *Am Fam Physician* 2001;63(5):927-36.

Simpson KL. Ofloxacin otic solution: a review of its use in the manegement of ear infections. *Drugs* 1999;58(3):509-31.

Stuck BA. Treatment of therapy refractory chronic otitis external by local injection of triamcinolone acetate crystalline suspension: indicial experiences. *HNO* 2001;49(3):199-203.

PERICONDRITE E TRAUMA DE PAVILHÃO AURICULAR

José Victor Maniglia
Diderot Rodrigues Parreira
Flávio Carraro Arantes
Luciano Pereira Maniglia

PERICONDRITE

A infecção do pericôndrio do pavilhão auricular e da cartilagem subjacente geralmente ocorre pela exposição a uma laceração traumática ou a um procedimento cirúrgico otológico, cuja evolução causa deformidades antiestéticas. A infecção também pode ser introduzida durante a aspiração ou incisão de hematoma auricular inicialmente estéril, ou como resultado de colocação de *piercing* na orelha, em partes que recobrem a cartilagem, e secundária a acupuntura auricular. Em casos raros, infecções superficiais do canal auditivo externo espalham-se profundamente, envolvendo o pericôndrio. Mordidas humanas e traumatismos não tratados são causas freqüentes de pericondrite.

A nutrição da cartilagem é feita por embebição a partir do pericôndrio. A serosidade ou secreção purulenta coletada entre a cartilagem e o pericôndrio afeta a sua nutrição, causando a condrite.

Os microrganismos agressores mais comuns são bacilos gram-negativos, particularmente a *Pseudomonas aeruginosa*. Estendendo-se a infecção pelo pavilhão auditivo, a celulite cutânea adjacente pode apresentar infecção secundária causada por gram-positivos.

Nos estágios iniciais da infecção, o pavilhão toma-se hiperemiado e sensível, havendo demarcação brusca com o lóbulo que não está envolvido. O paciente queixa-se de dor, que se torna rapidamente intensa. As lesões podem atingir toda a porção cartilaginosa ou se restringirem à hélice ou à concha (Fig. 9-1).

A profilaxia é o tratamento preconizado, atentando-se para a proteção da cartilagem exposta durante a realização de procedimentos cirúrgicos e cuidados após infecções ou traumas do pavilhão. Na fase aguda, a pericondrite pode ser tratada com sucesso através de antibióticos tópicos e orais, associando a limpeza e umidificação da área infectada.

Quando ocorre a formação de abscesso subpericondral, este deve ser rapidamente incisado e drenado. A incisão é feita na superfície posterior do pavilhão, minimizando assim a ocorrência de deformidades antiestéticas pós-drenagem. Realiza-se cultura do material drenado. Protela-se a incisão até que exista flutuação definida, pelo risco de disseminação da infecção em incisão precoce. O tratamento da condrite estabelecida inclui o debridamento de toda a cartilagem necrótica e do tecido conectivo adjacente.

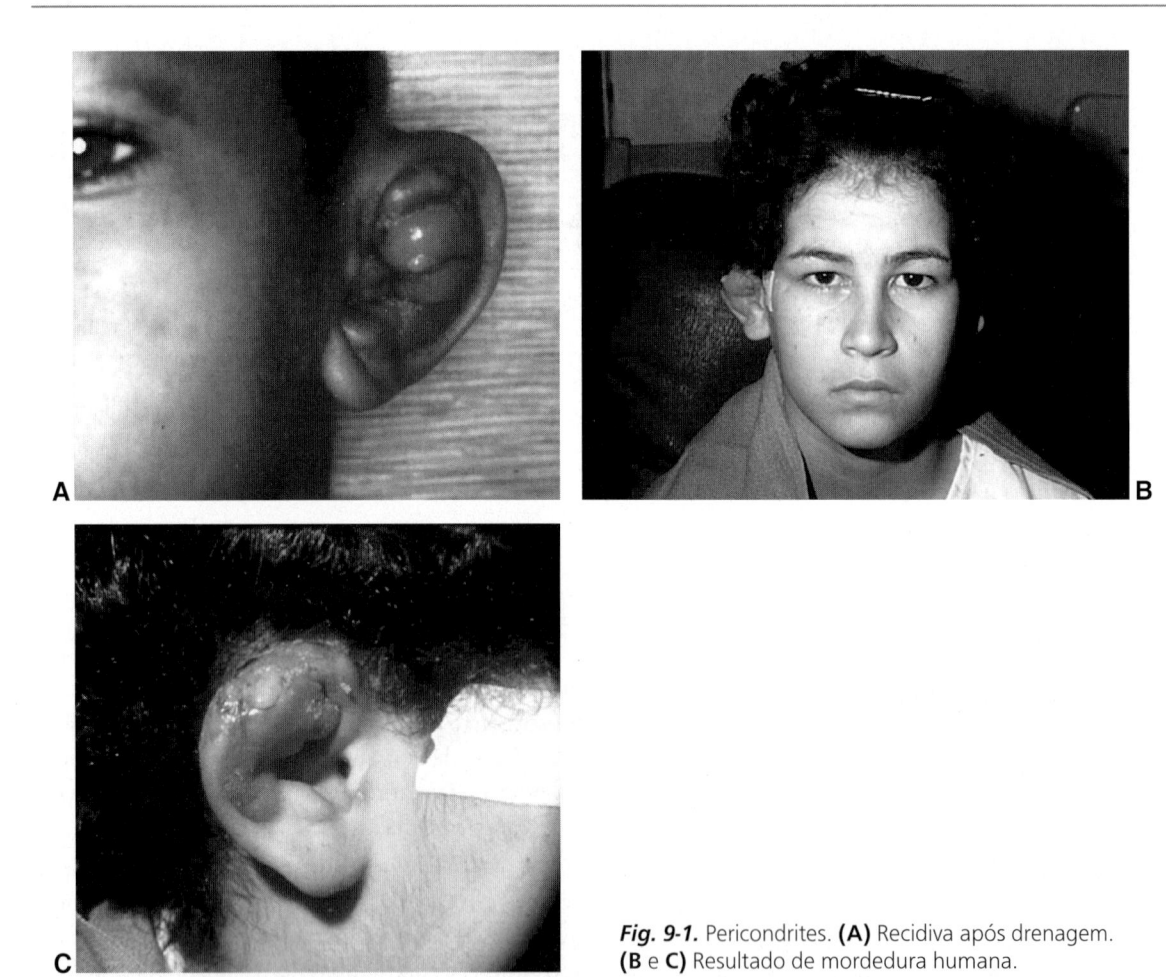

Fig. 9-1. Pericondrites. **(A)** Recidiva após drenagem. **(B e C)** Resultado de mordedura humana.

TRAUMA DE PAVILHÃO AURICULAR

O trauma auricular é comum em todos os grupos etários por várias razões. Esses tipos de lesões são atualmente mais freqüentes devido ao aumento de acidentes de trânsito, determinadas práticas esportivas, agressividade criminal e acidentes de trabalho (Fig. 9-2). O pavilhão auricular é um apêndice desprotegido, de fácil acesso ao trauma, que ocasiona lesões do tipo contusão, laceração ou mordedura e abrasão.

Todas as agressões à orelha e à parte cartilaginosa do meato acústico externo podem lesar o pericôndrio, causando necrose cartilaginosa. Além disso, infecções bacterianas podem evoluir para pericondrite com destruição parcial ou completa da estrutura cartilaginosa, provocando a formação de orelha em "couve-flor" ou de atresia de meato (Fig. 9-3). Em contraste com o olho, não há reflexo que proteja o pavilhão do trauma, a não ser que ouça som de alerta.

O trauma pode resultar de lesão por frio ou calor e produzir ulceração ou queimaduras auriculares. O trauma contuso pode produzir desde uma equimose até um hematoma importante que necessite de tratamento. O trauma cortante pode causar lacerações do tipo simples ou complexas (com ou sem perda tissular), avulsão parcial ou total. A seguir, serão discutidos tais eventos traumáticos com seus respectivos tratamentos.

Otoematoma

Devido à sua localização, a orelha externa é particularmente vulnerável ao trauma contuso. Este tipo de trauma pode produzir forças de cisalhamento que rompem a aderência do pericôndrio com a cartilagem. A cartilagem não tem suprimento sangüíneo próprio, sendo dependente da irrigação que nutre o pericôndrio. Quando o contato do pericôndrio com a cartilagem é interrompido por trauma, o espaço subpericon-

9 ❖ Pericondrite e Trauma de Pavilhão Auricular

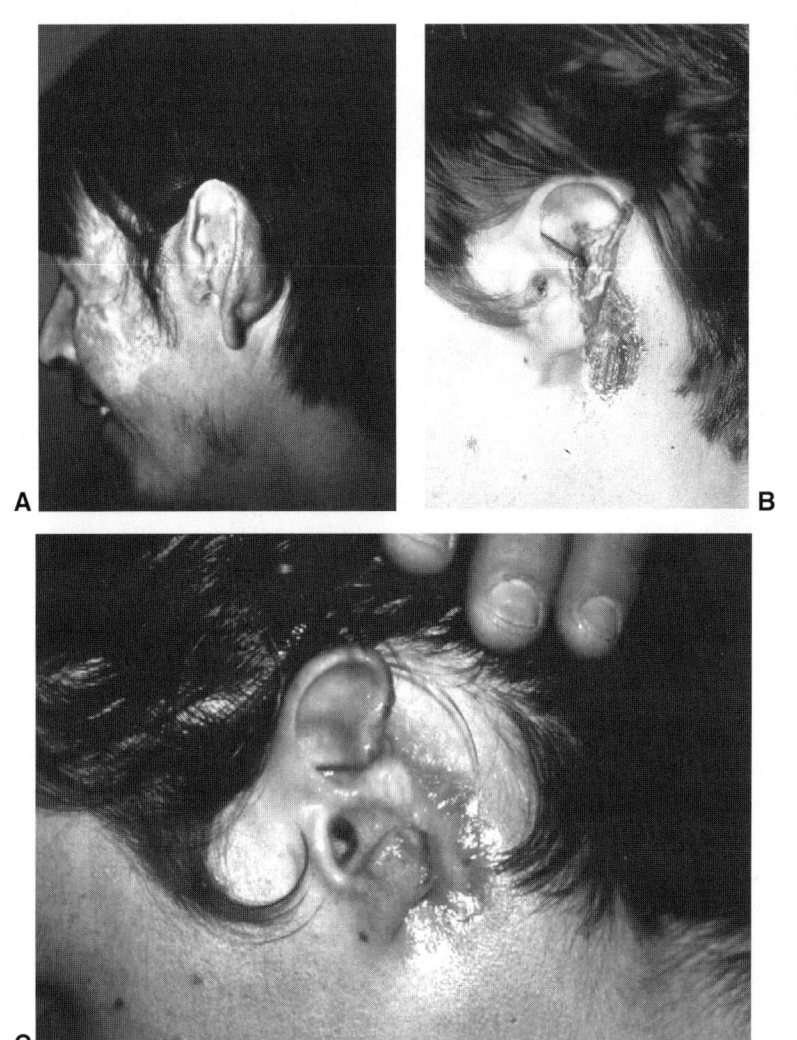

Fig. 9-2. **(A)** Trauma crônico de pavilhão auricular em paciente com epilepsia. **(B** e **C)** Necrose auricular em paciente usuário de cocaína.

dral se enche de sangue. Este hematoma priva a cartilagem de nutrientes e pode resultar em necrose da mesma e predispor a área a infecção. O risco de infecção é tão maior se houver penetração ou laceração da pele.

Ao exame físico, durante a inspeção, observa-se o abaulamento da face externa do pavilhão (Fig. 9-4). Este raramente atinge a concha. Apresenta-se como uma tumefação arredondada, e o tegumento que en-

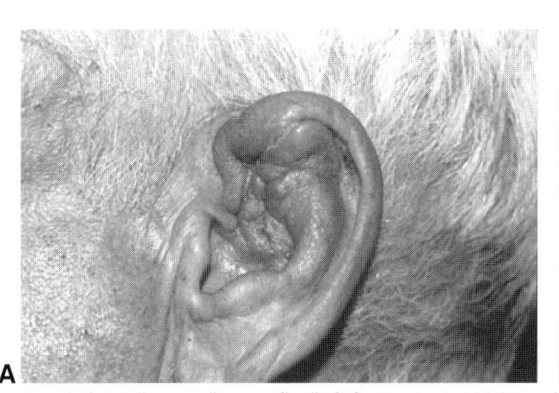

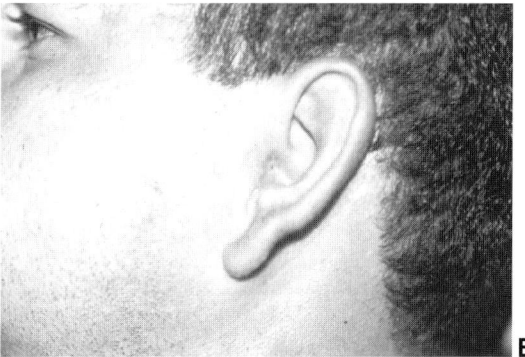

Fig. 9-3. **(A)** Orelha em "couve-flor". **(B)** Atresia traumática do conduto auditivo.

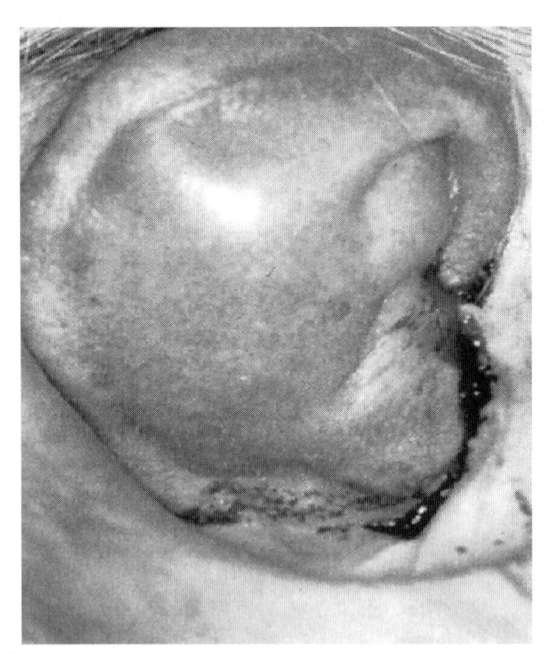

Fig. 9-4. Otoematoma.

volve apresenta-se violáceo. À palpação, não há dor e percebe-se o endurecimento ou flutuação leve local.

O objetivo do tratamento é prevenir deformidade permanente e os princípios fundamentais são:

- Evacuar o hematoma.
- Reaproximar o pericôndrio à cartilagem.
- Prevenir a recorrência de hematoma.
- Evitar infecção.

O procedimento a seguir é uma técnica segura, com elevado índice de sucesso e tecnicamente simples:

1. A área sobre o hematoma é anestesiada com lidocaína 1%.
2. Utilizando uma lâmina nº 15, faz-se uma incisão paralelamente à prega cutânea.
3. O hematoma é evacuado completamente e a cavidade irrigada com solução salina; a incisão deve ser ampla o bastante para permitir a remoção completa do sangue e a inspeção da cavidade.
4. Aplica-se pomada com antibiótico (bacitracina) na incisão.
5. Sutura-se com fio mononylon 4-0, passando-o pela pele, cartilagem e pele do lado oposto da orelha; passa-se o fio ao redor de um algodão dental do lado oposto à incisão e, então, de volta através da pele, cartilagem e pele; a sutura é então amarrada em volta de um segundo algodão dental, cobrindo a incisão (Fig. 9-5).
6. Passa-se uma segunda sutura e amarra-se da mesma forma no outro lado do algodão dental; o algodão dental comprime a parede e previne o reacúmulo de seroma ou sangue no espaço formado (Fig. 9-5). Prescreve-se antibiótico com espectro para estafilococos.

Os algodões são removidos após uma semana. Durante este tempo, o paciente deve permanecer em repouso relativo.

A complicação mais freqüente é a pericondrite consecutiva a infecção, que se apresenta com dor e aumento da intensidade da coloração local. Pode haver formação de osteocondroma ou osteoma, dependendo da extensão da complicação.

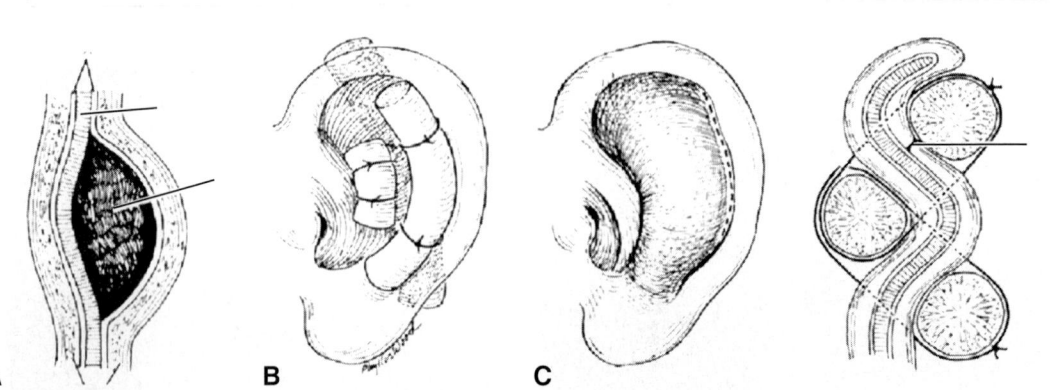

Fig. 9-5. Otoematoma. **(A)** Visão lateral do hematoma. **(B)** Visão anterior do hematoma. **(C)** Visão lateral mostrando a disposição dos rolos de algodão. **(D)** Algodões dentais anteriores presos ao posterior na superfície da orelha.

Lacerações auriculares

O princípio mais importante, quando há lesão extensa do pavilhão, é a preservação de todo o tecido viável. Lacerações pequenas podem ser facilmente fechadas com o mínimo de debridamento, e pode-se lidar com a cartilagem como qualquer outro tecido, sendo a mesma suturada com fio absorvível ou não, dependendo da necessidade. As abrasões da pele e cartilagem devem ser lavadas exaustivamente e cobertas com pomada de antibiótico e curativo não aderente.

O reimplante primário deve ser considerado quando a orelha não está totalmente separada da cabeça; isto é, mas ainda permanece unida por um pedículo de pele. Um pedículo pequeno pode fornecer suprimento sangüíneo adequado para o tecido.

Perdas parciais

Existem vários graus de perda parcial. Defeitos no rebordo da hélice com dois centímetros ou menos geralmente podem ser fechados primariamente (Fig. 9-6). O fechamento pode requerer uma ressecção estendida em cunha mais centralizada ou outras incisões para evitar a tensão tissular. Quando o defeito é maior do que três centímetros, é necessário o uso de enxerto composto (cartilagem e pele) da orelha contralateral.

Avulsão total e subtotal

Estes tipos de lesão não são freqüentes. Quando elas ocorrem, podem-se empregar opções diferentes de tratamento, sendo que a escolha dependerá de algumas variáveis (Fig. 9-7). O tamanho da abrasão e contusão da orelha avulsionada influencia em qual será o tratamento definitivo. A quantidade de tempo da lesão até o tratamento influencia na sua escolha, assim como outras lesões do paciente, tais como fraturas, lacerações e lesões, pois estas podem contra-indicar o uso de heparina.

Após a lesão, deve-se o mais rapidamente lavar a orelha avulsionada com solução salina gelada, de modo exaustivo, e colocá-la em um recipiente, contendo solução de Ringer-lactato heparinizada e penicilina aquosa com estreptomicina. O recipiente deve ser recoberto por gelo, de modo a resfriar o tecido, porém sem congelá-lo.

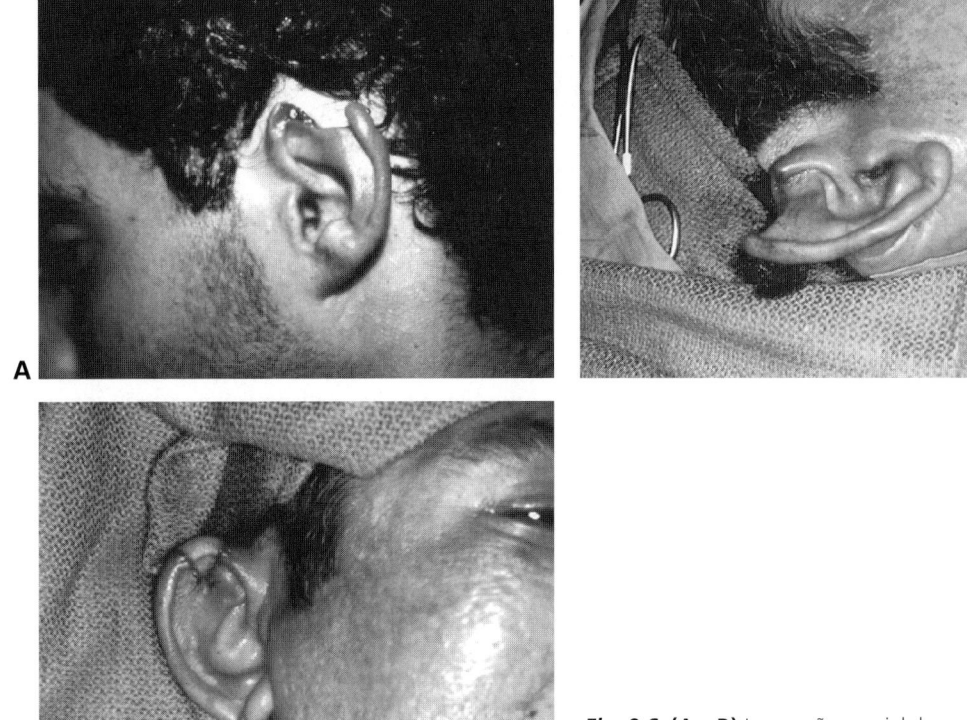

Fig. 9-6. **(A e B)** Laceração parcial de orelha por mordedura. **(C)** Reconstrução de laceração de pavilhão com enxerto composto.

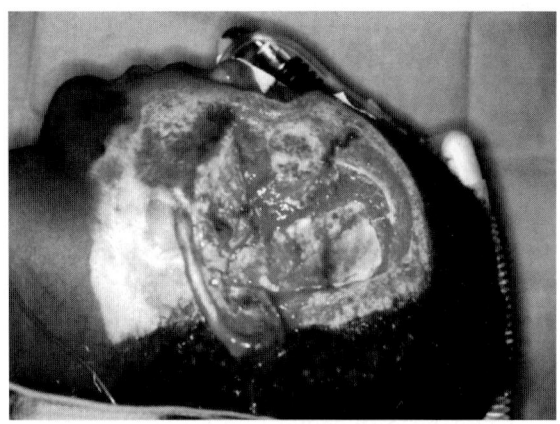

Fig. 9-7. Avulsão de orelha por acidente automobilístico.

Os rebordos cutâneos, tanto do segmento avulsionado quanto do sítio da avulsão, devem ser revitalizados através de excisão de 1 mm ou menos, não se utilizando epinefrina na anestesia local. A sutura é feita com pontos simples para reaproximação dos tecidos. Primeiro, restabelece-se a circulação arteriolar. No passado, a maioria dos reimplantes falharam devido à congestão venosa, hipoxia e acidose tissular. Para se evitar isso, fazem-se várias pequenas incisões na pele e no tecido subcutâneo da aurícula congesta e administra-se 10.000 unidades de heparina inicialmente, e 5.000 a 10.000 unidades via intravenosa a cada seis horas. A heparina previne a coagulação microvascular e aumenta a drenagem pela pele incisada, prevenindo hipoxia e acidose. A dosagem de heparina é feita pelo tempo de sangramento e é reduzida quando o segmento parece viável e o retorno venoso é restabelecido.

Queimaduras

Frio

A lesão inicia-se quando a temperatura está abaixo de zero. Quando se atinge temperatura abaixo de 100°C, há bloqueio da sensibilidade nervosa. A vasoconstrição é a primeira manifestação, com formação de gelo no fluido extracelular, resultando em desidratação e hipertonicidade intracelular. A seguir, ocorre formação de bolhas, sendo detectado eritema que se desenvolve ao redor do tecido demarcado, podendo ser visto por semanas e até meses.

A queimadura por frio pode ser classificada da seguinte forma:

- Grau 1: cianose da pele por espasmo vascular.
- Grau 2: isquemia com formação de vesículas.
- Grau 3: necrose profunda do tecido.

O tratamento consiste em reaquecimento rápido da área com algodão molhado à temperatura de 38 a 42°C. Aplica-se nitrato de prata 5% se houver infecção superficial.

Calor

As queimaduras de orelha apresentam dois problemas importantes: a lesão aguda e a complicação tardia por infecção.

As queimaduras são estéreis no início, podendo se infectar, tendo *Pseudomonas sp., Streptococcus* e *Staphylococcus,* como os microrganismos mais comuns. As infecções em queimadura de orelha se desenvolveram em mais de 25% das queimaduras de face, sendo responsável pelo prolongamento da hospitalização e por deformidades graves.

O tratamento depende do grau da queimadura. As queimaduras de primeiro grau (que envolve somente epiderme com eritema e edema) são tratadas de forma expectante. Para as de segundo (com formação de bolhas) e terceiro grau (necrose de tecidos profundos), deve-se evitar pressão na orelha e pode-se injetar, profilaticamente, gentamicina para prevenir condrite supurativa. A utilização de antibioticoterapia sistêmica é polêmica.

Ruptura de lóbulo da orelha

As pessoas que usam brincos pendulares ou muito pesados correm o risco de terem o lóbulo da orelha rompido. Caso isso ocorra abruptamente, a reaproximação primária com sutura em pontos simples é suficiente. Se o rompimento for gradativo ou se a lesão inicial não cicatrizou adequadamente formando um sulco profundo, o problema fica mais complexo. Neste caso, uma incisão simples no tecido cicatricial com reconstrução primária dos segmentos repartidos dá bons resultados.

BIBLIOGRAFIA

Sentuna BH, Marcus MD, Lucente FE. *Diseases of the external ear.* 2. ed. New York: Grune & Stratton, 1980.

Davis O, Powell W. Auricular perichondritis secondary to acupuncture. *Arch Otolaryngol* 1985;111(11):770-1.

Cummings CW, Frederinckson JM, Harker LA, Krause CJ, Schuller DE. *Otolaryngology head and neck surgery.* Vol. 4. Missouri: Mosby, 1986.

Guatiomosim MHE. *Doenças da orelha externa. Tratado de otorrinolaringologia.* Vol. 2. São Paulo: Roca, 2003.

Stroud MH. A simple treatment for suppurative perichondritis. *Laryngoscope* 1963;73:556-63.

Becker W, Naumann HH, Pfaltz CR. *Otorrinolaringologia prática – diagnóstico e tratamento.* Rio de Janeiro: Revinter, 1999.

Baers HA. Otologic aspects of ear bums. *Am J Otol* 1984;2(3):235-42.

Clemons JE, Connelly M. Reattachment of totally amputated auricule. *Arch Otolaryngol* 1973;97(3):269-72.

Lacher AB, Blitzer A. The traumatized auricule: care, salvage, and reconstruction. *Otolaryngol Clin North Am* 1982;15(1):225-39.

Dowling JA, Foley FD, Moncrief JA. Chondritis in the burned ear. *Plast Reconstr Surg* 1968;42:115-22.

Trauma do Canal Auditivo Externo e da Membrana Timpânica

Marcelo Miguel Hueb
Aziz Miguel Hueb

INTRODUÇÃO

Os seres humanos estão sujeitos a toda espécie de traumatismos, especialmente quando envolvidos em atividades profissionais ou esportivas de risco. Grandes lesões podem eventualmente ter evolução fatal (p. ex., trauma cranioencefálico) ou deixar seqüelas de graus variados. O otorrinolaringologista deve estar preparado para agir em equipe no paciente com traumatismos, devendo realizar uma avaliação global quando for o médico solicitado inicialmente.

Os traumatismos faciais e cranianos podem estar associados a lesões do canal auditivo externo e/ou membrana timpânica, que podem também ocorrer isoladamente, seja por acidentes, intencionalmente, auto-infligidos, infecciosos ou até mesmo iatrogênicos. Estas lesões podem ainda se associar a lesões da orelha média/cadeia ossicular e da orelha interna/canal auditivo interno.

O pavilhão auricular, por seu posicionamento dos dois lados da cabeça e pela sua projeção lateral está geralmente envolvido nos traumatismos dos segmentos craniano e facial. Da mesma forma e em virtude do seu componente ósseo, linhas de fratura do osso temporal podem também envolver a porção óssea do canal auditivo.

Este capítulo se refere aos traumatismos do canal auditivo externo e membrana timpânica, sendo que os traumatismos do pavilhão auricular e os traumatismos da orelha média serão tratados em outros capítulos.

CONSIDERAÇÕES ANATÔMICAS E FUNCIONAIS

A orelha externa é composta pelo pavilhão auditivo e pelo canal auditivo externo, tendo a membrana timpânica como seu limite medial. O pavilhão é formado por um esqueleto cartilaginoso, ligamentos e músculos, tendo continuidade medialmente com o canal auditivo externo, constituído por 1/3 cartilaginoso lateral e 2/3 ósseos mediais, correspondentes a aproximadamente 25 a 30 mm de comprimento total no adulto humano. A parede ântero-inferior do canal ósseo é formada pela porção timpânica do osso temporal, ao passo que as paredes posterior e superior são formadas pela porção mastóide e escamosa, respectivamente. O ponto de maior estreitamento do canal auditivo externo é justamente a junção osteocartilaginosa.

O canal auditivo externo tem origem ectodérmica, a partir da primeira fenda branquial, sendo que o posicionamento oblíquo da membrana timpânica no seu limite medial faz com que a parede póstero-superior seja aproximadamente 5 a 6 mm menor do que a parede ântero-inferior; a membrana timpânica tem a sua face voltada para baixo e para frente. O canal apresenta relações anatômicas em todos os seus limites, à exceção do seu limite lateral; a parede anterior da porção cartilaginosa do canal geralmente apresenta descontinuidades conhecidas como fissuras de Santorini.

O canal assume um maior eixo vertical na sua extremidade lateral e um eixo mais horizontal na extremidade medial, junto à membrana timpânica. Ao nível do seu terço médio ocorrem convexidades no assoalho e na parede anterior, que, junto com o posicionamento mais anterior e inferior do terço cartilaginoso, conferem um aspecto tortuoso ao canal auditivo externo. A orelha externa, em virtude desta tortuosidade, protege mecanicamente a membrana timpânica e a orelha média, medialmente. Além disso, o formato do pavilhão e do canal auditivo ajudam na localização dos sons no espaço e na amplificação sonora nas freqüências da fala.

Todo o canal é coberto por epitélio escamoso, sendo mais espesso na porção cartilaginosa do que na óssea; na porção cartilaginosa a pele contém glândulas sebáceas e ceruminosas, que conjuntamente aos folículos pilosos compõem o órgão pilosebáceo. É a única estrutura em fundo de saco no corpo humano recoberta por pele e com características migratórias de autolimpeza. Essas peculiares características favorecem a sua condição fisiológica de condução e amplificação sonoras, proteção mecânica e cicatrização ao trauma, porém, em contrapartida, estão amplamente relacionadas à gênese e ao desenvolvimento dos colesteatomas adquiridos (Hueb *et al.* 1993a, 1994; Hueb, 1998; Goycoolea *et al.*, 1999).

CONCEITOS E DEFINIÇÕES

Os traumatismos do canal auditivo externo e membrana timpânica podem ocorrer isoladamente ou associados a traumatismos do pavilhão auricular, orelha média e orelha interna, além de outros órgãos.

Para fins de definição, traumatismo se refere a qualquer lesão que cause abrasões, hematomas ou lacerações da cobertura epitelial do canal e da própria membrana timpânica e/ou cause fraturas do componente cartilaginoso ou ósseo do mesmo canal, além de lesões associadas. Lesões menores estão geralmente restritas ao epitélio do canal e/ou membrana timpânica, sem, contudo, ocasionar rupturas da mesma. Lesões maiores envolvem, além do epitélio do canal, perfurações da membrana timpânica, fraturas do canal e/ou envolvimento da orelha média e/ou interna.

Os traumatismos do canal auditivo externo e da membrana timpânica podem ser classificados quanto à sua localização, gravidade, lateralidade e lesões associadas. Os traumatismos da membrana timpânica podem envolver toda sua estrutura ou estarem localizados em determinado quadrante, com ou sem ruptura e com ou sem lesões da cadeia ossicular.

Fraturas do canal auditivo podem estar associadas a traumas do pavilhão e envolver o seu terço externo cartilaginoso ou podem envolver sua porção óssea em associação a fraturas do osso temporal, que são geralmente classificadas como longitudinais, transversas ou mistas.

ETIOPATOGÊNESE

Traumatismos epiteliais podem ocorrer devido a uma grande variedade de agentes. Mais comumente decorrem de tentativas de limpeza, hábito do próprio paciente em introduzir materiais no canal auditivo (p. ex., cotonetes, bastões adesivos) ou curiosidade (principalmente em crianças) ocasionando desde abrasões, hematomas e mesmo lacerações epiteliais, ocasionalmente até com ruptura da membrana timpânica. A utilização de bastões com substância adesiva para autolimpeza do canal é descrita como causadora de lesões de grau variável, envolvendo até ruptura da membrana timpânica (Kawase *et al.*, 2002).

As tortuosidades, o estreitamento conferido ao canal na junção osteocartilaginosa e os seus maiores eixos longitudinal lateral e transversal medial protegem a membrana timpânica em uma grande parte destes traumatismos. Além disso, a própria posição oblíqua da membrana timpânica faz com que os traumas sobre a mesma sejam algo oblíquos e não totalmente perpendiculares, diminuindo as consequências do impacto.

Em contrapartida, devido ao formato em fundo de saco, traumas mecânicos diretos (p. ex., impacto de água) ou por bruscos deslocamentos de ar (p. ex., tapas, explosões, queda na água, beijos apaixonados) podem lesar diretamente a membrana timpânica. Em pacientes com disfunção da tuba auditiva, mudanças gradativas de pressão atmosférica (p. ex., vôo, mergulhos) ocasionam alterações pressóricas na orelha média e podem levar até mesmo a rupturas da membrana timpânica. A membrana timpânica pode romper-se quando a pressão no canal auditivo externo excede $1,2$ kPa/cm^2 (1 $kPa/cm^2 = 0,967841$ atm), correspondente a uma profundidade na água de 12 metros (Jensen e Bonding, 1993).

Perfurações timpânicas secundárias a explosões de bombas podem inclusive ocasionar a implantação de epitélio escamoso, literalmente arremessado na orelha média (Seaman e Newell, 1971, Kerr e Byrne, 1975, Wolf *et al.*, 1991). Similarmente, descargas elétricas atmosféricas podem também ocasionar lesões na membrana timpânica, por alterações pressóricas de compressão ou rarefação (Wright e Silk, 1974, Cooper, 1985, Kristensen e Tvetras, 1985, Browne e Gaasch, 1992). A perfuração ocorre na fase positiva de compressão, sendo que a presença de bordos evertidos da membrana timpânica se justifica pela fase negativa de descompressão ou sucção (Carle *et al.*, 2002).

Alterações térmicas podem também traumatizar a orelha externa e evoluir com lesões e seqüelas no pavilhão auricular e canal auditivo (p. ex., congelamento ou queimaduras).

Corpos estranhos podem também levar a lesões traumáticas do conduto auditivo externo, sejam eles animados ou inanimados. O trauma pode decorrer da própria entrada do corpo estranho (p. ex., partículas projetadas em velocidade, objetos penetrantes, movimentação de insetos) ou de tentativas instrumentais intempestivas de remoção. Lavagens do canal auditivo para remoção de corpos estranhos ou até mesmo cerume podem ser igualmente traumáticas.

Todas estas lesões podem inclusive envolver a cadeia ossicular e a orelha interna; as conseqüências funcionais auditivas e vestibulares das mesmas nesses aspectos serão tratadas em outro capítulo.

Além destas lesões epiteliais, traumatismos externos contundentes ou penetrantes sobre o osso temporal podem também ocasionar fraturas ósseas simples ou compostas (Fig. 10-1), por vezes com fístula perilinfática, mesmo em pequenas fraturas (Mafee *et al.*, 1984). As fraturas do osso temporal são geralmente classificadas em relação ao eixo mais longo da pirâmide petrosa, como longitudinais, transversas ou mistas.

As fraturas longitudinais correspondem aproximadamente a 75% das fraturas do osso temporal e decorrem geralmente de traumas contundentes laterais na região parietal. Ocasionam mais comumente lesões de disjunção da cadeia ossicular e mais raramente fraturas (Hough e Stuart, 1968, Hammond, 1980, Singh *et al.*, 2002), além de lesões à membrana timpânica e ao canal auditivo externo, principalmente na sua parede póstero-superior, ao nível da sutura timpanoescamosa (Conover e Crammond, 1985), ocasionando otorragia. O acometimento da orelha interna e do nervo facial são incomuns.

Em contrapartida, as fraturas transversais correspondem a aproximadamente 20% das fraturas do osso temporal e geralmente decorrem de traumas cranianos anteriores ou posteriores, lesando a orelha interna e o nervo facial em aproximadamente 50% dos ca-

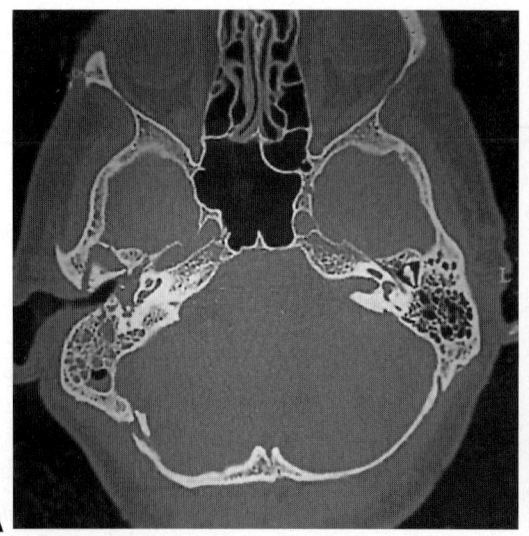

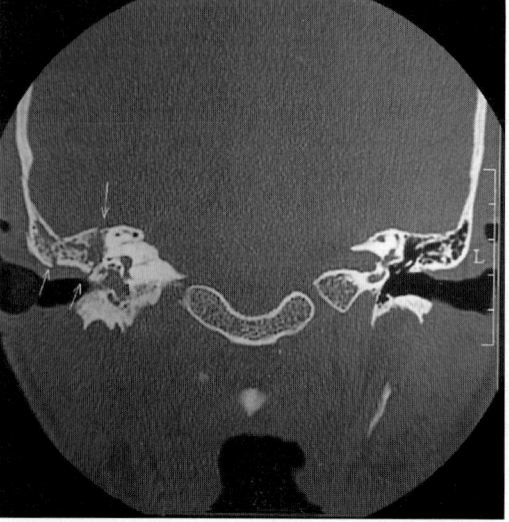

Fig. 10-1. (**A** e **B**) Tomografia computadorizada em cortes axial e coronal demonstrando evidentes fraturas do osso temporal direito, com acometimento do canal auditivo externo.

sos. Aqui não ocorre sangramento pelo canal auditivo externo, estando o sangue geralmente acumulado na orelha média com a membrana timpânica intacta.

Fraturas do canal auditivo externo podem também ser secundárias ao trauma ocasionado pelo côndilo nas fraturas de mandíbula (Psimopoulou et al., 1997; Chong e Fan, 2000). Traumatismo por arma de fogo, principalmente em tentativas de suicídio, geralmente afeta o canal auditivo externo e membrana timpânica, além de lesar a orelha interna. As fraturas do osso temporal serão discutidas com mais detalhes em outro capítulo.

Infecções da orelha média podem causar perfurações da membrana timpânica, sendo que a membrana timpânica perfurada pode favorecer a instalação de processos infecciosos na orelha média. Além disso, infecções na cobertura epitelial do canal auditivo (otites externas) podem causar graus variados de lesão epitelial, podendo ocasionar até mesmo estenose do canal e perfuração timpânica (Fig. 10-2). Processos infecciosos sistêmicos podem também acometer o epitélio do canal (p. ex., catapora), geralmente sem maiores conseqüências.

Procedimentos cirúrgicos podem também alterar a estrutura do canal e da membrana timpânica, seja com intuito funcional, como nas meatoplastias, canalplastias e timpanotomias, seja com intuito ablativo, como nas mastoidectomias radicais. Além disso, estas mesmas estruturas podem ser lesadas iatrogenicamente nestes e em outros procedimentos.

Atenção especial deve ser considerada em rupturas timpânicas em crianças e mulheres, principalmente na evidência de outros sinais faciais e físicos, como equimoses e hematomas, principalmente em tronco e membros, sugestivos de abuso físico.

QUADRO CLÍNICO E DIAGNÓSTICO

O quadro clínico do trauma do canal auditivo e/ou membrana timpânica depende do grau de acometimento destas estruturas, além do envolvimento ou não da cadeia ossicular e da orelha interna. Além disso, outras lesões extra-auriculares podem se associar, apresentando uma gama maior de manifestações clínicas que podem estar evidentes ou não ao examinador. Neste aspecto, torna-se fundamental que o examina-

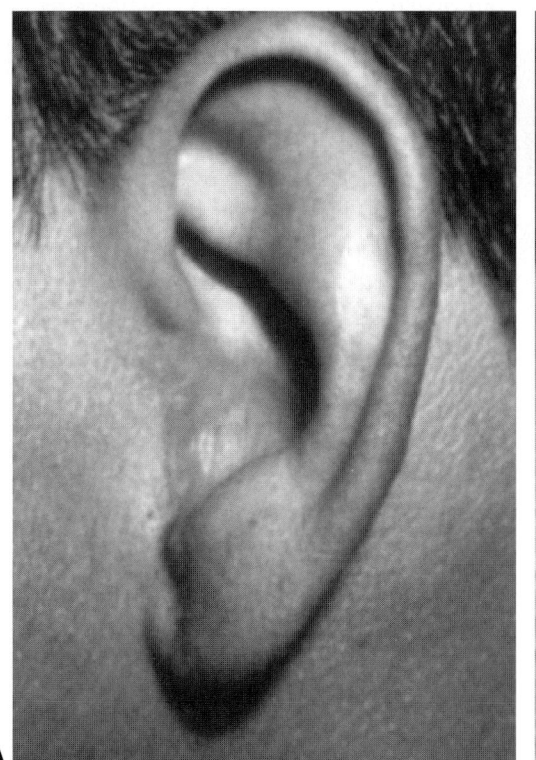

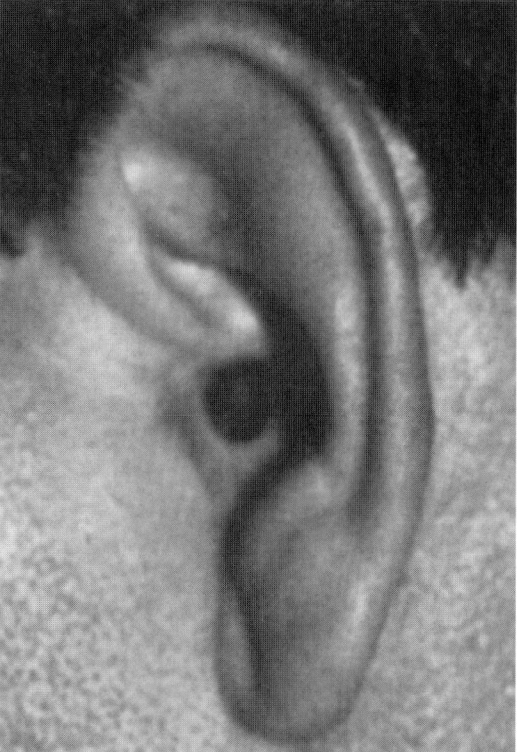

Fig. 10-2. (A e B) Estenose traumática/infecciosa do meato auditivo externo e destruição da estrutura cartilaginosa do trago e concha bilateralmente, secundária a otite externa. Pré-operatório e pós-operatório (abordagem retroauricular, meatoplastia, canalplastia com enxerto livre de pele e timpanoplastia) da orelha esquerda.

dor esteja atento à possibilidade de lesões mais extensas do próprio aparelho auditivo, além de orbitárias, cranioencefálicas, raquimedulares e outras.

Em pacientes com envolvimento mais extenso, a avaliação do estado de consciência, do padrão respiratório, dos sistemas cardiovascular e neurológico deve obrigatoriamente ser realizada. Nesses casos, a avaliação deve ser iniciada após a estabilização respiratória e cardiovascular do paciente e deve envolver a palpação da calota craniana, órbita e olhos, pirâmide nasal, maxila, zigoma, mandíbula, arcada dentária e pavilhão auricular. Em determinados casos, a palpação cervical deve também ser efetuada, além da avaliação do funcionamento dos pares cranianos, principalmente aqueles relacionados a audição, visão e movimentos oculares. O exame das cavidades oral e nasal e da faringe deve também ser realizado.

Lesões restritas à cobertura epitelial do canal auditivo geralmente cursam com dor no momento do trauma e sangramento autolimitado, sendo que em pacientes previamente com cerume ou com formação de coágulos oclusivos pode ocorrer também queixa de disacusia. Nestes, o exame pode se limitar à avaliação otoscópica.

O envolvimento da membrana timpânica, principalmente quando associado a lesão ossicular, ocasiona diminuição da sensibilidade auditiva e acúfenos, ocasionalmente com manifestações vertiginosas, náuseas e até vômitos. A ruptura da membrana timpânica favorece a instalação de processos infecciosos e até mesmo migração de epitélio escamoso para a orelha média.

Quando possível e em pacientes cooperantes, deve-se proceder a judiciosa limpeza para avaliação do envolvimento ou não da membrana timpânica. Em casos de forte suspeita de lesão da orelha média e/ou interna, em paciente não cooperante, pode inclusive ser necessário o exame físico sob sedação ou até mesmo anestesia geral, efetuando-se no mesmo ato os procedimentos necessários.

Ao exame do canal podem ser observadas desde pequenas abrasões epiteliais com ou sem hematomas até lacerações maiores, com acúmulo de sangue. Lacerações da parede anterior do canal podem significar fraturas do côndilo da mandíbula, ao passo que equimoses ao nível da apófise mastóide (sinal de Battle) podem significar fraturas de base de crânio.

A membrana timpânica pode apresentar desde pequenos hematomas até rupturas, pequenas ou grandes, por vezes envolvendo toda sua estrutura. A avaliação microscópica ajuda no dimensionamento do grau da lesão e serve como auxiliar na indicação do tipo de tratamento (Figs. 10-3 e 10-4). Em determinados casos, pode-se inclusive utilizar endoscópios rígidos para avaliação também da orelha média. Em casos de traumas menores e exclusivos do canal e membrana timpânica, a avaliação pode ser limitada a estas estruturas.

EXAMES COMPLEMENTARES

Na maioria dos casos de traumatismo do canal auditivo externo e da membrana timpânica, a avaliação otoscópica ou otomicroscópica é geralmente suficiente. Em determinados pacientes, pode também ser realizada a avaliação com o auxílio de endoscópios, principalmente em relação à orelha média.

Em outros casos, além da avaliação física, o funcionamento do sistema audiovestibular deve ser realizado com o auxílio de diapasões e testes de equilíbrio, além de ocasionalmente através de testes audiológicos com auxílio de aparelhos (p. ex., audiometria tonal). A sensibilidade auditiva pode estar preservada ou as alterações podem cursar com perdas condutivas, mistas ou sensorioneurais, na dependência das estruturas afetadas e do seu grau de envolvimento.

A avaliação da estrutura óssea craniofacial através de radiografias simples e principalmente da tomografia computadorizada (TC) é solicitada em casos selecionados e pode ser altamente relevante, seja em relação ao canal auditivo externo ou à orelha média e ao canal auditivo interno/orelha interna. Em pacientes candidatos a exames ou procedimentos sob anestesia geral, deve-se atuar após avaliação cardiorrespiratória e laboratorial básica.

TRATAMENTO

A resposta física de cicatrização ao trauma ou até mesmo às cirurgias do canal auditivo e da membrana timpânica envolve necessariamente mecanismos biológicos de proliferação e migração epitelial, proliferação de fibroblastos, neoangiogênese e remodelação tecidual (Stenfors et al., 1980, Johnson e Hawke, 1987, Johnson et al., 1990, Martin et al., 1992). A cicatrização da membrana timpânica apresenta um fator adicional neste processo, ou seja, a migração epitelial sem subs-

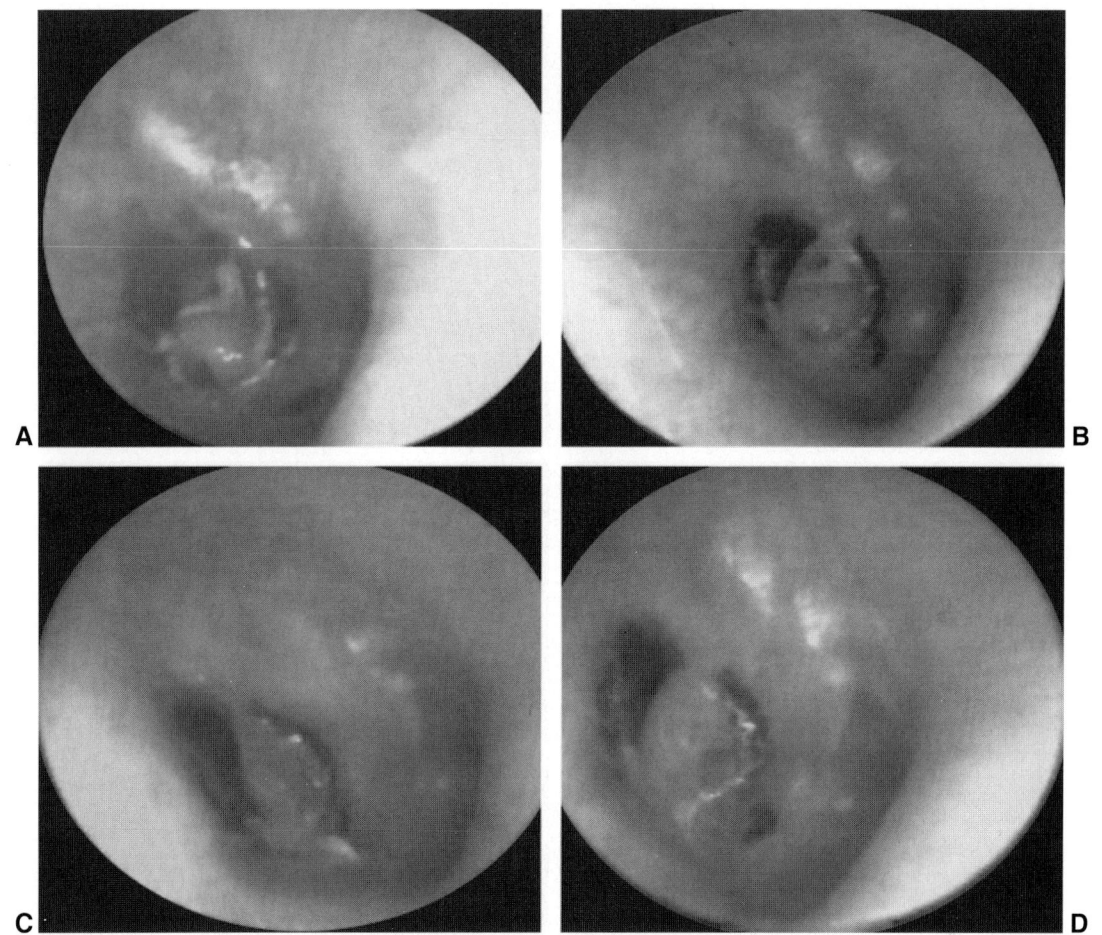

Fig. 10-3. Aspectos de trauma mecânico (cotonete) com ruptura do quadrante póstero-inferior da membrana timpânica direita. Observe a exposição da cadeia ossicular e nicho da janela redonda. Evolução espontânea, cicatrização total da membrana, sem seqüelas auditivas. Sentido horário, intervalos semanais.

trato de suporte, que eventualmente pode ser favorecida ou dificultada, na dependência de condições locais adequadas ou não ou de procedimentos associados. Aqui, a cicatrização decorre da progressão do epitélio livremente nas bordas da perfuração, sem necessariamente apoiar-se no tecido conectivo. Caso o epitélio progrida medialmente, pode ocorrer cicatrização com a mucosa da orelha média e, conseqüentemente, uma perfuração persistente.

Em condições favoráveis, os traumatismos restritos à cobertura epitelial do canal geralmente evoluem para resolução sem seqüelas, mesmo espontaneamente. Mesmo assim, deve ser realizada a limpeza do canal e orientação ao paciente para evitar medicamentos tópicos, entrada de água ou novos traumas. Em orelhas previamente acometidas por processos infecciosos (p. ex., otite externa crônica), pode ser necessário utilizar-se da aplicação tópica de medicamentos contendo antibióticos e antifúngicos. Em pacientes mais sensíveis, a prescrição de analgésicos pode ser necessária.

No envolvimento limitado à membrana timpânica deve-se levar em consideração a extensão do trauma e o tempo de evolução do mesmo. Em pacientes com rupturas da membrana timpânica mais tardias, mesmo que extensas, sem sinais de infecção, deve-se observar a evolução sem intervenção cirúrgica. Igualmente, em traumas associados à penetração de água na orelha média deve igualmente ser postergada a indicação cirúrgica.

Em traumatismos recentes com ruptura da membrana timpânica e sem entrada de água, podem ser realizadas desde a colocação de *patchs* de papel de seda untados com pomadas ou embebidos em solução

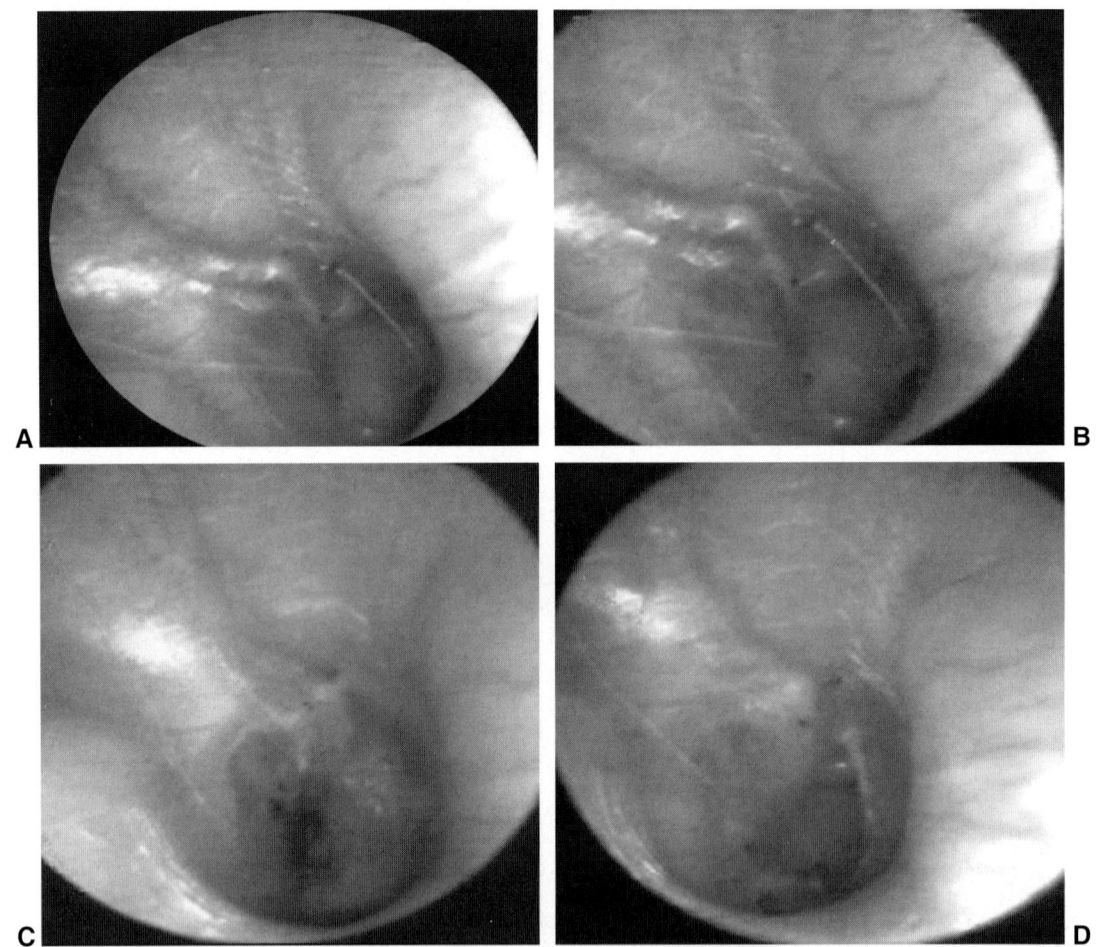

Fig. 10-4. Aspectos de trauma sonoro (explosão) com ruptura dos quadrantes anteriores da membrana timpânica direita. Evolução espontânea, cicatrização total da membrana, sem seqüelas auditivas. Sentido horário, intervalos semanais.

de antibióticos com ou sem o reposicionamento das bordas da perfuração, em nível ambulatorial até mesmo a timpanoplastia sob anestesia local. Deve-se ressaltar que o material utilizado pode facilmente ser deslocado durante um simples bocejo e até durante a deglutição. A oclusão do canal com curativo de algodão ou Gelfoam® embebido ou untado com antibiótico, no terço medial do canal, junto ao *patch,* auxilia na manutenção do mesmo em posição (Amadasun, 2002). Curativos com ácido hialurônico (Stenfors, 1993), colóides (Spandow *et al.*, 1995) ou fator de crescimento epitelial (O'Daniel *et al.*, 1990, Amiols et al, 1992, Dvorak *et al.*, 1995) foram utilizados com relativo sucesso, mesmo em perfurações mais antigas.

Deve ser ressaltado que ocorre cicatrização na grande maioria das perfurações traumáticas da membrana timpânica (Kerr e Byrne, 1975, Pahor, 1981, Makki, 1989, Wolf *et al.*, 1991, Berger *et al.*, 1994), independentemente de qualquer tipo de intervenção, como pode ser observado nas Figs. 10-3 e 10-4.

O uso de gotas tópicas deve ser evitado em casos de rupturas da membrana timpânica, em virtude das características de permeabilidade da membrana da janela redonda e possibilidade de toxicidade à orelha interna, principalmente em orelhas médias sem alterações inflamatórias prévias (Goycoolea, 1992, 1995, 1997, 2001, Hueb *et al.*, 1993b, 1993c, 1996). A entrada do medicamento na orelha média pode ainda levar consigo bactérias presentes no canal auditivo. Além disso, caso haja corticóide na fórmula do medicamento, pode ocorrer um retardo no processo cicatricial (Ishimoto e Ishibashi, 2002).

O tratamento deve ser mais agressivo em casos de evidente contaminação ou risco de infecção, para se prevenir inclusive a estenose do canal ou a perfuração crônica da membrana timpânica. Pode ser necessário debridamento e tamponamento do canal com curativo de algodão ou esponja untada com creme ou solução de antibióticos. Além disso, o uso de antibioticoterapia preventiva deve ser realizado nesses casos.

PROGNÓSTICO

O prognóstico é geralmente bom, mesmo em casos de extenso acometimento do canal e da membrana timpânica. A intervenção em nível ambulatorial ou em centro cirúrgico não deve oferecer maiores riscos do que os ocasionados pelo trauma. Na grande maioria dos casos, a simples observação e os cuidados para se evitar a entrada de água ou o uso de gotas tópicas são suficientes para uma boa cicatrização.

A implantação de epitélio escamoso na orelha média pode resultar em problemas futuros. Lesões associadas do pavilhão auricular e das orelhas média e interna podem conferir um pior prognóstico.

REFERÊNCIAS BIBLIOGRÁFICAS

Amadasun JE. An observational study of the management of traumatic tympanic membrane perforations. *J Laryngol Otol* 2002;116:181-4.

Amiols P, Jackler R, Lustig L. Repair of chronic membrane perforations using epidermal growth factor. *Otolaryngol Head Neck Surg* 1992;107:669-83.

Berger G, Finkelstein Y, Harell M. Non-explosive blast injury of the ear. *J Laryngol Otol* 1994;108:395-8.

Browne BJ, Gaasch WR. Electrical injuries and lightning. *Emerg Med Clin. North Am* 1992;10:211-29.

Carle AE, Anderson RB, Cooper M.A. A large group of children struck by lightning. *Ann Emerg Med* 2002;39:665-70.

Chong VF, Fan YF. Technical report. External auditory canal fracture secondary to mandibular trauma. *Clin Radiol* 2000;55:714-6.

Conover GL, Crammond RJ. Tympanic plate fracture from mandibular trauma. *J Oral Maxillofac Surg* 1985;43:292-4.

Cooper MA. Electrical and lightning injuries. *J Emerg Med* 1985;2:379-88.

Dvorak DW, Abbas SG, Ali T, Stevenson S, Welling B. Repair of chronic tympanic membrane perforations with long-term epidermal growth factor. *Laryngoscope* 1995;105:1300-4.

Goycoolea MV. The round window membrane under normal and pathological conditions. *Acta Otolaryngol* 1992;(Suppl)493:43-55.

Goycoolea MV. Oval and round window membrane changes in otitis media in the human. An ultrastructural study. *Acta Otolaryngol* 1995;115:282-5.

Goycoolea MV. Clinical aspects of round window membrane permeability under normal and pathological conditions. *Acta Otolaryngol* 2001;121:437-47.

Goycoolea MV, Lundman L. Round window membrane. Structure function and permeability: a review. M*icrosc Res Tech* 1997;36:201-11.

Goycoolea MV, Hueb MM, Muchow D, Paparella MM. The theory of the trigger, the bridge and the transmigration in the pathogenesis of acquired cholesteatoma. *Acta Otolaryngol (Stockh.)* 1999;119:244-8.

Hammond VT. Ossicular lesions. *J Laryngol Otol* 1980;94:117-22.

Hough JVD, Stuart WD. Middle ear injury in skull trauma. *Laryngoscope* 1968;78:899-937.

Hueb MM. Colesteatoma adquirido: avanços experimentais na compreensão de sua patogênese. *Tese de Doutorado pela Faculdade de Medicina da Universidade de São Paulo*, 1998. 98p.

Hueb MM, Goycoolea MV, Muchow DC, Duvall AJ, Paparella MM, Sheridan C. In search of missing links in otology. III. Development of a new animal model for cholesteatoma. *Laryngoscope* 1993a;103:774-84.

Hueb MM, Goycoolea MV, Ruah CB, Muchow DC. Dynamics of micro spheres in the inflamed middle ear mucosa. In: Lim DJ (ed.) *Recent advances Otitis media*. Hamilton: BC Decker, 1993b. 340-2p.

Hueb MM, Goycoolea MV, Ruah CB, Muchow DC. Permeability of the mucoperiosteum in otitis media. An experimental study in the cat. *Rev Bras de Otorrin* 1993c;59:17-24.

Hueb MM, Goycoolea MV, Muchow DC. Padrões de migração epitelial em colesteatoma adquirido: um estudo experimental. *Rev Bras Otorrinolaringologia* 1994;60:186-94.

Hueb MM, Goycoolea MV, Paparella MM, Muchow DC. Experimental studies of the pathogenesis of granulation tissue in the middle ear. In: Lim DJ (ed) *Recent advances otitis media*. Hamilton: BC Decker, 1996. 451-7p.

Ishimoto S, Ishibashi T. Induction of growth factor expression is reduced during healing of tympanic membrane perforations in glucocorticoid-treated rats. *Ann Otol Rhinol Laryngol* 2002;111:947-53.

Jensen JH, Bonding P. Experimental pressure induced rupture of the tympanic membrane in man. *Acta Otolaryngol (Stockh)* 1993;113:62-7.

Johnson A, Hawke M. The function of migratory epidermis in the healing of tympanic membrane perforations in guinea pig. A photographic study. *Acta Otolaryngol Stockh* 1987;103:81-6.

Johnson AP, Smallman LA, Kent SE. The mechanism of healing of tympanic membrane perforations. A two-dimensional histological study in guinea pigs. *Acta Otolaryngol Stockh* 1990;109:406-415.

Kawase T, Adachi K, Kakehata S, Hashimoto S, Kobayashi T. Ear injury caused by a sticky-tipped applicator. *Eur Arch Otorhinolaryngol* 2002;259(6):302-5.

Kerr AG, Byrne JET. Concussive effects of bomb blast on the ear. *J Laryngol Otol* 1975;89:131-43.

Kristensen S, Tvetras K. Lightning-induced acoustic rupture of the tympanic membrane (a report of two cases). *J Laryngol Otol* 1985;99:711-3.

Mafee MF, Valvassori GE, Kumar A, Yannias DA, Marcus RE. Pneumolabyrinth: a new radiologic sign for fracture of the stapes footplate. *Am J Otol* 1984;5:374-5.

Makki HT. An evaluation of myringoplasty in war injured people. *J Laryngol Otol* 1989;103:945-6.

Martin P, Hopkinson-Woolley J, McCluskey J. Growth factors and cutaneous wound repair. *Prog Growth Factor Res* 1992;4:25-44.

O'Daniel TG, Petitjean M, Jones SG, Zogg F, Martinez SA, Nolph MB, Schulta GS. Epidermal growth factor binding and action on the tympanic membrane. *Ann Otol Rhinol Laryngol* 1990;99:80-3.

Pahor AL. The ENT problems following the Birmingham bombings. *J Laryngol Otol* 1981;95:399-406.

Psimopoulou M, Anoniades K, Magoudi D, Karakasis D. Tympanic plate fracture following mandibular trauma. *Dento-Maxillo-Facial Radiol* 1997;26:344-6.

Seaman RW, Newell RC. Another etiology of middle ear cholesteatoma. *Arch Otolaryngol* 1971;94:440-2.

Singh S, Salib RJ, Oates J. Traumatic fracture of the stapes suprastructure following minor head injury *J Laryngol Otol* 2002;116:457-9.

Spandow O, Hellstrom S, Dahlstrom M, Bohlin L. Comparison of the repair of permanent tympanic membrane perforations by hydrocolloidal dressing and paper patch. *J Laryngol Otol* 1995;109:1041-7.

Stenfors L.E. Repair of tympanic membrane perforations using hyaluronic acid: an alternative to tympanoplasty. *J Laryngol Otol* 1993;103:39-40.

Stenfors LE, Carlsoo B, Salen B, Winblad B. Repair of experimental tympanic membrane perforations. *Acta Otolaryngol Stockh* 1980;90:332-41.

Wolf M, Ben-Shoshan J, Kronenberg J, Roth Y. Blast injury of the ear. *Mil Med* 1991;156:651-3.

Wright JW, Silk KL. Acoustic and vestibular defects in lightning survivors. *Laryngoscope* 1974;84:1378-87.

11

OTITE MÉDIA AGUDA

Ricardo Maurício Novaes
Carla Miti Watanabe
Lucas Gomes Patrocínio
José Antônio Patrocínio

CONCEITO

Otite média aguda (OMA) é uma inflamação da orelha média que se caracteriza por lesões anatomopatológicas inflamatórias agudas do revestimento conjuntivo epitelial das cavidades da orelha média, com ou sem a presença de líquido purulento.[1,2]

OMA é considerada a segunda doença infecciosa mais prevalente no primeiro ano de vida, atrás apenas do resfriado comum. Estima-se que aproximadamente 90% das crianças apresentem ao menos um episódio de OMA antes de completarem 5 anos e que 40% delas apresentem três ou mais episódios ao longo dos primeiros três anos de vida. Atualmente essa doença representa sozinha o motivo mais comum de consultas em pediatria para o diagnóstico de uma criança doente.[3,4] Portanto, apresenta um impacto socioeconômico significativo, principalmente se mal manejada.

EPIDEMIOLOGIA

A OMA é uma doença altamente incidente com morbidade elevada e baixa letalidade. Apresenta uma curva de prevalência de distribuição bimodal, com um pico entre os 6 e 36 meses e um segundo dos 4 aos 7 anos. O primeiro é explicado por características intrínsecas ao lactente, incluindo sua imaturidade imunológica e as características próprias da tuba auditiva nessa faixa etária. O segundo pico corresponde ao período de socialização da criança, caracterizado pela maior exposição a infecções de vias aéreas superiores (IVAS).[5]

Apresenta maior incidência na população urbana que na rural, nas crianças do sexo masculino que nas do feminino e no inverno que no verão.[2,6] Os fatores de risco para OMA estão descritos no Quadro 11-1.

ETIOPATOGÊNESE

A etiopatogênese da OMA é multifatorial. Dentre os fatores envolvidos, destacam-se: a disfunção tubária e os processos infecciosos, virais ou bacterianos, das áreas contíguas à fenda auditiva.[7]

A tuba auditiva apresenta três funções básicas: manutenção do equilíbrio entre as pressões aéreas atmosférica e intratimpânica (função ventilatória), drena-

Quadro 11-1. Fatores de risco para otite média aguda

Fatores intrínsecos

- Anormalidades craniofaciais (síndrome de Down, síndrome de Treacher Collins, doença de Crouzon, Pierre Robin, entre outras)
- Defeitos anatômicos ou funcionais do palato (úvula bífida, fenda palatina completa ou submucosa)
- Imunodeficiências (deficiência de imunoglobulinas, AIDS). Obstruções tubárias anatômicas ou funcionais

Fatores extrínsecos

- Convívio da criança em berçários ou creches
- Duração do aleitamento materno inferior a 6 meses
- Aleitamento da criança em posição horizontal (introdução de líquidos na caixa timpânica por refluxo)
- Tabagismo dos pais

gem de secreções e proteção da orelha média. Qualquer situação que resulte em obstrução tubária, seja anatômica seja funcional, leva à falência da função regulatória pressórica dada pela tuba. Essa pressão negativa intratimpânica conduz, pois, à aspiração das secreções presentes na rinofaringe sempre que a tuba mantiver alguma patência, instalando o cenário da OMA. Ademais, sabe-se que a tuba auditiva na população pediátrica é mais curta, mais horizontalizada (descreve um ângulo de 10° com o plano horizontal, comparativamente a uma angulação de 45° presente no adulto) e mais rígida. Dentre essas características, a mais implicada na fisiopatogênese das OMA é o menor comprimento tubário.

O ato de deglutição em pacientes com obstrução nasal intensa parece produzir pressão positiva inicial na rinofaringe, seguida por uma fase de pressão negativa. Em ambos os momentos, a orelha está sob o risco de contaminação por microrganismos.

O ato de espirrar e as manobras de Valsalva também resultam em abertura passiva da porção cartilaginosa da tuba, podendo agir como responsáveis pela contaminação da caixa timpânica, normalmente estéril.

Por fim, as IVAS são precedentes usuais dos quadros de OMA, pois causam edema das vias áreas e, como resultado, obstrução da tuba auditiva, com inadequada ventilação e pressão negativa na orelha média, com acúmulo de efusão.[8] Os vírus também apresentam papel importante por causarem aumento na secreção de muco na tuba.

FORMAS CLÍNICAS E MICROBIOLOGIA

Distinguem-se três formas clínicas de OMA: bacteriana, viral e necrosante.

OMA bacteriana

Obtêm-se bactérias de cultura da secreção da orelha média em aproximadamente 70% das crianças com OMA sintomática. Os microrganismos mais freqüentemente encontrados são: *Streptococcus pneumoniae* (20%-40%), *Haemophilus influenzae* (15%-30%), *Moraxella catarrhalis* (10%-20%) e *Staphylococcus aureus* (2%-3%).

OMA viral

Os agentes etiológicos descritos são aqueles comuns às IVAS virais: DNA vírus, RNA vírus, Coksackie, Microvírus e Paramixovírus.

OMA necrosante

Causada pelo *Streptococcus pyogenes* (2%-3%).

QUADRO CLÍNICO E DIAGNÓSTICO

A OMA acomete freqüentemente crianças com quadro de IVAS e que logo desenvolvem otalgia. As crianças menores apresentam choro constante, irritação geral ou letargia, diminuição do apetite, podendo apresentar vômito ou diarréia. Podem ser observadas febre e dor, sendo que a última aumenta durante os movimentos de deglutição. Em crianças maiores e nos adultos as secreções na orelha média podem desenvolver sensação de plenitude auricular e de ruídos pulsáteis sincrônicos.

A OMA é uma doença autolimitada que normalmente se manifesta por etapas lineares, que podem, porém, desviar-se em direção à resolução, principalmente se instituído o tratamento adequado. A primeira fase é a **fase de hiperemia**, que dura de um a dois dias, em que os pacientes se apresentam febris com otalgia leve a moderada e reação hiperêmica do mucoperiósteo da caixa timpânica e mastóide (Fig. 11-1). A segunda é a **fase exsudativa**, que se caracteriza por otalgia e febre mais importantes associadas a hipoacusia e exsudato que preenche a cavidade timpânica e, progressivamente, as células mastóideas (Fig. 11-2). Em seguida, ocorre a **fase de supuração** em

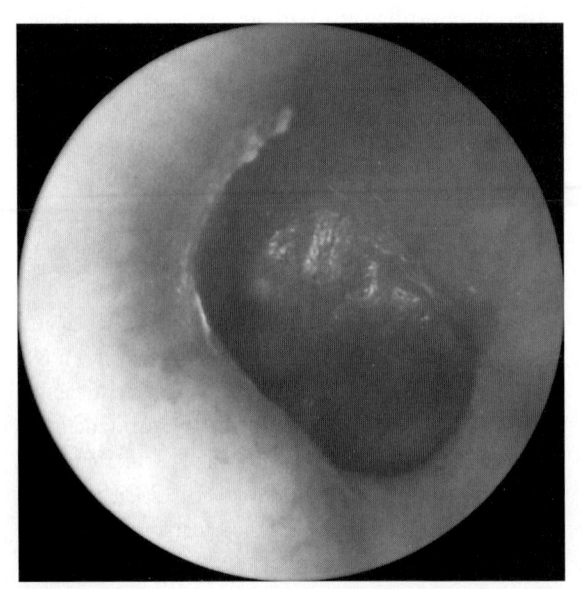

Fig. 11-1. Otite média aguda em fase de hiperemia apresentando membrana timpânica com hiperemia não associada às demais alterações.

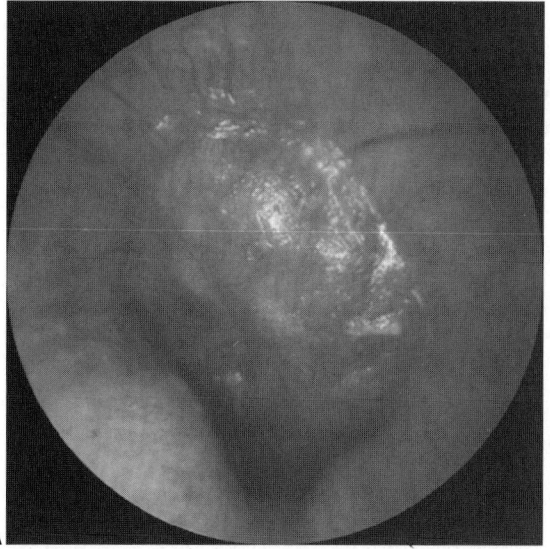

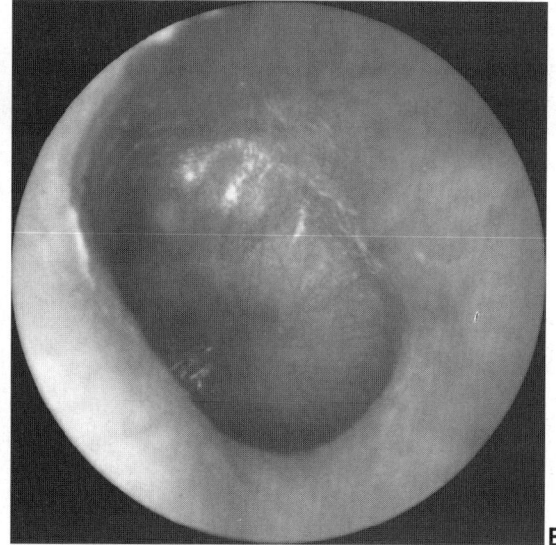

Fig. 11-2. Otite média aguda em fase exsudativa apresentando membrana timpânica espessada e com graus variáveis de abaulamento. **(A e B)** Pela pressão positiva exercida pelo líquido presente na orelha média.

que a secreção mucopurulenta acumulada sob pressão na orelha média conduz à perfuração da membrana timpânica com conseqüente otorréia mucopiossanguinolenta. A partir dessa fase, na maior parte dos casos, a OMA evolui para a fase de resolução com redução progressiva das alterações inflamatórias, reabsorção da secreção e reorganização da mucosa da orelha média.[3]

A OMA viral caracteriza-se por otalgia (leve à moderada intensidade), temperatura de subfebril à febril baixa e não-comprometimento do estado geral. A membrana timpânica apresenta hiperemia difusa. O quadro dura de cinco a sete dias e evolui sem complicações.

O diagnóstico diferencial entre OMA bacteriana e viral é eminentemente clínico e otoscópico, já que a fase de hiperemia pode ser comum. Aconselhamos o acompanhamento otoscópico nos casos duvidosos nas primeiras 24 a 48 horas.

A OMA necrosante acomete pacientes desnutridos portadores de doença exantemática como o sarampo e a rubéola. É caracterizada pela rápida instalação de febre, otalgia e otorréia, geralmente fétida. Há perfuração da *pars tensa* da membrana timpânica de extensão variável, geralmente associada à destruição ossicular e do ânulo fibrocartilagíneo. A mucosa da orelha média apresenta aspecto granular e necrótico.

A otite média recorrente (OMR), que consiste em três ou mais episódios de OMA em seis meses ou quatro ou mais episódios de OMA em um ano, deve ser diagnosticada para que o tratamento não se restrinja apenas ao episódio agudo, mas que prossiga na pesquisa de possíveis causas ou fatores predisponentes que irão interferir na conduta terapêutica, podendo a mesma ser até cirúrgica.[9]

TRATAMENTO

OMA viral

Tratamento sintomático, fazendo uso de analgésicos, antitérmicos e lavagens nasais com soro fisiológico.

OMA necrosante

Antibiótico oral e tópico, acompanhamento freqüente com limpeza do conduto auditivo externo e caixa timpânica.

OMA bacteriana

O uso de antibioticoterapia é empírico, baseado na microbiologia, sendo a primeira escolha ainda a amoxicilina. Outras opções e doses estão descritas no Quadro 11-2. O tratamento sugerido é no mínimo de cinco dias para crianças acima de 2 anos de idade e no mínimo sete dias para crianças menores.[10]

As crianças em tratamento para OMA bacteriana que não apresentarem melhora clínica após 48 a 72 horas devem ser reavaliadas, podendo ser necessária a troca de antibióticos ou até, em casos específicos, timpanotomia.

Quadro 11-2. Antibióticos disponíveis para o tratamento da otite média aguda

Escolha primária
- Amoxicilina (crianças: 40 mg/kg/dia em 3 doses; adultos: 1,5 g/dia em 3 doses)
- Amoxicilina em dose aumentada (crianças: 80 mg/kg/dia em 3 doses; adultos: 3 g/kg/dia em 3 doses)
- Amoxicilina (crianças: 40 mg/kg/dia em 3 doses; adultos: 1,5 g/dia em 3 doses) com Clavulanato (crianças: 30 mg/kg/dia em 3 doses; adultos: 1 g/dia em 3 doses)

Alternativas
- Cefuroxima ou equivalente (crianças: 30 mg/kg/dia em 2 doses; adultos: até 3 g em 2 doses)
- Claritromicina (crianças: 7,5 mg/kg/dia em 2 doses; adultos: 500 mg/dia em 1 dose)
- Ceftriaxona (crianças: 20-80 mg/kg/dia em 1 dose; adultos: 1-2 g/dia em 1 dose)
- Levofloxacino (adultos: 500 mg/dia em 1 dose)

Em casos de complicações
- Ceftriaxona (crianças: 20-80 mg/kg/dia em 1 dose; adultos: 1-2 g/dia em 1 dose)
- Cefotaxima (crianças: 50-100 mg/kg/dia em 3 ou 4 doses; adultos: 2 g em 3 doses)
- Vancomicina (crianças: 10 mg/kg em 4 doses; adultos: 500 mg em 4 doses ou 1 g em 2 doses) associada ou não a Rifampicina (crianças: 10-20 mg/kg, máximo 600 mg em 1 dose; adultos: 600 mg/dia em 1 dose)

Alternativas nas complicações
- Levofloxacino IV (adultos: 500 mg/dia em 1 dose)
- Clindamicina IV (crianças: 13-25 mg/kg/dia em 4 doses; adultos: 300-400 mg em 4 doses) com Rifampicina IV (crianças: 10-20 mg/kg, máximo 600 mg em 1 dose; adultos: 600 mg/dia em 1 dose)
- Ampicilina/Sulbactam IV (crianças: 150 mg/kg/dia em 3 ou 4 doses; adultos: 1,5-12 g/dia em 3 ou 4 doses)

Quadro 11-3. Complicações da otite média aguda

Complicações intratemporais
- Otite média aguda necrosante
- Mastoidite aguda
- Paralisia facial periférica
- Labirintite serosa
- Labirintite supurativa
- Petrosite aguda

Complicações Intracranianas
- Abscesso epidural
- Hidrocefalia
- Trombose do seio sigmóide
- Meningite
- Abscesso de lobo temporal
- Trombose da veia jugular interna
- Trombose do seio cavernoso

O tratamento cirúrgico da OMA fica restrito a casos especiais. Vários tipos de cirurgia podem ter indicação, tais como: timpanocentese, colocação de tubo de ventilação, antrostomia ou mastoidotomia, mastoidectomia e labirintectomia transmeática.

COMPLICAÇÕES

Os pacientes com OMA podem evoluir com complicações intratemporais e/ou intracranianas, dependendo das características locais e do *status* imunológico (Quadro 11-3).

CONTROVÉRSIAS

A indicação rotineira de antibioticoterapia em OMA não é consensual. Há uma ampla variação na proporção de casos tratados com antibióticos, variando de 31% na Holanda a 98% nos Estados Unidos. Apesar de haver inúmeros ensaios clínicos comprovando a eficácia de diferentes antibióticos na OMA, alguns estudos têm questionado sua necessidade. Van Buchem *et al.*[11] demonstraram que o uso isolado de sintomáticos resultou em melhora clínica na quase totalidade dos 4.860 pacientes com OMA. Rosenfeld[12] demonstrou em uma metanálise que cerca de 81% dos casos de OMA evoluem à resolução espontânea e que a antibioticoterapia, comparativamente ao placebo, acresce em aproximadamente 14% a porcentagem de resolução primária dos quadros de OMA. Por outro lado, países como a Holanda têm apresentado níveis elevados de mastoidite aguda (quatro casos para 100.000 habitantes) em comparação com níveis mundiais (um caso para 100.000 habitantes).

Na nossa opinião, levando em consideração o perfil socioeconômico dos nossos pacientes, a conduta expectante nas crianças com OMA bacteriana pode ser realizada com cautela, porém de preferência nas crianças acima de 2 anos de idade que apresentam menor risco de complicações e naqueles pacientes em que não se perderá o acompanhamento. No entanto, devemos ter em mente essas complicações para que possamos fazer um diagnóstico mais precoce das mesmas e iniciar o tratamento adequado.

REFERÊNCIAS BIBLIOGRÁFICAS

1. Almeida Cir, Almeida Rr. Otite Média Aguda. In: Campos Cah, Costa Hoo (Eds.) *Tratado de otorrinolaringologia*. São Paulo: Roca, 2002.
2. Sih T. Complexo otite média. In: Sih T (ed.) *Otorrinolaringologia pediátrica*. Rio de Janeiro: Revinter, 1998.
3. Cruz OL, Costa SS. *Otologia clínica e cirúrgica*. Rio de Janeiro: Revinter, 2000.
4. Bento RF, Miniti A, Marone SAM. *Tratado de otologia*. São Paulo: USP, 1988. 233-41p.
5. Alho OP. How common is recurrent acute otitis media? *Acta Otolaryngol Suppl (Stockh)* 1997;529:8-10.
6. Uhari M, Mantysaari K, Niermela M. A meta-analytic review of the risk factors for acute otitis media. *Clin Infect Dis* 1996;22(6):1079-83.
7. Bluestone CD, Klein JO. Definitions, terminology, and classification. In: ____ (eds.) *Otitis media in infants and children*. Philadelphia: WB Saunders, 1988.
8. Miscione MC. Acute otitis media. In: Sih T, Chinski A, Eavey R (eds.) *II Manual of pediatric otorhinolaryngology*. IAPO/IFOS, IAPO, 2001.
9. Sih T. Recurrent otitis media. In: Sih T, Chinski A, Eavey R (eds.) *II Manual of pediatric otorhinolaryngology*. IAPO/IFOS: IAPO, 2001.
10. Paradise JL. Managing otitis media: a time for change. *Pediatrics* 1995;96:712-5.
11. Van Buchem FI, Peeters MF, Van't Hof MA. Acute otitis media: a new treatment strategy. *BMJ Clin Res Ed* 1985;290:1033-7.
12. Rosenfeld RM. Comprehensive management of otits media with effusion. *Otolaryngol Clin North Am* 1994;27(3):443-55.

12

MASTOIDITES AGUDAS

Humberto Afonso Guimarães
Ricardo Guimarães

INTRODUÇÃO

Há vários anos a mastoidite aguda era uma afecção encontrada com freqüência nos serviços de atendimento ambulatorial. Com o passar dos anos, a incidência de mastoidite aguda vem se tornando menos freqüente graças aos recursos terapêuticos, facilidades de diagnóstico das otites e do atendimento médico, bem como a melhoria das condições de vida da população.

CONCEITO

A mastoidite aguda é um processo infeccioso da cavidade pneumatizada da mastóide, que aparece após infecção na orelha média, podendo se expandir para a vizinhança.

ASPECTOS ANATÔMICOS

A mastóide, uma divisão do osso temporal, é formada pela cortical que contém em seu interior um sistema trabecular ósseo, formando cavidades que são revestidas por mucoperiósteo. Este sistema tem uma célula principal, o antro, que se comunica com a orelha média através de uma passagem, o *additus ad antrum*. No recém-nascido (RN) esta trabeculação não está ainda formada existindo somente o antro, cuja comunicação com a orelha média é mais estreita que no adulto, por causa do tamanho já definitivo dos ossículos e pelo pouco desenvolvimento da mastóide. Nessa época, o osso da escama lateral ao antro é cribiforme, o que facilita a propagação de otite média para o espaço subperiosteal.

O seio lateral, o nervo facial e os canais semicirculares fazem saliência dentro da mastóide, que tem na vizinhança as fossas cranianas média e posterior.

FISIOPATOLOGIA

Toda mastoidite tem sua origem numa infecção de orelha média que se propaga para as células da mastóide. Não havendo cura, a mucosa que reveste o *additus* se espessa e obstrui esta comunicação, provocando na mastóide um acúmulo de secreção com conseqüente desmineralização de suas trabéculas ósseas. Aparecem então grandes cavidades preenchidas por exsudato purulento e granulações mucoperiósteas com conseqüente aumento da vascularização local. É a fase da mastoidite coalescente aguda ou osteíte aguda. Sem resolução, a infecção pode estender-se até a cortical da mastóide, formando, numa seqüência, um quadro de periosteíte, abscesso e fístula retroauricular ou pode propagar-se em direção ao pescoço, cerebelo ou lobo temporal.

A difusão da infecção se processa por vários mecanismos como tromboflebite de vênulas comunicantes, erosão óssea da vizinhança ou via pré-formada (Quadro 12-1).

Quadro 12-1. A evolução da mastoidite aguda

OMA → oclusão do *additus* → estase de pus na mastóide → vasodilatação → estase venosa → acidose local → dissolução das parede ósseas (halisterese) → atividade dos osteoclastos → amolecimento e remoção óssea → coalescência de trabéculas ósseas → formação de granulação no mucoperiósteo → erosão da cortical → difusão do processo periosteíte, Bezold, (meningite, abscesso cerebral, outros) → atividade dos osteoblastos → deposição óssea → cicatrização

CLASSIFICAÇÃO

Quanto à forma clínico-evolutiva, podemos classificar as mastoidites em:
A) Localizada:
- Simples.
- Coalescente (osteíte).

B) Exteriorizada:
- Retroauricular.
- Temporozigomática pré-tragal.
- Cervical:
  - Bezold.
  - Pseudo-Bezold.
  - Mourret.

C) Atípica.

Mastoidite localizada simples

Sua característica é ficar restrita à cavidade da mastóide com comprometimento do mucoperióstero. É uma extensão assintomática do processo infeccioso da orelha média. Os sintomas e sinais são os da própria otite. Não existindo situações desfavoráveis relacionadas ao hospedeiro, ao sítio ou à bactéria causadora, regride espontaneamente com o tratamento da otite (Fig. 12-1).

Mastoidite localizada coalescente ou osteíte

Com o bloqueio do *additus*, acúmulo de secreção no antro e conseqüente destruição das trabéculas ósseas, forma-se uma grande cavidade na mastóide. A cortical óssea nesses casos também é comprometida, sobretudo em crianças, nas quais ela é mais delgada. O paciente queixa-se de dor retroauricular associada ao quadro de otite e piora do estado geral. Nota-se edema e hiperemia na região retroauricular (Fig. 12-2).

Mastoidite exteriorizada retroauricular

O processo infeccioso atingindo o periósteo da mastóide (periosteíte) produz inicialmente uma reação inflamatória retroauricular caracterizada por calor, rubor e dor. A presença de edema torna o sulco retroauricular mal definido e progressivamente vai deslocando o pavilhão da orelha para frente e ligeiramente para baixo (Fig. 12-3). A palpação desta região é dolorosa. Em pouco tempo aparece uma área de flutuação correspondendo à formação de um abscesso, que, drenando para o exterior, forma uma fístula (Figs. 12-4 e 12-5). Nesta fase, o otorrinolaringologista deve ficar atento à propagação do processo infecciosos para outras regiões e para o aparecimento de complicações.

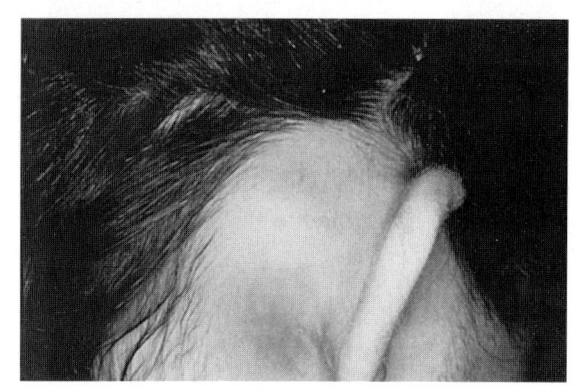

Fig. 12-2. Mastoidite localizada coalescente.

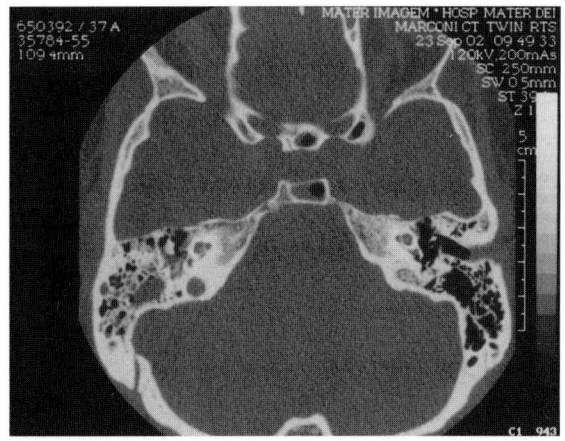

Fig. 12-1. Mastoidite localizada simples direita constatada na tomografia computadorizada.

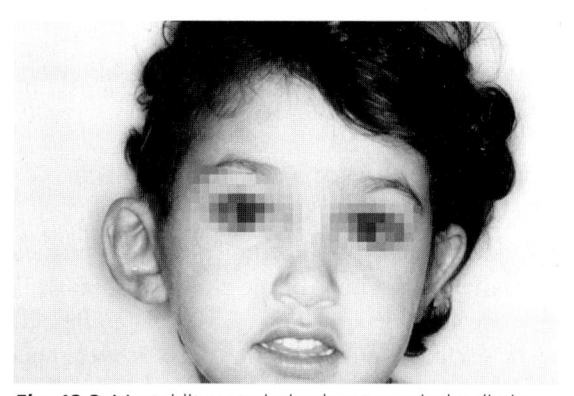

Fig. 12-3. Mastoidite exteriorizada retroauricular direita – Pavilhão da orelha deslocado para frente.

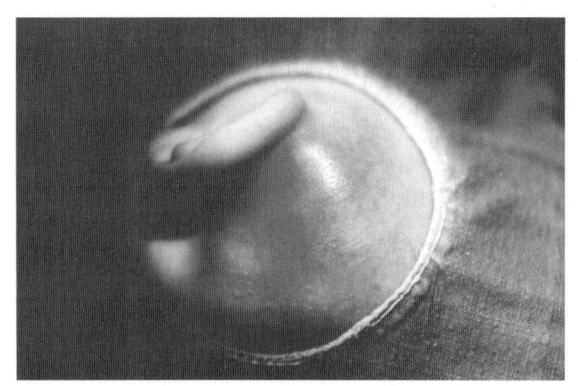

Fig. 12-4. Mastoidite exteriorizada retroauricular esquerda – Área de flutuação retroauricular.

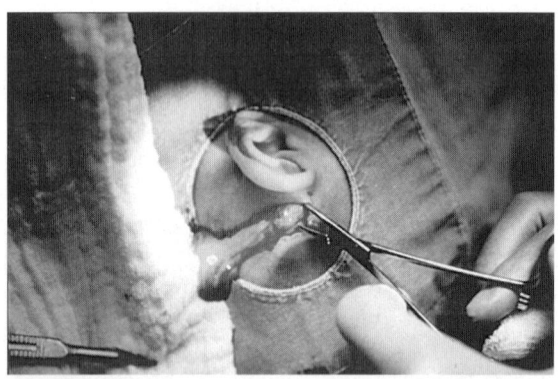

Fig. 12-5. Mastoidite exteriorizada retroauricular esquerda – Drenagem do abscesso.

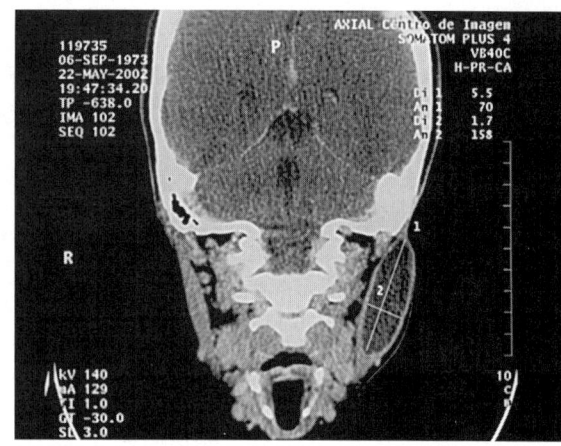

Fig. 12-6. Mastoidite de Bezold – Imagem pela tomografia computadorizada.

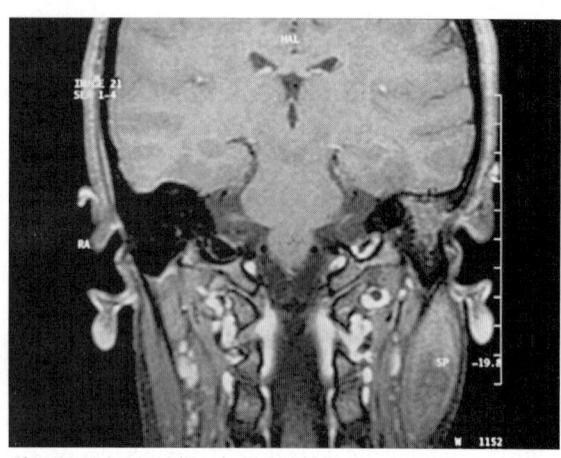

Fig. 12-7. Mastoidite de Bezold – Imagem pela ressonância magnética sem contraste.

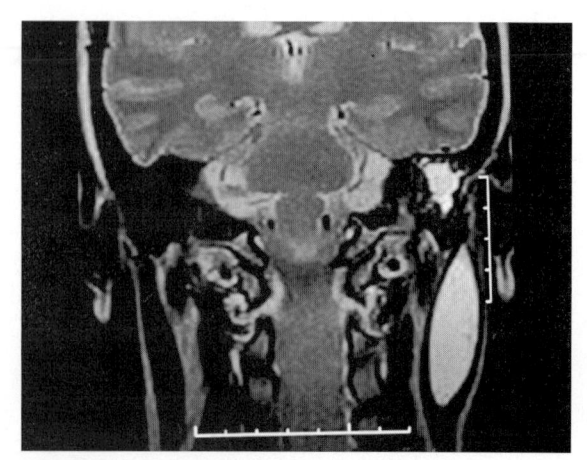

Fig. 12-8. Mastoidite de Bezold – Imagem pela ressonância magnética com contraste (gadolínio).

Mastoidite exteriorizada temporozigomática pré-tragal

É uma propagação do processo infeccioso para a região anterior ao pavilhão da orelha. Manifesta-se com dor e limitação do movimento da articulação temporomandibular e formação de abscesso na região temporozigomática, que deslocará a orelha para baixo. O exame do ouvido é fundamental para o diagnóstico, que deve ser preciso para não ser confundido com outras patologias da região.

Mastoidite exteriorizada de Bezold e pseudo-Bezold

Quando a fistulização da cortical ocorre na ponta da mastóide forma-se uma coleção de pus na face externa do músculo esternocleidomastóideo (pseudo-Bezold) ou na sua face interna (Bezold). O abscesso tem uma localização cervical alta e é doloroso ao toque, podendo ocasionar torcicolo (Figs. 12-6 a 12-8).

Mastoidite de Mourret

É a propagação da infecção através do músculo digástrico em direção à parede lateral da faringe de onde pode estender-se a outros planos cervicais, espaço retroestilóideo, bainha dos grandes vasos e podendo até atingir o mediastino. O diagnóstico é difícil e deve-se suspeitar deste tipo de mastoidite quando num quadro de otite aparece disfagia e odinofagia.

Mastoidite inespecífica

O comprometimento da mastóide pelo bacilo da tuberculose ou pelas micobactérias atípicas manifesta-se por otorréia clara insidiosa, com pólipos no conduto auditivo externo e adenopatia cervical. A região retroauricular pouco dolorosa fica distendida e às vezes com fistulização. Paralisia facial pode estar presente.

BACTERIOLOGIA

As bactérias encontradas na mastoidite aguda são as mesmas encontradas na otite média aguda: *Streptococcus pneumoniae, Haemophilus influenzae, Moraxella catarrhalis, Staphylococcus aureus, Septococcus pyogenes*. Outras mais raras como *Pseudomonas aeruginosa* e anaeróbios também podem aparecer.

Não esquecer dentre as atípicas o bacilo da tuberculose e as micobactérias atípicas.

DIAGNÓSTICO

O diagnóstico de mastoidite é feito através da história clínica e do exame otorrinolaringológico, incluindo o pescoço e dando especial atenção aos ouvidos.

Vários exames complementares auxiliam o diagnóstico evolutivo, o diagnóstico etiológico e o diagnóstico de complicações intratemporais ou intracranianas.

Exames por imagem

A tomografia computadorizada (TC) é usada, sobretudo, para avaliação da mastóide, auxiliando também o esclarecimento de manifestação cervicais, faringeanas e complicações intracranianas.

A ressonância magnética (RM), além de ser de grande utilidade para o esclarecimento de manifestações cervicais, faringeanas e de complicações intracranianas, associada a angiorressonância é fundamental no diagnóstico de tromboflebite do seio lateral.

O ultra-som (US) pode ser solicitado para esclarecimento de achados cervicais.

A utilização de radioisótopos como o tecnécio 90, que se concentra em áreas de osteogênese, e o gálio 67, que se fixa sobre bactérias e leucócitos, podem ter sua utilidade no estudo do diagnóstico e da cura da doença. São exames mais elaborados e devem ser solicitados em ocasiões especiais.

Exames bacteriológicos

O exame direto e a cultura para identificar a bactéria responsável podem ser obtidos da secreção da orelha média ou do pus retirado do abscesso. Amostras estéreis são atribuídas a antibioticoterapia prévia. Quando suspeitar de mastoidite específica, solicitar PCR para pesquisar presença de *M. tuberculosis*.

Exame do liquor

Deve ser solicitado em casos suspeitos ou com diagnóstico já firmado de meningite.

Biopsia

É útil no diagnóstico diferencial com tumores.

DIAGNÓSTICO DIFERENCIAL

O diagnóstico diferencial é feito com otite externa, tumores auriculares de rápida evolução, como o rabdomiossarcoma ou histiocitose X, adenopatias retroauriculares ou cervicais e outros tumores e abscessos cervicais ou parafaríngeos.

COMPLICAÇÕES

Sendo a mastoidite uma conseqüência da otite média, ela pode desenvolver complicações que se dividem em intratemporais e intracranianas.

Complicações intratemporais

Manifestam-se por paralisia facial, labirintopatia otogênica, flebite ou tromboflebite do seio lateral (Fig. 12-9) e petrosite apical (síndrome de Gradenigo) (Fig. 12-10).

Complicações intracranianas

Aparecem como meningite, abscesso extradural (Fig. 12-11), empiema subdural (Fig. 12-12), abscesso cerebral (Fig. 12-13) e hidrocefalia otogênica.

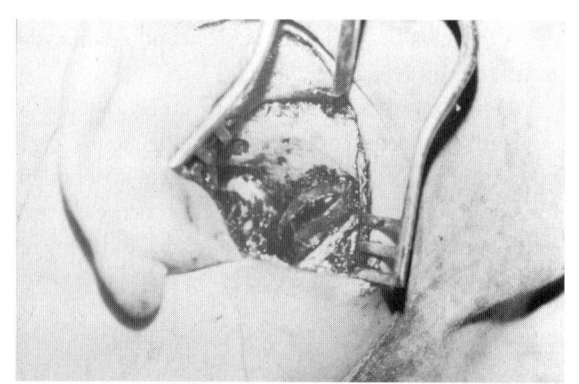

Fig. 12-9. Complicação da mastoidite – Tromboflebite do seio lateral.

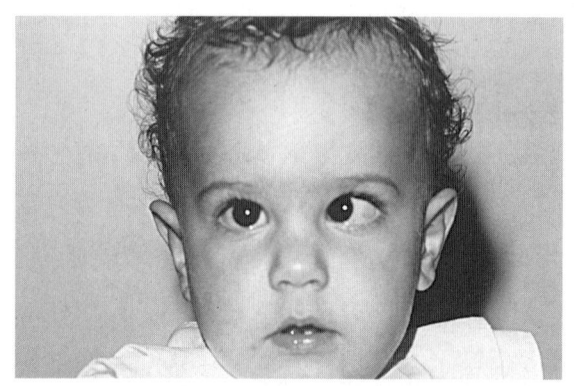

Fig. 12-10. Complicação da mastoidite – Síndrome de Gradenigo.

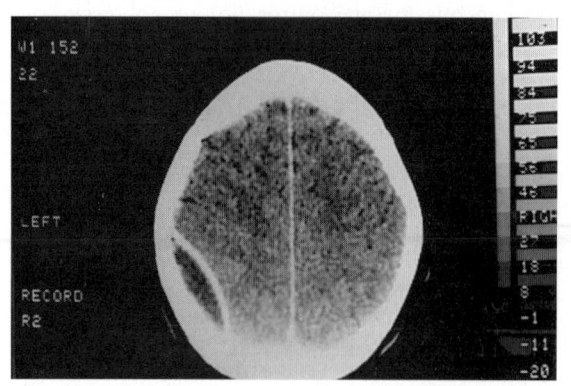

Fig. 12-11. Complicação da mastoidite – Abscesso extradural.

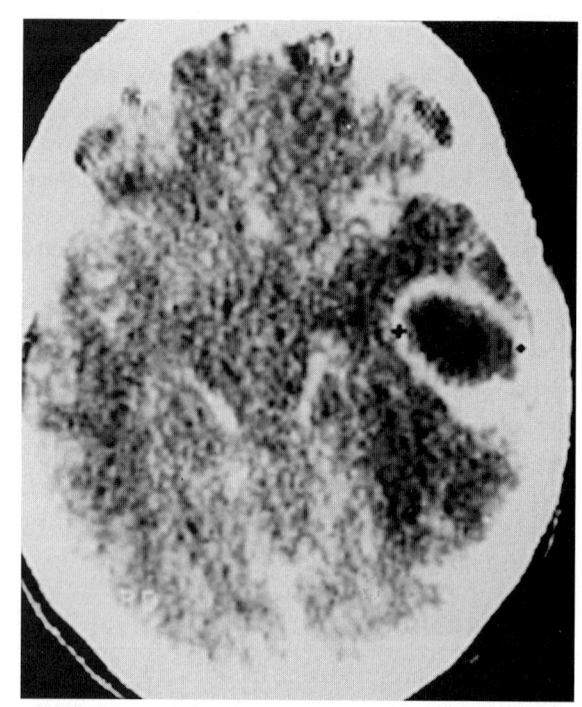

Fig. 12-12. Complicação da mastoidite – Abscesso subdural.

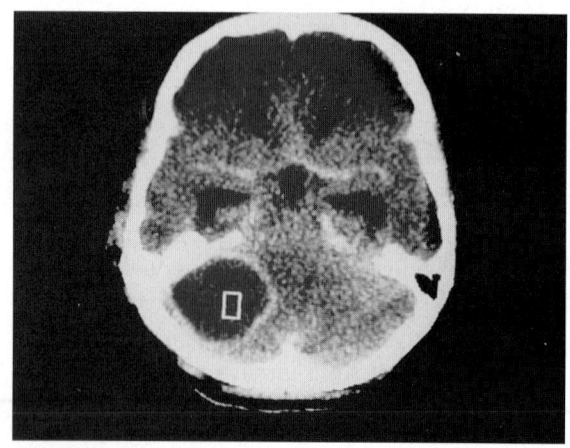

Fig. 12-13. Complicação da mastoidite – Abscesso cerebral.

TRATAMENTO

O tratamento clínico ou cirúrgico das mastoidites vai depender da fase em que se encontra a patologia e das complicações existentes.

Existindo somente alterações na mucosa da mastóide, o tratamento é clínico ambulatorial. Esta situação ocorre na mastoidite localizada simples. Constando comprometimento ósseo, como na mastoidite localizada coalescente, o paciente deve ser internado e submetido a antibioticoterapia o mais precocemente possível. Em geral, inicia-se com cefotaxima 200 mg/kg em 24 horas por via parenteral ou ceftriaxoma 100 mg/kg em 24 horas, também por via parenteral. Não aparecendo complicações, avaliar o paciente no quinto dia, observando a resposta ao tratamento instituído e os resultados dos exames de cultura disponíveis. Se necessário, proceder a troca do antibiótico por um mais específico ou de espectro de ação mais ampla. A antibioticoterapia deve ser prescrita durante 12 dias, no mínimo, e cinco semanas, no máximo.

Nesta fase, ficar atento ao aparecimento de complicações intratemporais ou intracranianas, que devem ter tratamento específico para cada situação, necessitando, por vezes, do auxílio de uma equipe multidisciplinar.

Paralelamente ao tratamento clínico, encontrando-se a membrana do tímpano abaulada, fazemos paracentese. Pela facilidade de cicatrização desta membrana e pelo tempo prolongado do tratamento, preferimos atualmente realizar uma miringotomia com colocação de tubo de ventilação, que neste caso funcionaria também como tubo de drenagem. Não se obtendo a cura, deve-se realizar o tratamento cirúrgico (mastoidectomia com abertura do *additus*). A cirurgia tem como objetivos aliviar a pressão do pus acumulado, arejar a mastóide e proceder a sua limpeza.

Com a evolução para a fase de mastoidite exteriorizada retroauricular e o aparecimento de área de flutuação neste local, deve-se proceder a drenagem da secreção purulenta aí acumulada e a seguir, estando sob controle, deve-se realizar mastoidectomia com liberação da passagem do antro para a orelha média. Alguns pacientes chegam aos nossos cuidados já com formação de fístula retroauricular por drenagem espontânea do abscesso; nesta situação, deve-se indicar mastoidectomia (Fig. 12-14).

As outras formas de mastoidite: exteriorizada temporozigomática pré-tragal, Bezold, pseudo-Bezold e

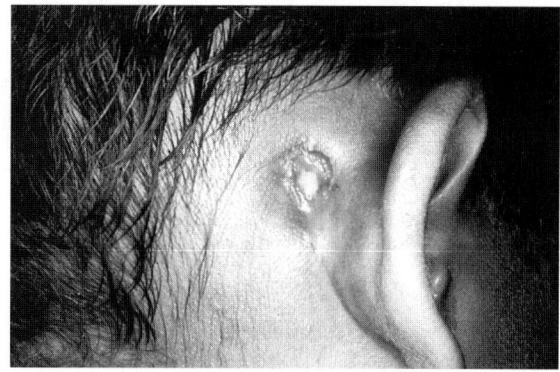

Fig. 12-14. Fistulização retroauricular.

Mourret, devem ser tratadas associando antibioticoterapia à cirurgia (Fig. 12-15).

A mastoidite atípica tem que ser cuidada com o uso de medicamentos específicos e com a retirada de pólipos e tecido de granulação do conduto auditivo externo, quando existirem. Mastoidectomia simples deve ser realizada nos envolvimentos da mastóide e mastoidectomia radical quando ocorrer comprometimento caseoso da mastóide.

CONCLUSÃO

Do exposto acima conclui-se que a mastoidite aguda é uma afecção que, quando diagnosticada, deve ser tratada adequadamente para evitar as complicações sérias que dela podem decorrer. Dependendo da fase em que se encontra, o tratamento pode ser clínico ou cirúrgico. Para uma escolha correta, torna-se necessário que o otorrinolaringologista conheça a fisiopatologia da doença.

AGRADECIMENTO

Ao Dr. Aldo Stamm pela autorização para publicar algumas fotos do seu arquivo.

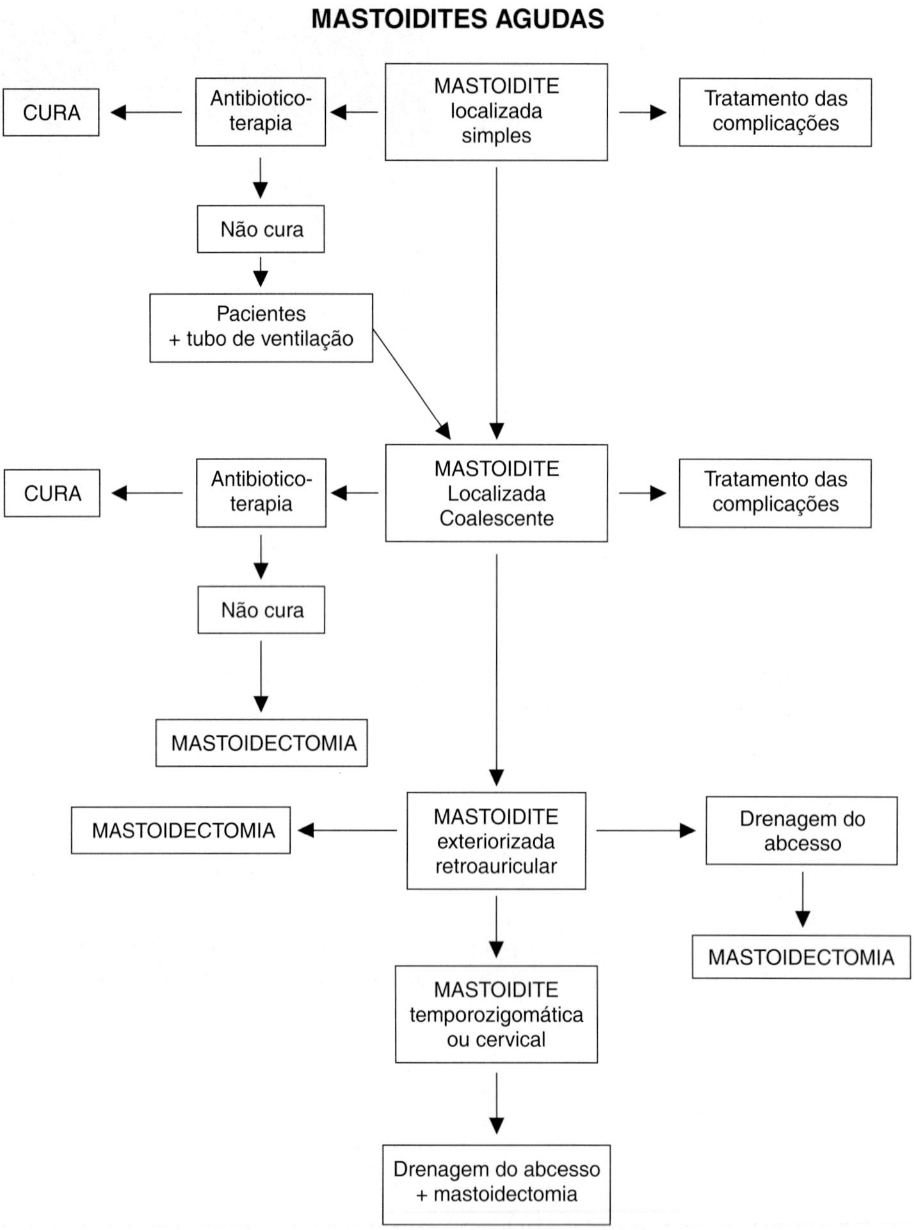

MASTOIDITES AGUDAS

```
                    MASTOIDITE
CURA ← Antibiotico- ← localizada → Tratamento das
       terapia        simples       complicações
         ↓
      Não cura
         ↓
      Pacientes
    + tubo de ventilação
         ↓
                    MASTOIDITE
CURA ← Antibiotico- ← Localizada → Tratamento das
       terapia        Coalescente  complicações
         ↓
      Não cura
         ↓
   MASTOIDECTOMIA

                    MASTOIDITE
MASTOIDECTOMIA ← exteriorizada → Drenagem do
                 retroauricular    abcesso
                                     ↓
                                MASTOIDECTOMIA
                       ↓
                   MASTOIDITE
                   temporozigomática
                   ou cervical
                       ↓
                   Drenagem do abcesso
                   + mastoidectomia
```

Fig. 12-15. Tratamento das mastoidites.

BIBLIOGRAFIA

Lessa HA, Freitas EB. Complicações das otites médias na infância. In: ____. *Otologia e audiologia em pediatria*. Rio de Janeiro: Revinter, 1999.

Francis M. Mastoiditis del lactante y del niño. *Encyclopedie Médique Chirurgicale*, 20-090-A-10.

Bento RF, Lessa MM, Chung D. Condutas práticas em otologia. *Bios* 2002.

Shambaugh GC, Glasscock III ME. *Surgery of the ear*. 3. ed. Philadelphia: WB Saunders Co., 1980.

Cruz OLM, Costa SS. *Otologia clínica e cirúrgica*. São Paulo: Revinter, 2000.

13

SURDEZ SÚBITA

Sady Selaimen da Costa
Letícia Petersen Schmidt

INTRODUÇÃO

Há várias definições para a surdez súbita (SS) na literatura, algumas até controversas. A definição mais utilizada, principalmente para propósitos de pesquisa, é a de uma perda auditiva sensorioneural de 30 dB ou mais em pelo menos três freqüências audiométricas contíguas ocorrendo em três dias ou menos.[1,2] Críticas são feitas a esta definição por excluir pacientes com perdas inferiores a 30 dB, mas com percepção de diminuição da audição. A SS pode ser definida também, segundo Kallinen *et al.*, como uma hipoacusia sensorioneural parcial ou completa, súbita ou rapidamente progressiva, tipicamente unilateral, sem fator etiológico específico conhecido.[3] Os estudos japoneses, entretanto, baseiam-se em critérios diagnósticos mais amplos seguindo as diretrizes do Comitê de Pesquisa em SS do Ministério da Saúde do Japão. Os critérios principais são: a) surdez sensorioneural de início súbito; b) ausência de envolvimento de outros nervos cranianos com exceção do VIII par; e c) ausência de etiologia definida.[4]

EPIDEMIOLOGIA

Nos Estados Unidos, estima-se que ocorram 4.000 novos casos de SS anualmente e 15.000 no mundo inteiro.[2] A incidência nos Estados Unidos é estimada em 5 a 20 casos/ano por 100.000 pessoas,[5] correspondendo a aproximadamente 1% de todos os casos de surdez sensorioneural.[2] No Japão a incidência assemelha-se à do ocidente, sendo estimada em 13 casos/ano por 100.000 habitantes, o equivalente a 2,65% dos pacientes com surdez.[4] A incidência da SS aumenta com a idade e não há predominância de gênero consistente.[2-4] Condições meteorológicas e suas alterações não parecem afetar a incidência de SS.[6]

QUADRO CLÍNICO

A SS geralmente é uma experiência assustadora para o paciente, despertando o temor de que seja uma doença grave e letal ou que resulte em surdez profunda permanente. A hipoacusia pode ocorrer instantaneamente ou desenvolver-se durante horas. Alguns pacientes somente tomam conhecimento da perda auditiva quando tentam utilizar o telefone com a orelha afetada. Outros, no entanto, descrevem um período de tempo em que a audição flutua, até que finalmente é perdida.[5]

A incidência de acometimento auditivo bilateral é de apenas 2% a 7%.[5,7,8] Zumbido é referido por 74% a 82% dos pacientes com SS.[5,7] A vertigem, por sua vez, acompanha 29% a 56% dos casos.[5-9]

FATORES DE RISCO

Há poucos dados a respeito de fatores de risco em SS. Estudos japoneses sugerem que a alimentação ocidental, rica em carne de gado e produtos de origem animal seja um fator de risco importante para SS e/ou que a comida tipicamente japonesa, baseada em vegetais e peixe seja um fator protetor.[10,11] A explicação para esta associação, segundo estes autores, é de que dietas ricas em ácidos graxos saturados promovem a agregação plaquetária e a atividade do fator VII da coagulação, baseados na hipótese de que o mecanismo de coagulação acelerado seria um dos fatores etiológicos da SS.

ETIOLOGIA

Uma etiologia definida é encontrada em 10% a 15% dos pacientes com SS. Quando nenhuma causa é encontrada, a SS é considerada idiopática.[2]

Causas de surdez súbita

As possíveis causas identificáveis para SS estão especificadas no Quadro 13-1.[2,12]

Surdez súbita idiopática

Há quatro hipóteses principais para explicar, isoladamente ou em conjunto, a patogênese da SS idiopática. Tais hipóteses são:

Distúrbios circulatórios

A hipótese de que alterações vasculares podem ter um papel na gênese da SS baseiam-se em estudos animais que demonstram que a microcirculação coclear é sensível a pequenas mudanças, e que mesmo o déficit de perfusão limitado pode levar à imediata perda de função do órgão de Corti. A explicação para isso seria a de que o suprimento sangüíneo da orelha interna é fornecido pela artéria labiríntica, que é uma artéria funcional terminal, e, por isso, não há como compensar pela vascularização periférica possíveis distúrbios do fluxo sangüíneo regional. A artéria labiríntica, por sua vez, supre as artérias vestibulococlear e modíolo-espiral, que nutrem a cóclea e o órgão vestibular. A patogênese vascular, portanto, explicaria por que até 56% dos pacientes com SS têm sintomas vestibulares associados ao quadro de hipoacusia.[13] O quadro clínico de início súbito, além disso, também fala a favor desta hipótese.

Infecção viral

A relação entre infecção viral e SS tem sido estudada desde 1957, quando Van Dishoeck e Bierman descreveram cinco casos de SS nos quais uma infecção viral era a causa provável. Estudaram, também, o soro de 66 pacientes para títulos de anticorpos vírus-específico e encontraram reações positivas em 32% dos pacientes testados: caxumba em 14, grupo influenza em 7 e grupo poliomielite em 7 casos.[14]

William Wilson, estudando 122 pacientes com SS e comparando-os com 92 controles, observou 125 soroconversões nos pacientes (houve casos com mais de uma soroconversão) comparadas a 62 no grupo-controle. Houve uma incidência de títulos positivos para *Herpes virus* significativamente maior nos pacientes do que nos controles. Além disso, dos 20 pacientes com títulos positivos para herpes, 14 deles (70%) apresentavam múltiplas soroconversões a dois ou mais agentes virais. Com estes achados, Wilson conclui que a infecção por herpes, em associação com SS viral, ocorre como parte de infecções virais múltiplas em 70% das vezes. A hipótese para isso seria de que um sistema imune potencialmente enfraquecido por múltiplas infecções seria mais suscetível à reativação de um vírus herpes latente.[15]

Outro ponto que favorece a hipótese de patogênese viral foram os estudos histopatológicos *post mor-*

Quadro 13-1. Causas de surdez súbita

- *Infecciosas:* meningite meningocóccica, herpes vírus, caxumba, AIDS, mononucleose, micoplasmose, meningite meningocócica, toxoplasmose e sífilis
- *Imunológicas:* arterite temporal, granulomatose de Wegener, síndrome de Cogan, poliarterite nodosa e lúpus eritematoso sistêmico
- *Traumáticas:* fístula perilinfática, doença da descompressão da orelha interna, fratura do osso temporal, concussão da orelha interna, cirurgia otológica e complicações cirúrgicas de cirurgia não otológica
- *Neoplásicas:* neuroma do acústico, leucemia, mieloma, metástase no canal auditivo interno e carcinomatose meníngea
- *Tóxicas:* picada de cobra, ototoxicidade por aminoglicosídios, eritromicina endovenosa, diuréticos de alça, salicilatos, cisplatina, contraceptivos, interferon, piracetam
- *Circulatórias:* mitocondropatia, insuficiência vertebrobasilar, deformidade de hemácias, anemia falciforme, artéria carótida anômala e *bypass* cardiopulmonar
- *Neurológicas:* esclerose múltipla, isquemia pontina focal e isquemia da artéria cerebelar anterior inferior
- *Metabólicas:* hipocalemia tirotóxica, distúrbios do metabolismo do ferro, diabetes melito
- *Outras:* síndrome e doença de Ménière, pseudo-hipoacusia, neurossarcoidose, tratamento com ciclosporina para transplante renal, cirurgia dentária

tem realizados por Schuknecht *et al.* em 12 pacientes com SS idiopática. As alterações mais comuns encontradas nos osso temporais, como atrofia do órgão de Corti e da membrana tectorial com perda extensiva das células ciliadas, eram similares às observadas após labirintite viral conhecida, particularmente secundária a caxumba ou rubéola. Além disso, não foram observadas evidências de ruptura da membrana coclear ou fibrose e proliferação óssea associadas com oclusão vascular.[16]

Estudos em cobaias com a inoculação perilinfática de herpes-vírus tipo 1 mostraram uma rápida perda da audição, soroconversão sem manifestações de infecção e achados histopatológicos consistentes com labirintite viral, como inflamação neural, alterações degenerativas do órgão de Corti, estria vascular e membrana tectorial.[17]

Segundo Wilson, a prova de que SS é causada por infecção viral veio em 1979 quando Westmore *et al.* isolaram o vírus da caxumba na perilinfa de um paciente com SS, fornecendo uma evidência concreta para o vírus da caxumba e, por extensão, para vários outros vírus.[15] Posteriormente, o vírus da rubéola e o citomegalovírus foram identificados, pelo uso de imunofluorescência direta, na orelha interna de pacientes com SS.[18]

Finalmente, a história de infecção viral de vias aéreas superiores precedendo o início da perda auditiva em um terço dos pacientes, segundo alguns autores,[19] seria uma evidência clínica para a provável patogênese viral.

Ruptura de membranas

Em 1977, Simons sugeriu que pelo menos alguns casos de SS idiopática seriam causados por ruptura de membrana da orelha interna. Ele propôs três mecanismos pelos quais a ruptura interna da membrana de Reissner, da membrana tectorial ou da do sáculo poderiam causar perda de audição: a) através da perda do balanço iônico interno; b) por mudanças no padrão de energia vibratória na orelha interna; ou c) por alterações na complacência da orelha interna. A cicatrização poderia prontamente restabelecer a anatomia e a fisiologia normais da orelha interna.[5]

Estudos em cobaias com hiperestimulação acústica evidenciaram ruptura e cicatrização da membrana de Reissner. Achados similares em ossos temporais também foram relatados.[5]

Distúrbios auto-imunes

A hipótese de que distúrbios auto-imunes estejam envolvidos na patogênese da SS foi relatada por Mc Cabe em 1979. Posteriormente, a eficácia do uso de corticóide sistêmico em estudo randomizado, duplo-cego, controlado por placebo, sugeria um papel do sistema imunológico na SS.

A SS pode ser a primeira manifestação de doenças auto-imunes sistêmicas como síndrome de Cogan, arterite temporal, granulomatose de Wegener, poliarterite nodosa, lúpus eritematoso sistêmico (LES), entre outras. Embora o dano vascular freqüentemente observado no lúpus e em outras vasculites seja provavelmente mediado por imunocomplexos, auto-anticorpos contra células endoteliais podem danificar estas células via mecanismo celular citotóxico complemento-mediado ou anticorpo-dependente ou por impregnação de moléculas de adesão e citocinas pró-inflamatórias. A quebra da junção entre as células endoteliais da estria vascular e, conseqüentemente, da barreira sangue-labirinto pode ser um dos mecanismos etiológicos da surdez na doença auto-imune.

Segundo Berrocal e Camacho, a orelha interna era primariamente considerada como órgão imunologicamente inativo, mas hoje se sabe que é capaz de fortes respostas imunológicas. Estas respostas podem ser mediadas pelo recrutamento de células imunocompetentes do saco endolinfático ou da circulação sistêmica. O dano inflamatório pode ser diretamente contra antígenos da orelha interna por efeito de mecanismos não específicos ou pelo efeito isquêmico da vasculite. Os seguintes fatos suportam esta teoria:[20]

A) Estudos com PCR têm mostrado correlação entre genótipos HLA de doenças da orelha interna. A presença de HLA DRB1 14 em pacientes com SS foi relatada.

B) Altos títulos de anticorpos antinuclear (ANA) têm sido observado nestes pacientes.

C) Níveis elevados de produtos de ativação de C3 e C3bc têm sido detectados nos pacientes com SS. A ativação do sistema complemento talvez expresse uma reação inflamatória sistêmica na qual a disfunção da orelha interna seja a única manifestação clínica. Esta teoria explicaria a falta de sintomas de reação sistêmica.

D) Anormalidades nas subpopulações de CD4 e CD8 e na taxa CD4/CD8 foram observadas pelo uso de fluxocitometria, sugerindo que SS poderia se apresentar como uma desordem de imunodeficiência. Estudos subseqüentes também mostraram números diminuídos de células CD4 Helper e de CD8 citotóxicas, e número reduzido de células T jovens. A base das alterações nas células T em pacientes com SS ainda é incerta, mas pode estar relacionada com a natureza auto-imune ou imunomediada da doença.

E) Hidropisia endolinfática, proliferação de tecido fibroso e preenchimento ósseo dos espaços perilinfáticos, atrofia grave do órgão de Corti, estria vascular e degeneração neuronal retrógrada caracterizam a doença da orelha interna imunomediada. Essas alterações são consistentes com um ataque inflamatório e possivelmente isquêmico da membrana labiríntica. Estudos em ossos temporais de pacientes com doenças auto-imunes sistêmicas afetadas por SS mostram fibrose coclear e ossificação da orelha interna, sugerindo comprometimento vascular.

Tentativas têm sido feitas em busca de um marcador diagnóstico específico de hipoacusia auto-imune. Assim, surgiu o HSP-70 sugerindo que este podia detectar doença auto-imune da orelha interna na ausência de doença sistêmica. Um estudo recente, entretanto, mostrou uma baixa sensibilidade do teste em pacientes com doença de Ménière e SS.[21] São necessários, portanto, novos estudos para que se determine o real valor deste exame.

Com base nos estudos imunológicos, Berrocal e Camacho[20] propõem um perfil para SS imunomediada. Os critérios maiores incluem: 1) envolvimento bilateral; 2) doença auto-imune sistêmica; 3) altos níveis de ANA; 4) número reduzido de células T jovens e 5) mais de 80% de recuperação da audição. Os critérios menores incluem: 1) envolvimento unilateral; 2) paciente jovem ou de meia-idade, geralmente do sexo feminino; 3) reatividade sérica contra HSP-70; 4) uma resposta positiva ao tratamento com corticóide. Três critérios maiores ou dois maiores e dois menores indicariam um distúrbio imunomediado.

DIAGNÓSTICO

A avaliação e o manejo da SS devem ser considerados uma emergência médica. A primeira prioridade é identificar causas potencialmente tratáveis.

Anamnese

Na história, é importante determinar o início do quadro, se a perda foi instantânea ou progrediu durante horas. As circunstâncias em que a SS ocorreu como história de trauma, exposição a ruído intenso, associação com esforço físico ou com barotrauma são necessárias para que o diagnóstico de fístula perilinfática possa ser considerado. A associação zumbido, vertigem e plenitude aural à hipoacusia deve ser questionada.

Na história mórbida pregressa, deve-se enfatizar doenças atuais sistêmicas, uso de medicações, especialmente as conhecidas como ototóxicas, cirurgias otológicas ou não realizadas recentemente.

Exame físico

Deve ser feito exame otorrinolaringológico completo, com ênfase na otoscopia, acumetria e teste de fístula e exame neurotológico incluindo pares cranianos, função cerebelar e nistagmo espontâneo em pacientes com queixas de tontura.

Exames complementares

- *Audiometria, timpanometria e pesquisa de reflexos estapedianos*: devem ser realizados em todos os pacientes para confirmar a hipoacusia, o tipo e a gravidade.
- *Eletronistagmografia*: indicada apenas em pacientes com queixas de vertigem.
- *Ressonância magnética (RM)*: é aconselhável que se obtenha este exame em todos os pacientes com SS por dois motivos principais: 1) excluir doença por lesão retrococlear, como neurinoma do acústico, em que o diagnóstico precoce é fundamental; 2) facilitar o diagnóstico de doença auto-imune (hiperintensidade de sinal em T1 e T2).
- *Exames laboratoriais de rotina*: hemograma, colesterol total, LDL, HDL, triglicerídios, TSH, T4 livre, glicemia de jejum, VSG, VDRL.
- *Avaliação auto-imune*:[22] 1) testes de antígeno não-específicos: velocidade se hemossedimentação, fator reumatóide, proteína C reativa, imunocomplexos circulantes, dosagem de C1q ligante, complemento hemolítico total, crioprecipitação, imunoglobulinas, auto-anticorpos (fator antinuclear, anticorpos antimúsculo liso, fator antiperinuclear), anticorpo anticológeno II, anticorpos (IgM e IgG), para vírus Epstein-Barr, citomegalo-

vírus, hepatite B, toxoplasmose e sífilis; 2) testes antígeno-específicos: somente o HSP-70 encontra-se disponível no Brasil.

TRATAMENTO

O tratamento deve, inicialmente, ser direcionado à causa da SS, quando encontrada.

No caso da SS idiopática, vários tipos de tratamento têm sido propostos, baseados em diferentes hipóteses etiológicas (Fig. 13-1). Segundo Eisenman e Arts,[23] nosso limite no entendimento da etiologia e da fisiopatologia da SS reflete-se na falta de um tratamento específico.

Tratamento clínico

O estudo da SS é complicado por vários fatores, sendo o mais importante a alta taxa de recuperação espontânea. Por isso, estudos bem controlados randomizados, controlados por placebo são essenciais para a documentação de melhora relacionada ao tratamento. A baixa incidência da doença, porém, é outro grande problema para o estudo da SS, tornando difícil a aquisição de um número adequado de pacientes para garantir o poder do estudo.[23,24]

Diferenças metodológicas também fazem com que seja difícil, muitas vezes, comparar vários estudos entre si. As principais são as diferenças na definição de SS e na de recuperação após o tratamento, já que a maioria dos pacientes não possui audiometria prévia para comparação.[23,24]

"Shotgun"

Uma abordagem de tratamento tem sido a de administrar empiricamente a todos os pacientes uma bateria de medicações direcionadas a todas as causas hipotéticas. Wilkins *et al.*[25] estudaram retrospectivamente 132 pacientes tratados com associação de dextran, histamina, hypaque, diuréticos, corticóides, vasodilatadores e inalação de carbogênio. Eles compararam os pacientes que receberam o protocolo completo, e os que receberam parte do protocolo com controles históricos. Não foram encontradas diferenças de recuperação da audição entre os grupos, sendo que a taxa de recuperação encontrada poderia ser devida à recuperação espontânea.

Prostaglandina

Com base na teoria da patogênese vascular para a SS, foi proposto o uso da prostaglandina E1, um vasodilatador e antiagregante plaquetário. Um estudo retrospectivo com o uso desta droga não demonstrou benefício do tratamento.[26] Ogawa *et al.*, em um estudo prospectivo, duplo-cego, controlado por placebo, também falharam em demonstrar a eficácia da prostaglandina E1 na SS.[27]

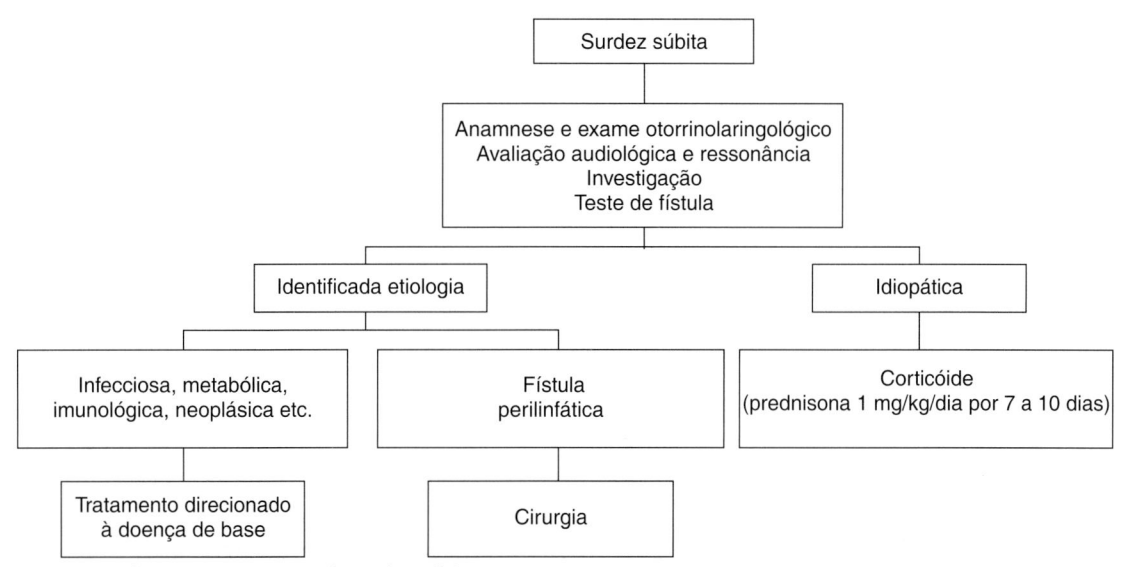

Fig. 13-1. Avaliação e tratamento da surdez súbita.

Expansores plasmáticos e agentes vasoativos

Com base na teoria de que alterações na viscosidade plasmática poderiam estar implicadas na SS, vários estudos com drogas vasoativas foram realizados.

O dextran é um expansor plasmático que não apenas corrige a hipovolemia, mas parece também melhorar a microcirculação, diminuindo a viscosidade sanguínea.[28] Kronenberg et al.[28] compararam, em um estudo duplo-cego, randomizado, o uso de dextran associado à procaína, um anestésico local e vasodilatador arteriolar, com placebo. Não houve diferença estatisticamente significativa entre os grupos, o que pode ser explicado pelo número pequeno de pacientes estudados. Probst et al.[29] também realizaram um estudo randomizado, duplo-cego, controlado por placebo para estudar o dextran e a pentoxifilina, cuja ação também é diminuir a viscosidade sangüínea por aumentar a deformabilidade das hemácias. Não houve diferenças entre os grupos tratados com pentoxifilina, dextran e pentoxifilina ou placebo. Embora o número de pacientes neste estudo fosse grande, houve inclusão de pacientes com trauma acústico agudo na análise, o que pode ter comprometido os resultados.

Callejo et al.[30] compararam pacientes com SS tratados com piracetam e corticóide vs os tratados com vasodilatador e corticóide. Dos pacientes que utilizaram piracetam, 82% apresentam melhora clínica com um ganho médio de audição de 54,1%, comparado com 68,7% de melhora clínica e ganho médio de 49,3% no grupo-controle. Observaram, também, que em ambos os grupos a gravidade da perda auditiva estava correlacionada ao aumento da viscosidade sanguínea e a taxas de agregabilidade das hemácias.

Carbogênio

Fisch, em 1976, descreveu um aumento na tensão de oxigênio na perilinfa humana após inalação de mistura de gás carbogênio (5% de gás carbônico e 95% de oxigênio).[31] Em 1983, em um estudo com 46 pacientes, ele comparou os que receberam papaverina e dextran com os que receberam carbogênio como tratamento e encontrou maior melhora da audição nos tratados com carbogênio.[32] Críticas são feitas a este estudo por comparar drogas com efeitos antagônicos, já que o mesmo autor apresentou dados demonstrando que a infusão de papaverina diminui a tensão de oxigênio na perilinfa. Deste modo, na ausência de um grupo placebo, não se sabe se é o carbogênio que melhora ou a combinação papaverina e dextran que prejudica a audição.[23]

Rahko e Kotti não encontraram diferenças no tratamento anticoagulante com heparina endovenosa quando comparado ao carbogênio.[33] Já Kallinen observou que a anticoagulação era mais efetiva em paciente com perda em baixas freqüências enquanto que o carbogênio, em perdas em freqüências altas da audiometria.[3] Os dois estudos, porém, não fizeram comparação com grupo placebo.

Cinamon et al.,[34] em um estudo duplo-cego controlado por placebo, não encontraram diferenças na recuperação da audição entre os pacientes que foram divididos em quatro grupos: comprimidos de corticóide, comprimidos de placebo, carbogênio e ar ambiente. Isto pode ser devido ao baixo poder do estudo, já que a amostra foi de apenas 41 pacientes.

Bloqueio epidural

Fujino et al.,[35] avaliando a eficácia do bloqueio cervico-torácico epidural contínuo em 20 pacientes com SS, mostraram que 70% destes pacientes apresentaram melhora substancial da audição, comparados a 30% dos pacientes do grupo-controle, submetidos a bloqueio de gânglio estrelado. A ausência de grupo placebo também põe em debate os resultados deste estudo, já que 70% de melhora podem ser devidos à recuperação espontânea, não sendo o bloqueio epidural eficaz, mas sim o bloqueio do gânglio estrelado prejudicial.

Magnésio

Há apenas um estudo sobre o uso de magnésio para SS. A justificativa para o seu uso seria a de que níveis reduzidos do íon magnésio nas células ciliadas levariam a um aumento na permeabilidade celular da membrana plasmática e aumento no consumo de energia. O dano às células ciliadas aumentaria o consumo de Mg^{2+} intracelular, diminuindo a concentração interna de Mg^{2+}, levando a um consumo ainda maior de energia. O magnésio, portanto, teria um papel protetor na cascata de eventos, que culminaria em dano permanente às células ciliadas. Gordin et al.[36] randomizaram 278 pacientes com SS em dois tipos de tratamento: carbogênio e carbogênio e sulfato de magnésio, 4 g diluídos 1.000 ml de soro fisiológico endovenoso na dose de 14 gotas/minuto. O tratamento era realizado até que houvesse recuperação total da audição ou que ela ficasse em um nível estacionário, no máximo de 11 dias. Dos problemas metodológicos deste estudo estão, novamente, a falta de controle com placebo e a grande perda de pacientes durante o estudo (66 pacientes no grupo tratado e 79 no grupo controle). Como resultado, houve 75% de melhora no grupo que utilizou magnésio (apenas um pouco acima do que seria esperado para recuperação espontânea) *vs.* 54% no grupo-controle.

Antivirais

Tucci *et al.*[9] estudaram o efeito da adição de valaciclovir, um análogo sintético do nucleosídeo purina com atividade contra *Herpes virus*, incluindo herpes simples tipos 1 e 2, varicela zoster, Epstein-Barr e citomegalovírus, ao tratamento com corticóide. O estudo não demonstrou diferença estatisticamente significativa entre os grupos prednisona e placebo e prednisona e valaciclovir, o que pode ser explicado pelo baixo poder do estudo, já que não conseguiram atingir o número necessário de pacientes, previamente calculado, para um poder de 90%.

Strockoos *et al.*,[37] em um estudo prospectivo, duplo-cego, randomizado controlado por placebo envolvendo 44 pacientes, também falharam em demonstrar a eficácia da adição do aciclovir ao corticóide sistêmico no manejo da surdez súbita.

Defibrinogenização

Baseados em estudos prévios próprios que sugerem que pacientes com SS apresentam níveis significativamente mais elevados de fribrinogênio e colesterol, e, conseqüentemente, valores mais elevados de agregação eritrocitária e viscosidade plasmática, quando comparados com controles normais, Suckfull *et al.*[13] estudaram o papel da aferese fribrinogênio/LDL no tratamento desta doença. A aferese é um procedimento extracorpóreo que reduz colesterol, LDL, fibrinogênio e lipoproteína A plasmáticos em mais de 50% em um curto período de tempo. Comparando o uso da aferese fibrinogênio/LDL, com duração de duas horas, com tratamento padrão (prednisolona e expansores plasmáticos), com duração de 10 dias, observaram uma taxa de melhora de 84% no grupo tratado *vs.* 78% no grupo-controle. Restringindo a análise para pacientes com níveis médios de fibrinogênio plasmático maiores de 8,68 mol/l e de colesterol LDL acima de 3,47 mmol/l, foi observada uma melhora muito maior nos índices de percepção da fala com o tratamento quando comparado ao grupo padrão, sugerindo eficácia da aferese na SS principalmente nos pacientes com essas alterações.

Corticóide

Sistêmicos

Em 1980, Wilson *et al.*[1] realizaram um estudo randomizado, duplo-cego, controlado por placebo, controlando todos os possíveis fatores de confundimento, para determinar a eficácia do uso de corticóides no tratamento da SS. Pacientes tratados com corticóide via oral tiveram um risco relativo estatisticamente significativo (4,95:1) a favor da recuperação. A eficácia dos corticóides foi limitada a configuração da audiometria. Todos os pacientes com perdas nas freqüências médias, mesmo quando graves ou acompanhadas por vertigem, tiveram recuperação completa mesmo sem tratamento. Dos pacientes com hipoacusia maior que 90 dB em todas as freqüências, 76% não apresentaram recuperação e o corticóide não fez diferença no resultado. Pacientes com configurações audiométricas entre os dois grupos citados anteriormente tiveram benefício com o uso de corticóide. Este trabalho foi confirmado por estudos retrospectivos subseqüentes[7,24] e questionado por outros não tão bem delineados e, portanto, sem o grau de recomendação do estudo de Wilson.[38]

Wilson *et al.* utilizaram em seu estudo dexametasona, 4,5 mg, duas vezes ao dia ou metilprednisolona 16 mg três vezes ao dia (dose equipotente à dexametasona), por quatro dias, diminuindo progressivamente a dosagem até completar 10 a 12 dias de tratamento.[1] Nós, assim como outros autores,[2] recomendamos o uso de prednisona 1 mg/kg/dia (dose equipotente aos corticóides utilizados por Wilson), pela manhã por sete a 10 dias, diminuindo progressivamente a dosagem. A tomada única diária pela manhã facilita o entendimento do paciente, aumentando a aderência ao tratamento.

Intratimpânico

O uso da via de administração intratimpânica (ou tópica) do corticóide, segundo seus defensores, teria duas vantagens teóricas. A primeira seria que absorção direta pela janela redonda resultaria em níveis perilinfáticos mais altos. A segunda seria que esta rota de administração diminuiria a absorção e toxicidade do corticóide sistêmico. Estudos em cobaias confirmam a primeira vantagem. Estudos em humanos, contudo, ainda são inconclusivos. Chandrasekhar[39] relatou melhora audição em 73% dos pacientes tratados com corticóide intratimpânico. Foram estudados, contudo, apenas 10 pacientes, sendo que dois deles tinham diagnóstico de doença de Ménière.

Tratamento cirúrgico

Na suspeita de fístula perilinfática, baseada na história clínica sugestiva e nos exames físicos e complementares, a cirurgia para fechamento da fístula está indicada, a não ser que ocorra cicatrização espontânea com a melhora da audição.

PROGNÓSTICO

A recuperação espontânea da audição ocorre em 50% a 70% dos casos. Na maioria das vezes, a recuperação ocorre nas primeiras duas semanas após início do quadro.

Fatores que indicam pior prognóstico são:[5,40]

A) Perda de audição profunda.
B) Perda nas freqüências graves e médias.
C) Presença de vertigem.
D) Idade inferior a 15 anos.
E) Idade superior a 60 anos.
F) Atraso no início do tratamento.

REFERÊNCIAS BIBLIOGRÁFICAS

1. Wilson WR, Byl FM, Laird N. The efficacy of steroids in the treatment of idiopathic sudden hearing loss. A double-blind clinical study. *Arch Otolaryngol* 1980;106:772-6.
2. Hughes GB, Freedman MA, Haberkamp TJ, Guay ME. Sudden sensorioneural hearing loss. *Otolaryngologic Clinics of North America* 1996;29(3):393-405.
3. Kallinen J, Laippala P, Laurikainen E, Grénman R. Sudden deafness: a comparison of anticoagulant therapy and carbogen inhalation therapy. *Ann Otol Rhinol Laryngol* 1997;106:22-6.
4. Nakashima T, Itoh A, Misawa H, Ohno Y. Clinicoepidemiologic features of sudden deafness diagnosed and treated at university hospitals in Japan. *Otolaryngol Head Neck Surg* 2000;123:593-7.
5. Byl FM Sudden hearing loss: eight years' experience and suggested prognostic table. *Laryngoscope* 1984;94:647-61.
6. Danielides V, Nousia CS, Batzokas A, et al. Weather conditions and sudden sensorioneural hearing loss. *BMC Ear, Nose and Throat Disorders* 2002;2.
7. Alexiou C, Arnold W, Fauser C, et al. Sudden sensorioneural hearing loss. *Archives of Otolaryngology- Head and Neck Surgery* 2001;127(3):253-8.
8. Hallenberg OE. Sudden deafness of obscure origin. *Laryngoscope* 1956;66:1237-67.
9. Tucci D, Farmer J, Kitch R, Witsell D. Treatment of sudden sensório- neural hearing loss with systemic steroids and valacyclovir. *Otology and Neurotology* 2002;23:301-8.
10. Nakashima T, Tanable T, Yanagita N, Wakai K, Ohno Y. Risk factors for sudden deafness: a case-control study. *Auris Nasus Larynx* 1997;24:265-70.
11. Nakamura M, Whitlock G, Aoki N, Nakashima T, Hoshino T, et al. Japanese and Western dieta and risk of idiopathic sudden deafness: a case-control study using pooled controls. *Inter Journal Epidemiol* 2001;30:608-15.
12. Lee H, Sohn S, Jung DK, et al. Sudden deafness and arterior infeior cerebellar artery infarction. *Stroke* 2002;23:2807-12.
13. Suckfüll M, et al. Fibrinogen and LDL aferesis in the treatment of sudden hearing loss: a randomised multicentre trial. *Lancet* 2002;360:1811-17.
14. Van Dishoeck HAE. Viral Infection in two cases of sudden perceptive deafness. *Acta Otolaryngol* 1962;183(Suppl):30-3.
15. Wilson WR. The relationship of the herpesvirus family to sudden hearing loss: a prospective clinical study and literature review. *Laryngoscope* 1986;96:870-77.
16. Schuknecht HF, Donovan ED. The patology of idiopathic sudden sensorioneural hearing loss. *Arch Otorrhinolaryngol* 1986;243:1-15.
17. Stokroos RJ, Albers FW, Schirm J. The etiology of idiopathic sudden hearing loss: experimental herpes simplex virus infection of the inner ear. *Am J Otol* 1998;19:447-52.
18. Cole RR, Jahrsdoerfer RA. Sudden hearing loss: an update. *Am J Otol* 1988;9:211-15.
19. Fetterman BL, Sauders JE, Luxford WM. Prognosis and treatment of sudden sensorio-neural hearing loss. *Am J Otol* 1996;17:529-36.
20. Berrocal JRG, Ramirez-Camacho R. Sudden sensorioneural hearing loss: supporting teh

immunologic theory. *Ann Otol Rhinol Laryngol* 2002;111:989-97.

21. Berrocal JRG, Ramirez-Camacho R, Arellano B, Vargas JA. Validity of the Western Blot Immunoassay for Heat Schock Protein –70 in associated and isolated immunorelated inner ear disease. *Laryngoscope* 2002;112:304-9.

22. Cruz OLM, Alvarenga EL, Da Costa SS. Disacusia neurossensorial imunomediada. In: Cruz OLN, Costa SS. *Otologia clínica e cirúrgica*. Rio de Janeiro: Revinter, 2000.

23. Eisenman DJ, Arts A Effectiveness of treatment of sudden sensorioneural hearing loss. *Archives of Otolaryngology – Head and Neck Surgery* 2000;126(9):1161.

24. Moskowitz D, Lee KJ, Smith H. Steroid use in idiopathic sudden sensorioneural hearing loss. *Laryngoscope* 1984;94:664-66.

25. Wilkins AS, Mattox DE, Lyles A. Evaluation of a "shotgun" regimen for sudden hearing loss. *Otolaryngol Head Neck Surg* 1987;97:474-80.

26. Nakashima T, Kuno K, Yanagita N. Evaluation of prostaglandina E1 therapy for sudden deafness. *Laryngoscope* 1989;99:542-46.

27. Ogawa K, Takei S, Inoue Y, Kanzaki J. Effect of prostaglandin E1 on idiopathic sudden sensorioneural hearing loss: a double-blinded clinical study. *Otol Neurotol* 2002;23:665-68.

28. Kronenberg J, Almagor M, Bendet E , Kushnir D. Vasoative therapy versus placebo in the treatment of sudden hearing loss: a double-blind clinical study. *Laryngoscope* 1992;102:65-8.

29. Prost R, Tschopp K, Lüdin E, et al. A randomizaed, double-blind, placebo-controlled study of dextran/pentoxifilline medication in acute acoustic trauma and sudden hearing loss. *Acta Otolaryngol* 1992;112:435-443.

30. Garcia Callejo FJ, Vlert Vila MM, Morant Ventura A, et al. Pathophysiological rationale for the use of piracetm in sudden deafness. *Acta Otorrinolaringol Esp* 2000;51(4):319-26.

31. Fisch U, Murata K, Hossli G. Measurement of oxygen tension in human prilymph. *Acta Otolaryngol (Stockh)* 1976;81:278-82.

32. Fisch U. Management of sudden deafness. *Otolaryngol Head Neck Surg* 1983;91:3-8.

33. Rahko T, Kotti V. Comparison of carbogen inhalation and intravenous heparin infusion therapies in idiopathic sudden sensorioneural hearing loss. *Acta Otolaryngol* (Suppl.)1997;529:86-7.

34. Cinamon U, Bendet E, Kronenberg J. Steroids, carbogen or placebo for sudden hearing loss: a prospective double-blind study. *Eur Arch Otorhinolaryngol* 2001;258(9):477-80.

35. Fujino M, Hisashi K, Yashima N, Takeshita M, Fujiwara Y, Chujo K, Nakagawa T, Komune S, Komiyama S. Treatment of sudden sensorineural hearing loss with a continuous epidural block. *Eur Arch Otorhinolaryngol* 1999;256(Suppl 1):S18-21.

36. Gordin A, Goldenberg D, Golz A, et al. Magnesium: a new therapy for idiopathic sudden sensorionerual hearing loss. *Otol Neurotol* 2002;23:447-51.

37. Stokroos RJ, Albers FW, Tenvergert EM. Antiviral treatment of idiopathic sudden sensorineural hearing loss: a prospective, randomized, double-blind clinical trial. *Acta Otolaryngol* 1998;118(4):488-95.

38. Kitajiri SI, Tabuchi K, HiraumiH, Hirose T. Is corticosteroid therapy effective for sudden – on set sensorineural hearing loss at lower frequencies? *Arch Otolaryngol Head Neck Surg* 2002;128(4):365-8.

39. Chandrasekhar SS. Intratynpanic dexamethasone for sudden sensorineural hearing loss: clinical and laboratory evaluation. *Otol Neurotol* 2002;22:18-23.

40. Mattox DE, Lyles CA. Idiopathic sudden sensorineural hearing loss. *Am J Otol* 1989;10:242-47.

14

TRAUMATISMOS SONOROS AGUDOS

José Antonio Aparecido Oliveira

INTRODUÇÃO

Traumatismos sonoros agudos (TSA) são alterações brutais, uni ou bilaterais das células sensoriais da cóclea devido à entrada na orelha interna de um ruído curto de grande intensidade.

Podem ocorrer no meio militar principalmente em tempo de guerra, mas também ocorrendo em tempo de paz. Também durante a utilização de armas de caça; meios de transporte motorizados de alta velocidade, escuta de música amplificada como discoteca, músicos profissionais (grupos de *rock*, fanfarras, orquestra sinfônicas). De modo geral são mais freqüentes em jovens.[1,2]

BASES FÍSICAS[3]

O ruído é uma vibração acústica aleatória que produz sensação auditiva desagradável ou incômoda, é uma variação de pressão percebida pela orelha. As variações de pressão são medidas em *bar* (-1 kgm/cm^2), em *milibars* (mb) ou em *Percals* (Pa). Estas unidades são utilizadas para variações de pressão atmosférica ou hidrostática (barotraumatismo).

Os ruídos são fracas variações de amplitude geralmente inferiores a 1 *bar*. A unidade utilizada mais comumente para deferir ruídos é o *decibel* (dB). O dB é uma unidade com crescimento logaritmo que não pode se adicionar, deste modo quando dobra a pressão acústica o aumento é de 6 dB qualquer que seja nível de pressão.

Em física utiliza-se o dB SPL *(sound pressure level)* e in clínica dB HL *(hearing level)*.

Os ruídos como todas as variações de pressão se caracterizam pelo seu nível (intensidade) e duração e o que os diferencia de outras variações de pressões é sua composição em freqüência *Hertz* (Hz).

Os ruídos podem ser contínuos, intermitentes e impulsivos.[4]

Ruídos impulsivos apresentam duração inferior a um segundo. Quando a duração é inferior a 300 ms, fala-se de **ruído impulsional**. É o caso das detonações de armas de fogo. Trata-se de um ruído transitório que não permite que o efeito protetor dos reflexos auditivos estapedianos ou olivococleares seja desencadeado.

Composição hormônica dos ruídos depende do nível de pressão e de sua composição de freqüências.

Um ruído de composição espectral estreita (com intensidade e duração iguais é mais lesivo que um ruído complexo por seu conteúdo energético se dissipar sobre um segmento coclear pequeno em vez de se repetir em todo comprimento). Os ruídos de composição espectral rica em freqüências agudas, como os de armas leves, são sons mais nocivos que aquelas que contêm freqüências graves, para estes últimos existindo um efeito protetor.

MECANISMO DE AUDIÇÃO

A orelha humana é capaz de captar deslocamentos de moléculas de ar 100 vezes menores que o diâmetro do átomo de hidrogênio. A orelha média transmite energia das ondas sonoras aos líquidos da orelha interna. Estas vibrações provocam deslocamentos da membrana basilar, onde fica o órgão de Corti enrolado em espiral desde a base até o ápice da côdea. Para as freqüências agudas, a onda sonora é máxima na base, para os graves é máxima no ápice. Os cílios das células ciliadas externas que estão em contato com a membrana tectorial são inclinados devido aos movimentos relativos das duas membranas basilar e tectorial. Esta inclinação dos cílios provoca estimulação das células ciliadas e, em conseqüência, uma série de processos mecânicos, elétricos e bioquímicos, que consiste na transdução das vibrações mecânicas em impulsos nervosos que vão percorrer as fibras nervosas do nervo acústico (VIII par craniano).

Como as células ciliadas externas entram em contração, uma vez estimuladas amplificam as vibrações da membrana basilar facilitando a estimulação das células ciliadas internas, que, normalmente em repouso, não permitem que seus cílios entem em contato com a membrana tectorial. Os cílios das células ciliadas internas estimulados provocam abertura dos canais iônicos. A entrada de potássio pelos canais de potássio é seguida pela liberação de glutamato no pólo basal da célula, sendo este o neurotransmissor excitatório destas células ciliadas. O glutamato penetra nas sinapses aferentes com o NMDA (N-metil-D-aspartato). A despolarização das células ciliadas internas resultante provoca produção de potenciais de ação nas fibras aferentes do primeiro neurônio do nervo auditivo, seguindo pelas vias auditivas e áreas auditivas do lobo temporal. Ao nível da orelha interna, o limiar é alcançado por uma potência acústica constante do 10-18 Watts.[4,5]

REFLEXOS DE PROTEÇÃO AUDITIVA

Orelha média

Contração reflexa do músculo estapediano com latência de 150 ms no limiar e de 25 a 35 ms em níveis altos de intensidade.

Este reflexo não é efetivo para proteção contra lesões por ruídos impulsionais apresentados isoladamente e age principalmente nas freqüências baixas.

Orelha interna

As células ciliadas externas são inervadas por fibras eferentes que regulam seu mecanismo de contração e seu efeito amplificador por mecanismos de contração lenta através de um mecanismo de retração. Foi demonstrado em cobaias que este sistema eferente das células ciliadas externas pode reduzir as lesões provocadas da cóclea e sons intensos. Este reflexo atua principalmente nas freqüências altas.[6-8]

TRAUMATISMOS SONOROS E LESÕES DAS CÉLULAS CILIADAS

Ação mecânica do trauma

Alteração na transdução mecanossensorial atinge as células ciliadas auditivas externas, que são as mais sensíveis. Podem ocorrer: modificação da rigidez ciliar; ruptura dos estereocílios, alteração nas relações entre os cílios e a membrana tectorial e destruição das células ciliadas. Nos níveis altos de pressão, os ruídos impulsionais de armas, por exemplo, podem provocar ruptura e destruição dos cílios. Às vezes, a exposição chega a 180 dB SPL, como o ruído de armas de fogo.

A lesão mecânica produzida por uma estimulação intensa que provoca ruptura, deslocamento fusão ou destruição completa dos cílios não tem possibilidade atual de recuperação terapêutica.

Em níveis de pressão moderados, não sendo ultrapassados os limites de elasticidade da estrutura coclear e do órgão de Corti, a duração da exposição provoca ruptura por fadiga com impossibilidade de recuperação terapêutica. Para níveis sonoros mais fracos menores que 70 dB não ocorre lesão ciliar.

Com os cílios reduzidos há diminuição da abertura dos canais iônicos e das correntes iônicas que penetram nas células ciliadas e que são origem da transdução sensorial.

As deficiências leves e temporárias, na maior parte, podem ser devidas a uma redução do número de canais iônicos funcionantes pelo menos em relação a ação mecânica do trauma sonoro. Quando o traumatismo sonoro é importante, pode ocorrer uma destruição de parte das células ciliadas. Ademais, efeitos lesivos progressivos podem ocorrer sobre as células ciliadas normais situadas distantes da zona lesada.

Ação metabólica do trauma

Participa dos mecanismos excitotóxicos por liberação de glutamato e produção de radicais livres. Neste caso as alterações pré e pós-sinápticas atingem as células internas, que são as verdadeiras células sensoriais auditivas da cóclea e responsáveis pelo envio de mensagem auditiva do sistema nervoso central (SNC).

Ocorre um edema dos dendritos aferentes após a exposição que depende da duração da exposição. O processo é reversível e poderia explicar fenômenos de fadiga auditiva em curto prazo. O que ocorre parece ser uma neurotoxicidade glutamatérgica ao nível das sinapses aferentes das células ciliadas internas.[9,10] Uma superativação dos receptores glutamatégicos induz a uma entrada de íons cloro, de cátions Na^+, Ca^{++} e água provocando o edema e a ruptura das terminações nervosas. Em trabalhos experimentais com animais a administração de piribedil, que é um agonista dopaminérgico, durante o traumatismo acústico, protege as sinapses aferentes.

Em certos casos, os neurônios auditivos primários podem se regenerar e formar nova sinapses funcionais *cinco* dias após a lesão excitotóxica. Estudos deste tipo podem explicar em parte o caráter reversível de tipos de surdez induzidas por ruídos ou isquemia coclear transitória.

Na maioria dos traumatismos sonoros, os mecanismos mecânicos e os mecanismos neurotóxicos atuam conjuntamente nas fibras aferentes. Os mecanismos das lesões neurotóxicas são importantes porque inclusive pode haver em relação a eles recuperação da lesão. O componente mecânico da lesão é preponderante quando ocorre exposição e ruídos impulsionais intensos (ruídos de arma de fogo), o componente metabólico da lesão ocorre nos casos de exposição a ruídos contínuos e com intensidades menos traumáticos.

CONSEQÜÊNCIAS AUDITIVAS DO TSA[3,11-13]

- *Mascaramento das informações são transitórios e modificam a nitidez da mensagem sonora: p. ex.*, dificuldade de conversar numa festa barulhenta.
- *Efeitos energéticos*: exposição do sistema auditivo e uma quantidade de energia sonora acima da capacidade de resistência do receptor sensorial. Neste caso pode haver alteração transitória ou permanente da audição.
- *Efeitos transitórios*: 1) a adaptação auditiva é um agente fisiológico que corresponde a uma diminuição da sensibilidade do sistema auditivo durante a estimulação sonora e cessa com esta estimulação. E resultante da ação dos reflexos cócleo-protetores; 2) fadiga auditiva: diminuição da sensibilidade auditiva persistente após estimulação reversível por tempo mais ou menos longo.

Desvio temporário do limiar (TTS)

Na fadiga ocorre elevação temporária do limiar na audiometria. Depende da intensidade, duração e freqüência da estimulação. Na fadiga em curto prazo o tempo de recuperação auditiva (TRA) é menor que dois minutos. Na fadiga em longo prazo o TRA varia de 2 minutos a 16 horas. A partir de 24 horas considera-se um déficit permanente. A lesão geralmente ocorre por um edema dos dendritos aferentes, como um edema na base das células sensoriais.

O TTS varia entre as pessoas daí a noção de uma susceptibilidade individual aos ruídos.[4]

Efeitos permanentes

Devido às lesões cocleares que provocam uma elevação permanente do limiar auditivo *(permanent treshold shift – PTS)*.

Clinicamente ocorre uma surdez de percepção coclear. Conforme a instalação é possível distinguir os TSA e as perdas auditivas profissionais.

A) Os TSA ocorrem por exposição acidental da orelha devido a um ruído impulsional, geralmente detonações de armas de fogo ou ruído curto ou intenso e contínuo durante algumas horas.

B) As perdas auditivas profissionais são consecutivas à exposição prolongada da orelha a ruídos contínuos ou intermitentes de intensidade elevada, sem ser excessivo, no ambiente profissional. São importantes os efeitos do nível e a duração da estimulação, sendo interdependentes. Parece que a gravidade das perdas auditivas está ligada à quantidade de energia acústica que a cóclea recebe, de modo cumulativo no tempo.

Quando as células ciliadas externas são lesadas, as células ciliadas internas sozinhas não permitem mais que uma análise grosseira das vibrações sonoras. A destruição apenas dos feixes de cílios das células ciliadas externas provoca: elevação dos limiares auditivos da ordem de 40 dB e acúfenos; recrutamento (compressão da faixa dinâmica da orelha); dificuldades de compreensão da palavra, sobretudo no ruído (perda de seletividade de freqüências).

POTENCIAÇÃO DAS PERDAS AUDITIVAS POR OUTROS AGENTES AGRESSIVOS

O trauma acústico pode ser amplificado por: anóxia, antibióticos aminoglicosídeos, hipomagnesemias graves, alguns solventes e certos quimioterápicos antitumorais.

Estes agentes lesam preferencialmente as células ciliadas externas da base da cóclea.[10,14]

QUADRO CLÍNICO DE URGÊNCIA

Sintomas

Confusão, mal-estar ou vertigem auditiva; otalgia uni ou bilateral, fugaz e inconstante; acúfenos uni ou bilateral agudos; hipoacusia brutal com sensação de orelha tapada, alteração da audição no ruído; diplacusia alterando a ecolocalização sonora podem apresentar também uma hiperacusia (dor durante audição de ruídos).

Às vezes, esses sintomas associam-se a: instabilidade passageira e breve (efeito Tullio); cefaléias não caracterizadas; astenia; fadiga intelectual, ansiedade, alterações visuais.

Sinais

Otoscopia: normal

Audiometria tonal liminar: perda auditiva precoce com limiares flutuantes (confusão entre os acúfenos e os estímulos). Este exame mostra na maioria das vezes um aspecto típico de "escotoma" centrado sobre a freqüência de 4 kHz ou 6 kHz, unilateral ou assimétrica. Este escotoma é mais ou menos extenso de acordo com o grau de gravidade.

Otoemissões acústicas não são utilizadas em geral. Há interesse em pesquisa clínica desta técnica na despistagem precoce das lesões das células ciliadas externas e na avaliação do prognóstico.[15,16]

EVOLUÇÃO DO TSA

Favorável

Sem tratamento: a recuperação em alguns minutos ou horas revela uma elevação temporária do limiar auditivo (TTS) não sendo TSA verdadeiro. No TSA, a ausência de tratamento provoca surdez irreversível, embora possa haver uma recuperação espontânea de uns 20 dB que correspondem provavelmente à volta da função das células auditivas por lesões temporárias. Os acúfenos constituem a queixa dominante e podem durar meses e anos, atenuando-se progressivamente, tornando-se intermitentes ou podem não desaparecer. Mal tolerados podem levar a alterações psíquicas graves.

Com tratamento: o grau de recuperação auditiva parece depender da precocidade do tratamento.

Desfavorável

É o que acontece, por exemplo, com certos militares e músicos profissionais com exposição aos TSA interativos. Seria como um trauma sonoro agudo repetido. Esta exposição crônica da orelha interna tem um resultado como o da surdez profissional: uma hipoacusia bilateral com distúrbio intenso devido às alterações importantes da inteligibilidade em reuniões, conferências, conversações telefônicas.

Os acúfenos sempre presentes são bem suportados, podendo, em certos casos provocar vários distúrbios psíquicos, irritabilidade, distúrbios do sono. Nestes casos, deve-se procurar uma situação conflitual do paciente: problema familiar, aposentadoria, profissional etc.

Na audiometria o escotoma é bilateral, maior e mais profundo que no TSA, sendo, na maioria das vezes, assimétrico.

TRATAMENTO

É objeto de controvérsias. A escola americana acha que qualquer tratamento é inútil. Neste caso as células lesadas não voltam a funcionar e as lesões, devido a uma fadiga auditiva, podem recuperar-se espontaneamente. Deve-se apenas manter repouso coclear com tampões anti-ruídos. Só seria possível a prevenção.

A escola européia acredita que o TSA é uma urgência terapêutica sensorial. Além do repouso coclear, deve ser realizado tratamento médico. Esta conduta baseia-se na noção de que as células ciliadas que estão com lesões funcionais temporárias ou estruturais leves podem evoluir para a cicatrização e não para a morte celular, se um tratamento de sustentação coclear for administrado logo após o traumatismo. Entretanto, não se pode provar que um tratamento foi eficaz, pois os estudos são apenas retrospectivos e poderia haver recuperação espontânea apenas.

Objetivos do tratamento

O mecanismo das lesões é complexo e multifatorial associando uma ação mecânica, metabólica e neurotóxica por liberação excessiva de glutamato por alteração vascular isquêmica. O resultado destes efeitos é um sofrimento celular intenso da orelha interna.

O objetivo do tratamento é então o de lutar contra o sofrimento das células sensoriais auditivas para melhorar o metabolismo celular, diminuindo a inflamação e melhorando a oxigenação do tecido sensorial.

Tratamento experimental

Trabalhos realizados mostram que os animais expostos a ruídos contínuos de 129 dB durante 20 minutos (1/3 de oitava contada em 8 kHz) desenvolvem após a exposição déficits auditivos de ordem de 60 dB medidos por eletrococleografia. Os resultados com vários tratamentos mostraram que a corticoterapia (metilprednisolona) melhora significativamente a recuperação dos déficits auditivos e diminui a extensão das lesões celulares. A posologia de 10 mg/kg/dia é eficaz.

Outro tratamento que mostrou ser eficaz em cobaias foi o magnésio (Mg) quando administrado logo após o traumatismo. O magnésio atuaria na alteração da microcirculação coclear, reduzindo a taxa de glutamato (efeito neuroprotetor), ou, ainda, protegeria contra-radicais livres.[17,18]

Tratamento em humanos

A) Deve ser tratado o indivíduo exposto a um ruído traumático que sente um mal-estar auditivo e que apresenta a tríade clássica: acúfenos, sensação de orelha tapada, otalgia. Paciente com otoscopia normal e perda auditiva atingindo pelo menos 30 dB numa freqüência à audiometria tonal.

B) Este paciente deve ser tratado o mais rapidamente possível assim que o TSA for constatado. Verificar se já existe um déficit anterior antigo ou se é uma elevação temporária do limiar auditivo, que pode se recuperar espontaneamente sem tratamento. Se for um déficit permanente (PTS) há necessidade de um tratamento de sustentação coclear com urgência.

C) Qual tratamento deve ser instituído?

Tratamento hospitalar

Administração de uma injeção de 120 mg de metilprednisolona intravenosa lenta, na ausência de contra-indicações ao corticóide. Podem ser usados produtos antiisquêmicos como: perfusão com 125 ml de solução isotônica contendo duas ampolas de pentoxifilina durante 30 minutos, outras quatro ampolas serão passadas em perfusão nas 24 horas.

Perfusão de 125 ml de solução isotônica contendo quatro ampolas de 3 mg de piracetan (12 mg) para passar em 40 minutos, na ausência de insuficiência renal.

Essas perfusões têm modo de ação variado e o impacto sobre a microcirculação coclear é mal conhecido e são contestáveis.

O tratamento por **perfusão** é realizado durante cinco a oito dias, dependendo da evolução dos acúfenos e da surdez seguida por um audiograma todos os dias. O término do tratamento será no quinto dia se nenhuma melhora for verificada em três dias de seguimento com o audiograma.

A **hemodiluição** pode ser proposta,[18,20] quando o problema auditivo é intenso e grave (acúfenos intensos, perda inicial maior que 50 dB nas freqüências agudas, alterações também nas freqüências médias e graves) e se após 24 horas os acúfenos não mudam de intensidade ou se não aparece nenhuma melhora audiométrica.[18,20]

A diminuição do hematócito a 30% aumenta a capacidade reológica do sangue circulante, o que permite melhor distribuição dos débitos na rede capilar e uma redução parcial das zonas tissulares hipoperfundidas.

São contra-indicações:

A) Hematócrito inicial menor que 35% em idade menor que 8 e maior que 65 anos.
B) Existência de problema de coagulação.
C) Doença coronária.
D) Arterite dos membros inferiores.
E) Antecedente de acidente vascular cerebral transitório ou definitivo.
F) Crise convulsiva.
G) Gravidez.
H) Alergia a solução usada na hemodiluição.

A hemodiluição normovolêmica é realizada em uma só sessão.[21]

Oxigênio hiperbárico é reservado à surdez grave, não tendo havido recuperação com os tratamentos precedentes. Pode ser associada a uma corticoterapia e um tratamento vasodilatador por via intravenosa.

A supressão atmosférica junto com oxigênio puro leva a um aumento importante da fração do oxigênio dissolvido no sangue. As duas atmosferas se obtêm um coeficiente de multiplicação por 10. A oxigenioterapia hiperbárica tem um efeito vasoconstritor e um aporte do oxigênio muito importante e fonte de toxicidade celular, cujos efeitos aparecem se o limiar de 3 atmosferas é ultrapassado, o que não deve acontecer no tratamento do TSA.[19,22]

São contra-indicações:

A) Dispermeabilidade tubária.
B) Distrofia bulhosa do pulmão.

Tratamento não-hospitalar

Quando o paciente não aceita hospitalização, o tratamento pode ser feito por via oral, associando a prednisona (1,5 mg/kg/dia durante cinco dias) e piracetam (três ampolas a 1,2 mg três vezes/dia, cinco dias, mais duas ampolas duas vezes por dia, durante cinco dias).

O tratamento deve ser associado a repouso coclear, e a supervisão deve ser feita pela evolução dos sintomas e, se possível, pela curva audiométrica.

Tratamento de sustentação

Produto antiisquêmico por via oral durante um mês, principalmente se os acúfenos são persistentes.

A) Pentoxifilina (cp 200 mg) dois ou três comprimidos/dia.
B) Piracetam (cp 800 mg) dois ou três comprimidos/dia.

Resultados

- *Surdez*: foram obtidos bons resultados no audiograma com recuperação de mais de 50 dB ou mais de 20 dB. Apesar da administração precoce do tratamento antes do terceiro dia, os bons resultados representam de 50% a 80% dos casos tratados.
- *Acúfenos*: como se trata de sintoma subjetivo, é difícil de avaliar a melhora. As avaliações qualitativas: intermitência; insônia, alterações periféricas; e as quantitativas: determinação da freqüência e da intensidade podem ser feitas. O desaparecimento ou a redução dos acúfenos constituem 2/3 dos casos tratados e são obtidos pelo início precoce de corticoterapia nas 48 horas após o TAS.

CONCLUSÃO

O TSA parece acessível a um tratamento de urgência.

O TSA é mais freqüente no jovem.

O TSA pode provocar lesões mais intensas quando associado a: anoxia, antibióticos aminoglicosídeos, deficiências graves de magnésio, alguns solventes, quimioterápicos e antimeoplásicos.

No TSA a alterações são devidas a fenômenos mecânicos e metabólicos.

As alterações mecânicas ocorrem com exposição a ruídos impulsionais intensos (armas).

As alterações metabólicas ocorrem no caso de exposição a ruídos contínuos acima de uma certa intensidade que indica um limite de segurança.

Alterações dos feixes de estereocílios das células ciliadas externas (CCE) causadas por um TSA provocam uma elevação de 40 dB nos limiares auditivos e acúfenos. A presença do recrutamento provoca dificuldades de compreensão da fala, sobretudo no ruído.

Exposição a um ruído traumático e aparecimento de otalgia, acúfenos e hipoacusia e otoscopia normal indicam um TSA.

Regra importante é a de tratar o TSA precocemente desde o primeiro dia.

Os tratamentos eficazes do TSA são válidos na experimentação animal. São eles: corticoterapia por via sistêmica, intravenosa (metilprednisolona 1,5 mg/kg/dia) associada ou não a oxigenoterapia hiperbárica.

Apesar da administração precoce de tratamento, os bons resultados apresentam 50% a 80% dos casos tratados. Deste modo, a prevenção é a melhor garantia de conservar intactas as células ciliadas externas sensoriais da cóclea (orelha interna). No momento atual, as medidas de proteção auditiva eficazes contra o TSA constituem a melhor garantia da conservação da orelha interna.

Os tratamentos atuais, aplicados corretamente e em regime de urgência, deixam uma quantidade grande de seqüelas. Os tratamentos do futuro, graças às pesquisas de otoproteção, criam muita esperança.

REFERÊNCIAS BIBLIOGRÁFICAS

1. Elsayed NM. Toxicology of blast overpressure. *Toxicology* 1997;21:1-15.
2. Richmond DR, Yelverton JT, Flechter ER, Phulipps YY. Phisical correlates of eardrum rupture. *Ann Otol Rhinol Laryngol* 1989;35-41.
3. Buffe P, Cudennec YF, Grateau P, Francke R, Vassout P. Les ruptures tympaniques liées à l'exposition aux ondes de souffle aériennes (synthèse de fravaux français). Rapport technique de l'Institute Franco-Allemand de Recherches de Saint-Louis Co, 1987. 220p.
4. Tran Ba Huy P, Manach Y. Traumatismes sonores aigues. 409-430p. In: Tran Ba Huy P, Manach Y (eds.) *Les urgences em ORL*. Paris, Europeenne D' Editions, 2002. 409-430p.
5. Oliveira JAA. In: Costa SS, Cruz OLM, Oliveira JAA (eds.) *Fisiologia clínica da audição*. Porto Alegre: Artes Médicas, 1994. 51-65p.
6. Dancer A. Le traumatisme acoustique. *Médecine/Sciences* 1991;7:357-67.
7. Dancer A. Effets du bruit sur la transduction sensorielle. *CR Soc Biol* 1993;187:650-65.
8. Pujol R. Neurobiologie de la cochlée. *Médecine/Sciences* 1990;6:456-63.
9. Stuhmiller JH, Philips III YY, Richmond DR. The physics and mechanisms of primary blast injury. In: Bellany R, Zajtchuk R (eds.). *Textbook of military medicine*. Part 1, Vol. 5, Conventional warfare. Ballistic, Blast, and burn Injuries. Office of the Surgeon General, Department of the Army, Washington, DC, 1991. 241-70p.
10. Dancer A, Poncet JL, Buffe P, Cudennec Y, et al. Anatomie Phisiopathologie in Les effets des bruits d'armes en milieu militaire. Rapport technique présenté au Comité Consultatif de Santé des armée. Direction centrale du Sevice de Santé des Armées éd. Paris. 1997. 80-116p.
11. Argyros GJ. Management of primary blast injury. *Toxicology* 1997;121:105-15.
12. Brown RF, Cooper GJ, Maynard RL. The ultrastructure of rat lung following acute primary blast injury. *Ent Exp Path* 1993;74:15 1-62.
13. Haldden WA, Rutherford WH, Merrett JA. The injuries of terrorist bombing: a study of 1532 consecutive patients. *Br Surg* 1978;41:19-26.
14. Campo P, Lataye R. Toluene-induced hearing loss: A mid-frequency location of the cochlear lesions. *Neuro Tox & Teratol* 1997;19:129-40.
15. Poncet JL, Buffe P, Cudennec Y, et al. Les effets des bruits d'armes en milieu militaire. Rapport technique présenté au Comité Consultatif de Santé des armées. Direction centrale du Service de Santé des Armeés éd. 1997. 276p.
16. Suc B, Poulet M. Asperge, Vix J, Barberot JP, Doucet F. Evolution clinique des traumatismes sonores aigus. Bilan d'une étude de 250 cas. *Ann Otolaryngol Chir Cervicofac* (Paris), 1994; 111:319-24.
17. Gervais d'Aldin C, Devriere F, Magnan P, Chemy L, Dancer A. Physio-pharmacologie du traumatisme acoustique. Revue ISL (Institute franco-allemand de recherches de Saint-Louis). S-R 908/99.
18. Gervais d'Aldin C, Chemy L, Dancer A. Medical Treatment for Acoustic Trauma. Proceedings of International Symposium on Cochlear Pharmacology and Noise Trauma. Novartis Foudation, London, UK, 1-2 May 1999. London: NRN Publishers, Chapter 5 (P U 308/99) 1999.
19. Rondet P. Cout therapeutique. In: Poncet JL, Buffe P, Cudennec Y et coll. Les effets des bruits d'armes en milieu militaire. Rapport technique présenté au Comité Consultatif de Santé des armée. Direction centrale du Service de Santé des Armées éd. Paris, 1997. 207-16p.
20. Vincey P, Mechineuau Y, Wery P, Guyoarc'h JP, Berthelot B. Traitement des traumatismes sonores aigus: premiers résultats de l'hémodilution normovolémique. *Rev Laryngol* 1986;107:425-7.
21. Buffe P, Cudennec YF, Grateau P, Faugère JM, Azendour B. La nuisanse des bruits d'armes. *Médecine et armées* 1985;13:527-33.
22. Lamm K, Lanim C, Arnold W. Effect of Isobaric Oxygen versus. Hyperbaric Oxygen on the Normal and Noise-Damaged Hypoxic and Ischemic. Guinea Pig Inner Ear. In: Yanagita N, Kakashima T (eds). *Hyperbaric oxygen therapy in otorhinolaryngology*. Basel, Karger 1988;54:59-85.

15

TRAUMATISMO DO OSSO TEMPORAL

Marco Aurélio Rocha Santos
Vinícius Cotta Barbosa

INTRODUÇÃO

O osso temporal compõe a parte lateral e a base do crânio. No seu interior estão situados os órgãos da audição, do equilíbrio e um túnel ósseo, o canal de Falópio, onde passa o nervo facial. É constituído pela parte escamosa, a mais delgada e que contém o arco zigomático (Fig. 15-1A); a parte mastóidea, onde se encontra o conduto auditivo externo e a orelha média (Fig. 15-1B); e a pétrea, que compõe a base do crânio e contém a orelha interna (Fig. 15-1C).

Vários são os tipos de traumatismos que ao atingirem o crânio com freqüência comprometem o cérebro, o cerebelo, seus envoltórios e por este motivo o internista e o neurologista são os primeiros a prestar assistência a esses pacientes nos hospitais. Somente em serviços muito bem estruturados, o otorrinolaringologista tem acesso a estes traumatizados ainda no primeiro atendimento. Este fato constitui uma limitação para o socorro adequado à audição, ao equilíbrio e principalmente ao nervo facial.

Em 1956, Hough,[1] Thorbunn,[2] e mais tarde Paparella,[3] chamaram a atenção para um conceito existente até aquele momento. Acreditava-se que a baixa da audição relacionada à fratura do osso temporal seria definitiva. Os mesmos autores sugeriram que estes pacientes fossem analisados através da audiometria e fossem separados os que apresentassem disacusia de transmissão, dos outros com disacusia sensorial. O grupo que apresentasse baixa da audição de transmis-

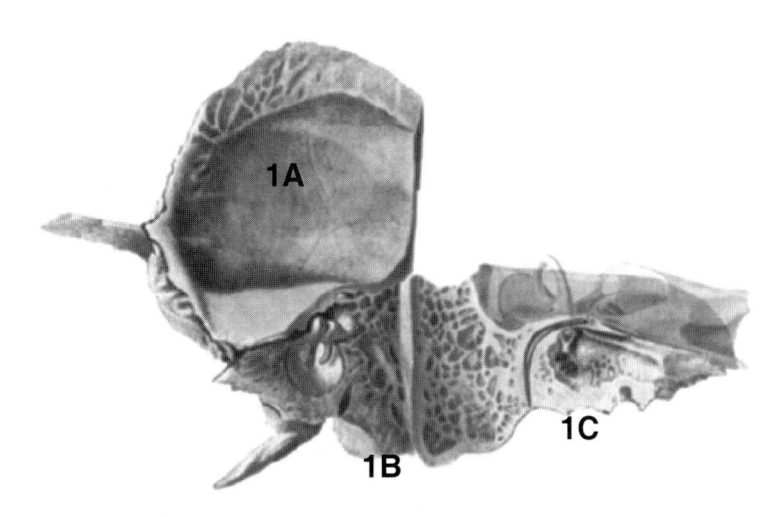

Fig. 15-1. Desenho esquemático do osso temporal (1A = parte escamosa; 1B = mastóide; 1C = pétrea).

são era submetido a cirurgia de timpanotomia exploradora ou ainda de exploração do antro, ático e orelha média e assim recuperava-se a integridade da cadeia ossicular, bem como a sua mobilidade e, desta maneira, a audição retornava ao nível inicial.

Em 1967, Guerrier et al.[4] chamaram a atenção para a importância do envolvimento do temporal nos diferentes tipos de traumatismo de crânio e que em, aproximadamente, 15% ou mais estavam presentes lesões do órgão auditivo e do equilíbrio. Estes autores abriram novas perspectivas de atendimento e conduta frente ao traumatismo do crânio, em especial do osso temporal. O otorrinolaringologista deve estar preparado para examinar o paciente com traumatismo do temporal, estabelecer quais os cuidados de imediato com o conduto auditivo externo, com a otorragia, com a perda liquórica, com a baixa da audição, com a paralisia facial, assim como outros que se fizerem necessários. Constitui rotina do consultório do otorrinolaringologista a audiometria, a imitanciometria, os testes de Schirmer e de Hilger, que, somados aos dados obtidos através da eletroneurografia, da eletromiografia, da tomografia computadorizada (TC) e da ressonância nuclear magnética (RNM), permitem definir a conduta a ser instituída em favor da audição, da paralisia facial etc., baseado nos mesmos e nunca empiricamente. Trabalhando em conjunto com outros especialistas ligados a esta área, tornou-se evidente que diante de pacientes com traumatismo por arma de fogo, os problemas da fratura, da audição, do equilíbrio, da paralisia facial, da otorragia e da perda liquórica são abordados de uma maneira diferenciada e com resultados finais muito superiores.

CONCEITO

O traumatismo do osso temporal é aquele que acomete este osso, em conseqüência de um traumatismo craniano, podendo apresentar sintomas e sinais neurológicos e otológicos.

ETIOLOGIA

Existe uma relação muito grande entre os diferentes tipos de traumatismo que atingem o crânio e as fraturas encontradas no osso temporal. Em sua quase totalidade, as fraturas observadas neste osso têm sua origem em traumatismos do crânio, porém, ocorridos em outros ossos da calota craniana e não diretamente nele. Os acidentes envolvendo motocicletas, outros veículos automotores, acidentes do trabalho, traumatismos por arma branca e de fogo, entre outros, são os grandes responsáveis pelas fraturas do osso temporal.

FREQÜÊNCIA

Os acidentes automobilísticos são os maiores responsáveis pelos traumatismos do crânio envolvendo o osso temporal. Os homens são freqüentemente mais envolvidos nestes acidentes. As fraturas da base do crânio constituem cerca de metade das fraturas cranianas e aproximadamente 50% destas acometem o osso temporal. O traumatismo do osso temporal pode estar relacionado a acidentes com arma de fogo, à ferida perfurante por tesoura, chave de fenda e outros objetos pontiagudos, porém, a sua maior relação é com as fraturas deste osso.

É importante salientar que estas fraturas ocorrem com maior freqüência entre 1 ano e 34 anos de idade, período muito importante na vida destes pacientes.

CLASSIFICAÇÃO

- Fratura longitudinal.
- Fratura transversa.
- Fratura cominutiva.

FRATURA LONGITUDINAL

Também denominada de fratura extralabiríntica, uma vez que esta sempre respeita este órgão. Este tipo de fratura tem início na escama do osso temporal e se estende pela parede póstero-superior do canal auditivo externo, atravessa a orelha média e se estende ao longo do canal carotídeo anterior e da cápsula labiríntica, chegando à fossa média para terminar próximo ao forame espinhoso (Fig. 15-2A a C).

A fratura longitudinal acompanha o maior eixo do rochedo, geralmente abrindo-se no teto da caixa timpânica, podendo levar à ruptura da membrana timpânica, fratura ou luxação dos ossículos e otorragia. A fratura, às vezes, bifurca-se e pode comprometer tanto a parede superior do conduto auditivo externo como também a articulação temporomandibular. Estas fraturas podem ser grandes e romperem as meninges e, desta maneira, aparecer o liquor através do conduto auditivo externo, embora isto seja mais freqüente nas demais fraturas. Durante o seu trajeto, esta fratura respeita a orelha média, embora algumas alterações ocorram especialmente junto à cadeia ossicu-

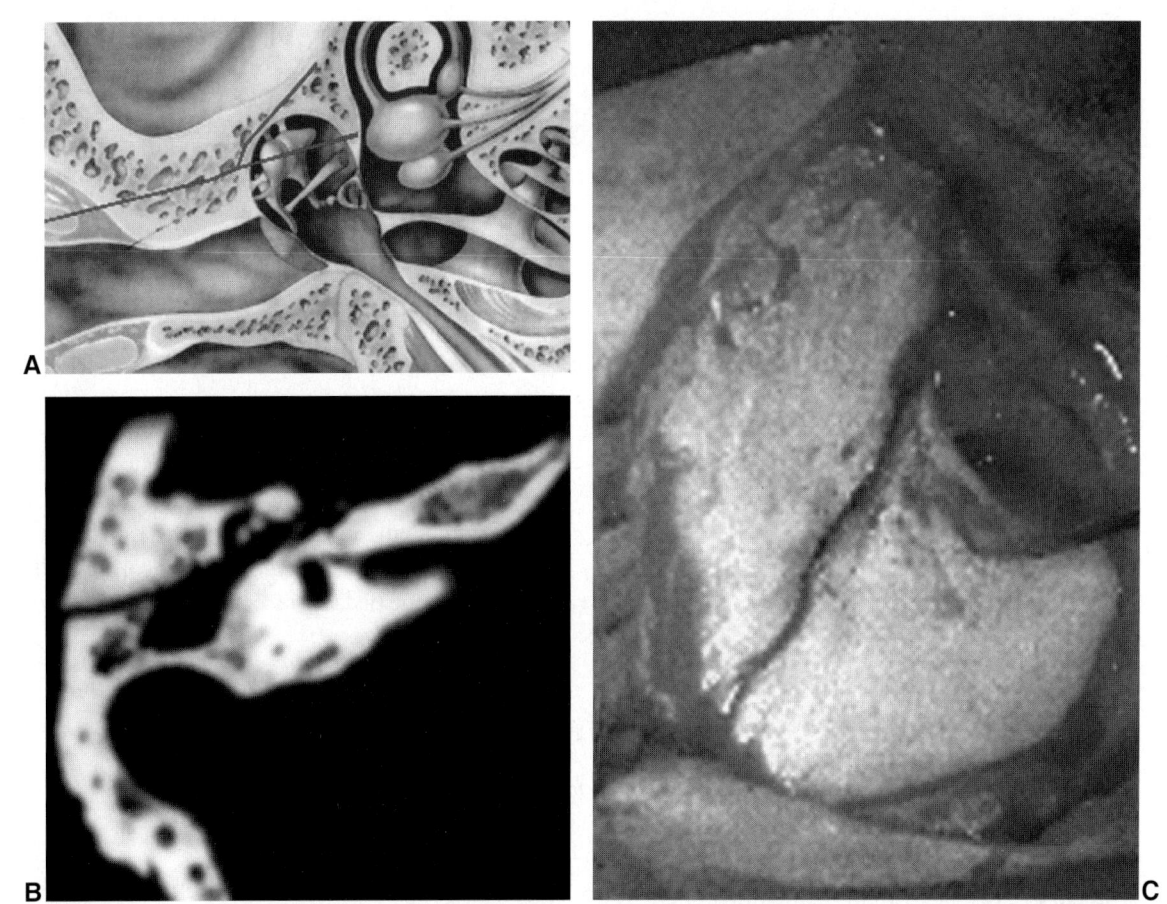

Fig. 15-2. **(A)** Trajeto da fratura longitudinal e sua possível bifurcação. **(B)** Tomografia computadorizada mostrando o trajeto da linha de fratura. **(C)** Fratura longitudinal, passando pela parte escamosa, mastóide e descendo pelo conduto auditivo externo, vista cirúrgica.

lar. As seguintes possibilidades são sugeridas para explicar este acontecimento:

- O impacto responsável pelo trauma craniano seria o responsável pela separação ossicular até então mantidos em posição pelo delicado tecido que mantém estas articulações.
- Pelo efeito da inércia observada nestas articulações durante a aceleração e a parada.
- "Lei física": Um corpo em repouso permanece em repouso e um corpo em movimento permanece em movimento, em velocidade constante e na mesma direção até que uma força oposta atue sobre ele.
- O efeito de torção ou separação observado quando o trauma que atinge o osso temporal, causando ou não fratura, pode ser o responsável pela separação da cadeia ossicular.

Características

- *História*: relato de traumatismo do crânio e otorragia. É importante correlacionar a possível história de baixa da audição ou de paralisia facial com o acidente.
- *Otorragia*: tanto a pele do conduto auditivo externo como a membrana timpânica podem ser laceradas; por este motivo, a presença de sangue no conduto auditivo externo ou junto à membrana timpânica torna-se um encontro freqüente. Está presente em 35% a 40% destas fraturas.
- *Surdez de transmissão*: a baixa da audição do tipo transmissão é uma constante nesta fratura, uma vez que a cadeia ossicular com freqüência é atingida. Em geral, a bigorna é o ossículo mais comprometido neste tipo de fratura. A bigorna tem sido encontrada em posições e locais diferentes na orelha média. Como a bigorna é mantida em posição

apenas por delicados ligamentos junto ao martelo e o estribo, portanto, sem músculo ou tendão para fixá-la, fica compreensível o seu deslocamento. O martelo pode ser deslocado da sua posição ou ainda fraturado. Estes ossículos podem ocupar posições diferentes na orelha média ou ainda serem projetados à fossa média através da linha de fratura. Estas alterações constantes na orelha média frente a estas fraturas levaram o Prof. Salavery[5] a definir desta maneira estes achados: "Estas fraturas podem produzir uma verdadeira anarquia na orelha média."

- *Equimose*: a região da mastóide pode apresentar equimose, sugerindo presença de sangue também nas células da mastóide.
- *Liquor:* não é freqüente o aparecimento de liquor neste tipo de fratura; entretanto, poderá haver ruptura da dura e este estar presente.
- *Nistagmo*: não é comum.
- *Paralisia facial*: a paralisia facial poderá estar presente em cerca de 20% dos casos. As lesões do facial relacionadas a fratura longitudinal variam desde simples edema, laceração ou a ruptura (secção), geralmente no segmento timpânico ou mais raramente no mastóideo. A paralisia facial pode ter início de imediato ou surgir tardiamente. Quando ocorre a paralisia facial os segmentos mais atingidos pela linha de fratura são o timpânico e o gânglio geniculado (Figs. 15-3 e 15-4). Em geral, ocorre o edema que pode ser intraneural ou não. Observa-se também a presença de esquírolas ósseas que podem comprimir o nervo facial ou mais

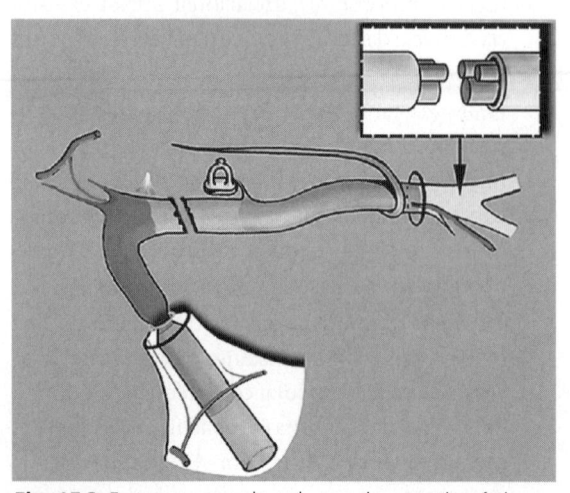

Fig. 15-3. Fratura passando pelo seguimento timpânico e seccionando o nervo facial.

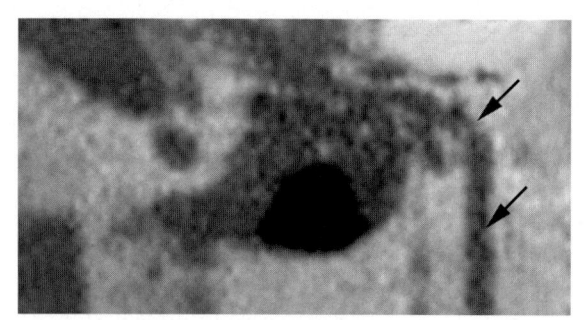

Fig. 15-4. Visão do canal de Falópio. Possível compressão junto ao gânglio geniculado.

raramente causar a sua secção. O canal de Falópio, que constitui o grande protetor do nervo facial, pode transformar-se, em virtude do trauma e da fratura, em seu agressor, uma vez que impede que o facial possa edemaciar sem ser comprimido ou ainda que pedaços ósseos atuem diretamente, comprimindo-o.

Complicações

- Disacusia de transmissão.
- Otorragia.
- Perda de liquor (< 10%).
- Paralisia facial (< 20%).
- Colesteatoma (pode acontecer que a pele penetre na linha de fratura e desta maneira favoreça a formação do colesteatoma secundário).

FRATURA TRANSVERSA

Chamada de translabiríntica, uma vez que durante o seu percurso secciona com freqüência este órgão. A denominação de transversa se baseia no fato de que ela seja transversa à pirâmide óssea do temporal (Fig. 15-5A e B).

Este tipo de fratura ocorre entre 10% e 20% das fraturas que atingem o temporal. A fratura transversa estende-se desde a fossa craniana posterior, transversalmente a pirâmide petrosa, indo até a fossa média junto ao forame espinhoso ou ao forame *lacerum*. De uma maneira geral, este tipo de fratura está relacionada ao traumatismo do crânio que atingiu a região parietoccipital ou ociptamastóidea. O início da fratura transversa é geralmente o forame magno, podendo atingir o forame da jugular, do hipoglosso ou ainda o meato acústico interno. Uma vez que esta fratura atravessa a cápsula labiríntica, o sistema vestibular e labiríntico geralmente são destruídos ou afetados. A orelha média pode ser atingida por este tipo de fratura e tanto a cadeia ossicu-

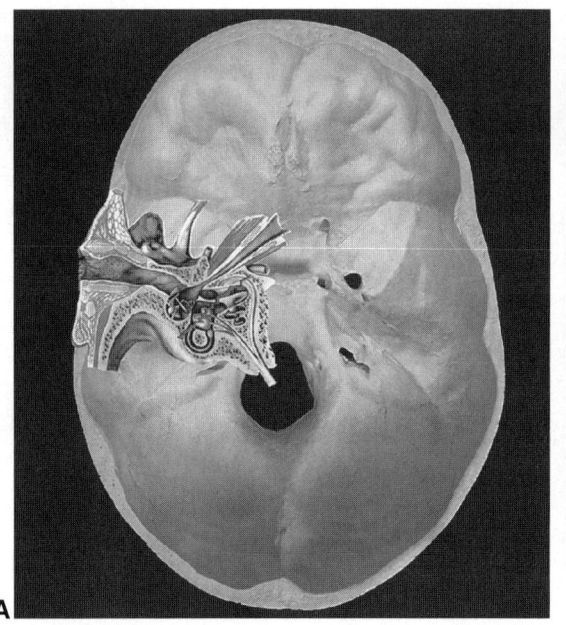

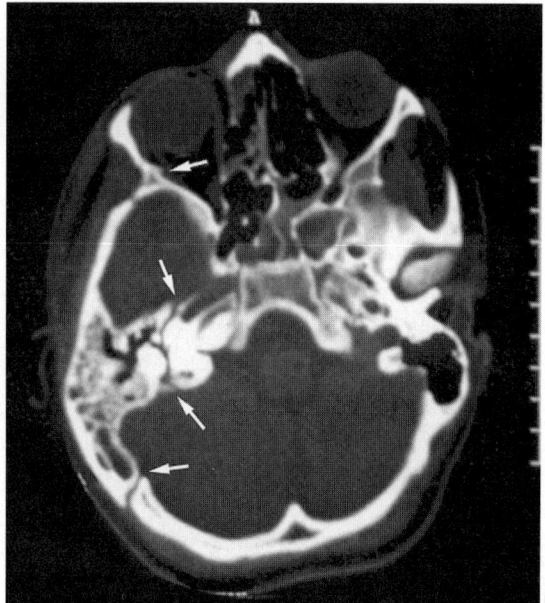

Fig. 15-5. **(A)** Visão esquemática da fratura transversa (em detalhe vermelho). **(B)** Fratura transversa seccionando o labirinto.

lar pode sofrer alterações como a presença de sangue na orelha média pode ser observada. A fratura transversa não se consolida pela formação de calo ósseo e esta abertura pode ser a responsável pela entrada das infecções intracranianas, como as meningites. Esta fratura pode estar associada à fratura longitudinal.

Características

- *História*: sempre relacionada a acidentes graves em que o occipital ou este e o temporal foram atingidos.
- *Hemotímpano*: presença de sangue na orelha média assim como a integridade da membrana timpânica podem ser observados.
- *Surdez do tipo sensorial*: geralmente o labirinto é seccionado pela linha da fratura. A cadeia ossicular pode ser alterada; porém, a disacusia não está relacionada a este acontecimento. Pode ocorrer a luxação do estribo.
- *Liquor*: a presença de liquor saindo pelo conduto auditivo externo pode ser observada. É indispensável o cuidado pelo otorrino, com a assepsia e os curativos adequados objetivando evitar as complicações sérias que podem surgir pela contaminação do liquor.
- *Nistagmo*: o nistagmo espontâneo pode ser visto, principalmente nos primeiros dias. Com freqüência o paciente se apresenta com um quadro de comoção labiríntica ou ainda com queixas mais graves relacionadas à vertigem.
- *Paralisia facial*: o trajeto desta fratura já sugere a possibilidade freqüente da paralisia facial e esta ocorre em cerca de 50% dos casos. Geralmente o nervo facial é seccionado pela passagem da linha de fratura, sendo importante ficar atento e explorar adequadamente o facial, uma vez que ele pode ser seccionado em mais de um segmento. Os segmentos timpânico, gângliogeniculado e labiríntico são os mais atingidos. A paralisia facial geralmente é de aparecimento imediato ao acidente. Em uma porcentagem importante pode surgir paralisia facial periférica (Fig. 15-6).

Complicações

- Dificuldades com o equilíbrio.
- Dificuldades relacionadas à baixa da audição, que pode ser uni ou bilateral.
- A paralisia facial é sempre grave, graus II ou III e, em geral, exige cirurgia para recuperação da anatomia e fisiologia do nervo facial.
- Complicações oculares (conjuntivite, úlcera de córnea etc.), às vezes exigindo proteção do globo ocular por um período longo (cantorrafia).

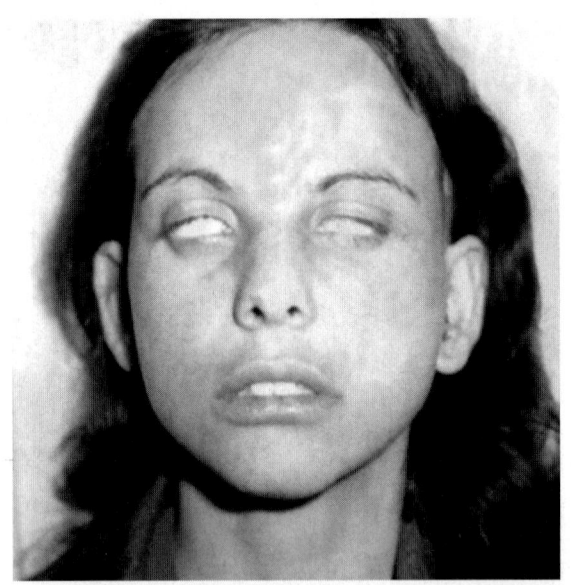

Fig. 15-6. Trauma de crânio e paralisia facial bilateral.

- Hiperostose (pode ocorrer ou a timpanoesclerose poderá ser encontrada).
- Tiques.
- Movimentos em bloco.
- Sincinesias.

FRATURA COMINUTIVA

Está relacionada a traumatismos mais graves do crânio como compressões ou traumas sérios. Geralmente a fratura caracteriza-se por apresentar mais de uma linha como se fossem bifurcações. Assim as linhas descritas para as outras fraturas podem ser vistas nesta situação. Tanto a parte escamosa, o conduto auditivo externo, orelhas média e interno, como a parte pétrea do temporal podem ser atingidas (Fig. 15-7).

DIAGNÓSTICO

Tanto as fraturas longitudinais como as demais têm seu diagnóstico estabelecido por:

- História.
- Exame otorrinolaringológico.
- Audiometria.
- Imitanciometria.
- Pesquisa do reflexo estapediano.
- Audiometria de respostas elétricas (BERA).
- Schirmer.
- Hilger.
- Eletroneurografia e eletromiografia.

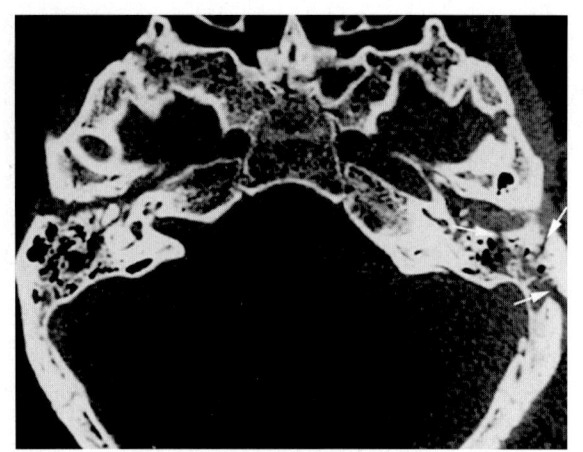

Fig. 15-7. Fratura cominutiva da mastóide.

- Tomografia computadorizada do crânio e do osso temporal.
- Ressonância nuclear magnética do segmento cefálico.

Exames estes indispensáveis para se estabelecer o diagnóstico, prognóstico e tratamento das possíveis complicações do trauma do temporal. A TC do crânio deve dar especial atenção ao osso temporal. A alta resolução é importante assim como o estudo detalhado do canal de Falópio. A RNM com o emprego de contraste é útil para possível localização de edema ou informando sobre a integridade ou não do VII nervo.

PROGNÓSTICO

É importante relacionar o tipo de traumatismo que atingiu o crânio, bem como suas conseqüência para o temporal, seu conteúdo e os vasos e nervos que por ele passam. A fratura longitudinal sempre apresenta bom prognóstico no que se refere a audição, equilíbrio e o próprio nervo facial. As demais fraturas têm prognóstico pior. Exames necessários:

- Repetição do exame otorrinolaringológico.
- BERA
- Pesquisa do reflexo estapediano.
- Hilger, eletroneurografia e eletromiografia.
- Liquor.
- Tomografia computadorizada e/ou ressonância magnética.

Estes exames serão repetidos e permitem ao especialista avaliar a audição, a paralisia facial e sua evolução.

Tanto na baixa da audição do tipo transmissão, na presença de fístula liquórica e especialmente na paralisia facial, relacionada à fratura do osso temporal, não se permite que haja omissão do atendimento adequado ao paciente. As seqüelas poderão ser permanentes e o desfiguramento é algo terrível de se conviver.

TRATAMENTO

O tratamento inicial é estabelecido pelo internista e o neurologista que freqüentemente são os primeiros a examinarem estes pacientes.

- Cuidados gerais.
- Assepsia local.
- Otorragia e fístulas: controlar o sangramento. Curativo isolando a orelha ou esta e a mastóide. Os cuidados posteriores quanto ao sangramento ou às fístulas liquórica e perilinfática serão estabelecidos de acordo com o acompanhamento e o resultado dos exames solicitados. Estar atento às complicações das fístulas.
- Vertigem, hipoacusia e acúfenos: na fase aguda, a vertigem incomoda muito e o uso de drogas antivertiginosas é indispensável. O desequilíbrio e o zumbido em um pequeno número de pacientes, apesar da medicação e dos cuidados de fisioterapia, levam à destruição labiríntica, medicamentosa ou cirúrgica, ou à neurectomia.
- Fístulas arteriovenosa: cuidadas pelo neurologista.
- Meningite: pode surgir de imediato ou tardiamente. O acompanhamento do neurologista e do otorrinolaringologista é indispensável.
- Estenose do conduto auditivo externo: cirurgia adequada.
- Colesteatoma pós-trauma: poderá instalar-se meses ou anos depois do traumatismo. Tratamento cirúrgico.
- Disfunção tubária.
- Meningoceles.
- Otalgias.
- Cefaléias.
- Paralisia facial: pode ocorrer em 20% das fraturas longitudinais e em 50% das transversas. De acordo com a possibilidade em se obter os exames necessários ao estudo da paralisia facial serão estabelecidos o seu diagnóstico, topodiagnóstico, prognóstico e tratamento. Posições empíricas quanto à evolução da paralisia facial devem ser abolidas, as-

sim como a omissão de se colocar à disposição do traumatizado todas as possibilidades de recuperação dos movimentos e expressões da face.

TRATAMENTO CLÍNICO

- Observação.
- Hilger < 3, 5 ma.
- Eletroneurografia < 90% de deg.
- Audiograma e relfexo estapediano.
- Tomografia computadorizada.
- Ressonância nuclear magnética.
- Corticoterapia.
- Fisioterapia.

TRATAMENTO CIRÚRGICO

Preservando a audição

- Audiometria. Será um dos parâmetros para se escolher o acesso cirúrgico, preservando ou não a audição.
- Reflexo estapediano e o teste de Schirmer podem sugerir qual o segmento comprometido do facial.
- Teste de Hilger > 3,5 ma.
- Eletroneurografia > 90% de degeneração em um período de 21 a 30 dias.
- Eletromiografia – demonstrando comprometimento do nervo, após 14 dias.

Os acessos cirúrgicos a disposição do otoneurologista são:

- Acesso mastóideo.
- Acesso mastóideo associado ao acesso transtemporal ou fossa média e ainda o acesso transatical proposto pelo Prof. Salavery.[6]

Audição desprezível

- Acesso translabiríntico. O atendimento para a recuperação do facial poderá ser realizado pela exploração total dos segmentos do facial dentro do osso temporal. A possibilidade de realizar o *rerouting* (mudança de trajeto) ou o enxerto do facial constituem as técnicas mais usadas.
- Havendo impossibilidade de recuperação da integridade do facial há indicação para a anastomose do facial, sendo que a mais aceita hoje é a anastomose hipoglosso facial. Esta anastomose do VII e do XII tem as seguintes possibilidades.

- Anastomose hipoglosso facial total.
- Anastomose hipoglosso facial *jump-graft*.[6]
- Anastomose hipoglosso facial *split*.[7]

• Há uma tendência em usar a técnica do *jump-graft* e do *split*, pois se respeita o hipoglosso em uma grande parte da sua anatomia e os resultados são bons para o VII nervo e com menos seqüelas ao XII.

CONTROVÉRSIAS

Freqüentemente os exames indispensáveis para se estabelecer o diagnóstico e o prognóstico não são realizados em um período de tempo considerado por muitos como ideal, já que estes pacientes são prioritariamente vistos pelos neurologistas, por outros especialistas e não pelo otorrinolaringologista. Os exames citados, que permitem não só o diagnóstico como o prognóstico e a conduta a ser instituída, devem ser realizados em um período estimado entre o aparecimento da paralisa facial até o 14º ou 21º dia. Também as fístulas liquóricas constituem motivos para discussões quanto ao seu diagnóstico e tratamento. Várias são as opiniões neste sentido e foram abordadas nos respectivos capítulos. Discute-se muito também sobre o acesso cirúrgico. O gânglio geniculado é freqüentemente atingido pela fratura longitudinal. Sendo esta a mais freqüente, é importante estar atento a este detalhe ao atuar cirurgicamente acima ou abaixo deste e o objetivo principal é a preservação da audição. A realização do teste de Schirmer é para se estabelecer o acesso cirúrgico. Como sempre, a interpretação deste e dos demais exames é importante neste momento. O acesso transatical nada mais é do que uma ampliação da mastoidectomia, ou melhor, uma ampliação do ático indo até próximo a raiz do zigomático.

As fístulas liquóricas podem ser atendidas através de uma timpanotomia, porém, como a fratura longitudinal passa com freqüência pelo gânglio geniculado, tanto o acesso mastóideo como via fossa média devem estar à disposição no momento da cirurgia.

No que se refere ao facial é importante que o otoneurologista esteja preparado para atendê-lo, realizando desde uma simples descompressão, como o enxerto, o *re-routing* (mudança de trajeto) do facial, até a anastomose com outro par craniano.

FUTURO

Espera-se para o futuro melhores informações a serem obtidas através da TC de alta resolução e da RM, que certamente serão acopladas a alterações técnicas e ao emprego de melhor contraste.

A introdução de novos exames permitirá estabelecer o tratamento ideal para o paciente acometido de traumatismo do osso temporal e suas complicações.

CONCLUSÃO

Tudo faz crer que uma melhor aproximação do otorrinolaringologista, do neurocirurgião, do radiologista, do cirurgião plástico, do fisioterapeuta e do internista certamente colocará não só o trauma do osso temporal, bem como o dos demais ossos cranianos em um nível de atendimento condizente com os conhecimentos atuais. Isso facilitará o diagnóstico e o tratamento do trauma do temporal e das suas complicações.

REFERÊNCIAS BIBLIOGRÁFICAS

1. Hough JVD. Restoration of the hearing loss after head trauma. *Ann Otol* 1969;78:210-26.
2. Thorburn IB. Post Traumatic conduction deafness. *I Laryng* 1957;71:542-5.
3. Paparella MM, Schumrick D. *Otolaryngology*. vol. 2. Philadelphia: WB Saunders Co., 1963.
4. Guerrier Y, Dejean Y, Serrou B. Le Treatment chirurgical des traumatismes de l'oreille moyenne. *Mantpellier Chirurgical* 1967;7(4):483-493.
5. Salavery MA. Cirurgia otoneurológica do nervo facial. *Tese de Doutoramento de Otorrinolaringologia*, FMUFRJ, 1974.
6. May M. Methods of reabilitation for the paralyzed face. Disorder of the facial nerve. *Anatomy, diagnosis and management*. Raven Press Books, 1982.
7. Cusimano MD, Sekhar L. *Neurossurgery* 1994;35(3):532-4.

16

PARALISIA FACIAL PERIFÉRICA

Ricardo Ferreira Bento
Rubens Vuono de Brito Neto
Arthur Menino Castilho

INTRODUÇÃO

A falta de movimentos e de expressões de um dos lados da face, assim como as alterações no modo de falar e, sobretudo a impossibilidade de se usar a mímica facial, constituem desde os primórdios da humanidade, um dos desfiguramentos mais flagrantes. A face revela o íntimo de nossa expressão e é parte essencial da comunicação humana. Além disso, a importância cada vez maior que a sociedade dos tempos atuais dá à estética relaciona-se diretamente com a aparência facial, pois a face é o "local" onde mais nos expomos ao meio e os seus traços marcam a nossa individualidade.

Todo esse envolvimento acha-se diretamente ligado à psique do indivíduo, já que qualquer alteração na mímica e na aparência da face causa problemas psíquicos de extrema importância no homem, o qual, na grande maioria das vezes, altera o seu comportamento social em prejuízo do trabalho e da coexistência com aqueles que o rodeiam. Essa interação psicossocial só se torna possível através da integridade do nervo facial com a musculatura cutânea da face.

Dessa integridade dependem também funções fisiológicas muito importantes, tais como o lacrimejamento, uma vez que o nervo facial é responsável pela inervação motora do saco lacrimal e da pálpebra, podendo acarretar, com a perda de tais funções, úlcera de córnea e a conseqüente cegueira. O reflexo do músculo do estribo, inervado por seu ramo estapediano, é o responsável pela proteção do ouvido interno contra os sons de alta intensidade. O nervo corda do tímpano, outro ramo do nervo facial, é o responsável pela sensibilidade gustativa dos dois terços anteriores da língua e pela inervação motora da glândula submandibular e glândulas salivares menores. A movimentação voluntária e o tônus da musculatura da boca revestem-se de extrema importância, quer na alimentação, quer na ingestão de líquidos, e a perda dessa função acarreta terríveis dificuldades ao processo alimentar. A essas funções, junta-se a sensibilidade táctil das regiões do pescoço, retroauricular e pavilhão auricular que são inervadas sensitivamente por seu ramo cervical, importantes também na libido humana.

Apesar de a paralisia facial ter sido referida desde os primórdios da humanidade, foi Sir Charles Bell, no início do século passado, o primeiro a descrever cientificamente a paralisia motora da musculatura da face.

A maioria das doenças que acometem o nervo facial ocorre no seu segmento intratemporal e, portanto, está intimamente relacionada com a orelha média e interna. Os tratamentos clínicos e, principalmente, os acessos cirúrgicos para o nervo facial foram em sua maioria descritos por otorrinolaringologistas, em especial os otologistas, que têm melhores condições para estabelecer o diagnóstico e a conduta a ser seguida nas paralisias faciais periféricas e, graças ao emprego de vias de acesso mais simples e mais seguras, possuem eles melhores condições de abordar o nervo facial em todos os seus segmentos. Atualmente técnicas cirúrgicas de anastomose de nervo para o reparo de lesões traumáticas com o uso de cola de fibrina foram desenvolvidas em nosso meio por Bento, em 1988. O mesmo autor descreveu um acesso via fossa média ao gânglio geniculado e à primeira e segunda porções do nervo facial para descompressões e anastomoses.

A princípio, toda a lesão traumática ou não sobre um nervo periférico, como é o caso do nervo facial, constitui urgência, uma vez que quanto mais cedo puder se agir no tratamento, melhor será o resultado final de recuperação do nervo.

ANATOMIA E FISIOLOGIA

O nervo facial, VII par craniano é um nervo misto, sendo 80% de suas fibras, motoras. No assoalho do IV ventrículo ele tem o seu núcleo de origem, onde descreve um trajeto circular em torno do núcleo do motor ocular externo e em companhia do intermédio (Wrisberg) e do acústico. Atravessa a região do ângulo pontocerebelar dirigindo-se ao meato acústico interno onde no fundo deste penetra em um canal ósseo, conhecido como canal de Falópio.

O núcleo superior do facial recebe inervação cortical dos dois lados e daí saem os neurônios que se dirigem aos músculos frontal, parte superior do orbicular das pálpebras e superciliar, dados anatômicos importantes para o reconhecimento da paralisia facial central.

A origem do nervo facial é na face lateral do tronco cerebral junto ao núcleo coclear e caudal ao nervo trigêmeo. O nervo intermédio emerge separadamente, mas em contato com o facial. É composto por quatro grupos celulares, o dorsomedial, o ventromedial, o intermediário e o lateral. Cada grupo inerva grupos musculares periféricos específicos.

O núcleo motor é interconectado com o núcleo espinal do nervo trigêmeo, com as vias corticobulbares através da formação reticular, com a via retrobulbar, com a formação reticular cefálica, com o núcleo coclear e com células cerebrais.

Ao sétimo par se agregam fibras vegetativas. Junto às suas fibras motoras se incluem fibras sensitivas cujo núcleo de terminação é o sensitivo. Para as fibras vegetativas o núcleo é o salivatório superior.

Os sinais para os movimentos voluntários da musculatura facial (componente motor branquial) chegam ao núcleo do nervo por axônios corticobulbares (feixe posterior da cápsula interna), originados dos giros motores dos hemisférios cerebrais. A informação ao córtex motor ocorre através de fibras associativas do córtex pré-motor e outras áreas corticais. Sinais eferentes viscerais (componente motor visceral) chegam ao núcleo salivatório superior por influência do hipotálamo, um centro de controle e integração do sistema nervoso autônomo. Impulsos do sistema límbico (emoção) chegam ao hipotálamo e seguem pelo fascículo longitudinal dorsal ao núcleo salivatório superior.

Impulsos sensitivos gerais são levados pelo nervo intermédio ao núcleo do trigêmeo na porção alta da medula e daí para o núcleo ventral posterior do tálamo contralateral. Do tálamo, neurônios sensoriais terciários se projetam ao córtex sensorial (giro pós-central).

Impulsos sensitivos especiais são levados pelo nervo intermédio ao trato solitário no tronco cerebral e daí ao núcleo solitário ou gustatório. Fibras secundárias ascendem e se projetam bilateralmente aos núcleos ventrais posteriores do tálamo. Do tálamo, neurônios terciários se projetam através do feixe posterior da cápsula interna para o córtex sensorial (giro pós-central) e daí para a ínsula.

Fibras viscerais eferentes gerais pré-ganglionares parassimpáticas do núcleo salivar superior deixam o tronco cerebral através do nervo intermédio. Algumas delas fazem sinapse com o gânglio submandibular do trigêmeo através do nervo corda do tímpano. As fibras pós-ganglionares inervam as glândulas sublinguais e submandibulares. O restante atravessa o gânglio geniculado e se encaminha através do nervo petroso superficial maior para fazer sinapse com o gânglio esfenopalatino (trigêmeo) cujas fibras pós-ganglionares inervarão a glândula lacrimal. Do gânglio geniculado partem fibras aferentes especiais que transmitem a sensação gustativa dos 2/3 anteriores da língua. Estas fibras entram no tronco cerebral via nervo intermédio e terminam no núcleo do trato solitário.

Desde sua origem até suas terminações na musculatura da face, o nervo facial é dividido em segmentos, o que torna mais fácil a compreensão dos problemas que podem ocorrer com este nervo. Temos assim:

Segmento intracraniano

Inicia no núcleo de origem e posteriormente em companhia do intermédio e do acústico dirigem-se ao meato acústico interno após atravessar o espaço do ângulo pontocerebelar. Neste segmento, mede aproximadamente 10 mm e apresenta estreita relação com a artéria cerebelar ântero-inferior da qual saem ramos que irrigam este segmento.

Segmento meático

Em companhia do intermédio, o facial percorre o meato acústico interno pela sua parte superior até encontrar o canal de Falópio. Ocupa aproximadamente 18% do volume do meato. Neste ponto, as fibras do facial (motoras) e do intermédio (sensitivas) estão completamente integradas, porém o nervo não apresenta diferenciação fascicular. Um septo ósseo conhecido como crista falciforme ou "barra de Bill", em homenagem a William House, separa este espaço da área do vestibular superior. Esta área superior é separada da inferior pela crista transversa e na inferior encontra-se o vestibular inferior e o coclear. O segmento meatal mede aproximadamente 8 mm.

Segmento labiríntico

Inicia-se no fundo do meato com aproximadamente 6 mm de comprimento, termina numa pequena dilatação do canal de Falópio onde encontra-se o gânglio geniculado. O gânglio geniculado pode estar apenas coberto por uma fina camada óssea ou até mesmo descoberto fazendo saliência na fossa média. Neste ponto o gânglio geniculado descansa sobre a cóclea. Ao chegar ao gânglio geniculado, o facial curva-se para trás formando um ângulo de, aproximadamente, 80°, constituindo, assim, o primeiro joelho do facial.

Segmento timpânico

Tem aproximadamente 13 mm, de comprimento e pode-se dividi-lo em uma porção proximal ou coclearilforme, que vai do ângulo até o processo coclearilforme, e uma porção distal chamada estapediana. Esta última está intimamente relacionada com o estribo. O canal de Falópio não precisa ser envolto por osso. Em certos casos há falha nesta formação óssea principalmente ao nível da orelha média, constituindo o que é denominado de deiscência do facial (50% dos casos). O nervo estapédio emerge neste segmento.

Segmento mastóideo

Também chamado vertical, mede aproximadamente 15 mm. Inicia-se junto ao processo piramidal e logo apresenta uma curvatura de mais ou menos 100°, constituindo o segundo joelho do facial. Este segmento está em um plano inferior ao do canal semicircular lateral. Nas mastóides ebúrneas o facial é envolvido por um osso compacto neste segmento.

Segmento extratemporal

Inicia-se junto ao forame estilomastóideo e ao atingir a parótida começa a se dividir, terminando como uma verdadeira rede na musculatura da face.

O nervo facial emite vários ramos em todo seu trajeto, com exceção do segmento pontino.

Ramos intrapetrosos

Nervo petroso superficial maior

É o primeiro dos ramos que o VII par fornece e este deixa o facial na região do gânglio geniculado, e sempre em linha reta atinge o sulco que tem o seu nome. Este ramo, junto ao nervo petroso profundo e a um ramo simpático do plexo carotidiano, vai constituir o nervo vidiano, encarregado de conduzir as fibras parassimpáticas, vasodilatadoras e secretoras para a glândula lacrimal, para as glândulas palatinas e nasais.

Ramo do estapédio

Emerge do facial próximo a eminência piramidal indo ao músculo do estribo, responsável pelos movimentos da excursão do estribo.

Nervo corda do tímpano

Deixa o facial a mais ou menos 5 mm do forame estilomastóideo pela sua face externa, penetra em um pequeno canal chegando até a caixa timpânica, passa sobre a longa apófise da bigorna indo ao espaço laterofaríngeo onde se incorpora ao nervo lingual. A corda do tímpano e o nervo lingual são responsáveis pela inervação gustativa (paladar) da mucosa dos 2/3 anteriores da língua e palato. Cabe também à corda do tímpano levar os impulsos vasodilatadores secretores às glândulas salivares sublinguais e submaxilares.

Ramos extrapetrosos

Logo ao deixar o orifício estilomastóideo fornece os seguintes ramos:

A) Ramos sensitivos para a membrana timpânica, meato acústico externo e pavilhão da orelha (zona de Ramsay-Hunt).

B) Ramos motores para os músculos auricular posterior, occipital, estilóideo, ventre posterior do digástrico, mímicos da face e cuticular.

FISIOPATOLOGIA

Do ponto de vista fisiopatológico, o nervo facial é idêntico aos demais nervos motores, salientando-se a sua particular localização no interior do canal de Falópio em um trajeto de mais ou menos 35 mm, constituindo-se no nervo periférico com o maior trajeto intracanal encontrado no organismo. A fisiopatologia da maioria das afecções sobre o nervo facial relaciona-se a este trajeto intracanal e à compressão no nervo seja ela extrínseca (traumas, tumores etc.) ou intrínsecas (edema causado por processos inflamatórios).

Aproximadamente, 7.000 neurofibrilas constituem as fibras nervosas do nervo facial e estas estão reunidas em um cilindro-eixo envolvido por uma tênue bainha de mielina. A estrutura do nervo facial é composta basicamente por:

- *Bainha*: tecido fibroso que envolve todo o nervo e contém sua camada *vasa nervorum*.
- *Epineuro*: tecido conectivo que envolve o nervo como um todo interiormente à bainha.
- *Perineuro*: camada mesotelial fina e densa que envolve cada feixe de funículos nervosos.
- *Endoneuro*: tecido conectivo que emoldura o interior do funículo nervoso. Ele separa cada fibra nervosa.

A estrutura do nervo não é constante em seu curso. No ângulo pontocerebelar e no meato acústico interno as fibras nervosas são arranjadas paralelamente com pouco tecido endoneural, sem perineuro. No segmento labiríntico as fibras estão colecionadas em um único grupo com uma bainha fina com pouco tecido endoneural. O nervo ocupa 25% a 50% do canal ósseo. No segmento timpânico a estrutura é semelhante, porém com um epineuro mais grosso. No segmento mastóideo o nervo é composto por funículos em separado com perineuro muito fino. Após o forame estilomastóideo, encontramos vários funículos e perineuro bem definido e grosso.

Após a lesão sobre o nervo facial suas fibras distais retêm a excitabilidade por mais de 96 horas, com os axônios recebendo energia das células de Schwann. As transformações histológicas mais importantes são:

- Fibrilação axonal com posterior desaparecimento do axônio.
- As células de Schwann tornam-se edemaciadas e rompem a mielina por fagocitose. Este processo é chamado degeneração walleriana e ocorre entre 15 e 20 dias após a lesão.

Após a degeneração walleriana, a mielina e os restos axonioplasmáticos são absorvidos por macrófagos, e as células de Schwann perdem seu arranjo linear e se tornam separadas umas das outras.

A membrana basal que normalmente forma uma capa extracelular sobre as células de Schwann e sobre os nódulos de Ranvier também se rompe e permanece em torno de cada célula de Schwann remanescente. Estas alterações ocorrem também retrogradamente até o primeiro nódulo de Ranvier proximal ao local da lesão. A célula nervosa entra em cromatólise ou degeneração de Nissl com aumento, desintegração e perda dos grânulos de Nissl em seu citoplasma e com seu núcleo assumindo uma posição excêntrica. A célula nervosa pode-se degenerar completamente e desaparecer com o tempo. O processo regenerativo começa logo após a degeneração se não houver uma secção completa ou algo que obstrua ou cause uma pressão constante sobre o nervo. Inicialmente há um crescimento dos axônios proximais e formam um neuroma no coto como se procurassem pelo caminho do crescimento, as células de Schwann se reagrupam formando cordas de células e vão juntando a membrana basal que as envolviam. Estas sólidas cordas de células formam um tubo para receber o axônio que cresce. A velocidade de crescimento é de aproximadamente 1 mm por dia. A mielina que se forma novamente é inconstante e mais fina que o normal e isto é o que resulta nas seqüelas encontradas. A pequena velocidade da regeneração nervosa colabora para que neste período, até que os axônios atinjam as placas neuromotoras, haja modificações atróficas nos músculos e alterações das placas neuromotoras que afetam o resultado final estético da mímica facial.

Percorrendo um trajeto de mais ou menos 35 mm dentro de um túnel ósseo, o nervo facial está sujeito à ação de processos compressivos e infecciosos de natureza variada, que podem interromper o seu influxo nervoso levando ao bloqueio total de suas funções.

Para Seddon, de acordo com a agressão sofrida pelo nervo, pode haver três categorias de lesões:

1. **Neuropraxia**: nesta existe apenas um bloqueio fisiológico capaz de causar paralisia, porém, não há degeneração walleriana. Terminado o bloqueio observa-se regeneração completa dos axônios e nenhuma seqüela é observada.
2. **Axonotmese**: neste tipo de lesão há comprometimento parcial dos axônios e bainhas de mieli-

na, porém, o neurilema permanece contínuo e desta maneira poderá, ou não, haver regeneração da fibra nervosa. Assim, há degeneração walleriana do axônio e a célula nervosa que corresponde ao axônio lesado poderá se recuperar, e produzir a regeneração do referido axônio, ou se degenerar (morrer). No local em que o nervo está lesado, partindo do segmento proximal, cada axônio se divide em múltiplos "brotos", os quais irão crescer no sentido do segmento distal, sempre à procura do axônio distal. Nesta tentativa desordenada da procura do axônio distal poderá acontecer o que é chamado de regeneração cruzada, fato importante na explicação das seqüelas que podem surgir nas paralisias faciais.

3. **Neurotmese**: a interrupção completa do nervo pode ocorrer sem possibilidade de regeneração.

No ponto lesado, partindo da extremidade proximal dos axônios lesados, tem início o processo de tentativa de regeneração. Neste ponto os axônios se multiplicam e na busca de encontrar a porção distal, eles se agrupam formando o chamado neuroma de ponta. Somente através da cirurgia e reaproximação das extremidades lesadas, quando possível ou quando não for possível a reaproximação das extremidades, emprega-se o auto-enxerto, que poderá favorecer a regeneração dos axônios seccionados.

O que temos que ter sempre em mente é que uma vez que há degeneração walleriana (axonotemese ou neurotemese) nunca a regeneração será completa e sempre haverá seqüela funcional. Se encontrarmos uma situação de neuropraxia é possível a reversão do quadro antes da degeneração walleriana, seja por regressão espontânea ou tratamento clínico ou cirúrgico (antes do 20º dia de instalação da paralisia).

EXAME DO PACIENTE COM PARALISIA FACIAL PERIFÉRICA

O otorrinolaringologista deve cuidar do exame do VII e do VIII par e em colaboração com o neurologista dos pares vizinhos do facial. Também colaboram o neurofisiologista na realização das provas de estímulo elétrico, o radiologista e o laboratorista.

A rotina de exames compreende:

- Exame ORL.
- Exame otoneurológico.
- Exame neurológico.
- Exames laboratoriais.
- Exames por imagem.

Exames para o facial:

- Topodiagnóstico.
- Medida do grau de excitabilidade do nervo (Hilger).
- Condução motora.
- Eletromiografia (EMG).
- Eletroneurografia (ENG).

QUADRO CLÍNICO

Sintomas

Os pacientes com paralisia facial apresentam-se com queixas objetivas principalmente se a paralisia estiver relacionada com traumatismo direto ou indireto sobre o facial. Freqüentemente relatam que do lado paralisado observaram ou sentem:

- *Ardor do olho*: bastante incômodo relacionado com a ausência do movimento de piscar.
- *Lacrimejamento*: a presença de muita lágrima, ou ao contrário, a sua ausência.
- *Impossibilidade*: de assoviar ou soprar.
- *Boca*: desviada para o lado oposto com quase impossibilidade de conter líquidos.
- *Otalgia*: às vezes intensa na zona de Ramsay-Hunt, surgindo com freqüência antes do aparecimento da paralisia
- *Sorriso*: sempre muito prejudicado e a falta de expressão facial da metade paralisada constitui talvez a maior preocupação dos pacientes.

Sinais

A paralisia facial unilateral é facilmente diagnosticada em virtude da assimetria da face. De acordo com as funções do facial, pode-se observar (Fig. 16-1A a C):

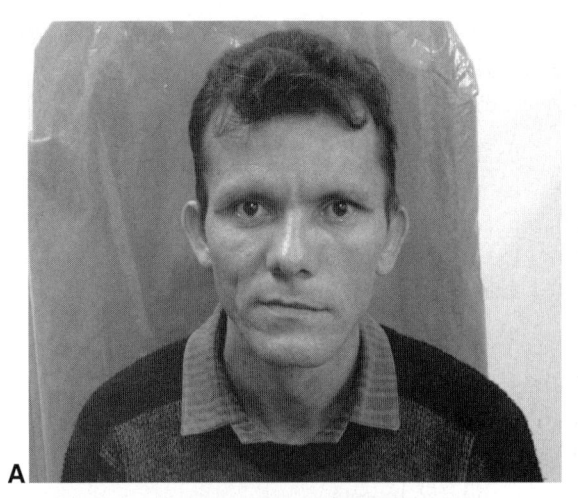

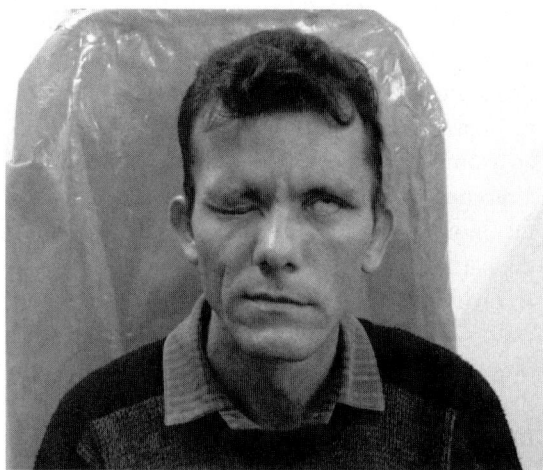

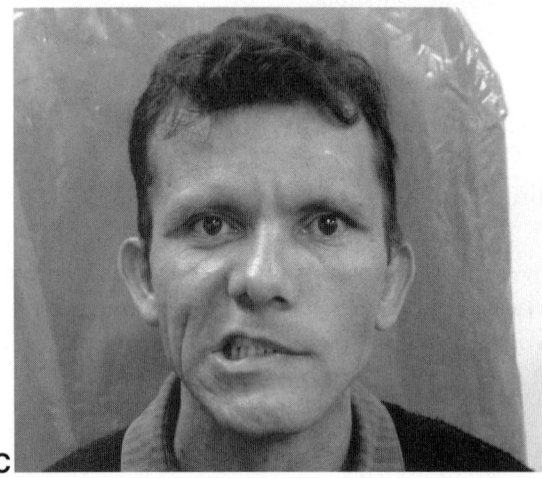

Fig. 16-1. Fotografia de paciente com paralisia facial periférica direita demonstrando. **(A)** Discreto desvio da rima bucal para a direita, atenuação das rugas frontais e atonia muscular à esquerda, em repouso. **(B)** Sinal de Bell à esquerda, ao fechamento dos olhos. **(C)** Desvio da rima bucal para a direita, à contração do músculo orbicular.

A) Sinais relacionados com a função motora:
- O predomínio dos músculos da face do lado normal levando ao desvio dos traços fisionômicos para este lado.
- Não são observadas as rugas e sulcos do lado paralisado.
- Não há formação de rugas na testa à ordem para que o paciente execute o movimento de "franzir a testa".
- Lagoftalmo: o paciente não consegue fechar o olho do lado paralisado.
- Sinal de Legendre: a contração do orbicular da pálpebra está diminuída do lado paralisado e este é observado pelo examinador quando pede ao paciente para fechar os olhos.
- A asa do nariz: ela não se eleva na inspiração como ocorre com a asa do nariz do lado normal.
- Sinal de Bell: é a rotação do globo ocular para cima, do lado paralisado, observado quando se ordena ao paciente fechar os olhos.
- A assimetria da comissura labial: observada em repouso e que se acentua mais quando se pede ao paciente para abrir a boca ou mostrar os dentes ou sorrir. Observa-se melhor este desvio medindo o "Ângulo de Inclinação da Comissura Oral" (AICO), que poderá ser feito através de fotografias periódicas ou medindo este ângulo.

B) Sinais relacionados com a função reflexa:
- Uma vez que o nervo facial faz parte, como via eferente de vários reflexos pode-se observar:
- Reflexo trigêmeo-facial: percutindo-se entre as sobrancelhas deverá ocorrer a contração dos orbiculares das pálpebras e o conseqüente fechamento dos olhos, porém, não se observa o

fechamento do olho do lado paralisado, uma vez que a via eferente (facial) não está íntegra.
- Reflexo trigêmeo-palpebral: ao estímulo doloroso da face ou do globo ocular, não se observa o fechamento do olho do lado da paralisia. A via aferente é representada pelo trigêmeo.
- Reflexo corneopalpebral: estimula-se a córnea e não se observa o fechamento do olho do lado paralisado (via aferente é o ramo oftálmico do trigêmeo).
- Reflexo visuopalpebral: o estímulo é uma fonte luminosa e não se observa o fechamento da pálpebra apenas do lado paralisado. A via aferente é o nervo óptico.
- Reflexo cocleopalpebral: o estímulo usado é uma fonte sonora, não havendo fechamento da pálpebra do lado paralisado. A via aferente é representada pelo coclear.
- Todos esses sinais e sintomas têm valor para o diagnóstico e o prognóstico das paralisias relacionadas com o facial, portanto, deverão ser pesquisadas conforme a possibilidade de cada caso.

C) Sinais relacionados com a função sensorial (gustativa) e parassimpática (secretora) serão estudados a seguir em conjunto com o chamado topodiagnóstico.

A avaliação clínica do grau de paralisia facial é difícil por ser um dado subjetivo e que difere de examinador para examinador. Diversos autores propuseram formas objetivas de quantificação da paralisia, como medições de distância de pontos da face em repouso ou em movimento, porém todos com problemas técnicos e de dificuldade de realização.

Atualmente utilizamos a classificação de House-Brackmann para a quantificação da paralisia facial, que é o método subjetivo mais utilizado na literatura mundial.

Classificação de House-Brackmann

Solicita-se que o paciente force o máximo possível o movimento solicitado, quando for o caso. Compara-se com o lado não paralisado.

Grau I

- *Aparência geral*: normal.
- *Face em repouso*: simétrica.
- *Movimento da testa*: normal com função excelente e simétrica.
- *Fechamento ocular*: fechamento normal e simétrico.
- *Boca/sorriso*: normal e simétrica.
- *Sincinesia/contratura/espasmo*: nenhum.

Grau II

- *Aparência geral*: leve fraqueza em inspeção próxima.
- *Face em repouso*: simétrica.
- *Movimento da testa*: moderada à boa função, levemente assimétrica.
- *Fechamento ocular*: completo com mínimo esforço.
- *Boca/sorriso*: levemente assimétrica.
- *Sincinesia/contratura/espasmo*: às vezes discreta sincinesia sem espasmo ou contratura.

Grau III

- *Aparência geral*: óbvia porém não desfigurante diferença entre os dois lados.
- *Face em repouso*: simétrica.
- *Movimento da testa*: pouca a moderada, assimétrica.
- *Fechamento ocular*: completo com máximo esforço.
- *Boca/sorriso*: levemente assimétrica com máximo esforço.
- *Sincinesia/contratura/espasmo*: sincinesia contratura e ou espasmo óbvios, mas não desfigurantes.

Grau IV

- *Aparência geral*: óbvia e desfigurante diferença entre os dois lados.
- *Face em repouso*: simétrica.
- *Movimento da testa*: nenhum.
- *Fechamento ocular*: incompleto com máximo esforço.
- *Boca/sorriso*: assimétrica com máximo esforço.
- *Sincinesia/contratura/espasmo*: sincinesia contratura e/ou espasmo desfigurantes ou graves o suficiente para interferir na função.

Grau V

- *Aparência geral*: movimento discrepante perceptível.
- *Face em repouso*: assimétrica.

- *Movimento da testa*: nenhum.
- *Fechamento ocular*: incompleto com máximo esforço.
- *Boca/sorriso*: leve movimento.
- *Sincinesia/contratura/espasmo*: sincinesia contratura e/ou espasmo usualmente ausentes.

Grau VI

- *Aparência geral*: nenhum movimento.
- *Face em repouso*: assimétrica.
- *Movimento da testa*: nenhum.
- *Fechamento ocular*: nenhum movimento
- *Boca/sorriso*: nenhum movimento.
- *Sincinesia/contratura/espasmo*: sem movimento.

TOPODIAGNÓSTICO

O topodiagnóstico baseia-se no conhecimento do trajeto do facial, assim como em quais segmentos ele emite seus ramos, aliado ao conhecimento das funções destes mesmos ramos.

Nas paralisias centrais, é importante no diagnóstico a lembrança da inervação cruzada para os músculos orbicular do olho (parte superior), corrugador do supercílio e frontal. As paralisias centrais são contralaterais, isto é, ocorrem no lado oposto ao da lesão. Outra característica central é o acometimento apenas dos músculos da metade inferior da face, poupando os da metade superior.

As paralisias relacionadas com o núcleo do facial e abaixo dele são chamadas de periféricas. Em relação ao núcleo merece destaque a inflamação, os traumas etc., que freqüentemente comprometem também o abducente (intimamente relacionado com ele neste segmento) e que podem levar a uma paralisia do facial. É importante nesta situação a pesquisa dos reflexos e se o reflexo da córnea e o estapedial não são vistos do lado paralisado; outros como a secreção salivar, o lacrimejamento, a sensação gustativa da mucosa dos 2/3 anteriores da língua estão presentes, pois o nervo intermédio se agrega ao facial abaixo do núcleo.

Nas paralisias relacionadas aos segmentos intratemporais é grande a contribuição do topodiagnóstico, pois há uma relação bastante estreita entre o facial, o nervo intermédio e o VIII e desta relação várias informações são obtidas:

Função vestibular

Penetrando no meato acústico interno em companhia do acústico, compreende-se facilmente a importância de se obter informações sobre o, facial através do VIII par. O comprometimento do facial por tumores, processos inflamatórios e vasculares, neste segmento, pode alterar também as provas de função vestibular. Os pacientes com paralisia facial freqüentemente apresentam também queixas de vertigem, desequilíbrio, às vezes zumbidos; e nos últimos anos, com o advento da chamada descompressão total, cresceu ainda mais o interesse sobre os exames que informam as condições do facial nos segmentos meatal e labiríntico e o estudo da função vestibular constitui rotina para o otologista.

Lacrimejamento

A presença de lágrima é o sinal mais importante e fidedigno para localizar o segmento comprometido do facial. É de fácil observação e não requer mais de cinco a 10 minutos para ser realizado. O nervo petroso superficial maior, deixando o facial (seu primeiro ramo), na altura do gânglio geniculado é o encarregado de levar à glândula lacrimal as fibras parassimpáticas responsáveis pelo estímulo e conseqüentemente pela formação da lágrima. Todo doente com paralisia facial periférica, com lacrimejamento diminuído ou ausente, é de se esperar que tenha comprometimento do facial na altura do gânglio geniculado (como ocorre na síndrome de Ramsay-Hunt ou em fraturas que atinjam este segmento), ou o agente etiológico da paralisia facial está acima deste segmento, como no neuroma de acústico e nas fraturas cujas linhas passem acima do gânglio geniculado. A confirmação, ou não, do lacrimejamento é facilmente obtida pelo teste do lacrimejamento. O teste é realizado colocando-se uma fita de papel de filtro de 10 cm de comprimento e de 5 mm de largura no fundo do saco conjuntival (1/3 médio) das pálpebras inferiores. A via aferente é representada pelo trigêmeo e o papel de filtro agindo como irritante para a córnea ou pela excitação do reflexo nasolacrimal pelo emprego de amônia (que o paciente aspira) ou ainda tocando-se a mucosa nasal (com um estilete), enquanto que a via eferente é representada pelo nervo petroso superficial maior, e a presença, diminuição ou ausência de lágrima do lado paralisado é expressa pela umidade do papel de filtro.

Reflexo do estapédio

Os estímulos sonoros intensos levam à contratura do músculo do estribo e a via aferente é representada pelo ramo coclear do VIII par, enquanto a via eferente, pelo nervo estapédico do facial. Com o emprego do imitanciômetro a pesquisa do reflexo do músculo do estribo passou a ser um elemento importante no topodiagnóstico das lesões do facial, pois se trata de um método objetivo.

O aparecimento do reflexo em um caso de paralisia facial periférica, em que o seu exame anterior revelou sua ausência, pode significar uma evolução favorável.

Paladar

O nervo facial através da corda do tímpano é o encarregado da função sensorial gustativa da mucosa dos 2/3 anteriores da língua e do palato, assim como é o responsável pela condução dos estímulos vasodilatadores secretores das glândulas salivares submaxilar e sublingual. Assim sendo, as lesões do facial acima da emergência da corda do tímpano deverão alterar estas funções. A função gustativa pode ser pesquisada colocando-se açúcar, limão, sal etc., sobre a mucosa da metade de um dos lados da língua, e o paciente dirá sobre a sensação ou não do referido sabor em cada um dos lados da língua. Emprega-se também o eletrogustômetro e este se baseia no fato de que uma corrente galvânica, aplicada na língua, ora de um lado, ora de outro, normalmente desperta uma sensação gustativa de caráter metálico ou ácido. Os dois lados da língua são testados e a leitura direta da intensidade da corrente usada para se obter o estímulo (sensação gustativa) é comparada. Todas as vezes em que for necessário usar uma corrente acima de 3 *miliampères*, comparada ao outro lado para se obter o estímulo do lado paralisado, significa que existe um bloqueio ou uma interrupção completa do nervo facial acima da emergência da corda do tímpano.

Fluxo salivar

Foi sistematizado por Blatt e consiste na colocação de um delicado tubo de polietileno no canal de Wharton e, para produção do estímulo, emprega-se limão (o paciente deve chupar) enquanto o fluxo salivar é colhido e medido. Para Blatt este teste tem muito valor como prognóstico na evolução da paralisia facial e todas as vezes em que uma diferença maior que 40% no fluxo salivar é encontrada entre o lado normal e o paralisado significa comprometimento do facial; e segundo ele, nesta eventualidade, nervo deve ser imediatamente descomprimido.

pH salivar

Saito relatou em 1977 que o pH salivar submandibular de 6,1 ou menor relacionava-se com recuperação incompleta nos casos de paralisia de Bell.

Os testes mais úteis e que mais utilizamos são o do lacrimejamento e o reflexo do músculo do estribo.

ELETRODIAGNÓSTICO

Uma vez que a fibra nervosa somente conduz estímulos elétricos, várias tentativas baseadas neste ensinamento da fisiologia são empregadas para se obter informações sobre o VII par nas paralisias faciais periféricas com o objetivo de averiguar as funções importantíssimas deste nervo. São usados:

A) Curva de intensidade e duração.
B) Medida do grau de excitabilidade do nervo.
C) Condução motora.
D) Eletromiografia (EMG).
E) Eletroneurografia (ENG).
F) Reflexo trigêmino-facial/Reflexo do piscamento *(Blink Reflex)*.

Curva de intensidade e duração

Permite-nos saber se os músculos estão inervados ou não e, em caso de denervação, se esta é total ou parcial. Há três tipos de curvas básicas:

1. **Curva normal**: esta é harmônica e horizontalizada, terminando com uma subida brusca nos estímulos de curta duração (0,05 ms), exigindo grandes intensidades.
2. **Curva de denervação parcial**: é uma curva bifásica que tem um componente inicial muscular e um segundo componente terminal ou nervoso. Tem início próximo à reobase normal, apresentando elevação contínua até alcançar estímulos de 10 ms, iniciando-se neste ponto o componente neural, sempre horizontalizado, para depois subir bruscamente, não chegando a reagir aos estímulos de curta duração.
3. **A curva de degeneração total**: apresenta apenas o componente muscular.

Medida do grau de excitabilidade do nervo

Cawthorne, Lawmas, Kettel e tantos outros recorreram à prova de excitabilidade do nervo nos casos de paralisia facial periférica, procurando obter informações sobre a condução de estímulos pelo tronco do facial. É uma técnica de exame usada há vários anos; não requer aparelhos complexos; é de simples execução, podendo ser realizada em consultório. Como a perda da excitabilidade elétrica no tronco do nervo é precoce, trata-se de um exame bastante sensível, capaz de informar sobre o início da degeneração walleriana dos axônios, em tempo útil para que o otologista possa estabelecer sua conduta. Um dos estimuladores mais empregados na execução deste teste é o de Hilger. A pele da região a ser examinada deve ser previamente desengordurada com éter, e o uso de um creme adequado facilita a transmissão dos estímulos elétricos.

A realização da pesquisa do estímulo elétrico nos diferentes pontos da face é importante, uma vez que pode haver axonotmese em um grupo de músculos e neurotmese em outro. Considera-se como bom prognóstico todas as vezes em que a mesma intensidade de estímulos possa produzir contratação muscular idêntica de ambos os lados ou ainda quando o lado paralisado necessitar uma intensidade maior, porém, nunca superior a 3,5 *miliampères*, para que se observe a mesma contratura, principalmente se a reação obtida persistir durante cinco ou mais dias. Sendo necessário empregar um estímulo acima de 3,5 *miliampères*, trata-se de um caso de axonotmese e o nervo deve ser investigado cirurgicamente, sem perda de tempo, para que as seqüelas não tenham lugar. Se três ou quatro dias depois de instalada a paralisia facial este exame revelar a ausência de reações ao estímulo máximo tolerado pelo paciente do lado paralisado, trata-se de um caso de possível neurotmese.

Os pacientes com paralisia facial periférica que apresentam bom prognóstico ao exame de Hilger devem ser acompanhados com exames freqüentes durante pelo menos 20 dias, uma vez que uma parcela destes pacientes pode ter seu exame alterado e a conduta também modificada.

Condução motora

Se a condução motora persiste por 72 horas depois de instalada a paralisia facial, o prognóstico é bom. É muito importante o tipo de potencial evocado obtido, pois é considerado normal o potencial bifásico ou trifásico e patológico, o polifásico ou de pequena amplitude. A latência de 2,5 ms é normal. É interessante observar que nos casos de recuperação nervosa a condução motora é o último sinal a aparecer.

Eletromiografia (EMG)

É usada para determinar a atividade elétrica das fibras musculares através de uma agulha (eletródio) aplicada no músculo, com a finalidade de registrar os potenciais de ação de unidade motora polifásicas de longa duração e baixa amplitude, indicativos de regeneração. O registro pela eletromiografia da presença de fibrilação muscular significa degeneração walleriana total ou parcial dos axônios no tronco do nervo. Como a fibrilação muscular somente surge a partir do décimo ou mais dias depois de instalada a paralisia, não pode ser empregada para diagnóstico da paralisia facial em curto prazo.

Eletroneurografia ou eletromiografia evocada

Ugo Fisch e Esslen sistematizaram o emprego da eletroneurografia no estudo, no prognóstico, assim como na conduta a ser estabelecida para as paralisias faciais periféricas. Na eletroneurografia, o nervo facial é estimulado junto ao forame estilomastóideo e os potenciais de ação globais do nervo são registrados através de eletrodos de superfície colocados na face. É um exame que pode ser realizado a partir de 48 horas após a paralisia facial ter-se instalado e esta precocidade é uma de suas características. Informando sobre a percentagem aproximada das fibras em degeneração, ou já degeneradas, permite que o prognóstico da paralisia facial seja estabelecido. A presença de um potencial evocado bifásico caracteriza a contração muscular e é muito importante comparar a percentagem de amplitude do potencial de ação do lado normal com o lado paralisado. O potencial de ação apresentando uma redução de 90% em relação ao lado normal, sobretudo se esta redução é observada nos primeiros 10 dias depois de instalada a paralisia facial, é indicativo de mau prognóstico e ao contrário, os casos que não atingirem esta porcentagem evoluem satisfatoriamente.

Reflexo trigêmino-facial/reflexo do piscamento *(Blink Reflex)*

Avalia a função do nervo trigêmeo e do facial nos trajetos intracraniano e intratemporal. Provocando-se uma estimulação magnética do nervo trigêmeo (ramo infra-orbitário, ramo supra-orbitário ou ramo mentoniano) provoca reflexo eferente do nervo facial medido pelas respostas eletromiográficas dos músculos orbiculares dos olhos. Estas respostas têm dois componentes, um ipsilateral (R1– resposta precoce) e outro bilateral (R2 – resposta tardia), cada qual com latências características. As lesões do facial são caracterizadas pelo atraso das latências de R1 e R2 ipsilaterais à lesão, com resposta de R2 normal na hemiface sadia.

Na fase aguda (urgência) o teste que mais utilizamos é a eletroneurografia.

TESTES LABORATORIAIS

Avaliação através de sorologias e exames laboratoriais deve ser orientada pela história clínica do paciente. Os testes mais freqüentemente acessados são: hemograma, monoteste, anticorpos heterofílicos, anticorpos treponêmicos, taxa de hemossedimentação, fator antinúcleo, fator reumatóide, tolerância à glicose, título de Lyme, aspirado de medula óssea e punção lombar.

ESTUDO POR IMAGEM

Os exames de imagem mais utilizados são a tomografia computadorizada (TC) de alta resolução e a ressonância magnética (RM).

Na RM estão depositadas grandes esperanças sobre o estudo do nervo facial no interior e fora do canal de falópio.

Como os pares cranianos quando normais não se alteram com o uso do contraste (Gadolínio-DTPA) é possível evidenciar-se regiões com fluido extracelular aumentado; como áreas de inflamação, tumor e edema.

A existência de edema ou não do nervo, a presença de áreas de estrangulamento ou áreas em que ele possa estar comprimido, temos a certeza de que em futuro próximo, nos será respondido pela RM. Acredita-se que a RM seja capaz de confirmar ou afastar a presença de edema ou áreas de isquemia do nervo facial e desta maneira colaborar na localização do segmento suspeito, podendo até mesmo sugerir a conduta a ser seguida. Já estamos nos utilizando destes exames para algumas indicações de tratamento cirúrgico quando não há melhora clínica e edema presente.

CLASSIFICAÇÃO

Podemos classificar as paralisias faciais topográfica ou etiologicamente.

Classificação topográfica

- *Supranucleares*: decorrentes de lesões corticais. Os sinais clínicos são de paralisia do tipo central.
- *Nucleares*: incidem desde o núcleo até a protuberância, com trajeto sinuoso ao redor do sexto par craniano. Ocorre simultaneamente paralisia do motor ocular externo.
- *Infranucleares*: a lesão está localizada após a emergência do nervo do tronco cerebral.

Classificação etiológica

Classificamos paralisia facial periférica de acordo com sua etiologia, e as relacionamos em ordem decrescente de maior incidência em nosso meio:

A) Idiopáticas.
B) Traumáticas.
C) Infecciosas.
D) Tumorais.
E) Metabólicas.
F) Congênitas.
G) Vasculares.
H) Tóxicas.

Destas, apenas as congênitas e as tumorais são as que não se constituem em urgência e não serão aqui tratadas.

IDIOPÁTICAS

Paralisia de Bell

Paralisia de Bell, também conhecida como paralisia a "frigore", paralisia reumática, paralisia idiopática ou ainda isquêmica. As paralisias faciais de aparecimento súbito eram sempre classificadas com paralisia de Bell e em oposição a esta atitude cômoda se opõem os estudiosos pelo nervo facial, uma vez que a paralisia de Bell deve ser diagnóstico de exclusão.

Taverner a definiu como uma paralisia de aparecimento rápido, do tipo neurônio motor inferior, afetando um dos lados da face, sem evidência de doença do ouvido e sem evidência de outra doença neurológica.

Os critérios mínimos para o diagnóstico de Bell são:

- Paralisia ou paresia de todos os grupos musculares de um lado da face.
- Aparecimento súbito.
- Ausência de sinais de doença do sistema nervoso central.
- Ausência de sinais de doenças do ângulo pontocerebelar.

Sua etiologia é desconhecida, mas os autores concordam na existência de um distúrbio vascular dentro do canal de Falópio capaz de levar a edema e a compressão do nervo facial. Hilger procura explicar o aparecimento da paralisia dizendo: "A paralisia facial de Bell seria causada por um espasmo das ramificações da artéria carótida externa e conseqüentemente dos vasos epineurais do nervo facial. O espasmo vascular não somente provoca uma isquemia do nervo, senão que, em conseqüência da anóxia, as paredes dos vasos mais delgados tornam-se permeáveis e o transudato dá lugar ao edema e a compressão." Este estrangulamento da corrente venosa e linfática aumenta mais o edema, sendo esta uma das explicações mais aceitas a respeito da paralisia de Bell. Há uma tendência em aceitar o vírus do herpes simples como o mais provável responsável pelo aparecimento da paralisia de Bell. Esta neurite banal do facial passaria despercebida se não fosse sua localização dentro de um túnel tão longo como é o canal de Falópio, que impede a expansão edematosa do facial sem comprimir suas fibras nervosas e sua vascularização, fatores responsáveis pelo aparecimento da paralisia. Yanagihana, em 1994, descreveu três achados importantes que favorecem esta teoria:

1. Inflamação do gânglio geniculado e vizinhança após inoculação do herpes simples do tipo I em ratos.
2. A RM em casos iniciais de paralisia de Bell e síndrome de Ramsay-Hunt mostra que as lesões são realçadas pelo gadolínio na mesma região do gânglio geniculado e vizinhança.
3. Estudando os achados cirúrgicos do gânglio geniculado, observou-se que é freqüente encontrar edema e congestão vascular no local.

Há também a teoria da reação auto-imune, pois em alguns casos é encontrada alteração da imunidade celular. A paralisia ocorreria quando há replicação viral dentro das células ganglionares. Determinantes antigênicos das células nervosas e da mielina se modificariam. Haveria então uma resposta imunológica mediada por linfócitos T contra as células modificadas produzindo uma desmielinização imunomediada que se expressaria clinicamente por paralisia facial periférica. Uma vez controlado este fenômeno, inicia-se a remielinização, com melhora clínica.

Sintomas como desvio de boca para o lado oposto, a impossibilidade de franzir a testa e de fechar o olho do lado da paralisia, o seu aparecimento súbito e o desfiguramento que surge sem nenhuma razão aparente, fazem com que estes pacientes procurem os especialistas na esperança de que alguma coisa possa ser feita e os movimentos e expressões de sua face possam ser recuperados. O examinador percebe o desaparecimento de rugas e sulcos do lado da paralisia, assim, como uma série de outros sinais que podem ser pesquisados.

Com a finalidade de se estabelecer o prognóstico na paralisia de Bell pode-se lançar mão do teste de Hilger e todas as vezes em que uma diferença de 3,5 *miliampères* ou mais, na perda da excitabilidade elétrica for observada entre o lado paralisado e o normal, é um dado favorável à cirurgia e deve ser somado aos outros exames. A eletroneurografia é uma excelente maneira de se estabelecer o prognóstico evolutivo na paralisia de Bell, comentado no capítulo sobre semiologia. As provas de topodiagnóstico, sobretudo a pesquisa do reflexo do estapédio, também têm valor prognóstico para a paralisia facial de Bell. A grande maioria de doentes com paralisia de Bell, aproximadamente 95%, evolui bem, com cura espontânea em, aproximadamente, três a oito semanas e a importante função do otologista está em reconhecer e separar entre estes pacientes, os restantes 5% que apresentam prognóstico ruim e que devem imediatamente ser encaminhados para a descompressão do nervo facial. O tratamento clínico é empírico e atualmente não estamos empregando corticóides com exceção dos casos em que haja dor intensa retroauricular, além de outras medidas como a proteção do globo ocular pelo emprego de colírio três a quatro vezes ao dia ou, até mesmo, realizando a imobilização do globo ocular com tampão quando surgem problemas com a córnea.

É sempre útil o emprego de tranqüilizantes e uma adequada explicação ao paciente sobre a sua doença, ressaltando a boa chance que ele tem de recuperar os seus movimentos e expressões do rosto e deixando claro que esta afirmação apóia-se em uma série de exames e testes que permitiram estabelecer, com segurança, o prognóstico para a paralisia que tanto o preocupa. Aqueles que trabalham serão afastados do serviço por um período mínimo de 40 dias. As massagens são importantes na recuperação da face paralisada. A orientação e o acompanhamento pela fisioterapeuta especializada constitui, nos nossos dias, um dos mais importantes elementos na recuperação dos movimentos da face e de uma maneira especial para evitar as terríveis seqüelas. Estamos utilizando o aciclovir em dose para meningoencefalite nos casos que podemos tratar precocemente (antes do sexto dia) com bons resultados.

A eletroneurografia e o teste de Hilger quando sugerem bom prognóstico, o paciente deve ser seguido com exames em dias alternados ou até de três em três dias e de preferência empregando o Hilger, que é o mais fácil de ser realizado, mais vezes até a terceira ou quarta semanas. Um pequeno número destes pacientes, aproximadamente 10%, ao contrário, apresentam sinais de degeneração do facial acima de 90% pela eletroneurografia ou mais de 3,5 *miliampères* pelo teste de Hilger e devem ser encaminhados para a descompressão do nervo facial o qual descomprimimos no seu segmento labiríntico via fossa média. A descompressão dos segmentos mastóideos e timpânico na paralisia de Bell não mostrou ser eficaz.

Síndrome de Melkersson-Rosenthal

Em 1928, Melkersson descreveu um caso de paralisia facial em uma doente jovem acompanhada de edema de face. Posteriormente, Rosenthal descreveu duas famílias que apresentavam os sintomas clássicos da síndrome que levou o nome de ambos, apesar de que as suas características clínicas já terem sido descritas, desde 1894, por Hübschman.

Pela sua etiologia desconhecida é classificada como de etiologia desconhecida.

Características

- Paralisia facial periférica de início súbito.
- Paralisias recidivantes.
- Edema na hemiface paralisada ou nos lábios que pode preceder, acompanhar ou suceder a paralisia em meses ou anos.
- Língua plicata ou fissurada.
- História familiar por vezes presente.
- Grande preferência por pacientes do sexo feminino (80%).
- Normalmente a primeira aparição é entre a terceira ou quarta década.
- É comum encontrarmos casos nos quais somente uma ou algumas das características das descritas são encontradas.

Tratamento

Semelhante ao da paralisia de Bell. Utilizamos em alguns casos a descompressão do nervo facial profilaticamente para evitar recidivas.

Prognóstico

É favorável na maioria dos casos havendo remissão completa da doença. Normalmente há permanência de seqüelas piores a cada recidiva.

TRAUMÁTICAS

O nervo facial é o par craniano mais atingido por traumas. Isto se deve ao seu longo trecho intracanal que favorece a lesão traumática compressiva, principalmente nos traumas de crânio que produzem fraturas do osso temporal.

As paralisias faciais traumáticas têm-se tornado importantes em nossos dias dada à sua etiologia, que pode ser prevenida e a seu tratamento que está bem estabelecido.

Classificamos as paralisias traumáticas de acordo com o fator causal em:

A) Fraturas (do osso temporal; dos ossos da face; projéteis de arma de fogo).
B) Ferimentos corto-contusos nas partes moles da face.
C) Traumas de parto.
D) Iatrogênicas.

Fraturas

As fraturas são as causas mais comuns de paralisia facial traumática e delas 96% são de osso temporal e o restante de outros ossos da face. Em nosso meio, os acidentes automobilísticos e, principalmente, os de motocicletas são os principais causadores, seguidos pelas quedas.

Raramente seccionam totalmente o nervo. Sessenta por cento delas causam compressão, 35% apresentam pequenas espículas ósseas que lesam o nervo e somente 5% causam perda de substância do nervo ou secção total.

Quanto ao tempo de instalação após o trauma, a paralisia pode ser imediata ou tardia. As imediatas se instalam em seguida ao trauma e as tardias dias após. As imediatas têm prognóstico pior. As tardias são normalmente causadas por compressão de sangramento intracanal ou por retenção de retorno venoso e regridem espontaneamente.

As fraturas do osso temporal podem ser classificadas quanto à sua localização em longitudinais, transversas ou cominutivas.

As fraturas longitudinais são as mais comuns (85%) e geralmente lesam o nervo nas proximidades do gânglio geniculado, antes da emergência do nervo petroso superficial maior ou ao nível do segmento timpânico. São resultantes de traumas temporoparietais causando uma linha de fratura que corre paralela ao eixo longo do osso temporal. Normalmente o conduto auditivo externo está envolvido mas o bloco labiríntico está preservado. Clinicamente pode apresentar otorragia, proveniente da orelha média através de uma perfuração timpânica causando hipoacusia do tipo condutivo, pelo hemotímpano ou por algum deslocamento ossicular (normalmente a bigorna).

As fraturas transversas são raras (10%). O traço de fratura é transversal ao eixo longo do osso temporal e são resultantes de traumas na região occipital. Normalmente o bloco labiríntico está envolvido causando, portanto, disacusias neurossensoriais. O nervo pode ser afetado em qualquer dos seus segmentos. As fraturas transversas são mais graves e de pior prognóstico do que as longitudinais e estão na maioria das vezes acompanhadas de outras lesões intracranianas.

As fraturas cominutivas são as mais graves e acometem vários pontos do canal de falópio com disacusia neurossensorial profunda na maioria das vezes.

Os ossos da face que quando fraturados lesam o nervo facial são o maxilar e o mandibular e normalmente causam paralisia segmentares por lesões isoladas de ramos do nervo.

É excepcional encontrar-se secção completa do nervo em casos de fratura. Normalmente, encontram-se compressão e, nos casos piores, secções parciais. O tratamento das paralisias faciais por fraturas se fará de acordo com a gravidade da lesão avaliada pelo estudo elétrico da condutibilidade nervosa. Nos casos de comprometimento menor que 90% em relação ao lado normal, preconizamos tratamento clínico com dexametasona 8 mg/dia no adulto, além dos cuidados oculares e fisioterápicos já citados na paralisia de Bell. Deve-se prosseguir com o exame a cada seis dias e se houver evolução da degeneração para 90% ou mais procede-se a uma descompressão total do nervo.

A cirurgia deve ser realizada no menor espaço de tempo possível após o trauma e não deve haver dúvidas nos casos em que o exame elétrico mostrar sinais de degeneração walleriana. A via de escolha vai depender do topodiagnóstico, porém se o lacrimejamento estiver alterado, os três segmentos do nervo devem ser explorados, pois podem haver fraturas múltiplas. Quando o lacrimejamento é normal pode-se explorar somente o segmento infrageniculado.

Em todos os casos a paralisia pode se instalar dias após a fratura, o que denominamos de tardia. Nestes casos o prognóstico normalmente é melhor, porém para efeito de tratamento, a indicação é semelhante ao dos outros casos, isto é a indicação cirúrgica será de acordo com a eletroneurografia.

Projétil de arma de fogo

Representam em nosso meio a segunda etiologia mais comum das paralisias traumáticas, das quais aproximadamente 60% são por tentativa de suicídio.

Ao contrário das fraturas, este tipo de lesão normalmente leva à secção total ou parcial do nervo; muito raramente a lesão é só compressiva pela fratura do rochedo temporal causada pelo projétil.

Tratamento

Há indicação formal de imediata exploração cirúrgica total do canal de Falópio e reparação das lesões causadas

O prognóstico tal como o das fraturas é diretamente proporcional ao tempo entre a lesão e a reparação

As vias e os tipos de reparos estão discutidos no final deste capítulo.

Ferimentos corto-contusos da face

Ocorrem por lesões de objetos cortantes nas partes moles da face principalmente por vidros ou armas brancas. A lesão normalmente é segmentar e o tratamento reparador deve ser efetuado o mais breve possível.

Traumas de parto

A paralisia facial no recém-nascido (RN) é traumática ou congênita.

Cabe um diagnóstico diferencial entre trauma de parto por fórceps ou por compressão do rosto do feto no canal de parto, ou por uma posição fetal durante parte da gestação na qual os membros venham a comprimir a face. Nesses casos são visíveis alterações na face ou crânio da criança. O fórceps alto vem sendo cada vez menos utilizado e as compressões transitórias regridem espontaneamente alguns dias após o parto. Não sendo relatada nenhuma causa aparente durante o parto, deve-se suspeitar de malformação congênita.

Iatrogênicas

Podem ser deliberadas ou inadvertidas. As deliberadas são aquelas que, na vigência de uma doença que envolva também o nervo, um tumor por exemplo, deliberadamente o cirurgião seja obrigado a lesar o nervo para tratar a doença.

As inadvertidas são aquelas que durante uma cirurgia nas proximidades do nervo inadvertidamente o lesam. Em nossa experiência as cirurgias otológicas são as que mais causam paralisias iatrogênicas e, em geral, inadvertidas (46%), seguida pelas neurocirurgias (34%), pelas cirurgias de glândulas salivares (15%) e pelas cirurgias plásticas (5%). As inadvertidas são extremamente graves e causam grandes traumas para o paciente e para o cirurgião. Um perfeito conhecimento da anatomia do facial deve ser desenvolvido para o cirurgião que atua na região deste nervo.

O tratamento deve ser sempre imediato. A reparação da lesão deve ser no mesmo ato cirúrgico. No caso de dúvida de que houve lesão (inadvertida), o nervo sempre deve ser reexplorado imediatamente para possível reparação.

INFECCIOSAS

As etiologias são:

Virais

As virais se confundem, caso não haja identificação do vírus clinicamente, com a paralisia de Bell, sendo mesmo segundo alguns autores, a etiologia da paralisia tipo Bell.

Alguns tipos de herpes dão quadros clínicos típicos. O herpes zoster causa a chamada síndrome de Ramsay-Hunt, descrita pelo autor em 1907. É causada por um vírus filtrável, o mesmo da varicela.

Clinicamente se apresenta com um quadro de paralisia facial súbita que é precedida (25% dos casos) ou sucedida (25%) ou surgindo simultaneamente (50%) com as vesículas herpéticas no pavilhão auditivo e/ou no conduto auditivo externo, acompanhadas de forte dor local. Os casos de aparecimento simultâneo ou após a paralisia são de melhor prognóstico. Em muitos casos há sintomas cocleares e vestibulares (hipoacusia e vertigens) evidenciando invasão pelo herpes do nervo cocleovestibular. Outros pares cranianos (principalmente o trigêmeo) podem estar também envolvidos. Esslen estudou a histopatologia em nove casos de síndrome de Ramsay-Hunt. Em todos os casos há sinais evidentes de neurite. O gânglio geniculado está envolvido na maioria dos casos. A paralisia facial não é produto de uma encefalite e sim de um direto envolvimento do nervo por extravasamento de sangue e infiltração de células inflamatórias que levam a uma degeneração das fibras nervosas. Os achados eletrofisiológicos são semelhantes aos da paralisia de Bell, porém com maior porcentagem (52%) de aparecimento de degeneração nervosa acima de 90% das fibras.

Através da sorologia podemos comprovar a elevação dos títulos de anticorpos para o vírus varicela zoster. No início da doença os títulos não se elevam. Uma nova técnica denominada reação de cadeia de polimerase, em que utilizam precursores sintéticos de oligoelementos, e através, de uma série de desnaturações e enrijecimento da molécula, consegue-se a amplificação da seqüência específica de DNA. Obtêm-se as amostras das crostas das vesículas. Alguns autores acreditam que a doença ocorre por reativação de um vírus latente e não por reinfecção. Após a infecção primária, o vírus alcança gânglios nervosos onde permanece latente até que algum fator diminua a resposta imunitária celular do paciente. Chega a 9% dos casos de paralisia facial, sendo que após os 60 anos ela aumenta de incidência, pois estes pacientes têm maior chance de imunossupressão (tumores, radioterapia etc.).

Nesta síndrome os pacientes apresentam um maior risco de desenvolver degeneração completa do nervo. Somente em torno de 20% dos pacientes têm recuperação total.

O tratamento que preconizamos é sintomático para dor é a dexametasona na dose sugerida na paralisia traumática. O único tratamento medicamentoso consiste em aciclovir, que inibe a replicação de DNA. Esta droga aparentemente é captada apenas pelas células infectadas, portanto sendo pouco tóxicas para as células sadias. O tratamento com aciclovir parece não interferir no prognóstico da paralisia. A dose deve ser de 30 mg/kg por dia via endovenosa por 10 dias. Não indicamos descompressão cirúrgica nestes casos, pois o envolvimento é de tecido nervoso e não da compressão em si.

O prognóstico é semelhante ao da paralisia de Bell com maior prevalência de seqüelas.

Outras doenças virais nas quais são relatados casos de paralisia facial são caxumba, mononucleose, herpes simples e varicela.

Na AIDS mais de 70% dos doentes desenvolvem complicações neurológicas, sendo que 20% são neuropatias periféricas e em apenas 3% os pares cranianos são afetados. Os doentes com AIDS têm maior chance de desenvolver paralisia facial tanto pela maior incidência de complicações neurológicas quanto pela chance de contrair infecções por outros agentes. A paralisia pode desenvolver-se pela ação direta do vírus ou secundária à imunodeficiência, que leva ao reaparecimento de vírus latentes. O prognóstico da paralisia facial em aidéticos é o mesmo do que na população em geral. Em pacientes de grupo de risco, o surgimento de paralisia facial pode ser considerado um sinal clínico de sua soroconversão.

Bacterianas inespecíficas

O nervo facial é sujeito a paralisias por infecções agudas ou crônicas.

Encontramos paralisia facial por otite média aguda, principalmente em crianças, não só pela freqüência maior da doença na criança, mas também pela maior possibilidade de disseminação da infecção na segunda porção do nervo facial (trecho timpânico) onde o canal é mais delgado. Está relacionada a otites em geral, agudas, crônicas, secretoras ou mastoidites. Está relacionada a otites em 3% dos casos.

A fisiopatologia da paralisia facial por infecção bacteriana pode ocorrer por disseminação direta da infecção por deiscência do canal de Falópio, através do nervo corda do tímpano, estapediano ou ainda via conexões vasculares entre o canal de Falópio e a mastóide.

Histologicamente, na otite média aguda encontramos um quadro típico de neurite com congestão vascular e edema no tecido perineural que resultam em alterações funcionais. Estas alterações poderiam advir de uma isquemia pela congestão vascular ou compressão direta pelo edema. Já na otite média crônica há uma osteíte e com a absorção óssea criam-se microabscessos intracanal levando tecido de granulação e edema, causando compressão. Há ainda a possibilidade de neurite infecciosa pelo agente infeccioso em atividade.

O quadro clínico da paralisia facial em vigência de otite média aguda é de início uma paresia facial que vai evoluindo lentamente em dias e que pode nem se tornar completa. O diagnóstico é clínico e o tratamento é o mesmo dispensado à otite média aguda, mas sempre acompanhado de paracentese para aliviar a secreção da orelha média. O prognóstico é muito favorável e não temos casos em que tenha sido necessária qualquer outra intervenção.

Já na paralisia em vigência da otite média crônica o início de instalação é mais lento e o quadro de evolução de meses. Deve-se, além do diagnóstico clínico, obter exames radiográficos de osso temporal para afastar colesteatomas ou outros tumores. A conduta após esfriar o processo infeccioso é de se explorar todo o nervo no trecho infrageniculado para liberá-lo e limpar o tecido de granulação sem abrir sua bainha. O prognóstico após cirurgia é bom e normalmente há recuperação da paralisia com seqüelas mínimas, dependendo do tempo em que foi realizada a intervenção após o início da instalação do quadro.

Na otite externa maligna, uma entidade que aparece em condições clínicas metabólicas que favorecem um quadro clínico aberrante de otite externa com focos de necrose, presença de *Pseudomonas aeruginosa* e por vezes evolução mortal. Em nossa série há 100% de incidência de paralisia facial concomitante. Esta paralisia se dá fisiopatologicamente de modo semelhante ao da otite média crônica, com uma disseminação em tecidos moles podendo afetar o nervo mesmo em seu tronco extrapetroso. O tratamento visa principalmente à infecção *per si* e a paralisia facial fica reduzida a um tratamento posterior assim que a infecção for dominada. Visará a uma exploração no nervo para limpeza de tecidos de granulação e até retirada de trechos de tecido nervoso que venham a ser substituído por fibrose com posterior enxertia.

Bacterianas específicas

As principais infecções bacterianas específicas que causam paralisia facial são a tuberculose e a lues.

Apesar de formas raras de paralisia facial, devem ser consideradas no diagnóstico diferencial. A tuberculose de osso temporal quase que invariavelmente causa paralisia facial. Sempre que se tem um paciente, principalmente criança, com sinais de otite média crônica e paralisia facial deve ser afastada a possibilidade de tuberculose de ouvido. O tratamento cirúrgico, juntamente com o tratamento clínico, deve ser realizado para limpeza da osteomielite.

Quanto à lues é uma forma mais rara ainda e que quando se manifesta é em sua forma quaternária (neurolues), que invariavelmente está afetando outras partes do sistema nervoso.

Doença de Lyme

A doença de Lyme é uma doença infecciosa causada por uma espiroqueta, a *Borrelia burgdorferi* cujo vetor é um carrapato o *Ixodis dammini* (no Brasil). Seu reservatório primário parece ser ratos e cervos de rabo branco (EUA). Esta doença tem três fases: na primeira temos eritema *migrans;* na segunda, que ocorre semanas ou meses após, desenvolvimento de alterações neurológicas, como meningites de repetição ou neuropatias periféricas; e na terceira fase, artrite de grandes articulações, déficits neurológicos e distúrbios mentais.

Cerca de 10% dos pacientes têm paralisia facial e hipoacusia. A paralisia pode ser uni ou bilateral e pode ser a única alteração nervosa. Em geral, regride totalmente, mas podem permanecer seqüelas. O tratamento é com ceftriaxona 2 g/dia EV por 14 dias.

O diagnóstico é clínico e por dosagem de anticorpos das classes IgM e IgG contra *Borrelia*. Na população sadia cerca de 2% a 10% têm sorologia positiva sendo que estes níveis chegam a 45% na população rural. Depende muito do antígeno utilizado nos testes. O antígeno Wh que é feito do extrato de *Borrelia* tem alta positividade, enquanto que o antígeno, F extraído do flagelo tem baixa positividade. Vale salientar a possibilidade de alguns casos diagnosticados como Bell serem na realidade causados pela *Borrelia burgdorferi*. Isto é um ponto que permanece em discussão.

METABÓLICAS

Diabetes Melito

Muitos são os autores que correlacionaram diabetes com paralisia de nervos cranianos. A diabetes pode afetar os nervos periféricos apresentando alterações microangiopáticas similares às que ocorrem na pele, retina e rins, porém a incidência de paralisia em diabéticos é similar à da população em geral, segundo estudos por nós realizados.

Hipotireoidismo

Uma complicação neurológica do hipotireoidismo é o mixedema. A alteração do nervo auditivo é até certo ponto comum, porém a do nervo facial é rara. Ela se dá devido à infiltração mixedematosa e edema do nervo, a descompressão pode estar indicada em alguns casos, como ocorre na síndrome do túnel do carpo.

Gravidez

Paralisia facial é uma alteração neurológica que pode ocorrer na gravidez. A incidência de paralisia facial na população grávida é maior do que na população em geral (3/1). Como etiologia são sugeridos vários fatores como alterações hormonais (alteração de estrógeno e progesterona), hipercoagulabilidade, doença auto-imune (imunodepressão na gravidez reativária herpes simples), avitaminose, alterações vasculares (espasmos e microtromboses) e retenção de líquidos. Parece ser a retenção de líquidos a causa mais aceita. O prognóstico é bom e o tratamento é semelhante à paralisia de Bell.

VASCULARES

São formas incomuns de paralisias faciais que ocorrem na periarterite nodosa, tumores vasculares, vasculites auto-imunes, arterite temporal, púrpura trombocitopênica trombótica, na granulomatose de Wegener e na síndrome de Heerfordt ou sarcoidose de Boeck. Patologicamente estas lesões mostram vasculite e granuloma necrotizante. A conduta é baseada no tratamento da síndrome.

TÓXICAS

Igualmente são formas de paralisia facial raras, que se apresentam em geral bilateralmente, encontradas na administração de drogas que causam imunossupressão ou alterações vasculares. É mais encontrada em paciente em tratamento quimioterápico.

VIAS DE ABORDAGEM CIRÚRGICA AO NERVO FACIAL

Vamos descrever aqui as vias de abordagem cirúrgica ao nervo facial.

Transmastóidea

É a exposição dos segmentos timpânico e mastóideo através de uma mastoidectomia. Nesta exposição é possível abordar-se o nervo desde o forame estilomastóideo até o gânglio geniculado. A segunda porção (timpânica) é visualizada através de uma timpanotomia posterior.

Por esta via é possível também, nos casos em que o bloco labiríntico está lesado, proceder-se a uma labirintectomia e abordar-se o primeiro segmento do nervo e o gânglio geniculado inteiro, bem como o conduto auditivo interno e o facial na fossa posterior.

Extralabiríntica e subtemporal

Descrita por Salaverry, por este acesso é possível em alguns casos, sem a realização de uma craniotomia pela fossa média, abordar-se o segmento labiríntico e o gânglio geniculado. Apesar de um espaço exíguo, o acesso é interessante principalmente nos ossos temporais grandes.

Fossa média

Permite a completa exposição do segmento labiríntico do nervo facial, o conduto auditivo interno e o gânglio geniculado.

Retrosigmóidea

É usada na exposição do facial na fossa posterior. Realizada através de uma craniotomia e retração do cerebelo esta via deve ser deixada para alguns tumores dada a sua maior morbidade cirúrgica.

Extratemporal

É usada na exposição do nervo nas partes moles do pescoço e em seus ramos na face. Para esta abordagem a incisão a ser utilizada deve ser pré-auricular, expondo-se a glândula parótida e o nervo através do músculo digástrico e do conduto auditivo externo. Uma vez localizado seu tronco prossegue a dissecção de seus ramos através da parótida.

Esta via é utilizada para os traumas da face e para os tumores da região.

Não se deve proceder à abertura da bainha do nervo facial na presença de infecção local.

ANASTOMOSES NERVOSAS E ENXERTOS

A complexidade funcional, morfológica e topográfica dos nervos periféricos juntamente com outros fatores biológicos e cirúrgicos influenciam na qualidade de regeneração dos axônios e conseqüentemente da qualidade de recuperação dos músculos da face.

No que diz respeito ao nervo facial, a situação se agrava uma vez que o mesmo é um nervo misto com a característica especial de apresentar um longo trecho em um canal ósseo dentro do osso temporal, dificultando tecnicamente uma anastomose pelo espaço exíguo. Esta dificuldade é agravada pela presença de líquido cefalorraquidiano em alguns casos e de um menor espaço quando a anastomose tem que ser realizada no conduto auditivo interno, na fossa posterior craniana ou próximo a estruturas importantes, como o bloco labiríntico Este último, estando preservado, não pode ser lesado, o que, por vezes, impede um *rerouting* para aproximação dos cotos, obrigando a aplicação de um enxerto e de uma melhor técnica de microcirurgia nervosa.

Geralmente encontra-se alterada a condutibilidade nervosa após a regeneração do nervo submetido a anastomose. O resultado final funcional, portanto, sempre apresenta seqüelas que serão tão importantes quanto o grau de influencia dos fatores que interferem no crescimento axonal. Além das seqüelas motoras, temos ainda aquelas produzidas pelas sincinesias que ocorrem em grande número dos casos de enxerto.

Por todos estes fatores recomenda-se uma adequada abordagem ao doente que apresenta secção no nervo facial, com a utilização de uma técnica cirúrgica de melhor qualidade possível e ao alcance do cirurgião, de modo a obter-se um resultado final satisfatório.

Para se reparar um nervo periférico lesado existem diversas técnicas descritas na literatura.

Até o fim do século passado os cirurgiões não manipulavam os cotos dos nervos lesados, pois se acreditava que este ato pudesse causar convulsões.

Saliceto, no século XIII, foi a única exceção de descrição de tentativa de sutura de nervo periférico, sem bom resultado. Utilizou-se naquele período somente a coaptação dos cotos lesados sem nada a estabilizá-los. Esta coaptação normalmente dava maus resultados, uma vez que sempre há uma movimentação dos cotos antes da cicatrização final, desestabilizando a anastomose.

Hueter, em 1873, foi o primeiro a descrever um método de estabilizar anastomoses com sutura pineural, com bons resultados. Esta técnica se tornou *standard* em todo mundo, sendo até hoje a técnica mais utilizada para sutura nervosa.

Von Bugner, em 1891, tentou a estabilização da anastomose e a orientação do crescimento do nervo através de método de entubação, utilizando colágeno. Esta técnica é utilizada por alguns autores até os nossos dias e é descrito o uso de tubos de colágeno e de outros materiais sintéticos como polietileno, por vezes até estabilizados com adesivos sintéticos.

Langley e Hashimoto descreveram, em 1917, uma outra técnica de estabilização da anastomose, utilizando sutura perineural ou fascicular. Este método pelas suas dificuldades técnicas, especialmente na era pré-microscopia, não se tornou popular. Em alguns tipos de nervos em que os fascículos são bem individualizados esta técnica é ideal. No nervo facial, principalmente em sua porção intratemporal, não há esta individualização evidenciada.

Até a década de 40 nada ocorreu em termos de cirurgia de nervo periférico e os cirurgiões foram se tornando cada vez mais pessimistas com os resultados obtidos. Este pessimismo derivava dos maus resultados devido a técnica difícil, material inadequado e infecções freqüentes do local da reparação na era pré-antibiótica.

Em 1940, Young e Medawar descreveram o uso de cola para estabilização de anastomoses nervosas. Eles utilizaram derivados de sangue. O reparo de lesões de tecidos por simples colagem foi noção que o homem sonha desde o início da civilização. Outros materiais foram utilizados para colagem, como os acrílicos e colágeno.

Os cianoacrilatos foram abandonados para uso em anastomoses nervosas pela intensa reação tecidual que podem causar.

Atualmente é de uso corrente na Europa e América do Sul o uso de adesivo tecidual fibrínico, derivado de sangue humano, para várias aplicações em cirurgia. Bento, em 1988, sistematizou as anastomoses nervosas de nervo facial intratemporal com o uso de cola de fibrina. Atualmente estamos utilizando o plasma do próprio paciente para obter-se a cola.

Basicamente temos, até nossos dias, quatro tipos de técnicas de anastomoses nervosas para reconstrução de nervos periféricos:

1. Anastomoses com coaptação dos cotos sem nada a estabilizá-los.
2. Anastomoses com coaptação dos cotos e entubulização como estabilização.
3 Anastomoses com coaptação dos cotos e suturas epineural ou perineural com fios cirúrgicos.
4. Anastomoses com coaptação dos cotos e colas biológicas ou sintéticas a estabilizá-los.

Estes reparos poderão ser feitos tanto em situações de anastomoses término-terminais como em situações de enxertos.

Há certas regras básicas para reparo e tratamento das anastomoses dos nervos periféricos adquiridas, com a experiência dos resultados obtidos. Estas regras devem ser observadas antes da conduta a ser decidida e apresentam influência direta no resultado final:

Uma vez feito o diagnóstico de uma lesão total ou parcial do nervo facial que resultar em sinais clínicos e eletrofisiológicos de degeneração walleriana, o nervo deve ser explorado em menor tempo possível, utilizando estes princípios:

A) Sempre que o nervo estiver parcialmente lesado, realizamos uma reparação parcial utilizando o nervo grande auricular, que pelo seu menor diâmetro se presta a isso.

B) Sempre que possível tentar uma anastomose término-terminal, mesmo que se deva realizar um *re-routing* para encurtar o espaço entre os cotos e deixá-los sem tensão.

C) Se não for possível uma anastomose término-terminal sem tensão, um enxerto homólogo deve ser realizado e o nervo que utilizamos é o sural, por ser de fácil obtenção, de grande extensão, possibilitando enxertos longos e de calibre um pouco maior que o facial. Como sabemos, os enxertos no pós-operatório se desidratam e diminuem o seu diâmetro, com isso o sural adquire diâmetro semelhante ao facial. O nervo grande auricular, em situações de pequenos enxertos, pode ser também utilizado.

D) Nervos retraem, portanto a anastomose deve ser deixada em situação sem tensão e com "desconto" para possível retração ou mobilização.

E) O reparo deve ser realizado o mais rápido possível após a lesão, pois o tempo é diretamente proporcional ao resultado devido às modificações histológicas que ocorrem no segmento distal e retroativas ao corpo celular anterior ao local da lesão.

F) No que diz respeito à preparação dos cotos anastomóticos, sempre devem ser tratados com a retirada da bainha pelo menos 0,5 cm distal de cada coto, para não haver migração de tecido conjuntivo para dentro da anastomose e prejudicar a passagem dos novos axônios. A secção do coto para que um trecho do nervo livre de lesão ou cicatriz seja atingido pode ser transversal. Não utilizar tesouras e sim bisturi bem afiado para que não haja possibilidade de esmagar o coto. Esta secção deve ser realizada no último momento antes de realização da anastomose, pois há sempre um saída de axoplasma pelo fascículo, que é impedida pelo contato entre os cotos distais e proximais.

G) Deve ser sempre utilizado um aumento adequado com microscópio cirúrgico para realizar a anastomose com o menor trauma possível no nervo.

H) Outros fatores que influem no resultado e que o cirurgião deve estar familiarizado são:
- Idade do paciente, principalmente no que diz respeito às alterações musculares que ocorrem durante o tempo que demora o crescimento dos axônios para atingir a placa neuromotora.
- Extensão da lesão, principalmente as lesões múltiplas, as compressivas associadas e o tamanho do enxerto.
- Quando a lesão se dá em local de movimento que possa submeter a anastomose a tensão, esta possibilidade de movimento deve ser considerada para adequação do tamanho do enxerto ou do *re-routing*. As anastomoses intratemporais são submetidas a um menor movimento do que as pós-forame estilomastóideo, porém de acordo com trabalhos experimentais realizados, mesmo dentro do osso temporal deve haver uma estabilização do local.
- Infecção local.
- Alinhamento ideal dos fascículos, procurando encontrar vasos longitudinais ou posição do mesoneuro e escolher a posição mais adequada no sentido rotacional do nervo.
- Ausência de fatores irritativos no material usado para anastomose para não haver reação de corpo estranho local.

O material mais utilizado para suturas tem sido o fio de *nylon* 10-0 ou fio de seda 9-0. Atualmente existem trabalhos que indicam maior reação tipo corpo estranho do fio de seda em relação ao fio de *nylon*. O fio de seda é de manipulação mais fácil e mais firme ao se dar o nó.

Quanto à colagem não resta a menor dúvida que o uso de materiais sintéticos tipo cianoacrilatos está totalmente contra-indicado, pela reação de corpo estranho causada. O adesivo tecidual fibrínico não apresenta reação de corpo estranho e produz menos fibrose que a sutura.

Quanto à tubulização, não devem ser usados materiais sintéticos.

- Uso de material de estabilização que permaneça pelo menos 10 dias no local, para que haja crescimento fascicular e fique estabilizado naturalmente, sem a necessidade da ação estabilizadora do material utilizado.
- Adequada fisioterapia muscular que inclui massagem e movimentações voluntárias da face para manter o músculo em atividade enquanto aguarda a chegada dos fascículos regenerados.
- Técnicas de estabilização da anastomose:

Sutura epineural

É o método convencional de coaptação nervosa mais largamente utilizado.

- Vantagens:
  - Curto tempo de execução.
  - Simplicidade de execução em relação à sutura perineural.
  - Mínima necessidade de amplificação de imagens em relação à sutura perineural.
  - Conteúdo intraneural não é manipulado e portanto não é lesado iatrogenicamente.
  - Menor possibilidade de reação de corpo estranho local, uma vez que não se dá pontos intraneurais.

- Desvantagens:
  - Possibilidade de um afrontamento fascicular incorreto.
  - Necessidade de colocar vários pontos para que se previna a formação de neuroma.

– Deve ser realizada com fio mononylon 10-0, uma vez que o seda pode provocar maior reação de corpo estranho que o *nylon* mesmo sendo de mais fácil manipulação para se apertar o nó.

Sutura perineural ou fascicular

É a sutura realizada nos fascículos do nervo. Deve-se conhecer a topografia dos fascículos. Está mais indicada nas reparações parciais ou em locais em que o nervo tem boa diferenciação fascicular.

- Vantagens:
  - Coaptação adequada dos fascículos, apesar de ser difícil a decisão de qual o fascículo distal é correspondente ao proximal.
- Desvantagens:
  - Maior tempo de cirurgia.
  - Maior dificuldade técnica.
  - Maior possibilidade de reação de corpo estranho e fibrose intraneural.
  - Maior possibilidade de trauma iatrogênico.
  - Maior necessidade de treinamento em técnica microcirúrgica.

Tubulização

A técnica consiste em abraçar os cotos captados com material adequado para promover a estabilização sem a necessidade de sutura. Pode-se utilizar materiais sintéticos como tubos de silicone ou de colágeno estabilizados ou não com cola biológica ou sintética.

- Vantagens:
  - Menor tempo de cirurgia.
  - Facilidade técnica.
  - Menor trauma iatrogênico no nervo.
  - Menor possibilidade de reação de corpo estranho intraneural.
- Desvantagens:
  - Problemas na estabilização da anastomose uma vez que não há fixação.
  - Possibilidade de reação de corpo estranho local, pois não é feito de material homólogo.
  - Problemas quanto ao afrontamento fascicular.

Colagem com adesivo tecidual fibrínico

A técnica consiste em aproximar os cotos e estabilizá-los com cola de fibrina.

- Vantagens:
  - Menor tempo cirúrgico.
  - Maior facilidade técnica.
  - Ausência de reação de corpo estranho local.
  - Menor trauma iatrogênico no nervo.
- Desvantagens:
  - Quanto ao afrontamento fascicular.

Verificando as vantagens e desvantagens de cada método, devemos considerar que o nervo facial intratemporal não apresenta uma diferenciação fascicular muito precisa principalmente quanto mais proximal e que há uma grande dificuldade técnica para sutura devido ao espaço exíguo e a presença de estruturas importantes na vizinhança ou líquido cefalorraquidiano. No segmento intratemporal do nervo facial nossa experiência orientou-nos para seguirmos a seguinte indicação quanto ao método anastomótico nesta ordem:

A) Utilizamos colagem com adesivo tecidual.
B) Em não havendo esta possibilidade, utilizamos sutura epineural.
C) Em não havendo esta possibilidade, utilizamos intubulização com fáscia de músculo temporal.
D) Não temos utilizado o revestimento da anastomose com tecido seja fáscia, seja pericôndrio.
E) Em anastomoses distais ao forame estilomastóideo, utilizamos sutura epineural.
F) Em presença de infecção local, realizamos a anastomose após exaustiva lavagem do local com soro fisiológico com cloranfenicol e deixamos a cavidade preenchida com cloranfenicol.

BIBLIOGRAFIA

Bento RF, Miniti A, Marone SAM. *Tratado de otologia*. São Paulo: EDUSP, 1998.

Miniti A, Bento RF, Butugan O. *Otorrinolaringologia clínica e cirúrgica*. Rio de Janeiro: Atheneu, 2000.

17

Fístula Otoliquórica

Luiz Carlos Alves de Sousa
Marcelo R. de Toledo Piza
Luciano da Silveira Rodrigues
Danielle Barbosa Ruiz
Viviane Bom Schimdt

INTRODUÇÃO

O líquido cefalorraquidiano (LCR) é produzido principalmente no plexo coróide dos ventrículos laterais, passando para o terceiro e quarto ventrículos e, em seguida, para o espaço subaracnóideo via forames de Luschka e de Magendie. O LCR circula através das meninges entre a aracnóide e a pia-máter, promovendo uma camada de proteção para o tecido nervoso, sendo reabsorvido pelo sistema venoso via vilosidades da aracnóide.[1]

A otoliquorréia é definida como uma comunicação anormal entre o espaço subaracnóideo e a fenda da orelha média ou mastóide, sendo primeiramente descrita em 1897 por um médico francês, que observou otorréia intermitente em uma criança de 10 anos de idade que apresentava uma fístula no teto do terço proximal do conduto auditivo externo.

A drenagem do LCR na presença de uma fístula do osso temporal pode ocorrer através da orelha externa, na presença de perfuração da membrana timpânica ou defeitos do conduto auditivo externo, ou através do nariz (via tuba auditiva), em decorrência de traumatismo cranioencefálico ou cirurgia otológica. No caso de rinorréia aquosa um minucioso diagnóstico diferencial, deve ser realizado no sentido de se identificar defeitos de outras áreas da base do crânio, por exemplo, os seios paranasais. Cabe salientar que, nestes casos de rinorréia aquosa, não podemos afastar a possibilidade de fístula através das estruturas otológicas, que drenariam para o nariz através da tuba auditiva.

Savva *et al.*, no seu trabalho sobre o manuseio de fístulas liquóricas do osso temporal realizado na Mayo Clinic entre os anos de 1976 e 1998, demonstrou que a otoliquorréia e a otorrinorréia são condições de aparecimento raro. Nesse período foram tratados 92 pacientes portadores desta doença (< 5 pacientes por ano).[2] Embora rara a otoliquorréia demanda a extrema atenção do otorrinolaringologista, que deverá considerar a possibilidade do tratamento clínico (conservador) ou da intervenção cirúrgica em função da alta morbidade apresentada por fístulas persistentes.[3,4]

O risco de meningite nos pacientes com fístula liquórica varia de 4% a 50%, dependendo das causas e circunstâncias envolvidas.[5] Elas são mais freqüentemente associadas a fraturas da base do crânio onde a dura-máter é mais aderida, o que facilita o aparecimento de fístulas. A íntima relação entre a dura-máter desta região e as cavidades dos seios paranasais, potencialmente contaminadas, aumentaria as chances de infecção.[6] Estudos recentes demonstram que a antibioticoterapia profilática não é efetiva na prevenção de meningite em pacientes com fístula de base de crânio.[7,8]

Segundo a sua etiologia, a fístula otoliquórica pode ser classificada em adquirida, constituindo-se de causa mais comum, ou congênita.[9,10] A incidência exata das fístulas adquiridas ainda é desconhecida, contudo sabe-se que a maioria dos casos de otoliquorréia ocorre após trauma cranioencefálico, seguida daquelas decorrentes de cirurgias otológicas. Segundo

Rogers e Luxford, em trabalho realizado no House Ear Institute, cirurgias para remoção de neuromas do acústico via translabiríntica resultaram em fístulas liquóricas em 6,8% dos casos.[11]

As fístulas espontâneas são ainda mais raras e aparecem geralmente na infância, sem uma história de trauma pregresso.[12-15] Elas ocorrem com maior freqüência em crianças portadoras de sintomas relacionados às malformações labirínticas (como, por exemplo, na síndrome de Mondini ou na fissura patente de Hyrtl) ou sintomas relacionados à meningite.[3] A displasia de Mondini pode estar associada à deiscência da platina do estribo e a uma comunicação anormal entre os espaços perilinfático e subaracnóideo.

Segundo Westmore *et al.* a idade média do aparecimento de sintomas em crianças portadoras de fístulas congênitas foi de quatro anos, sendo que 92% delas apresentavam meningites pneumocócicas recorrentes e 86% estavam associadas a hipoacusia sensorioneural uni ou bilateral.[15]

DIAGNÓSTICO E TRATAMENTO

Fístulas adquiridas

As causas mais comuns de otoliquorréia são decorrentes de fraturas do osso temporal. Estas fraturas podem ser divididas em transversais e longitudinais, baseadas na relação da linha de fratura à cápsula ótica e o eixo da ponta do osso petroso. Um fator importante na classificação das fraturas do osso temporal é definir se o traço de fratura passa ou não pela cápsula ótica. O nível de acometimento da cápsula ótica irá determinar se haverá indicação de reparo cirúrgico e, neste caso, qual o acesso a ser utilizado.

Lacerações da membrana timpânica ou do conduto auditivo externo são freqüentemente observadas em fraturas longitudinais do osso temporal, o que ocasiona drenagem de LCR pelo canal auditivo externo, minutos após o acidente. Nas fraturas transversais, via de regra, a membrana timpânica permanece intacta, o que propicia o acúmulo de LCR na orelha média e mastóide, podendo drenar pela tuba auditiva, causando rinoliquorréia, que pode apresentar-se tardiamente após o acidente. Esta eventualidade é denominada por alguns autores de otorrinoliquorréia e deve ser lembrada naqueles casos em que é difícil a localização do sítio da fístula.[6,16]

Na maioria dos casos, a história clínica proporciona a realização do diagnóstico, como, por exemplo, nos casos de otorréia ou otorrinorréia clara após cirurgia recente de base de crânio. Entretanto, o estabelecimento do diagnóstico torna-se difícil nos casos subclínicos, nos quais o paciente apresenta sintomas tais quais cefaléia ou aqueles relacionados à meningite.[2]

Após trauma, a otoliquorréia é normalmente serossanguinolenta, podendo ser confundida com subprodutos sangüíneos. O fluido deve ser encaminhado para pesquisa de β_2 transferrina, uma vez que a transferrina é convertida no sistema nervoso central (SNC) em β2 transferrina pela enzima neuraminidase, localizada apenas no LCR, humor vítreo e perilinfa. Portanto, este exame é um método específico para a confirmação se o fluido suspeito trata-se de LCR.[2] A mensuração de glicose e proteína no fluido é pouco utilizada para a identificação de LCR. Isso porque os testes que utilizam a glicose são altamente sensíveis mas pouco específicos, ocasionando resultados falsos positivos que variam entre 45% a 75% dos casos.[5,17]

Na maioria dos casos, quando há fortes indícios de uma fístula adquirida, um estudo de imagem é solicitado para determinar o local da lesão. A TC de alta resolução se presta muito bem para este papel, uma vez que ela pode evidenciar o local provável da drenagem de LCR e avaliar anatomicamente o osso temporal. Savva *et al.* afirmam que a TC do osso temporal com ou sem contraste intratecal (cisternografia) é o estudo de imagem mais indicado para a avaliação destes pacientes.[2] Esses autores analisaram a performance da cisternografia em 38 pacientes, sendo eficaz na localização do defeito dural em 23 casos (61%). A ressonância magnética (RM), por sua vez, é valorizada para visualizar tecidos moles e auxiliar no diagnóstico de herniação da dura-máter e tecido neural no osso temporal. Este exame não é adequado para avaliar as estruturas ósseas, não disponibilizando, portanto, informações importantes para o planejamento cirúrgico.

O tratamento inicial indicado nos casos de fístula adquirida é conservador. Este consiste em repouso, elevação da cabeceira da cama na tentativa de reduzir a pressão intracraniana e diminuir o fluxo liquórico, prevenção das manobras de Valsalva e dieta laxativa. Ocasionalmente a punção lombar e a derivação ventriculoperitoneal podem ser indicadas. A oclusão do conduto auditivo externo com algodão estéril deve ser utilizada para tentar prevenir contaminação pelo meio externo. Gotas otológicas antimicrobianas não são necessárias, uma vez que podem confundir o médico no que diz respeito ao momento real da interrupção da drenagem de LCR através da orelha externa.

Brodie e Thompson analisaram 820 fraturas de osso temporal tratadas por mais de cinco anos.[18] A drenagem liquórica estava presente em 121 pacientes (97 com otorréia, 16 com rinorréia e oito com ambas). Observou-se o fechamento espontâneo da fístula em 95 pacientes num período de sete dias, em 21 pacientes em duas semanas e apenas cinco pacientes apresentaram drenagem persistente de LCR por mais de 14 dias. O tratamento cirúrgico (fossa craniana média, transmastóideo ou combinado) foi realizado em sete pacientes. Meningite ocorreu em nove (7%) dos 121 pacientes. O uso de antibiótico profilático não foi estatisticamente relacionado com a prevenção de meningite neste estudo. O mesmo autor realizando posteriormente um estudo de metanálise observou redução estatisticamente significativa na incidência de meningite com o uso de antibiótico profilático.[19]

Savva *et al.* realizaram um estudo retrospectivo para avaliar as técnicas cirúrgicas e não cirúrgicas no manejo de pacientes com otoliquorréia. Analisaram 92 pacientes com diagnóstico confirmado de fístula liquórica, entre 1976 e 1998, tratados na Mayo Clinic. O tratamento conservador mostrou-se eficaz na maioria dos casos de otoliquorréia resultante de trauma craniano. Casos em que o tratamento conservador não demonstrou eficácia em cerca de três a quatro dias, foi indicado o tratamento cirúrgico com acesso transmastóideo, fossa média ou combinado. Após a localização da fístula, utilizaram cera de osso, sendo reforçada com pelo menos dois outros materiais ou enxertos (Oxycel®, músculo, fáscia ou gordura abdominal) com a finalidade de oclusão da fístula, obtendo, dessa forma, maior índice de sucesso.[2]

Hicks *et al.* analisaram experiências de outros autores no reparo de otoliquorréia e diretrizes para seu manejo. A técnica cirúrgica de preferência foi a transmastóidea associada ao uso combinado de enxerto autólogo (fáscia, dura-máter, músculo, gordura) e materiais alogênicos (tela de Marlex), com a finalidade de prevenção da ocorrência de herniação cerebral e de fístula liquórica.[20]

Nossa experiência no manuseio de pacientes portadores de fístulas liquóricas traumáticas do osso temporal será exemplificada sob a luz da discussão de um caso por nós vivenciado. Trata-se de um paciente do sexo masculino de 17 anos de idade, admitido na unidade de terapia intensiva (UTI) com história de TCE fechado por acidente motociclístico. O paciente apresentava otorréia serossanguinolenta em ouvido direito. Nossa equipe foi acionada para a realização do exame de potenciais evocados auditivos de tronco cerebral (BERA) com o intuito de se avaliar a integridade funcional do tronco encefálico deste paciente, que se encontrava em coma portando escore 3 da escala de Glasgow e submetido a sedação por altas doses de barbitúricos.[21-23] Nesta condição tanto o eletroencefalograma quanto o exame clínico são altamente sensíveis às drogas depressoras do SNC, não disponibilizando, portanto, informações a respeito da função do cérebro ou do tronco encefálico.[24-26]

Neste momento a equipe de intensivistas e neurocirurgiões suspeitava de colapso funcional do tronco encefálico por provável hérnia de uncus em função do vasto edema *(brain swelling grave)* que acometia o cérebro, observado na TC de crânio. O exame do BERA revelou a presença de todas as ondas com latências e morfologia dentro da normalidade, BERA tipo 1 (B1) na classificação de Sousa[23] (Fig. 17-1). A demonstração da integridade funcional do tronco encefálico motivou os neurocirurgiões a levar o paciente ao centro cirúrgico onde foi realizada a retirada dos ossos parietais para controle do edema cerebral e da pressão intracraniana.

No 14º dia de pós-operatório o paciente apresentava-se em coma (Glasgow 3), hemodinamicamente estável, com pressão intracraniana sob controle e ausência de otorréia serossanguinolenta já há dias. O

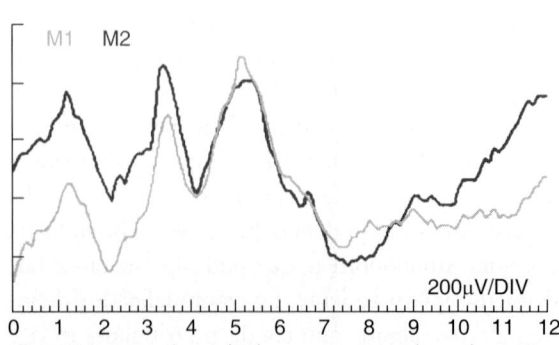

Fig. 17-1. BERA tipo 1 (B1) com presença de ondas I, III e V com morfologia e latências normais. Compatível com integridade neurofisiológica do tronco cerebral.

exame otoscópico revelava membrana timpânica íntegra e de coloração azulada. Nesta ocasião, o paciente começou a apresentar pico febril e a punção suboccipital detectou quadro de meningite purulenta. Decidimos solicitar a TC de alta resolução para a averiguação detalhada do osso temporal direito, que revelou fratura longitudinal com trajeto fistuloso passando pelo *tegmen tympani*, comunicando a fossa cerebral média via mastóide, orelha média e tuba auditiva com a rinofaringe, o que vinha a explicar a origem de sua meningite. Indicou-se a timpanomastoidectomia de cavidade aberta para acessar a fístula que acometia não somente o *tegmen tympani* (Fig. 17-2A e B), mas se estendia em direção à ponta do rochedo, passando pelo bloco labiríntico na sua porção posterior (canais semicirculares). Nossos esforços consistiram em realizar uma ampla cavidade de modo a nos propiciar acesso "em funil" até a extremidade mais medial da fístula no osso temporal. A dica é guardar todo o pó de osso obtido durante a ampla exanteração de todas as células da mastóide. Em seguida, foi realizada a obliteração de todo o trajeto fistuloso de dentro para fora com primeiramente uma massa feita através da mistura do pó de osso coletado com cola biológica e, em seguida, fáscia do músculo temporal, gordura e enxerto livre de músculo. Estas quatro camadas obliteraram boa parte da cavidade mastóidea, o que nos permitiu confeccionar uma neocavidade aberta de pequena dimensão, acessível em toda a sua plenitude através de uma generosa meatoplastia.

Após o procedimento cirúrgico, o paciente foi submetido a punção lombar mantida por sete dias com intenção de diminuir a pressão liquórica nas vilosidades aracnóides. Neste período a cabeceira da cama do doente permaneceu elevada em 45º. O paciente evoluiu bem com remissão da infecção das meninges, saindo do coma um mês após a intervenção cirúrgica otológica. Atualmente o paciente se encontra bem, sem seqüelas neurológicas e com reserva coclear normal no ouvido acometido.

Fístulas congênitas

Enquanto a otoliquorréia adquirida secundária a traumatismo craniano ou cirurgia é esperada e óbvia na maioria dos casos, as congênitas ou espontâneas são normalmente negligenciadas, uma vez que podem ser discretas e intermitentes.

A maioria dessas fístulas é devida a defeitos congênitos da dura-máter, sendo subdivididas em dois grupos. No primeiro, um caminho ósseo pré-formado ao redor e através do labirinto ósseo permite que a pressão subaracnóidea comunique-se com a orelha média ou a mastóide.[27] Esta forma de fístula é mais comum na infância, do 1º aos 5 anos de idade. A apresentação clínica é meningite após um episódio de otite média aguda ou serosa, resistente ao tratamento medicamentoso. Na maioria das vezes a presença de LCR na orelha média somente é feita após a miringotomia. O segundo tipo de alteração congênita levando a fístulas manifesta-se normalmente após os 50 anos de idade. Isto ocorre porque as estruturas congê-

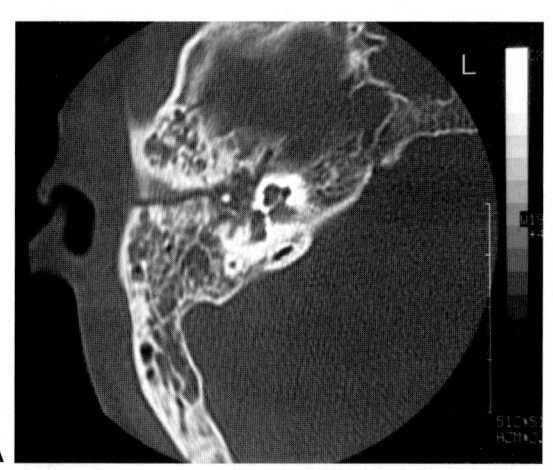

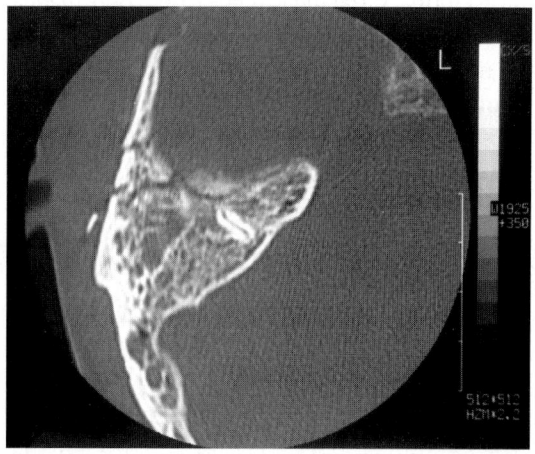

Fig. 17-2. **(A)** Tomografia computadorizada em corte axial de osso temporal direito mostrando a fratura longitudinal. **(B)** Tomografia computadorizada mostrando o traço de fratura dirigindo-se até a ponta do rochedo.

nitas (vilosidades aracnóideas) alargam com a idade, bem como com a atividade física, resultando em alterações intermitentes na tensão subaracnóidea. Esta pressão pulsátil e o peso do lobo temporal são capazes de causar erosão óssea com o passar dos anos. As granulações aracnóideas podem ser as responsáveis pelo aumento da incidência de meningite após os 60 anos de idade.[28] As manifestações clínicas destas fístulas são quadros de otite média serosa unilateral recorrentes, podendo ser, eventualmente, persistente. Após se descartar doenças neoplásicas causando otite média serosa unilateral, deve-se proceder a uma investigação para otoliquorréia através da pesquisa de β_2 transferrina e exames para imagem do osso temporal. A TC de alta resolução é o exame mais útil para se localizar a causa da fístula. Uma vez que as granulações aracnóideas estão normalmente na fossa média, é importante avaliar o segmento timpânico e a mastóide com a TC em cortes coronais. A presença de tecido mole próximo a uma deiscência óssea, bem como pneumoencéfalo, são evidências importantes para localizar a drenagem do LCR. Caso não haja evidência radiográfica de granulação aracnóidea ou deiscência óssea, deve-se levantar a hipótese de otoliquorréia devido a um caminho pré-formado. É importante investigar o alargamento da tuba auditiva, fissura patente de Hyrtl e displasia de Mondini. A TC com contraste (cisternografia) é útil na maioria dos casos. Recentemente a cisternografia através de RNM tem sido utilizada como estudo diagnóstico não invasivo para se determinar o local da fístula cerebroespinal.

O uso profilático de antibiótico é controverso, uma vez que causa resistência bacteriana, dificultando, dessa forma, o tratamento nos casos confirmados de meningite. Nos casos de pacientes imunossuprimidos e naqueles com comprometimento do SNC, a antibioticoterapia é preconizada, já que a meningite pode estar presente, mesmo na ausência de sintomas. Diuréticos, inibidores da anidrase carbônica (acetazolamida) e esteróides podem ser usados para diminuir a produção de LCR.

O tratamento primário indicado nos casos de otoliquorréia espontânea é cirúrgico. Esse manejo contrasta com o utilizado nos casos de otoliquorréia adquirida, em que a cirurgia é indicada nos casos em que o tratamento conservador não foi eficaz. A técnica cirúrgica utilizada está na dependência do local e da natureza do defeito.[15]

A craniotomia da fossa média com elevação extradural do lobo temporal evita danos potenciais à cadeia ossicular, o que pode ocorrer nos acessos transmastóideos. A craniotomia da fossa média é útil nos defeitos amplos do *tegmen tympani*, sendo utilizado como enxerto a gordura abdominal e a "técnica das três camadas" (sanduíche), em que se utiliza uma camada óssea revestida por duas camadas de fáscia do músculo temporal. As pequenas alterações são solucionadas com o acesso transmastóideo. Essas últimas podem ser reparadas com enxerto da cartilagem do trago, inserido entre a dura-máter e o osso intacto.

Granulações aracnóideas na fossa posterior têm melhor acesso por mastoidectomia de cavidade fechada. Malformação de Mondini e fissura patente de Hyrtl podem ser tratadas com obliteração transmastóidea ou transcanal do vestíbulo, com tecido mole (músculo ou fáscia). O acesso transmastóideo é indicado na maioria dos casos de fístula espontânea, quando não se identifica o local exato da drenagem. Artigos recentes descreveram o sucesso no uso de cimento de hidroxiapatita, material proveniente de pericárdio bovino, "cola" de fibrina – utilizada somente para fixar os enxertos. Materiais sintéticos como lâmina de silicone, tela de Marlex, placas de titânio e metilmetacrilato causam altas taxas de infecção e rejeição.

Na rotina pós-operatória, é necessário acompanhar o paciente na UTI hospitalar, observando-se alterações neurológicas nas primeiras 24 horas do pós-operatório e, após, a cada duas horas, até o enfermo estar em condições de alta da UTI. Ressalta-se a importância da monitoração da drenagem lombar, devendo-se diminuir a saída de LCR nos casos de cefaléia grave. A cada dois dias deve-se realizar cultura do LCR para investigar a possibilidade de meningite. A drenagem lombar permanece por dois a três dias, sendo, primeiramente clampeada durante 24 horas, para então ser removida, caso não haja drenagem de LCR pelo local da fístula. Quando se utiliza o acesso transcanal para a abordagem da fístula não é necessária esta monitoração, já que neste caso não se indica a punção lombar.

As complicações cirúrgicas são similares àquelas dos procedimentos neurocirúrgicos. Entre elas cita-se hemorragia intracraniana, edema cerebral, hidrocefalia e meningite. Na evidência de alterações neurológicas procede-se com TC, caso não se evidenciem anormalidades, indica-se punção lombar, com as devidas precauções a fim de se evitar herniação cerebral.

CONSIDERAÇÕES FINAIS

As fístulas otoliquóricas têm várias etiologias. Seu diagnóstico é baseado na história clínica, exames físico, laboratoriais e radiológicos. O sucesso no manejo destes pacientes implica a certeza de que o fluido suspeito é liquor, o que pode ser confirmado através da pesquisa de β_2 transferrina. Os estudos de imagem são realizados para localizar anatomicamente a lesão. A TC de alta resolução dos ossos temporais é o método de escolha. A cirurgia, se necessária, deve minimizar a morbidade, o que se consegue com avaliações pré-operatória e intra-operatória meticulosas. A taxa de sucesso de mais de 90% pode ser esperada com o paciente e a técnica cirúrgica ideal.

Acreditamos ser de extrema importância o papel do otorrinolaringologista na abordagem interdisciplinar do paciente portador de traumatismo cranioencefálico em uma UTI. Inicialmente utilizando-se do BERA como instrumento de avaliação funcional do tronco cerebral, principalmente naqueles pacientes em coma induzido por altas doses de depressores do SNC, ocasião em que a abordagem clínica fica inacessível. Naqueles pacientes com TCE portadores de otoliquorréia ou rinoliquorréia, é mister que o otorrinolaringologista se empenhe na investigação diagnóstica laboratorial e de imagem de uma provável fístula do osso temporal e o mais prontamente possível optar pela conduta terapêutica mais adequada, seja ela conservadora ou cirúrgica, o que poderá vir a salvar a vida do doente.

Cremos que o diagnóstico mais difícil é o das manifestações tardias das fístulas otoliquóricas traumáticas ou congênitas. No caso relatado do jovem paciente com TCE e otoliquorréia, foi necessária astúcia para perceber que a meningite que apareceu no 14º dia após o TCE e vários dias após ter cessado a otoliquorréia poderia retratar uma manifestação tardia de sua fístula. Provavelmente a fístula só reapareceu após a reabsorção mesmo que parcial do coágulo que preenchia a cavidade da orelha média e mastóide. Nos casos das fístulas congênitas as manifestações podem aparecer a qualquer momento entre o 1º e 5º ano de vida ou após os 50 anos de idade.

Poderia ser de grande valia a inclusão da TC de alta resolução dos ossos temporais na investigação diagnóstica etiológica de toda e qualquer meningite bacteriana, com o propósito de se avaliar precocemente a integridade anatômica dos ossos temporais, para que pudéssemos afastar malformações da cápsula ótica, do labirinto membranoso, a presença de granulações de aracnóide e também de outros processos otológicos que possam estar envolvidos na gênese da meningite.

AGRADECIMENTOS

Gostaríamos de agradecer os acadêmicos de Medicina Diego Araújo Simão e Adriano Ulisses Caldart pelo levantamento bibliográfico.

REFERÊNCIAS BIBLIOGRÁFICAS

1. Leonetti J, Mokarry V. The concept of transtympanic injection of fibrin caulk. *Arch Otolaryngol Head Neck Surg* 1993;119(8):854-7.
2. Savva A, Taylor MJ, Beatty CW. Management of cerebrospinal fluid leaks involving the temporal bone: report on 92 patients. *Laryngoscope* 2003;113(1):50-6.
3. Ferguson BJ, et al. Spontaneous CSF otorrhea from tegmen and posterior fossa defects. *Laryngoscope* 1986;96:635-44.
4. Winkler J, Bogdahn U, Becker G. Surgical intervention and heparin-anticoagulation improve prognosis of rhinogenic/otogenic and posttraumatic meningitis. *Acta Neurol Scand* 1994;89:293-8.
5. Nuss DW, Constantino PD. Diagnosis and management of cerebrospinal fluids leaks: highlights of the instructional courses of the American Academy of Otolaryngology - Head Neck Surgery. *Otolaryngol Head Neck Surg* 1995;9:79-95.
6. Andrade AF, et al. Fístulas liquóricas traumáticas. In: Pereira CU. *Neurotraumatologia*. Revinter: Rio de Janeiro, 2000.
7. Klastersky J, Sadeghi M, Brihaye J. Antimicrobial prophylaxis in patients with rhinorrhea or otorrhea: a double-blind study. *Surg Neurol* 1976;6(2):111-4.
8. MacGee EE, Cauthen JC, Brackett CE. Meningitis following acute traumatic cerebrospinal fluid fistula. *J Neurosurg* 1970;33(3):312-6.
9. Ommaya AK. Cerebrospinal fluid fistula. In: WRH, RSS (eds.) *Neurosurgery*. New York: McGraw–Hill, 1985. 1635-1646p.
10. Neely JG. Classification of spontaneous cerebrospinal fluid middle ear effusion: review of 49 cases. *Otolaryngol Head Neck Surg* 1985;93:625-34.

11. Rodgers GK, Luxford WM. Factors affecting the development of cerebrospinal fluid leak and meningitis after translabyrinthine acoustic tumor surgery. *Laryngoscope* 1993;103(9):959-62.
12. Gacek RR, Gacek MR, Tart R. Adult spontaneous cerebrospinal fluid otorrhea: diagnosis and management. *Am J Otol* 1999;20:770-6.
13. Kuhweide R, et al. Spontaneous cerebrospinal fluid otorrhea. *Acta Otorhinolaryngol Belg* 1987;41:453-62.
14. Shetty PG, et al. Cerebrospinal fluid otorhinorrhea in patients with defects through the lamina cribrosa of the internal auditory canal. *Am J Neuroradiol* 1997;18(3):478-81.
15. Wetmore SJ, Herrmann P, Fisch U. Spontaneous cerebrospinal fluid otorrhea. *Am J Otol* 1987;8(2):96-102.
16. Henry RC, Taylor PH. Cerebrospinal fluid otorrhea and otorhinorrhea following closed head injury. *J Laryngol Otol* 1978;92:743-56.
17. Oberascher G. Cerebrospinal fluid otorrhea: new trends in diagnosis. *Am J Otol* 1988;9:102-8.
18. Brodie HA, Thompson TC. Management of complications from 820 temporal bone fractures. *Am J Otol* 1997;18:188-97.
19. Brodie HA. Prophylactic antibiotics for post-traumatic cerebrospinal fluid fistulae. A meta-analysis. *Arch Otolaryngol Head Neck Surg* 1997;123(7):749-52.
20. Hicks GW, Wright JW. Cerebrospinal fluid otorrhea. *Laryngoscope* 1980;90(Suppl 25):1-25.
21. Sousa LCA, et al. Glasgow & Bera (GB). Nova proposta para o estadiamento do coma e o diagnóstico da morte cerebral. *Rev Bras de Med Inten* 1998;10(4):156-63.
22. Sousa LCA, et al. Estadiamento Clínico (Glasgow) e Eletrofisiológico (BERA) do Coma e suas Implicações no Diagnóstico da Morte Cerebral. *Rev Bras de Atual em ORL* 1998;5(6):176-92.
23. Sousa LCA, et al. Electrophysiologic Monitoring (ABR) of Coma Status. 99th Meeting of the American Academy of Otolaryngology. New Orleans, USA: Head and Neck Surgery, 1995.
24. Machado C, et al. Brainstem auditory evoked potentials and brain death. *Electroencephalography Clin Neurophysiology* 1991;80:392-8.
25. Machado C. Multimodality evoked potentials and electroretinography in a test battery for an early diagnosis of brain death. *J Neurosurg Sci* 1993;37(3):125-31.
26. Machado C, Garcia A. Guideline for the determination of brain death. In: Machado C, Garcia A. *Brain Death*. Amsterdan: Elsevier Science, 1998. 75-80p.
27. Gacek RR, Leipzig B. Congenital cerebrospinal otorrhea. *Ann Otol Rhinol Laryngol* 1979;88(3 Pt 1):358-65.
28. Gacek R, Gacek M, Tart R. Adult spontaneous cerebrospinal fluid otorrhea: diagnosis and management. *Am J Otol* 1999;20:770-6.

18
CRISE VERTIGINOSA

Iliam Cardoso dos Santos
Juliana M. A. Cardoso Bertoncello
Fernanda Gobbi de Ávila

INTRODUÇÃO

Três sintomas básicos levam um paciente a procurar um otoneurologista: tonturas, zumbidos e hipoacusia (podendo aparecer isoladamente ou em conjunto). Dentre esses sintomas mencionados, apenas a vertigem constitui quadro de urgência em otoneurologia, pois a distinção precoce, entre um quadro de vertigem central e periférica, poderá determinar na conduta e na sobrevida do paciente.

A vertigem é um sintoma que sempre afetou a humanidade. Bolz, 1971, em interessante citação seqüencial, relata que a *vertigem* é considerada como problema de saúde, fazendo parte da história do aparelho estato-acústico, desde quando Hipócrates (400 a.C.) inspecionou uma membrana timpânica e descreveu uma otite.

O quadro vertiginoso representa um dos mais freqüentes sintomas na otoneurologia clínica. Englobada, sob a generalização de *labirintite*, expressão absolutamente inadequada, mas amplamente difundida no meio médico não especialista e entre os leigos, a quase totalidade dos sintomas de vertigem, expressando as múltiplas enfermidades do sistema de equilíbrio.

A vertigem é a mais freqüente forma de tontura e se agrupa em três tipos principais: espontânea (única, súbita, geralmente intensa, com manifestações neurovegetativas), recorrente (em crises recidivantes) e posicional (que aparece ao ortostatismo brusco da cabeça). Considera-se o *nistagmo* como o sinal físico fundamental no diagnóstico de vertigem.

CONCEITO

Três sistemas são responsáveis pela manutenção do equilíbrio: visão, propriocepção e sistema cocleovestibular. Esses sistemas captam informações do meio externo e enviam ao sistema nervoso central (SNC) onde são, então, integradas e analisadas. Após a integração central dessas informações, os centros nervosos controlam, quase que instantaneamente, dois sistemas efetivos: o da oculomotricidade e o da motricidade somática, permitindo respostas reflexas quase instantâneas dos olhos e do corpo para manutenção do equilíbrio. Uma alteração em qualquer um dos sistemas de equilíbrio do organismo gera um conflito sensorial, nascendo a sensação vertiginosa e o desequilíbrio.

Logo, a vertigem indica uma desarmonia entre os sistemas, que determinam o equilíbrio no ser humano, mas não indica sua localização exata, ou seja, não determina se a doença tem origem central ou periférica. Contudo, a anamnese constitui a chave na distinção entre um quadro vertiginoso de origem central ou periférica.

Na prática de urgência em labirintologia, a vertigem espontânea, súbita, geralmente de grande intensidade, acompanhada de manifestações neurovegetativas, náuseas, vômitos, sudorese, é a tradução de sua forma mais comum, recebendo a denominação genérica de "crise de labirintite". Estes quadros apresentam-se de forma que possam, nas mãos de um especialista, ser classificados como mais "feios" do que "graves". No entanto, na maioria das vezes, leva a uma insegurança por parte do médico assistente examinador, como também ao paciente e seus familiares, vez que estes, geralmente, raciocinam em termos de uma patologia cárdio ou cerebrovascular isquêmica aguda.

ETIOLOGIA

Síndrome vestibular periférica

Abrange todas as afecções labirínticas situadas na orelha interna e/ou nervo acústico, sem atingir os núcleos vestibulares situados no assoalho do IV ventrículo ou suas conexões com o SNC.

As doenças, que integram essa síndrome, podem ter origem mecânica ou estar relacionadas com perda de células receptoras vestibulares ou de fibras dos nervos vestibulares (Quadro 18-1).

As perdas mecânicas derivam de alterações nos espaços peri e endolinfáticos ou de distúrbios nas cúpulas dos ductos semicirculares ou das otoconias do utrículo e sáculo. As fístulas perilinfáticas representam afecções mecânicas do espaço perilinfático, enquanto a doença de Ménière, em fase inicial, nada mais é do que uma afecção mecânica endolinfática, contudo, com o passar do tempo, a hidropisia endolinfática pode alterar a função das células receptoras. A vertigem postural paroxística benigna (VPPB) decorre de problemas mecânicos das cúpulas dos canais semicirculares ou dos próprios ductos (cupulolitíase, ductolitíase).

As alterações funcionais ou anatômicas das células receptoras podem ocorrer por trauma, ototoxicidade, afecções vasculares, distúrbios metabólicos, ou auto-imunes, virais.

Quadro 18-1. Causas de vertigem aguda periférica

Afecções mecânicas	Fístula labiríntica
	Doença de Ménière
	VPPB
Alterações funcionais ou anatômicas das células receptoras	Trauma labiríntico
	Ototoxicidade
	Doenças infecciosas
	Alt. vasculares
	Dist. metabólicos
	Alt. auto-imunes
Distúrbios das fibras do VIII par	Degenerativo
	Tumoral (neurinoma)
	Compressão vascular

Os distúrbios das fibras nervosas ocorrem por afecções degenerativas ou por compressão, tanto tumoral quanto por alças vasculares.

A comoção labiríntica traumática se dá geralmente em decorrência de um trauma direto. Seu quadro clínico pode-se estabelecer, em tempo imediato ou tardio, segundo o tipo da lesão (fratura, comoção etc.) e sua extensão. Os traumatismos labirínticos são causados, principalmente, por traumatismos cranioencefálicos (TCE), provocados por acidentes (motos, automóveis ou quedas), registrando-se ainda causas ligadas à tentativa de suicídio por arma de fogo, golpes aplicados por policial, fístulas labirínticas espontâneas e seqüelas de cirurgias otológicas.

Síndrome vestibular central

A síndrome vestibular central engloba toda afecção labiríntica situada no SNC (Quadro 18-2). Os núcleos vestibulares são considerados ponto-limite para as lesões consideradas periféricas.

Nos casos de TCE podem ser detectados, imediatamente ou na evolução do quadro clínico, sintomas como tonturas, hipoacusia, zumbidos ou paralisia facial. A fratura transversa do rochedo representa um quadro otoneurológico grave, em geral, oriundo de TCE. Manifesta-se por surdez neurossensorial profunda, geralmente unilateral, paralisia facial periférica ipsilateral à perda auditiva, e várias crises vertiginosas com significativas alterações no equilíbrio corporal.

Quadro 18-2. Causas de vertigem central

- Migrânia
- Síndrome pré-sincopal
- Insuficiência vertebrobasilar
- Doença da fossa posterior
- Tumores cerebelares
- Tumores de lobo temporal
- Tumores do ângulo pontocerebelar
- Esclerose múltipla
- Vertigem pós-traumática
- TCE

FREQÜÊNCIA

A vertigem é um dos mais freqüentes sintomas na otoneurologia clínica. Engloba, sob a generalização de *labirintite*, expressão absolutamente inadequada, mas amplamente difundida no meio médico não especialista e entre os leigos, a quase totalidade dos sintomas de vertigem, expressando as múltiplas enfermidades do sistema de equilíbrio.

Acomete mais de 33% das pessoas, em alguma época de sua vida, e aflige 47% dos homens e 61% das mulheres com mais de 70 anos de idade. Segundo o Instituto Nacional de Saúde dos Estados Unidos, 90 milhões de norte-americanos (42% da população) consultaram um médico, queixando-se de vertigem, pelo menos uma vez na sua vida. A freqüência dos distúrbios vestibulares está em elevação, afetando pessoas de qualquer idade e qualquer ocupação, presente em uma de cada 10 pessoas e podendo atingir até 60% da população em geral. Um estudo nacional de saúde médica ambulatorial aponta meio milhão de indivíduos incapacitados pelos sintomas de vertigens. Desconhecem-se, entretanto, os custos ocasionados por gastos médicos e perda de produtividade decorrente destes distúrbios auditivos e vestibulares (Vestibular Disorders Association).

Aponta Spector, a presença de 6% de vertigem entre quase oito mil doentes neurológicos. Wallace, 1976, afirma que a vertigem é constatada em 5% dos pacientes examinados na clínica geral, e em 15% das consultas em clínicas otorrinolaringológicas e neurológicas.

Resumindo uma série de artigos publicados nos Estados Unidos, Wood, afirma que em cada 20 consultas, que o paciente faz ao seu clínico, uma se deve à vertigem ou ao conjunto de situações descritas como *distúrbios do equilíbrio*. Afirma ainda que 14 milhões de indivíduos sofrem de vertigens, sendo esta a quarta queixa mais comum entre as mulheres, superada apenas por cefaléia, fadiga e constipação. Nos homens jovens, foi apontada como o sétimo motivo de consulta.

Para Santos, a fase aguda de uma "crise labiríntica" representou apenas 1% de um total de 1.154 pacientes, atendido em um ambiente otorrinolaringológico. Acreditamos que haja uma superestimação e valorização dos quadros vertiginosos, oriundos de erro conceitual dentre os não especialistas e a população leiga em geral. A crise vertiginosa, devido à variedade de sintomas (náusea, vômitos, tonteira, taquicardia, sudorese), costuma ser confundida com patologia ou evento neurológico grave, gerando enfoques exagerados e submetendo o paciente a um grande número de exames, momentaneamente, inoportunos. Diante a uma crise periférica, sugere-se ao paciente repouso, minimizando as circunstâncias geradoras da ansiedade paroxística ou generalizada estabelecedoras de pânico.

QUADRO CLÍNICO

Geralmente, trata-se de um quadro dramático, caracterizando uma urgência médica. Manifesta-se por uma vertigem ou tonteira espontânea, súbita, rotatória típica, de grande intensidade, acompanhada manifestações neurovegetativas (náuseas, vômitos, sudorese), sintomas que se exacerbam ao ortostatismo brusco da cabeça ou do pescoço, induzindo o paciente ao repouso ou imobilismo, podendo ser ou não acompanhado de *tinnitus*, hipoacusia, intolerância aos sons. A crise vertiginosa, geralmente, é acompanhada por manifestações de ansiedade extrema. O quadro clínico geral normalmente não se altera, mas para o examinador há geralmente a presença de dúvidas quanto à presença de uma patologia associada ou a um evento prévio, principalmente em relação a manifestações cárdio ou cerebrovasculares. Esta seria a tradução da forma mais comum de uma patologia vestibular periférica típica, recebendo a denominação genérica de "crise vertiginosa" ou "crise labiríntica".

DIAGNÓSTICO

Anamnese

Se em clínica médica a anamnese corresponde a 60% do diagnóstico, em otoneurologia essa porcentagem pode chegar a 85%, e na fase aguda, uma detalhada avaliação clínica responde pela quase totalidade do diagnóstico de uma "crise labiríntica".

A primeira preocupação que, temos em mente, ao atender uma "crise labiríntica", é estabelecer clinicamente um diagnóstico diferencial entre uma vertigem periférica (labiríntica), uma vertigem central (sistema nervoso central) ou uma síncope (evento cardiovascular). Portanto, uma estratégia diagnóstica otoneurológica deve ser sistematicamente adotada, diferenciando o paciente da fase aguda e da fase crônica recidivante.

Buscam-se, na anamnese, dados objetivos, que não se restringem apenas aos indicadores otoneurológicos, sendo complementados com interrogatórios abrangentes, metodizados, seqüenciais, relacionados às interfaces da otorrinolaringologia (neurologia, neuropediatria, psiquiatria, geriatria, oftalmologia, cardiologia e clínica médica) e, principalmente, é a presença de manifestações de eventos associados ou em estado de co-morbidade relacionados ao estresse e somatoformes, com atenção especial aos quadros de ansiedades e angústia, lembrando-se de que a tontura é o segundo sintoma mais comum definidor do pânico.

Deve-se, também, definir o tipo de tontura (rotatória, desequilíbrio, instabilidade, flutuação), seu início, intensidade, freqüência, horários preferenciais, posições desencadeantes.

Na maioria das vezes, a vertigem vem acompanhada de sintomas neurovegetativos e/ou cocleares. Náuseas, vômitos, sudorese são exemplos de sintomas inespecíficos que podem acompanhar um quadro de vertigem aguda e que, muitas vezes, podem induzir o médico a um erro diagnóstico, levando-o a pensar, primeiramente, em quadros gástricos ou cardiovasculares.

A exacerbação do quadro vertiginoso rotatório típico, com náuseas e vômitos ao ortostatismo brusco da cabeça (virar, abaixar, levantar, hiperextensão), é indicadora da mais alta importância de uma "crise labiríntica".

A hipoacusia e os acúfenos, que se incluem dentre os sintomas cocleares acompanhantes do quadro vertiginoso e quase sempre expressam doença de origem periférica, devem ser bem definidos quanto ao período de aparecimento, uni ou bilateralidade.

Em geral, a vertigem de origem periférica, citada acima, vem acompanhada de surdez, zumbido, além de náuseas e vômitos. Em contrapartida, o quadro central apresenta-se associado a sintomas neurológicos como diplopia, disartria, incoordenação e fraqueza. Lesões, no canal auditivo interno, associam quadro de vertigem a hipoacusia, zumbido e paralisia facial devido ao acometimento do VII e VIII pares cranianos.

A duração do episódio vertiginoso é de extrema valia e auxilia na diferenciação do quadro central do periférico (Quadro 18-3). Tonturas com duração de apenas alguns segundos sugerem VPPB, enquanto aqueles que duram alguns minutos podem significar tanto insuficiência vertebrobasilar (IVB) como migrânia (com ou sem cefaléia). Na doença de Ménière, a tontura atinge seu pico em minutos, mantendo-se durante horas, apresentando resolução gradual em dias. A labirintopatia traumática e o infarto labiríntico surgem com quadro de tontura abrupta com resolução muito lenta durante semanas.

Quadro 18-3. Causas comuns e duração das vertigens

Duração	Causa
Segundos	VPPB
Minutos	IVB e migrânia
Horas	Síndrome de Ménière
Dias	Labirintites: viral e traumática
	Infartos: labiríntico, cerebral ou cerebelar

Fonte: Dados obtidos pelos autores Baloh e Honrubia.

Quase todo quadro de origem periférica tem duração limitada devido ao fenômeno de compensação labiríntica; em contrapartida, essa compensação será lenta ou incompleta em se tratando de quadros centrais.

Os antecedentes, as co-morbidades e os eventos prévios são indicadores altamente representativos numa avaliação otoneurológica, mormente nos quadros que sugerem etiologias multifatoriais.

Exame físico

Procura-se, quando possível na fase aguda, manter a mesma rotina para o exame físico otorrinolaringológico, composto por:

- *Pesquisa da função vestibular e cerebelar:* avaliação do equilíbrio corporal estático, dinâmico (Romberg simples e sensibilizado, prova da marcha de Babinski-Weill).
- *Coordenação dos movimentos:* prova de braços estendidos ou de Barré, testes da função cerebelar (dismetria, disdiadococinesia).
- *Exame da função vestíbulo-ocular:* (nistagmo espontâneo NE, nistagmo semi-espontâneo NSE e nistagmo de posição NP).

O exame otorrinolaringológico é básico, pois algumas patologias simples podem produzir tonturas, surdez e/ou zumbidos ou ainda modificar as respostas de uma avaliação otoneurológica.

A otoscopia: rolha de cerume, otite serosa, otite média crônica simples ou colesteatomatosa, perfurações timpânicas. Estes achados podem produzir sintomas ou mesmo impedir ou modificar o resultado de alguns testes.

A oroscopia pode demonstrar a existência de uma lesão neural: desvio da língua, da úvula ou rima bucal.

Avaliação dos exames de pares cranianos deve ser realizada rotineiramente, destacando a semiologia daqueles de interesse otoneurológico: movimentação ocular, reflexo corneopalpebral; movimentação facial, faríngea e das PPVV; movimento dos músculos esternocleidomastóideo e trapézio; mobilidade da língua; olfato; acuidade visual e gustação.

Nistagmo espontâneo

O nistagmo espontâneo (NE) é um sinal físico fundamental para o diagnóstico diferencial da vertigem, pois sua presença parece ser sempre patológica. Deverá ser pesquisado com muito critério, pois pode estar presente durante as crises e nos períodos intercrises. Só ocorre em patologias vestibulares ou centrais, não sendo observado em vertigens de outras causas, como transtornos gástricos e cardiovasculares. Deverá ser pesquisado em dois momentos e de duas formas distintas: primeiramente, a olho nu, no consultório; posteriormente, durante as provas otoneurológicas com a ajuda da vectoeletronistagmografia.

Nistagmo espontâneo (NE): olhar do paciente fixo para frente, 30° para direita, 30° para esquerda, para cima e para baixo.

Na síndrome vestibular periférica aguda, o NE aparece ou aumenta com olhos fechados ou na obscuridade, sendo, em geral, horizonto-rotatório, regular e permanente.

Na lesão central, os NE são discretos ou ausentes ao olhar de frente, aumentam ao olhar para os lados, podem ser convergentes, incongruentes e podem apresentar-se em qualquer direção.

EXAMES COMPLEMENTARES

Laboratoriais

Metabólicos: o teste glicêmico, na urgência, mostra-se eficaz para descarte da hipoglicemia ou hiperglicemia como causas da vertigem aguda. Um perfil metabólico completo deverá ser solicitado posteriormente, fora do quadro agudo, na suspeita de vertigem periférica de origem metabólica.

Sorologias: deverão ser solicitadas posteriormente, quando houver suspeita de vertigem periférica ou central de causa viral ou auto-imune.

Avaliação cardiológica (ECG, ECO-Doppler, Holter)

São exames indicados e deverão ser supervisionados por equipe especializada, desde que haja suspeita de quadro de hipoperfusão, embolia ou arritmia como causa vertiginosa.

Imagem

Indicados sempre na suspeita de um quadro de origem central. A ressonância magnética (RM) com ou sem arteriografia é o exame de escolha.

Avaliação otoneurológica completa

Vecto-eletronistagmografia, provas posicionais, provas calóricas, vestibulometria computadorizada, posturografias são de grande valia, mas deverão ser realizadas posteriormente para topodiagnóstico em períodos de intercrises, devido ao aumento da sintomatologia, não são realizados em quadros agudos.

TRATAMENTO

Como tratar a crise vertiginosa?

Aponta a prática otorrinolaringológica que, de um modo geral, os pacientes em crise labiríntica são atendidos, na sua quase totalidade, por socorristas, neurologistas ou cardiologistas. Para Santos, 2002, apenas 1% dos pacientes em crises labirínticas são atendidos por otorrinolaringologistas, cuja abordagem do paciente vertiginoso é feita hoje, freqüentemente, nos consultórios de otoneurologia, o que traduz a sua conceituação moderna, ao contrário do não especialista, que, além de sistematicamente recomendar a sua internação, introduz exames neurológicos e/ou cardiológicos, na maioria das vezes, desnecessários.

O tratamento da vertigem varia de acordo com sua topografia, devendo ter sempre em mente, não importando a etiologia da disfunção labiríntica, um raciocínio clínico, voltado para os aspectos multifatoriais das vertigens, como as interações metabólicas, os vícios alimentares, as reações hiperinsulinêmicas, as interações cárdio e cerebrovasculares, as degenerações naturais existentes no organismo do paciente, notadamente do idoso, assim como as manifestações de possíveis transtornos ansiosos.

Como retirar o paciente da crise?

A vertigem periférica aguda, ou seja, a "crise vertiginosa", num primeiro momento, deverá ser tratada apenas com medicação sintomática. As drogas mais usadas em otoneurologia, isoladas ou em associação, são geralmente sintomáticas, cuja escolha se baseiam nos efeitos conhecidos em relação à gravidade e duração dos sintomas.

No geral, observam-se, para tratamento da crise labiríntica, as seguintes situações:

A) Intensidade da crise: a hospitalização se faz necessária em quadros mais dramáticos, com a introdução de medicação parenteral: antiemética (dimenitrato, via venosa), antivertiginosa (cloridrato de metoclopramida ou bromoprida, via venosa ou muscular), e tranqüilizante (diazepan, por via venosa), tendo como veículo, soro glicosado, evitando-se, porém, o seu excesso.

Quadros muito intensos, com vômitos incontroláveis, podem ser tratados com antidopaminérgicos, as fenotiazidas (clorpromazina) e as butirofenonas (haloperidol e droperidol).

Nos casos de vômitos incoercíveis, presentes nas irritações labirínticas do pós-operatório imediato das cirurgias estapédicas, comoção labiríntica traumáticas, fístulas labirínticas espontâneas, secundárias ao TCE e por esforço, na surdez súbita, nas paralisias faciais periféricas do tipo Bell, temos dado preferências ao uso de ondansetrona, associado a corticóide, visando à diminuição das náuseas e vômitos, assim como à proteção das estruturas neurossensoriais, diminuindo o edema e o número de células sensoriais em degeneração.

B) Reduzida a intensidade da crise, já com o controle das náuseas, vômitos, e o restabelecimento do equilíbrio corporal estático e dinâmico, encaminha-se o paciente para tratamento em casa, substituindo o tratamento parenteral pelo oral.

C) Para Sémont et al., na VPPB na sua forma típica "aguda", seria a sua manobra liberatória, em um gesto terapêutico único, a medida fisioterápica específica e indicada.

D) Até a presente data não houve casos com a necessidade de se pensar em outros meios terapêuticos além dos aqui citados, para tratamento uma "crise labiríntica". A estimulação elétrica paravertebral cervical, com estimulação realizada por meio de onda chinesa, ou mesmo o uso de uma neuroleptoanalgesia, para casos rebeldes e/ou incapacitante, são citações da literatura, sobre as quais não temos qualquer experiência prática sobre o assunto.

E) As indicações cirúrgicas são excepcionais e se restringem a determinados casos específicos de patologias vestibulares, de uma fistula labiríntica de qualquer etiologia, de uma revisão cirúrgica otológica em função de uma complicação imediata ou tardia.

Orientações e esclarecimentos ao paciente e aos familiares

Trata-se da mais importante etapa do tratamento da crise labiríntica, pois aqui está a base do tratamento de uma patologia, que, embora autolimitante e sem características de risco de vida, exige do especialista um posicionamento e um diagnóstico seguro, um tratamento adequado, pois geralmente está diante de uma situação de pânico, envolvendo o paciente e seus familiares.

Aqui se impõe, como em toda a medicina, um bom relacionamento médico-paciente, necessitando acalmar os familiares, dando-lhes as orientações e esclarecimentos devidos, como:

- Esclarecer que a sintomatologia da crise vertiginosa é "mais feia do que grave", não trazendo perigo de morte, sofrimento intenso e que não se trata de uma doença cerebrovascular ou cardiovascular aguda.
- Exigir o repouso no leito, evitando o ortostatismo brusco da cabeça, ou seja, os movimentos de hiperextensão, de baixar, de levantar ou virar com a cabeça.
- Esclarecer sobre possibilidade de cura espontânea, sobre os mecanismos da compensação vestibular e das recidivas das mesmas.

Identificar as causas da patologia labiríntica

Nas intercrises, quando possível identificar as causas da patologia labiríntica, visando aos aspectos multifatoriais das vertigens, as co-morbidades, os eventos prévios, as interações metabólicas, os vícios alimentares, as reações hiperinsulinêmicas, as interações cárdio e cerebrovasculares, as degenerações naturais existentes no organismo, principalmente do idoso, assim como as manifestações de possíveis transtornos ansiosos.

Preconiza-se a introdução de um tratamento de suporte, através de uma terapia otoneurológica integrada, em que é importante levar em consideração alguns fatores de ordem prática:

- Suprimir a vertigem, impedir a recorrência e combater a etiologia.
- Não impedir a compensação vestibular, reduzir os componentes neurovegetativos e psico-afetivos.
- Escolher baseando-se nos efeitos conhecidos, com comprovada eficácia clínica.
- Ser a eficácia clínica de comprovada ação na gravidade e duração dos sintomas.
- Fazer o uso de drogas isoladas ou, quando na presença de sintomas múltiplos, associado a outras drogas.
- Ter em mente que os efeitos colaterais e interações, como sonolência, ganho de peso, em pessoas idosas, observando excepcionalmente o aparecimento de sintomas extrapiramidais ou agravamento dos mesmos quando já presentes. Potencialização dos efeitos sedativos dos depressores do SNC, o álcool e os antidepressivos tricíclicos, potencialização dos efeitos das substâncias vasoativas quando em uso de aspirinas, de anti-hipertensivos.

São utilizados os supressores vestibulares, como os benzodiazepínicos, para estimulação do sistema cerebelar GABAérgico mediano a resposta vestibular; o clonazepan, com propriedades anteriores e com grande indicação para os casos de transtornos da ansiedade associado ao quadro vertiginoso; os bloqueadores do canal de cálcio (cinarizina e flunarizina); os anticolinérgicos; anti-histamínicos (antagonistas H1), anticinetótico, antiemético, como dimenidrato; as substâncias vasoativas (gingko biloba, nicergolina e pentoxifilina), a betahistina, as dietas e a fisioterapia, dependendo da etiologia encontrada.

Recomenda-se a estimulação de um processo de conscientização sobre os aspectos multifatoriais das labirintopatias, evitando a condenável prática da automedicação, assim como o uso prolongado de medicação, visando à preservação dos mecanismos da compensação labiríntica e da plasticidade do sistema nervoso central.

PROGNÓSTICO

A quase totalidade das "crises vertiginosas" é de origem vestibular periférica, tendo uma duração limitada devido ao fenômeno de compensação labiríntica, e responde bem às terapêuticas otoneurológicas já assinaladas, que reduzem prontamente a intensidade da crise, o controle das náuseas, dos vômitos e restabelecem o equilíbrio corporal estático e dinâmico.

No entanto, em determinadas situações a compensação se faz de maneira lenta ou incompleta, com o estabelecimento de períodos intercrises e a geração de um quadro de insegurança, de temor de uma nova crise, criando assim uma perspectiva negativa ao paciente.

Evita-se nos dias atuais o diagnóstico isolado de patologias labirínticas, sabendo-se que, na maioria das vezes, são de origens multifatoriais, melhor classificadas em grupos de patologias labirínticas. Com isto, visa-se também, à quebra do "efeito memória", em função da fixação por parte de pacientes de diagnósticos previamente estabelecidos, que conferem a estes um certo *status* de ser portador de uma patologia labiríntica, que, de forma a habitual, se expressa com uma dose de satisfação, durante uma consulta "eu tenho labirintite!".

Os aspectos multifatoriais, associativos e co-mórbidos levam à adoção de uma forma discriminativa e amplificada de classificação, englobando todas as combinações sintomatológicas e entidades evidenciadas. Entende-se, assim, que diferentes combinações de sintomas, superposições, que comparecem nas co-morbidades, podem melhor caracterizar descritivamente a identificação de patologias de origem comum, facilitando maior compreensão do quadro otoneurológico, extremamente importante para o estabelecimento de uma conduta preventiva, terapêutica e prognóstica.

A convicção do profissional, que analisa esses dados, fortalece-se diante da melhora do quadro vertiginoso apresentado pelo paciente após uma consulta (ou pseudo-entrevista) com o otoneurologista, que se dispõe a escutar e compreender o paciente vertiginoso. Aumenta o grau de satisfação do paciente quando ele recebe um laudo devidamente personalizado, contendo uma conclusão diagnóstica e sugestões de encaminhamento terapêutico diferenciado dos anteriormente recebidos e, principalmente, quando lhe é sugerida a retirada de medicamentos supressores da função labiríntica, que *fixam a doença* e contribuem, na maioria das vezes, para aumentar a gravidade dos problemas já enfrentados pelos ansiosos, como em relação ao aumento de peso corporal.

Os pacientes vertiginosos expressam seu desequilíbrio psíquico através do físico, abrindo espaço para a afirmação de que tais pacientes também usam o desequilíbrio físico para expressar o psíquico. Kuhn *et al.*, 1994, reconhecendo que, nas últimas décadas, a clínica otoneurológica salienta a importância dos fatores emocionais em pacientes vertiginosos, incorporando a avaliação psicológica em seu processo diagnóstico, afirmam como impossível a avaliação de pacientes vertiginosos fora do âmbito psicanalítico, ressaltando que, mesmo para o psicanalista experiente, a vertigem é um desafio.

É expressiva a incidência destes grupos de pacientes, com tendência à cronificação e baixo índice de resolutividade.

COMPLICAÇÕES

As crises labirínticas periféricas agudas de causas não determinadas, e geralmente referidas como "crises vertiginosas", não apresentam complicações significativas, exceto os grupos que tende à cronificação, após fase aguda.

Citam-se como as mais graves complicações ou seqüelas de uma "crise labiríntica aguda" as relacionadas com as causas estabelecidas, como crises vertiginosas recidivantes e os desequilíbrios corporais, debilitantes e incapacitante. Os *tinnitus* persistentes, incapacitantes e intoleráveis também são referidos pelos pacientes. As perdas auditivas súbitas ou evolutivas, de graus variáveis, incapacitantes, uni ou bilaterais, com foco na qualidade de vida e sendo estas de baixa resolutividade. A presença de indicadores de manifestações de transtornos de ansiedade, em co-morbidade ou eventos associados, representa significativa influência de fatores psicológicos na produção destas complicações, mantendo ou exacerbando as crises labirínticas. Estas complicações, quando em relação a traumatismos cranianos diretos, estariam também relacionadas a quadros sindrômicos pós-comocional subjetiva, sugerindo alterações neuropsicológicas, com repercussão sobre a memória verbal e visual, sobre a capacidade de atenção, entre outras. Em 83% destes relatos, a vertigem está presente.

As fístulas labirínticas (espontâneas, barotrauma), as complicações das cirurgias otológicas, as evoluções indesejáveis de uma hidropisia labirínticas, as ototoxicicoses, a surdez súbita estão entre as causas estabelecidas que mais envolvem estas complicações.

FUTURO

Sabe-se que a medicina se marca por "modismos", que podem perdurar ou não, e depende dos parâmetros científicos que lhe dão sustentação.

O diagnóstico da vertigem, integrando um circuito multidisciplinar, não pode prescindir de uma rotina clínica disciplinada, que estabeleça correlação com as áreas de clínica médica, psiquiatria, neurologia, pediatria, cardiologia, endocrinologia, geriatria, oftalmologia, entre outras. Portanto, a avaliação do paciente vertiginoso vem exigindo do otorrinolaringologista um maior conhecimento numa área de atuação desta especialidade, a otoneurologia, que se destina especificamente ao estudo do equilíbrio corporal, da audição e de suas relações com o SNC.

A simples identificação deste grupo de indivíduos vertiginosos modifica a relação médico-paciente, refletindo a tendência atual da clínica otoneurológica, no reconhecimento da importância dos fatores emocionais nestes pacientes, incorporando, assim, uma avaliação psicológica ao processo diagnóstico.

Evidentemente, os trabalhos realizados em clínicas de otorrinolaringologia se atêm a uma visão mais *orgânica* e menos *psíquica* da questão, já que os pacientes ali chegam como portadores de um quadro de vertigem e de um transtorno do equilíbrio. Impõe-se aqui a absoluta necessidade de que o otorrinolaringologista avalie o seu paciente como um todo, e não apenas a avaliação de um "fragmento" anatomofisiológico de seu corpo.

O otorrinolaringologista parece não estar particularmente ligado à psicologia. Interessa-lhe o órgão (pedaço do indivíduo) e sua reparação. O indivíduo é para o otorrinolaringologista uma carapaça. Entretanto, a abordagem psicológica do paciente (não só em otorrinolaringologia) é mais que um ramo da medicina, é um *suplemento da alma* que se adjunta à consulta, fornecendo a quem escuta (a quem quer escutar) informações que vão compor uma lista de sinais e sintomas direcionados não só ao diagnóstico, mas também à terapêutica e, portanto, ao prognóstico.

A visão otorrinolaringológica atual e futura mostra que o diagnóstico não deve ser subestimado ou negligenciado. O próprio paciente se mostra, às vezes, conhecedor do assunto, demonstrando na busca de uma segunda opinião ou de um diagnóstico mais aprimorado que lhe forneça segurança e conduta terapêutica atualizada. O paciente exige hoje do seu médico um conhecimento mais amplo e uma relação médico-paciente mais humana, não limitada a condutas extremamente objetivas. Ele quer saber sobre a sua doença, sobre as causas, porque elas aparecem, como deve ser tratada e acima de tudo como deve ser evitada.

Nos períodos "intercrises labirínticas" são estes os questionamentos apresentados, com perspectivas de serem ainda mais cobrados no futuro, uma vez que a clientela otoneurológica tem aumentado significativamente, à medida que as informações científicas vão se acumulando na população em geral.

A incidência das "crises vertiginosas" ou mesmo das labirintopatias de um modo geral é 2:1, no sexo feminino em relação ao masculino. Outro fator extremamente importante, no futuro do paciente vertiginoso, é envelhecimento da população, em que o grupo do idoso (presbivertigem, presbiacusia, presbitinnitus, presbiataxia) é também responsável por uma grande incidência neste contexto.

BIBLIOGRAFIA

Baloh RW. Differentiating between peripheral and central causes of vertigo. *Otolaryngology Head and Neck Surgery* 1998;119(1):55-9.

Baloh RW. Approach to the evaluation of the dizzy patient. *Otolaryngology Head and Neck Surgery* 1995;112(1):3-7.

Bauer CA. *CNS causes of vertigo*. Medline. 2002.

Balaban CD, Jacob RG. Background and history of the interface between anxiety and vertigo. *J Anxiety Disord* 2001;15(1-2):27-51.

Bolz EA, Fluorens, Bárány, Portmann G. Chronologic outline of the development of otology. In: Saunders WH, Paparella MM. *Atlas of Ear surgery*. 2. ed. St Louis: Mosby Co., 1971. 1-14p.

Caovilla HH, Ganança MM. A múltipla abordagem diagnóstica. In: Ganança MM. Vertigem tem cura? *O que aprendemos nestes últimos 30 anos*. São Paulo: Lemos, 1998. 59-6p.

Colafêmina JF, Grellet MA. Função do labirinto anterior e posterior no paciente com hipertensão arterial. *Rev Bras Otorrinol* 1985;51(1):27-30.

Eagger S, Luxon LM, Davies RA, Coelho A, Ron MA. Psychiatric morbidity in patients with peripheral vestibular disorder: a clinical and neuro-otological study. *J Neurol Neurosurg Psychiatry* 1992;55(5):383-7.

Kuhn AMB, Bocchi EA, Bulbarelli K, Casagrande MC. A vertigem e suas implicações psicológicas. In: Ganança MM, Vieira RM, Caovilla HH. *Princípios de otoneurologia*. São Paulo: Atheneu, 1998. 101-5p.

Kuhn AMB, Bocchi EA, Pasquali A, et al. A vertigem na otoneuropsicologia. *Acta Awho* 2001;1(1):221-223.

Ganança FF. Tratamento I – crise labiríntica. In: Ganança FF. *Um giro pela vertigem*. São Paulo: Alaúde, 1999. 51-2p.

Gérard JM. Les syndromes post-commotionel: mythe ou tealite? *Rev Med Brux* 2000;2:85-90.

Granato L, Lavinsky L. Tratamento do doente vertiginoso. Caderno de Debate. *Rev Bras Otorrinolaringol* 2003;1:3-9.

Jacob RG, Furman JM, Balaban CD. Psychiatric aspects of vestibular disorders. In: Baloh RW, Halmagyi GM. *Disorders of the vestibular system*. New York: Oxford, 1996. 509-27p.

Magnam J, Freyss G, Conraux C. Boletim da Société Française d'Oto-Rhino-Laryngologie et de Pathologie Cervico-Faciale. Troubles de l'equilibre et vertiges. *Les Grands Syndromes Cliniques*, 1988. 3-20p.

Mangabeira Albernaz PL. A vertigem e a medicina. In: Ganança FF. *Um giro pela vertigem*. São Paulo: Editora Alaúde, 1999. 1-4p.

Maudonnet O. *Avaliação otoneurológica*. Byk, 1999.

18. SBORL. *Consenso sobre vertigem*. Byk, 1999.

Perrin CI, Alaert FA, Garcia-Macé JL. Vertiges et Troubles de L'equilibre. Revue Officielle de la Société Française d'Oto-Rhino-Laryngologie et Pathologie Cervico-Facial 1999;5(3).

Pfauwadel MC, Le Huche F. Psyciosomatique en oto-rhino-laryngologie. *Encicl Méd Chir Oto-Rhino-Laryngologie*. (Elsevier-Paris), 20-960-A-10, 4p, 1981.

Santos IC. Manifestações de Transtornos Vestibulares e Indicadores de Transtornos de Ansiedade. Ribeirão Preto. *Tese de Mestrado Área de Concentração: Otorrinolaringologia, Faculdade de Medicina da USP*. Ribeirão Preto, SP, 2002.

Sauvage JP, Enau M, Bories, F. Diagnostic étiologique des vertiges. Editions tecniques. *Encycl Méd Chir Oto-rhino-laryngologie*, (Paris-France), 20-200-A-10, 14p, 1994.

Sémont A, Freyss G, Vitte E. Curing the Benign Paroxysmal Positional Vertigo with a Liberatory Maneuver. *Adv Otolaryngol* 1988;42:290-3.

Spector M. Incidence of various types of dizziness. In: Spector M. *Dizzeness and vertigo.* New York: Grune and Stratton, 1967.

Vestibular Disorders Associations. Disponível em: http://www.teleport.com/~veda/ Acessado em 20/02/03.

Wood C. Vertigem, visão panorâmica. In: *Vertigem conceitos atuais.* Janssen Pharmaceutica – Serviços Educacionais, 1982. 1-7p.

Parte III

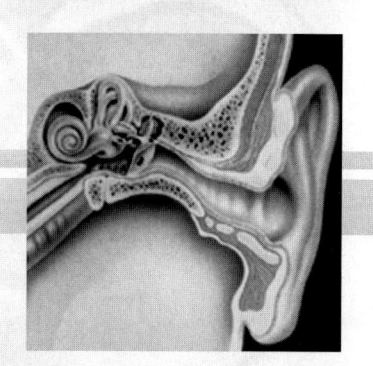

LARINGOLOGIA

19

DISFONIAS AGUDAS

Paulo Augusto de Lima Pontes
Vanessa Pedrosa Vieira

INTRODUÇÃO

Entendemos por disfonias agudas as modificações da qualidade da voz que surgem de forma súbita ou que se instalam no decorrer de algumas horas. Estas modificações podem se iniciar a partir de uma voz sem qualquer alteração ou então como piora de uma disfonia preexistente.

O acometimento da voz pode decorrer em função de duas situações distintas: como conseqüência do próprio uso da voz ou como uma manifestação cuja causa independe do uso da voz.

As primeiras podem ser denominadas disfonias por fonotrauma. Temos duas situações distintas no fonotrauma:

1. Uso abusivo ou incorreto da voz.
2. Alterações na constituição dos tecidos das pregas vocais que as tornam mais vulneráveis ao esforço fonatório ou são responsáveis por este esforço maior.

Na primeira situação, o esforço da fonação se traduz por uma agressão aos tecidos além da capacidade de assimilação dos mesmos. Como todo processo traumático, os tecidos respondem com hiperemia, edema, transudação e necrose tecidual.

Qualquer uma destas alterações após o esforço vocal causa disfonia aguda. A peculiaridade da presença dos processos vocais das aritenóides na constituição das pregas vocais faz com que na forte adução ocorra necrose da mucosa que recobre os processos vocais e a lesão resultante é conhecida como úlcera traumática, que pode evoluir para a formação de granuloma.[1,2]

Como exemplo de abuso vocal temos gritos, choro e canto sem treinamento, e como uso incorreto, a utilização da voz por períodos prolongados com características acústicas inadequadas como altura, intensidade e projeção não confortáveis. À laringoscopia será encontrada uma das alterações citadas ou várias delas associadas. Nesses casos, o tratamento consiste em evitar a situação do fonotrauma, o que pode exigir a redução no uso da voz ou mesmo o "repouso vocal" absoluto por um ou dois dias e na administração de antiinflamatórios; estes podem ser hormonais ou não e utilizados por via sistêmica ou inalatória. Preferimos o uso dos não corticóides por via oral durante três a cinco dias, tempo suficiente para a regressão do processo inflamatório.

Na situação em que temos prévia alteração da constituição da mucosa, a utilização da voz, mesmo dentro de parâmetros que poderiam ser considerados usuais, pode causar as mesmas alterações inflamatórias descritas no grupo anterior. Contudo, estas lesões se associam às alterações estruturais preexistentes e que, na fase aguda, podem não ser detectadas, necessitando para seu diagnóstico um acompanhamento mais prolongado. Nesses casos, o tempo para recuperação costuma ser mais prolongado e a disfonia pode ocorrer em crises repetidas, podendo permanecer entre ambas uma disfonia de base relacionada àquelas alterações. Essas alterações podem pertencer ao grupo das alterações estruturais mínimas, de cicatrizes e de lesões crônicas como nódulo vocal, edemas em decorrência de síndrome laringofaríngea do refluxo, em atopias etc.[3]

A conduta para a fase aguda da disfonia segue os mesmos critérios indicados para o grupo anterior necessitando, porém, de cuidados subseqüentes para corrigir ou reduzir as alterações ou lesões preexistentes.

As causas de disfonias agudas que independem do fonotrauma podem ser agrupadas em: biológicas, traumáticas, químicas e físicas, neurológicas, alérgicas, doença do refluxo gastresofágico e psicogênicas:

- *Biológicas*: a disfonia aguda mais comum de causa biológica é a laringite catarral desencadeada pelos vírus da gripe. Geralmente no acometimento laríngeo ocorre intensa hiperemia, pela dilatação vascular, o que causa impedimento da vibração da prega responsável pela disfonia. Não há dificuldade para o diagnóstico, pois a laringite catarral acompanha-se dos demais sintomas da gripe, como a rinite, faringite e acometimento do estado geral, tais como febre, indisposição, dores no corpo e tosse. O diagnóstico pode ser confirmado pela laringoscopia, que revela a hiperemia difusa das pregas vocais de coloração vermelha intensa em toda sua extensão e recobertas por secreção seromucosa. O tratamento é eminentemente sintomático e poderá variar de acordo com o quadro clínico. Contudo, pela presença do processo inflamatório, é recomendável que o paciente não utilize a voz para que o esforço fonatório não danifique de forma irreversível a mucosa já inflamada e mais vulnerável à ação lesiva do fonotrauma. Além da infecção viral, uma laringite aguda pode ter como causa infecção bacteriana, como na laringite membranosa, caracterizada pela presença de secreção mucopurulenta. Nesses casos, é indicado também o uso de antibióticos.[4]
- *Traumáticas*: nas causas traumáticas a intubação orotraqueal se destaca pela sua elevada ocorrência. A disfonia pode ser notada às primeiras palavras ou em algumas horas após a extubação. As lesões podem ser por ruptura dos tecidos, contusões com edema ou hematoma, luxação das aritenóides e ainda paralisia do nervo recorrente. O diagnóstico só pode ser definido pela laringoscopia por fibra óptica ou por laringoscopia direta e a conduta dependerá da lesão observada.

  Outra forma de lesão traumática ocorre devido a ferimentos por objetos contundentes, perfurantes ou cortantes, por meio de agressão na região cervical. Nesses casos, os cuidados podem variar desde simples observação a operações de reconstrução com traqueostomia.

- *Agentes químicos e físicos*: a inspiração de substâncias irritantes, como vapores cáusticos ou micropartículas em aspersão no ar, pode lesar as pregas vocais por ser a glote uma região estreita e, portanto, vulnerável a maior concentração destes elementos. Na lesão por vapores cáusticos, deve-se evitar inalação para não aumentar a solubilidade iônica, dando-se preferência a fluidificantes, enquanto que por aspiração de partículas as inalações estão indicadas; em ambas, o uso de antiinflamatórios e repouso vocal são úteis.
- *Neurológicas*: as causas neurológicas mais freqüentes são as paralisias e, destas, destacam-se as pós-operatórias, sendo a mais freqüente a pós-tireoidectomia em que a proximidade do nervo recorrente à glândula tireóide é o fator responsável pela lesão. Estas podem ser reversíveis, como nas trações ou pinçamentos, ou definitivas, como nas secções, ligaduras e coagulações. Nas primeiras, geralmente há recuperação da função do nervo, enquanto nas segundas, devido à lesão ser definitiva, a voz pode ficar também com alteração permanente. Nas paralisias unilaterais, a disfonia é o único sintoma ou o sintoma dominante. Mais raramente a paralisia pode ser bilateral, em que a dispnéia passa a dominar o quadro geralmente após duas ou três semanas. Os nervos laríngeos superiores podem ser lesados nas tireoidectomias, porém a disfonia é discreta e ocorre nas emissões de sons agudos, o que pode fazê-la passar despercebida. Outras cirurgias também podem causar lesões dos nervos, como as do mediastino e as das artérias carótidas; nestas últimas, a lesão ocorre no nervo vago.[5,6]

Outras lesões que envolvem os nervos recorrentes e que causam disfonia aguda são as que integram o grupo das paralisias virais e idiopáticas. Dificilmente temos, por meio de análises laboratoriais, condições de afirmar a causa viral, sendo o diagnóstico eminentemente clínico; este grupo representa pelo menos 18% destas paralisias laríngeas.[7]

Além das paralisias ou paresias dos nervos recorrentes, não devemos esquecer das lesões de seus ramos, que muitas vezes não são lembradas como causas de disfonias agudas; a mais comum é a paralisia do ramo tireoaritenóideo, em que o achado mais expressivo é o arqueamento de prega vocal ou a imobilidade da prega vestibular. A paralisia do ramo cricoaritenóideo lateral é outra forma, porém mais rara;[8] a prega vocal mantém a mobilidade, mas não consegue fazer a adução completa.

Além das paralisias que representam as lesões periféricas, outras alterações do movimento podem causar disfonia aguda; delas a mais expressiva é a distonia laríngea focal de adução (disfonia espástica), que se manifesta por emissões fonatórias de caráter estrangulado e com quebras de sonoridade; seu início geralmente é insidioso, mas pode ocorrer de forma súbita. A distonia de abdução é mais rara e possui emissões sonoras soprosas, ao invés de estrangulada.[9]

- *Alérgicas*: as manifestações laríngeas nas atopias raramente são agudas; contudo, nas anafilaxias o primeiro sintoma pode ser a disfonia pelo edema, geralmente seguido de dispnéia pela obstrução da luz laríngea; os agentes mais freqüentes são medicamentos, toxinas de animais, como em picadas de abelhas e, mais raramente, por componentes alimentares.

  Nas atopias o controle sintomatológico pode ser obtido por anti-histamínicos administrados por via oral ou inalatória; na anafilaxia, está indicado o uso do corticóide sistêmico e/ou aplicação de adrenalina subcutânea e até mesmo intubação orotraqueal ou traqueostomia, dependendo da gravidade do quadro.

- *Doença do refluxo gastroesofágico*: as manifestações laríngeas nesta doença raramente são de caráter agudo, porém, podem favorecer a manifestação de outras causas; geralmente as disfonias agudas ocorrem após episódios de espasmos ou crises de tosse. Nesses casos são observadas as alterações comuns neste doença, especialmente o edema e a hiperemia posterior da laringe.

- *Psicogênicas*: algumas disfonias psicogênicas podem apresentar início súbito, o que pode ser justificado pelo fato de a voz ser o meio mais comum para comunicar e representar as emoções de acordo com o ambiente e com a exigência emocional, biológica e social do momento.

O quadro de disfonia psicogênica aguda pode ser facilmente detectado devido à simplicidade das características. O histórico vocal e pessoal gira em torno de queixas como início repentino, modificação extrema em um curto período de tempo, acordar afônico e perda de voz de forma brusca. Outra característica é que normalmente o paciente descreve detalhadamente os momentos que antecederam a alteração vocal, sem correlacionar a voz com fatores emocionais e levantando hipóteses de problemas orgânicos, como infecções respiratórias e pulmonares.

A queixa também pode variar com manifestações vocais constantes ou com períodos de melhora e piora que variam de minutos, horas ou até semanas.

Seu quadro clínico pode apresentar total inabilidade para sonorização vocal, ritmo vocal com interrupções bruscas do tipo quebras intensas de sonoridade, qualidade vocal tensa ou estrangulada e fala em registro anormal apresentando tom elevado ou muito grave. As vocalizações durante a tosse, o riso, o espirro e o choro se apresentam normais e sem controle voluntário de modificação.

Suas formas clínicas súbitas mais comuns são: uso divergente de registro, afonia de conversão, sonoridade intermitente e falsete de conversão.

O uso divergente de registro é uma grande e rápida variação da voz entre os registros normais de fala, fazendo com que a freqüência flutue do grave ao agudo bruscamente dentro de uma palavra ou de uma frase. Os registros de variação mais comuns são entre peito e falsete e peito e cabeça sem a percepção do falante ou coerência com o discurso.

No exame laringológico observam-se duas configurações musculares distintas, correspondentes à alternância dos registros, cujas passagens podem ser acompanhadas de saltos verticais ou constrição supraglótica.[10]

Para a afonia de conversão, a literatura apresenta outras denominações, entre elas a fononeurose.[11] É mais comum no sexo feminino, geralmente sem o quadro psiquiátrico associado e, por isso, também foi chamada de afonia histérica.

No exame otorrinolaringológico, a laringe mostra-se com pregas vocais aduzidas levemente, fenda triangular ântero-posterior, não ocorre ativação vibratória da fonte glótica e nem friccional, resultando apenas em fala articulada. Outro aspecto laríngeo é um fechamento firme e sem vibração da região anterior das pregas vocais, formando fenda triangular posterior com vibração apenas da parte respiratória, o que leva a uma fonação sussurrada.

Na sonoridade intermitente, acontece durante a fala uma variação entre trechos sonoros e surdos como se a laringe deixasse de funcionar em alguns momentos; o exame laringológico mostra uma laringe com instantes de adução e outros de abdução das pregas vocais durante a fonação. A recuperação da voz se faz por meio de manobras de sonorização como tosse ou emissão com boca fechada, preocupando-se em prolongá-las até a sustentação do som para então passar para as emissões articulatórias.

No falsete de conversão, o falante não usa o registro vocal habitual, mas um registro elevado durante a comunicação normal; apresenta freqüência fundamental e tom agudo, qualidade vocal soprosa, tensa e por vezes áspera, com imagem laríngea de fenda paralela, pouca mucosa vibrante, pregas vocais estiradas e afiladas.

Para complementação diagnóstica sugere-se avaliação fonoaudiológica do comportamento vocal, com laboratório de voz, quando possível e, sendo este confirmado, a conduta de escolha para o tratamento das disfonias psicogênicas é a reabilitação vocal, que geralmente é breve, se baseia na remoção dos sintomas e orientação vocal. Se houver persistência ou reincidência dos sintomas, deve-se encaminhar para avaliação psicológica.

Pacientes que exibem problemas emocionais graves podem ser imediatamente encaminhados para avaliação e possível tratamento psicológico. Os profissionais da saúde mental podem ser agregados ao time interdisciplinar para, inclusive, ajudar no diagnóstico.[12]

REFERÊNCIAS BIBLIOGRÁFICAS

1. Pontes P, De Biase N, Kyrillos L, Pontes A. Importance of glottic configuration in the development of posterior laryngeal granuloma. *Ann Otol Rhinol Laryngol* 2001;110:765-69.
2. Ward PH, Zitman D, Hansen D, Berci G. Contact ulcers and granulomas of the larynx: new insights into their etiology as a basis for more rational treatment. *Otolaryngol Head Neck Surg* 1980;88:262-9.
3. Pontes P, Kyrillos L, Behlau M, De Biase N, Pontes A. Vocal nodules and Laryngeal Morphology. *J of Voice* 2002;16:408-14.
4. Pontes P, Gadelha ME. Laringites. In: Borges DR, Rothschild HA (ed.) *Atualização terapêutica*. 21. ed. São Paulo: Artes Médicas, 2003. 1247-54p.
5. Pinho SMR, Pontes P, Gadelha ME, Biase NG. Vestibular vocal fold behavior during phonation in unilateral vocal fold paralysis. *J Voice* 1999;13(1):36-42.
6. Lebl MDA, De Biase NG, Pontes P. Paralisias Laríngeas. In Borges DR, Rothschild HA (ed.) *Atualização terapêutica*. 21. ed. São Paulo: Artes Médicas, 2003. 1254-55p.
7. Ruiz DC. Paralisias laríngeas unilaterais em diferentes faixas etárias e suas correlações com a etiologia e configuração laríngea. *Tese de Doutorado, Hospital de Reabilitação de Anomalias Craniofaciais da Universidade de São Paulo.* Bauru, 2003. 63p.
8. De Biase N, Ponte P, Nóbrega JAM, De Biase S. Paralisia do Músculo Cricoaritenóideo Lateral: Relato de Caso como Contribuição ao Estudo da Anatomia Funcional da Laringe. *Rev Bras Otorrinolaringol* 2003;69(1):121-6.
9. Behlau M, Pontes P. As chamadas disfonias espasmódicas: dificuldades de diagnóstico e tratamento. *Rev Bras Otorrinolaringol* 1997;63(6)(Suppl 1):4-27.
10. Behlau M, Azevedo R, Pontes P, Brasil O. Disfonias funcionais. In: Behlau M, (Org.) *Voz: o livro do especialista.* Rio de Janeiro: Revinter, 2001. 247-293p.
11. Perello J. Dysphonies fonctionelles: phonoponose et phononevrose. *Folia Phoniat* 1962;14:150-205.
12. Rosen DC, Sataloff RT. *Psychology of voice disorders.* San Diego: Singular Publishing Group, 1997. 284p.

20

LARINGITES AGUDAS

Sônia Regina Coelho
Pércio Neves
Ramiro Javier Yépez Reinhart
Lucas Gomes Patrocínio

INTRODUÇÃO

É uma das patologias mais comumente identificadas na laringe. Por se tratar de moléstias que podem obliterar rapidamente a luz laríngea através do edema de suas mucosas, o conhecimento metódico e prático destas patologias traz ao laringologista serenidade e certeza de um tratamento eficaz e oportuno.

CONCEITO

Processo inflamatório da laringe, de etiologia variada, com duração menor que três semanas.

INCIDÊNCIA

A incidência de laringite aguda é maior na criança, na qual a laringe é menor e as defesas imunológicas pequenas. Embora rara, observa-se também no adulto, com grandes possibilidades de obstrução da laringe, requerendo tratamento de urgência.[9]

ETIOLOGIA

A etiologia é multifatorial e, dependendo da modalidade clínica, inclui:

- Agentes virais: rinovírus, parainfluenza, vírus sincicial respiratório, adenovírus, influenza, herpes vírus, sarampo e varicela.
- Agentes bacterianos: estreptococos, estafilococos, pneumococos, hemófilos, *Bordetela pertussis*, bacilo diftérico, salmonela.
- Agentes irritantes inalatórios.
- Doença do refluxo esôfago-laríngeo.
- Raramente resultante de uma condição auto-imune como artrite reumatóide, policondrite recidivante, granulomatose de Wegener ou sarcoidose.

QUADRO CLÍNICO

Sintomatologia decorrente de distúrbios das funções laríngeas, isto é, perturbações da fonação (disfonia discreta até afonia), da respiração (dispnéia leve até asfixia) e dos reflexos naturais de defesa (tosse e espasmo).[9]

Sinais e sintomas associados como febre, toxemia, salivação excessiva, dor de garganta, disfagia, odinofagia, estridor, dependerão da modalidade clínica da laringite.

EXAMES COMPLEMENTARES

O exame físico locorregional deve se limitar à inspeção, evitando manipulação excessiva da orofaringe. O diagnóstico da laringite aguda pode ser feito somente com a história e os sintomas, não sendo sempre imperativa a visualização da laringe.

A radiografia simples do pescoço em perfil pode evidenciar epiglotite aguda (sinal do polegar). Porém o exame pode ser falso negativo em cerca de 50% dos casos.[17] Se necessário, realizar videonasolaringoscopia flexível, que pode revelar eritema, edema das pregas vocais, secreções, irregularidades da superfície das pregas vocais até intensa inflamação e edema da epiglote e pregas ariepiglóticas, com grande obstrução das vias aéreas.

PRINCIPAIS MODALIDADES CLÍNICAS

Laringite catarral aguda

Processo inflamatório geralmente discreto que é decorrente dos resfriados comuns, mudanças bruscas de temperatura atmosférica, ingestão de líquidos gelados, inalação de substâncias irritantes etc. A etiologia é quase sempre viral, mas pode haver invasão bacteriana secundária. Instala-se subitamente traduzindo-se por sensação de constrição dolorosa ao nível da laringe, rouquidão, que pode progredir até afonia, tosse e expectoração mucosa (Fig. 20-1), que posteriormente se transforma em mucocatarral. A febre é normalmente baixa (38°C) ou ausente. A mucosa se apresenta inflamada e edematosa em graus variáveis e pode apresentar um aspecto granuloso, com algumas ulcerações superficiais e recobertas por pseudomembranas cinzas. Há hiperemia e edema nas pregas vocais (Fig. 20-2). A laringite catarral aguda evolui de modo benigno, em prazo de quatro a oito dias. Vale lembrar que, em caso de não melhora dos sintomas em 15 dias, o paciente deve ser reavaliado e outro diagnóstico considerado.

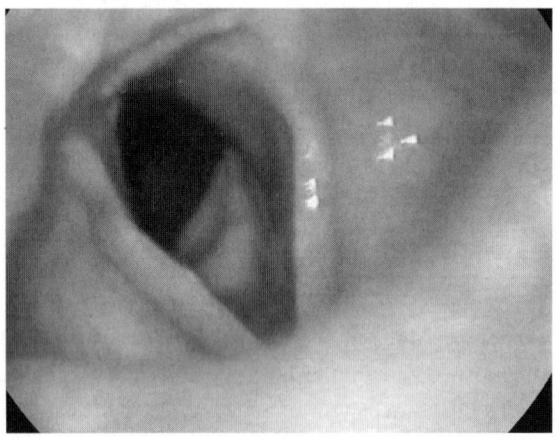

Fig. 20-1. Laringite catarral aguda. Visualiza-se secreção mucóide em subglote.

Epiglotite

Por tratar-se de doença potencialmente fatal, a avaliação e o manejo da epiglotite requer acurácia clínica, planejamento prévio, trabalho em equipe e eficiência terapêutica para evitar tragédias.

Descrições clínicas de epiglotite apareceram no século XVIII, e a patologia foi mais acuradamente definida no início do século XX. Especula-se que a morte de George Washington em 1799[19] tenha sido por epiglotite, embora o diagnóstico oficial tenha sido angina.

É uma doença preferencialmente de crianças, mas há evidências clínicas suficientes que suportam uma forma adulta da patologia. Pode ser de etiologia infecciosa e não infecciosa. É um processo inflamatório edematoso que envolve principalmente a epiglote e as pregas ariepiglóticas, mascarando o plano glótico (Fig. 20-3). É também denominada supraglotite, em conseqüência do envolvimento de múltiplas estruturas supraglóticas ao mesmo tempo e não somente a epiglote.[17] Traumas, aspiração de gasolina, queimaduras térmicas e químicas têm sido citadas como causas de epiglotite não infecciosa.[19]

A forma infecciosa é a mais freqüente, sendo o *Haemophilus influenzae* tipo B o patógeno mais encontrado tanto na criança como no adulto. Outras bactérias isoladas incluem: *S. β-hemoliticus, S. pneumoniae,* estreptococos, estafilococos, *Haemophilus parainfluenzae, S. viridans* e *Fusobacterium necrophorum.* Vírus herpes simples pode ser encontrado no adulto; influenza e parainfluenza, na criança. Etiologia fúngica também é possível pelo *Aspergillus* e *Candida.*

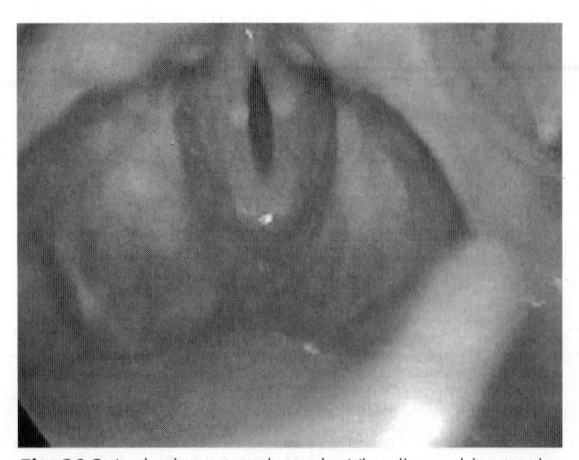

Fig. 20-2. Laringite catarral aguda. Visualiza-se hiperemia e edema das pregas vocais.

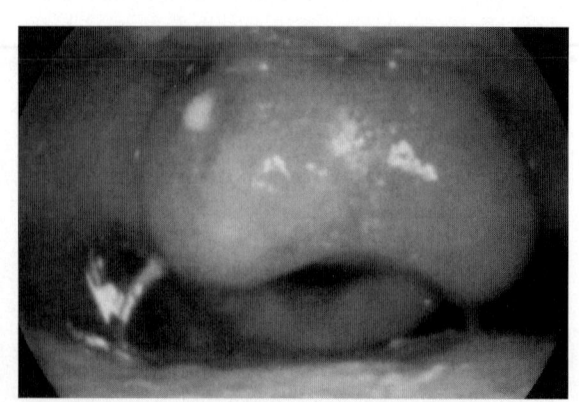

Fig. 20-3. Epiglotite aguda. Visualiza-se congestão e edema importante da epiglote e outras estruturas supraglóticas.

Na criança a faixa etária mais acometida é dos 2 aos 4 anos, podendo variar de 7 meses até a adolescência. Predomina no sexo masculino.[20] Com maior incidência no inverno e início da primavera. No adulto a incidência está estimada em 1/100.000 casos por ano.[16,23,24]

No grupo infantil a sintomatologia é dramática, sendo que do início da crise até a obstrução laríngea aguda leva no máximo cinco horas.[14] A criança apresenta-se febril, toxemiada, recusando o decúbito, com boca entreaberta e salivando, e inclinada para frente. Há dor de garganta, disfagia, odinofagia e estridor inspiratório. A voz tende a ser abafada. A apresentação clínica da epiglotite no adulto geralmente é menos grave que na criança, sendo que seu curso clínico é variável, levando de horas a dias. Pode ser ameno ou intenso. O paciente apresenta-se com dor de garganta desproporcional aos achados físicos, disfagia, odinofagia, voz abafada e desconforto respiratório.

Laringite fusoespirilar

Secundária à estomatite ou à angina de Plaut-Vincent. Trata-se de laringite ulceromembranosa, com formação de placas difteróides em que o exame bacterioscópico assinala a presença de associação fusoespirilar; a ulceração está localizada geralmente no andar supraglótico, provoca dor à deglutição, disfonia mais ou menos intensa e perturbações respiratórias (decorrentes de edema da mucosa laríngea), que podem chegar até a asfixia, tornando-se necessária uma traqueostomia. Evolui benignamente, mas pode apresentar complicações graves, como a pericondrite laringotraqueal e subseqüente estenose cicatricial.[9]

Laringite estridulosa

Também chamada de falso crupe ou laringite espasmódica. Manifesta-se por um quadro de dispnéia de instalação súbita e quase sempre à noite, com graus variados de intensidade.[17] A criança desperta à noite com quadro súbito de dispnéia, tosse e choro enfraquecidos, fácies de angústia e ausência de febre. A inspiração torna-se difícil e estridulosa, com tiragem supra-esternal e sudorese generalizada. Em poucos minutos ou poucas horas esse quadro sintomatológico começa a declinar e tudo se normaliza, com exceção da tosse rouca, que permanece por alguns dias. Pode ocorrer recidiva no mesmo dia ou em dias subseqüentes.[17] A etiologia desta laringite é ainda indefinida. Cita-se infecção viral, bacteriana, alérgica, refluxo esofagolaríngeo, fenômenos psicológicos e obstrutivos, estes em virtude de muitas dessas crianças apresentarem hipertrofia adenoamigdaliana. Parece existir história familiar e predisposição à asma nesses pacientes.[4] À videolaringoscopia, observa-se um edema subglótico com pregas vocais normais.

Laringite diftérica

Localização laríngea da difteria. É o crupe verdadeiro. Em geral secundária à angina diftérica. Mais freqüente em crianças de 1 a 6 anos. Inicialmente a laringite diftérica produz simples disfonia, que pode ser atribuída a uma laringite banal. A tosse adquire timbre metálico especial.[17] No segundo ou terceiro dia, surge o período dispnéico, provocado pelas pseudomembranas, que vão invadindo e obstruindo a luz do órgão. A inspiração torna-se difícil, sibilante com retrações supra-esternais e supraclaviculares, e se acompanha de cianose das extremidades. Se a criança não é socorrida a tempo, sobrevêm rapidamente asfixia e morte.[17] A laringite diftérica é bastante rara na atualidade devido a cobertura vacinal.

O diagnóstico é confirmado pelo exame laringoscópico e exames de laboratório (bacterioscopia e cultura de exsudatos faringolaríngeos).

Laringotraqueobronquite

Também chamada de laringotraqueíte ou crupe viral. É a maior causa de obstrução das vias aéreas em crianças com idade entre 6 meses e 6 anos, e a causa mais comum de estridor agudo na criança.[17]

De etiologia na maioria das vezes viral, afeta em mesmo grau a laringe, a traquéia e os brônquios. Provoca edema da região subglótica, causando tosse rouca (tosse de cachorro), dispnéia, estridor inspiratório, angústia respiratória que ocorre quando essa região da laringe, circundada pelo rígido anel de cartilagem cricóidea, torna-se inflamada e edemaciada.[4] Essa região é considerada a porção mais estreita das vias aéreas superiores.[18] Na criança, pequenas obstruções nesta área podem causar grandes repercussões clínicas.

Decorre quase sempre do vírus parainfluenza tipo 1 (50% dos casos), tipo 2 (menos grave e menos freqüente), tipo 3, influenza tipo A, vírus sincicial respiratório, adenovírus, *Mycoplasma pneumoniae* e rinovírus.[4] Bactérias como *H. influenzae*, *Streptococcus*, *Staphylococcus* são comumente encontradas nas culturas.

A contaminação parece ser feita por contato direto e exposição a secreções contaminadas da nasofaringe, por meio de partículas respiratórias e vômitos. O período de incubação, em geral, é de dois a seis dias. Acomete freqüentemente crianças entre 1 e 6 anos de idade e, por se tratar de doença de origem viral, apresenta incidência maior nos meses mais frios (inverno e outono).

A videonasolaringoscopia flexível evidencia supraglote normal, inflamação moderada da mucosa das pregas vocais e acentuado edema da região subglótica. Os casos de evolução benigna duram em média de três a sete dias. Nos mais graves, outros sintomas aparecem como estridor inspiratório e expiratório, retração intercostal e supra-esternal, levando à angústia respiratória grave.

Laringite alérgica aguda

Trata-se de uma entidade mal definida. O que ocorre normalmente é associação da alergia com outros fatores como infecções virais ou bacterianas, refluxo esofagolaríngeo etc.

O diagnóstico é feito a partir de uma extensa anamnese alergológica, com sinais evidentes de alergia associada e na presença de um quadro de edema laríngeo agudo em que não se encontra outra etiologia.[8]

Pode cursar com uma simples tosse seca com rouquidão discreta até edema laríngeo intenso com acentuada dispnéia.

O edema angioneurótico hereditário é uma doença de origem alérgica que pode manifestar-se por quadro de laringite edematosa aguda. Seu diagnóstico é confirmado pela ausência de inibidor da C1-esterase, pesquisada por imunodifusão.[22]

Laringite do sarampo

Além da rouquidão, provoca tosse ferina e edema da região subglótica. Em geral, evolui benignamente.

Laringite da escarlatina

Enfermidade decorrente de um estreptococo β-hemolítico que possui toxina eritrogênica, responsável por capilarite sistêmica e conseqüente eritema do tronco e face interna dos membros.

Com freqüência adquire feição grave, acarretando edema acentuado e até ulceração e abscessos.

Laringite da varíola e da varicela

A varíola e a varicela também podem provocar aparecimento de laringites agudas.

Laringite tífica

Vai desde a forma eritematosa (com pequenas ulcerações ovalares sobre a mucosa) até a forma ulceronecrótica ou laringotifo (pericondrite, formação de abscessos), o qual exige, quase sempre, traqueostomia de urgência e deixa estenose laríngea cicatricial. É forma clínica que não se observa mais atualmente após antibioticoterapia pela cloromicetina.

Laringite reumática

A articulação geralmente afetada é a cricoaritenóidea. Observa-se à laringoscopia congestão e edema da aritenóide e prega aritenoepiglótica, assim como imobilidade da prega vocal do lado afetado (Fig. 20-4). O diagnóstico é feito pela presença concomitante de reumatismo poliarticular agudo.

Laringite herpética

Propagação rara do herpes bucofaríngeo. As lesões caracterizam-se por vesículas que logo se rompem, deixando ulcerações de contorno eritematoso (tipo afta) sobre a mucosa da epiglote e das aritenóides.

Laringite erisipelatosa

Laringite estreptocócica grave, em geral, secundária à erisipela da face. Temperatura elevada, astenia, cefaléia com estado geral bem comprometido. O exame laringoscópico revela mucosa laríngea de coloração avermelhado-vinhosa e edemaciada, simulando fleimão laríngeo.

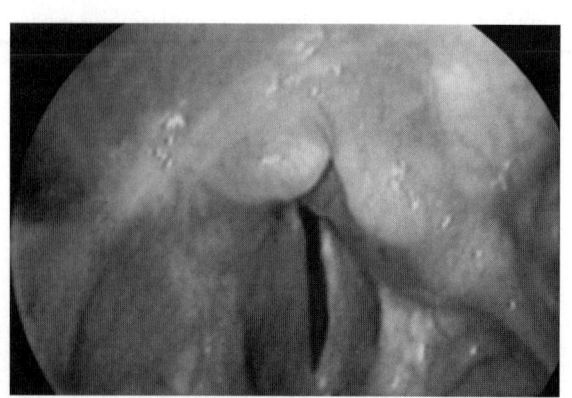

Fig. 20-4. Laringite reumática. Visualiza-se congestão e edema da aritenóide e prega aritenoepiglótica, assim como imobilidade da prega vocal do lado afetado.

DIAGNÓSTICO DIFERENCIAL

Deve ser feito com doenças pulmonares (asma, pneumonia), massas compressivas da laringe, estenoses da laringe, abscesso peritonsilar ou retrofaríngeo, corpo estranho, faringite, inalação ou ingestão de substâncias tóxicas, tireoidite aguda, hematoma de epiglote.

TRATAMENTO

Em linhas gerais o tratamento consiste em:

- Repouso vocal, reduzindo ao mínimo o uso da voz
- Evitar causas predisponentes e mantenedoras dos processos inflamatórios da mucosa laríngea, tais como: álcool, tabaco, inalação de poeiras ou substâncias voláteis irritantes, exposição a frio e umidade etc.
- Fazer inalações com soro fisiológico para umidificar as vias aéreas.
- Antibioticoterapia nos casos pertinentes.

Além das medidas terapêuticas gerais e inespecíficas, consideram-se ainda os diferentes métodos terapêuticos indicados nas diversas modalidades clínicas.

Laringite fusoespiralar

Penicilina ou cefalosporinas e sintomáticos.

Epiglotite aguda

Responde bem à associação amoxicilina/ácido clavulânico e cefalosporinas. Há indicação de corticoterapia que alivia a dor, e na criança a dispnéia e o estridor, evitando traqueostomia.

Laringite estridulosa

Umidificação do ar com vapor quente, tranqüilidade e manter a criança e o ambiente calmos. Nos casos mais exuberantes, uso de corticosteróides, em especial a dexametasona, na dose de 0,6 mg/kg IM ou VO, dependendo da gravidade do caso.[13] Nos casos em que houver obstrução nasal, utilizar vasoconstritores nasais até a melhora dos sintomas. Nos casos de hipertrofia adenoamigdaliana, realizar a cirurgia no momento oportuno.

Laringite diftérica

Administração precoce do soro antidiftérico em doses elevadas de 30.000 a 50.000 unidades antitóxicas e repetidas, se necessário. No período dispnéico, deve-se recorrer à via intravenosa. Na fase de asfixia, além da soroterapia, está indicada a intubação (hoje em desuso) ou a traqueostomia de urgência.

Vale lembrar que, quando da impregnação tóxica geral da difteria sobre certos órgãos vitais (miocárdio e centros bulbares) em grau acentuado, nem mesmo a traqueostomia salva o paciente. A criança morre por paralisia bulbar ou colapso cardíaco. Outras vezes, dias depois, quando tudo parece estar bem, a criança vem a falecer subitamente em conseqüência de colapso cardíaco (síndrome secundária de Marfan), ou então surgem fenômenos paralíticos do véu palatino (voz anasalada), dos membros inferiores, da acomodação visual etc. A laringite diftérica é excepcional na atualidade.[9]

Laringotraqueobronquite aguda

O tratamento consiste em umidificação do ar, uso de corticosteróides e adrenalina, sendo uma ou mais formas de tratamento, dependendo da gravidade de cada caso.

A primeira medida a ser tomada deve ser a umidificação das vias aéreas através de nebulização ou vaporização por meio de tenda de plástico.[4,10] Alguns autores contestam os benefícios dessa terapia de umidificação.[10,15]

A maioria dos trabalhos tem relatado o emprego de corticosteróides com grande segurança e eficácia.[7] O corticóide de escolha normalmente é a dexametasona na dose de 0,15 mg/kg a 0,6 mg/kg por via oral ou parenteral com eficácia semelhante em ambas. Ocorre boa melhora clínica após seis horas da administração. Outro corticosteróide sintético que tem sido utilizado é a budesonida.[12,21] Essa droga apresenta baixa biodisponibilidade sistêmica e é depositada quase totalmente nas vias aéreas superiores. Tem sido utilizada na dose de 2 mg para crianças (qualquer peso) e sempre por meio de nebulização. Johnson et al.[10] sugerem 4 mg e acreditam que ela seja tão ou mais potente que a dexametasona IM. Fitzgerald et al.[6] relatam não haver diferença em eficácia e segurança entre budesonida e a adrenalina nebulizada.

A adrenalina reduz o edema da mucosa e as secreções traqueal e bronquial.[12] É reservada aos casos mais graves de angústia respiratória e aos que requeiram hospitalização. É usada sob a forma de nebulização na dose de 5 ml da solução milesimal. Apresenta rápido início de ação, em torno de 30 minutos. Seu efeito dura cerca de duas horas. Existe ainda o risco de efeito rebote após duas horas da administração, o que pode, quase sempre, ser evitado se associada aos corticosteróides. A adrenalina racêmica (mistura de isômeros D e L) tem sido utilizada com objetivo de reduzir a taquicardia observada com L-adrenalina. Vários trabalhos, porém, refutam essas qualidades, não tendo sido observada nenhuma superioridade em seu emprego. É, em geral, utilizada na dose de 0,5 ml.[11]

Alguns autores afirmam que crianças em uso de umidificação, dexametasona IM e adrenalina racêmica nebulizada, quando se apresentam bem hidratadas e com oximetria de pulso maior que 90%, podem ter alta segura após quatro horas de observação.[1,3,5]

O agravamento do quadro respiratório do paciente, apesar de todas as medidas tomadas, exige intubação endotraqueal (melhor opção entre as medidas mecânicas). A cânula deve ser um número menor para evitar maiores danos e deve ser mantida por dois a três dias, em média. Deve-se usar doses adicionais de corticosteróides cerca de duas a quatro horas antes da extubação e, se possível, fazer isso sob visão do nasolaringoscópio flexível.

Realizar traqueostomia nos casos em que não for possível intubação.

O emprego de antibiótico, apesar da etiologia viral, tem sido feito de maneira similar aos casos de epiglotites agudas, ou seja, cefuroxima ou ceftriaxona. Cloranfenicol ou clindamicina podem ser usados nos casos com alergia a penicilinas e cefalosporinas.

Laringite do sarampo, varíola e varicela

Não há tratamento especial a não ser nos casos complicados, ulcerosos ou fleimonosos, nos quais há indicação de antibioticoterapia e até para traqueostomia.

Laringite da escarlatina

Antibiótico específico para estreptococo β-hemolítico (penicilina).

Laringotifo

Quase sempre requer traqueostomia. Quando o enfermo sobrevive é comum ficar estenose laríngea cicatricial, que será tratada cirurgicamente. A terapêutica com cloromicetina veio melhorar o prognóstico da febre tifóide e suas complicações. Porém, doses elevadas e o uso prolongado de cloromicetina podem ser responsáveis por anemia aplástica. Felizmente não se encontram mais casos de laringotifo na prática da medicina.

Laringite reumática

Decorre de acometimento da laringe em casos de artrite reumatóide, mas também pode surgir em casos de gota, lúpus eritematoso disseminado e espondilite anquilosante. O tratamento é o habitual para as doenças reumáticas, exceto corticóides sistêmicos. Pode-se obter bons resultados com a infiltração das articulações cricoaritenóideas com corticosteróide de absorção lenta, mas a aritenoidectomia quase se faz necessária.[2]

Laringite herpética

A instituição de aciclovir via oral é preconizada para adultos com função renal normal na dose de 400 mg, três vezes/dia por um período de cinco dias ou na dose alternativa de 200 mg, cinco vezes/dia por cinco dias. Outros antivirais disponíveis são o valaciclovir e fanciclovir, cujas doses terapêuticas variam de acordo com a idade e a função renal.

COMPLICAÇÕES

Pericondrite laringotraqueal, estenose cicatricial, abscesso, necrose e ulceração laríngeos, fleimão (celulite supurada), dispnéia intensa e morte, dependendo da modalidade clínica da laringite e do estado geral do paciente.

FUTURO

Estudos têm demonstrado uma queda significativa na incidência das laringites agudas nas populações que iniciaram vacinação rotineira e com emprego de antibióticos cada vez mais potentes.

Por outro lado, pode-se haver um incremento nas laringites decorrentes de exposição a substâncias irritantes devido à progressiva deterioração da qualidade do meio ambiente.

CONCLUSÃO

Por se tratar de uma das patologias mais comumente identificadas na laringe, as laringites agudas devem ser conhecidas profundamente por todos os otorrinolaringologistas, bem como seu manejo e tratamento.

REFERÊNCIAS BIBLIOGRÁFICAS

1. Baker KNC. Use of racemic epinephrine, dexamethasone, and mist in the outpatient management of croup. *Pediatr Emergency Care* 1996;12:156-9.
2. Cervantes O, Abrahão M. Doenças da Laringe. In: Cintra do Prado F, Ramos J, Ribeiro do Valle J. *Atualização terapêutica*. 20. ed. São Paulo: Artes Médicas, 2001. 1095p.
3. Damm M, Eckel HE, Jungehulsing M, Roth B. Airway endoscopy in the interdisciplinary management of acute epiglottitis. *Int J Ped Otorhinolaryngol* 1996;38(1):41-51.
4. De Soto H. The difficult pediatric airway: epiglottitis and croup in airway obstruction in children. *Anesth Clin North Am* 1998;16(4):853-68.
5. Ebenfeldt A, Finizia C. Absence of bacterial infection in the mucosal secretion in chronic laryngitis. *Laryngoscope* 2000;10:1954-6.
6. Fitzgerald D, Mellis C, Johnson M, Allen H, Cooper P, Van Asperen P. Nebulized budesonide is as effecitve as nebulized adrenaline in moderately severe croup. *Pediatrics* 1996;97(5):722-5.
7. Geelhoed GC. Sixteen years of croup in a Western Australian teaching hospital: effects of routine steroid treatment. *An Emerg Med* 1996;28(6):621-6.
8. Gilain L. Laryngites aigues de l'adulte. EMC (Paris, France). *Oto-Rhino-Laryngologie* 1993;(20):645-A10.
9. Hungria H. *Otorrinolaringologia*. 8 ed. Rio de Janeiro: Guanabara-Koogan, 2000.
10. Johnson DW, et al. A comparison of nebulized budesonide, intramuscular dexamethasone, and placebo for moderately severe croup. *N Engl J Med* 1998;339:498-3.
11. Kadts AG, Wald ER. Viral croup: current diagnosis and treatment. *Ped Infect Dis J* 1998;17:827-34.
12. Klassen TP. Croup. A current perspective. *Ped Clin North Am* 1999;46(6):1167-78.
13. Koren G, Frand M, Barzilay Z, MacLeod SM. Corticosteroid treatment of laryngotracheitis versus spasmodic croup in children. *Am J Dis Child* 1983;137(10):941-944.
14. Kuhl LA. *Laringologia prática ilustrada*. 2. ed. Rio de Janeiro: Revinter, 1996. 40-1p.
15. Lebecque P. Childhood croup. *Arch Pediatr* 1999;6(7):768-74.
16. Mayo-Smith MF, Hirsch PJ, Wodzinski SF, et al. Acute epiglottitis in adults. *N Engl J Med* 1986;314:1133.
17. Monteiro ELC, Capasso R. Laringites Agudas e Crônicas Inespecíficas. In: Campos CAH, Costa HOO. *Tratado de otorrinolaringologia*. São Paulo: Roca, 2003. 379-92p.
18. Muller JH. Laringites. In: Costa SS, Cruz OLM, Oliveira JAA. *Otorrinolaringologia: princípios e prática*. Porto Alegre: Artes Médicas; 1994. 454-7p.
19. Murphy M, Armstrong PJM. In: Harwood-Nuss AL. *The clinical practice of emergency medicine*. 2. ed. Philadelphia: Lippincott-Raven, 1986. 77-80p.
20. Navarrete ML, Queseda P, Garcia M, et al. Acute epiglottitis in the adult. *J Laryngol Otol* 1991;105:839.
21. Roberts GW, Master VV, Staugas RE, et al. Repeated dose inhaled budesonide versus placebo in the treatment of croup. *J Paediatr Child Health* 1999;35(2):170-4.
22. Small P, Frenkiel S. Hereditary angioneurotic edema first observed as an epiglottitis. In: Gilain L. Laryngites aigues de l'adulte. EMC (Paris, France). *Oto-Rhino-Laryngologie* 1993;20:645-A10.
23. Tveteras K, Kristensen S. Acute epiglottitis in adults: bacteriology and therapeutic principles. *Clin Otolaryngol* 1987;12:337.
24. Wurtule P. Acute epiglottitis in children and adults: a large-scale incidence study. *Otolaryngol Head Neck Surg* 1990;103:902.

Parte IV

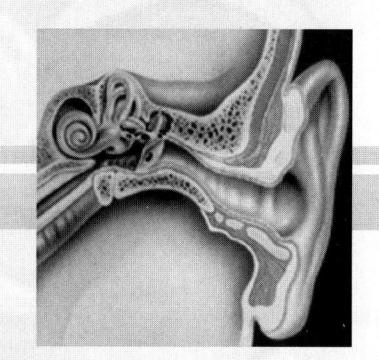

BUCOFARINGOLOGIA

21

GENGIVOESTOMATITES AGUDAS

Mário Valentini Júnior
Ivan Dieb Miziara
Carla Miti Watanabe

INTRODUÇÃO

As gengivoestomatites constituem processos inflamatórios da mucosa oral, podendo assumir morfologia variável conforme sua causa, presença de infecção secundária, tempo de evolução e tratamentos instituídos.

As alterações conseqüentes do epitélio podem estar presentes não apenas na cavidade bucal, mas também atingir o aparelho respiratório e digestório, além da pele, dependendo principalmente da etiologia do distúrbio.

A incidência das gengivoestomatites é sabidamente significativa em nosso meio, embora exista grande variabilidade conforme a natureza da lesão, a idade dos pacientes e região geográfica, sendo a literatura escassa neste ponto.[1]

Neste capítulo serão abordadas as principais entidades agudas de maneira prática e objetiva, visando ao diagnóstico preciso e ao tratamento racional das lesões.

ETIOLOGIA

Infecciosas

Viróticas

As principais são causadas pelos vírus herpes simples 1 (85%-90% dos casos de herpes) e 2 (10%-15% dos casos),[2] vírus varicela zoster e enterovírus (principalmente cocksackievírus).

Bacterianas

Inespecíficas

Indivíduos com má higiene oral, imunocomprometidos ou com lesões orais de diversas causas podem apresentar processos infecciosos causados pela flora bacteriana oral mista, principalmente os anaeróbios locais.[3] Deve ser ressaltado que aqui se incluem as infecções odontogênicas, gengivites, gengivoestomatite necrosante e periodontites, as quais ocorrem por alterações na placa dental.

Específicas

- *Sífilis*: devido à recrudescência atual, a lues é um diagnóstico a ser lembrado, principalmente pelo pleomorfismo das lesões. Causada pelo *Treponema pallidum* apresenta características diferentes conforme o estágio da doença.[4]
- *Tuberculose*: constitui causa rara de lesões orais, sendo que apenas 0,05% a 5% dos pacientes acometidos as desenvolvem.[5] Embora o *Mycobacterium tuberculosis* seja o agente causal na maioria dos casos, outras espécies podem estar envolvidas.[3]
- *Gonorréia*: a infecção extragenital bucal tem aumentado recentemente devido aos hábitos sexuais modernos, em conseqüência de contato orogenital ou inoculação através das mãos infectadas. É causada pela *Neisseria gonorrhea*.
- *Escarlatina*: caracteriza-se na boca pelo enantema bucofaríngeo difuso e pela glossite característica. É causada pelo estreptococo do grupo A, produtor de toxina eritrogênica.

Fúngicas

Candidíase

Constitui uma das estomatites mais prevalentes, relacionada com extremos de idade, uso de próteses dentárias, xerostomia, imunossupressão e uso prolongado de antimicrobianos.[2] Embora a *Candida albicans* seja o principal agente etiológico, outras espécies já foram observadas.[2]

Paracoccidioidomicose

Causada pelo *Paracoccidioides brasiliensis* é muito prevalente em nosso meio.

Outros fungos

Outros fungos podem causar lesões na cavidade bucal, embora pouco freqüentes, como o *Histoplasma capsulatum, Actinomyces, Cryptococcus neoformans, Mucor, Rinosporidium seeberi* e *Sporotrichum schenskii*. Nestes casos, as lesões fazem parte da infecção sistêmica e geralmente são insidiosas, sendo aqui somente mencionadas.

Protozoários

Leishmaniose

Infecção causada por parasita do gênero Leishmania, cuja forma mucocutânea leva ao aparecimento de lesões orais.

Auto-imunes

Neste grupo as principais estomatites incluem o pênfigo vulgar, síndrome de Behçet, penfigóide bolhoso e cicatricial, o eritema polimorfo, o líquen plano, o lúpus eritematoso, síndrome de Reiter e doenças inflamatórias intestinais. Nesses casos, os quadros agudos estão relacionados à manifestação inicial do processo ou aos episódios recorrentes.

Como fatores desencadeantes nos casos de pênfigo e penfigóides, podemos enumerar drogas como penicilamina, captopril, rifampicina e penicilina,[4] embora a maioria seja idiopática.

Medicamentos como antiinflamatórios, quinidina, digitálicos, antimicrobianos (principalmente sulfas) e anticoncepcionais, além de processos infecciosos causados por herpesvírus[6,7] são citados como causadores de eritema polimorfo, embora 50% das vezes sejam idiopáticos.[4,6]

No líquen plano, fatores como estresse, má higiene oral, medicamentos (antiinflamatórios, antimaláricos, anti-hipertensivos), além de influência genética, são relacionados.[8]

Idiopáticas

Inclui principalmente a doença aftóide recidivante.

Doenças nutricionais

Deficiências de vitaminas do complexo B (B_2, niacina, B_6), folato, vitamina C e ferro podem levar a lesões da cavidade oral, como gengivites e glossites, embora de forma inespecíficas.

Estomatites iatrogênicas

Medicações prescritas, radioterapia e quimioterapia podem causar lesões na cavidade oral, por sua ação local.

QUADRO CLÍNICO

Infecciosas

Viróticas

As lesões viróticas, como a gengivoestomatite herpética (vírus herpes simples), a herpangina (coxsackie), o zoster (vírus varicela zoster), a síndrome mão-pé-boca (coxsackie), manifestam-se primariamente com lesões vesiculosas, mas com rompimento muito rápido, deixando à mostra lesões exulcerativas rasas com halo eritematoso no momento do diagnóstico. Encontra-se geralmente quadro toxinfeccioso com febre, prostração, odinofagia e linfadenomegalia cervical múltipla. Na doença herpética, a gengivoestomatite representa a primoinfecção, acometendo principalmente crianças menores de 10 anos,[4] onde as lesões aftóides apresentam manifestação difusa dentro da boca (Fig. 21-1). Na sua forma recorrente, em que os adultos são geralmente afetados, o principal sítio das lesões é encontrado nos lábios, embora focos intra-orais possam ocorrer,[2] sempre em focos localizados nos imunocompetentes. Na gengivoestomatite, a remissão ocorre entre 12-20 dias[4] e na forma recorrente entre 7-10 dias.[2]

Na herpangina as vesículas estão geralmente localizadas na região posterior da cavidade oral, como o palato mole, pilares, úvula e orofaringe (Fig. 21-2). O quadro toxinfeccioso e a dor são mais brandos do que nas lesões herpéticas e há remissão das lesões em 7-14 dias.[4]

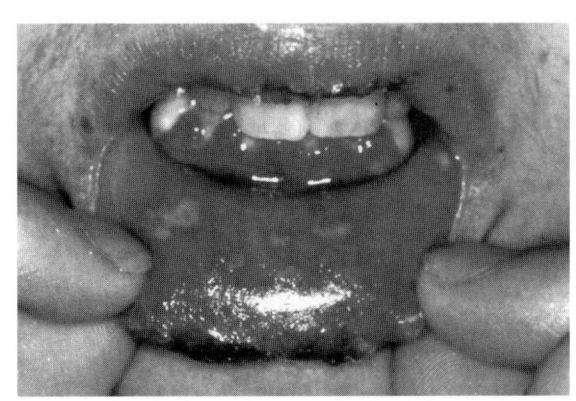

Fig. 21-1. Gengivoestomatite herpética em lábio inferior e gengiva.

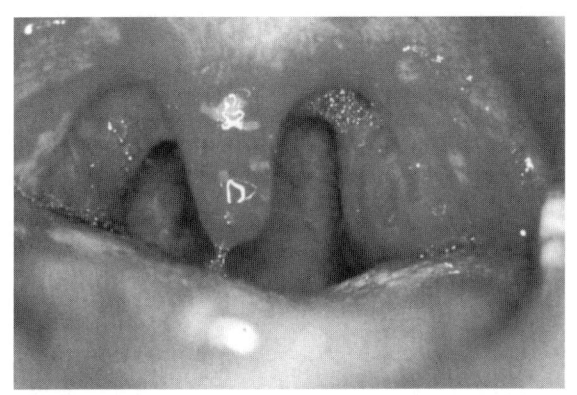

Fig. 21-2. Lesões exulceradas da herpangina em palato mole, pilares e úvula.

Na síndrome mão-pé-boca as lesões ulcerativas são difusas, dolorosas e lesões maculopapulares na palma das mãos e planta dos pés. Ocorre quadro febril, rinorréia, além de diarréia, náuseas e vômitos. Afeta crianças geralmente até 5 anos.[3]

A infecção pelo vírus varicela zoster apresenta como infecção primária a varicela, manifestando-se por quadro toxinfeccioso com febre, mal-estar, linfadenopatia difusa, exantema pleomórfico (vesícula, pústula e crosta), geralmente com número variável de lesões ulceradas, podendo aparecer na boca de forma difusa, mas com maior prevalência nos lábios.[9] Na cavidade oral podem aparecer máculas avermelhadas no palato mole. As lesões persistem por um período médio de 5-10 dias antes de regredirem.

Aproximadamente 0,3%-0,5% da população reativam o vírus, sendo 5% dos casos na região de cabeça e pescoço,[9] levando ao aparecimento do quadro de herpes zoster. Os pacientes queixam-se de dor constante no local seguido pela erupção de vesículas, que se rompem, formando lesões exulceradas, as quais respeitam o dermátomo do nervo acometido e a linha média.

Bacterianas inespecíficas

Gengivite aguda

Nota-se congestão gengival e edema das papilas interdentárias, além de hiperemia mucosa difusa (Fig. 21-3). Podem ocorrer abscessos gengivais, gengivorragia, dor e halitose. Febre baixa e mal-estar ocasionalmente são relatados.[3]

Gengivoestomatite ulceronecrosante aguda (guna)

Caracterizada por necrose das papilas interdentárias, formação de pseudomembranas amarelo-acinzentadas na gengiva marginal, que ao serem removidas apresentam fundo hemorrágico. A dor e halitose são importantes, ocorrendo freqüentemente febre, sialorréia e linfadenomegalia regional.

Gengivoestomatite necrótica (noma)

Atinge principalmente crianças entre 2 e 5 anos,[3] caracterizando-se por ulceração oral com crescimento lateral e necrose da pele suprajacente. Osteomielite e gangrena são freqüentes.[3]

Os casos descritos ocorrem relacionados à febre exantemática, como sarampo, desnutrição e imunossupressão. Felizmente não é freqüente em nosso meio.

Bacterianas específicas

Sífilis

Primária

Caracterizada pelo cancro sifilítico, manifesta-se como erosão superficial do epitélio, arredondada, de bordos elevados e endurecidos, geralmente indolor.

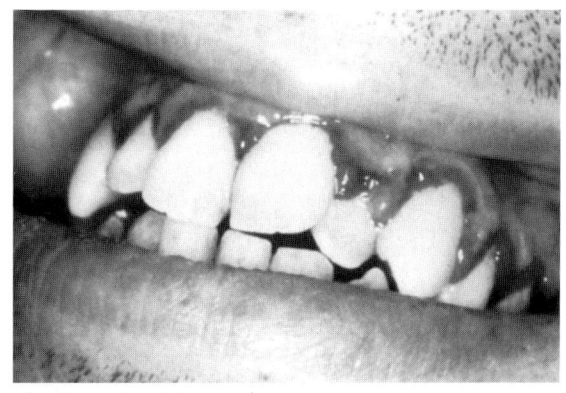

Fig. 21-3. Gengivite aguda.

Devido à mudança de hábitos sexuais pode ser encontrado na cavidade oral, além da região genital, ocorrendo principalmente nos lábios e língua.

Secundária

É a forma mais comumente encontrada na boca. Observam-se lesões em placas branco-acinzentadas com margens serpiginosas após a nona semana de evolução, podendo ulcerar-se entre o quarto e 12º meses (Fig. 21-4).[3] Pode ocorrer em qualquer região da boca. É imperativa a suspeita da lues frente a uma estomatite indolor de longa data.

Terciária

Os tubérculos ou gomas, felizmente raros, podem ser encontrados na língua, lábios ou palato.

Sífilis congênita

Caracterizada principalmente por alterações no esmalte dentário criando incisivos centrais com identações e molares malformados. Outras anormalidades sugestivas são alterações dos ossos do crânio e da face, ceratite intersticial e hipoacusia sensorioneural congênitas.[10]

Tuberculose

As lesões bucais geralmente são nodulações granulomatosas, podendo ter áreas ulceradas (Fig. 21-5). A localização mais comum é a língua,[3] mais regiões como o palato e gengiva podem ser acometidas.

Gonorréia

Pode-se manifestar na região oral como ulcerações agudas e dolorosas, gengivite com ou sem necrose, ou glossite.[3]

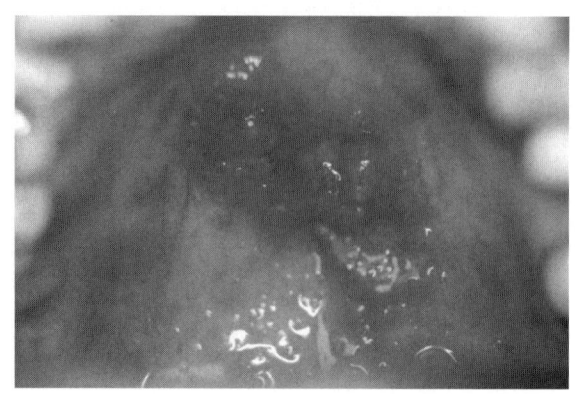

Fig. 21-5. Lesões com aspecto granulomatoso causadas por micobactérias no palato duro.

Escarlatina

Enantema bucofaríngeo difuso, língua "em framboesa" e petéquias no palato podem aparecer. Outros sinais são palidez perioral e descamação da língua a partir do quinto dia.

Fúngicas

Candidíase oral

As formas agudas incluem a pseudomembranosa (sapinho) e a aguda atrófica. A quelite angular caracterizada pelo aparecimento de fissuras e crostas na comissura labial deve ser lembrada (Fig. 21-6).

Na pseudomembranosa ocorre formação de placas brancas de fácil remoção e epitélio subjacente eritematoso (Fig. 21-7). Na atrófica, notam-se máculas hiperemiadas na região de adaptação de prótese, em fissuras ou dobras mucosas. Os sintomas principais são prurido e ardor local.

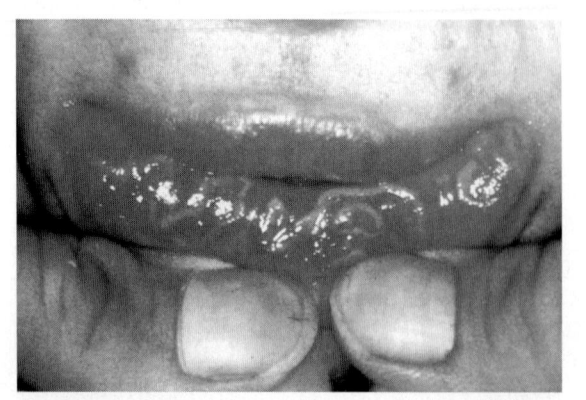

Fig. 21-4. Lesões em placa da lues secundária em lábio inferior.

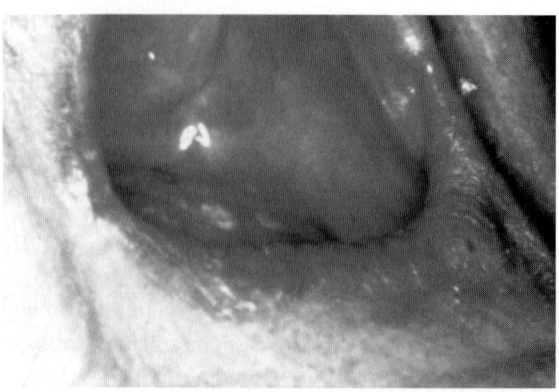

Fig. 21-6. Estomatite angular em comissura labial direita.

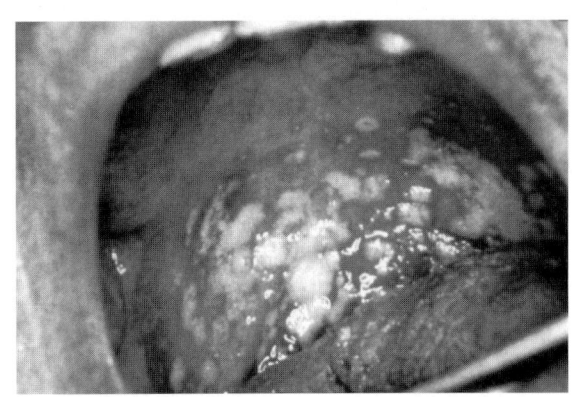

Fig. 21-7. Forma pseudomembranosa da candidíase em palato duro.

Paracoccidioidomicose

Acomete mais freqüentemente adultos jovens, do sexo masculino, oriundos de área rural.[11]

Caracteriza-se por lesões com aspecto granulomatoso, com pontilhado hemorrágico típico (estomatite de Aguiar-Pupo) (Fig. 21-8). Ulcerações podem ser observadas. Linfadenomegalias são comuns, constituindo, junto à tuberculose, as causas mais comuns de supuração ganglionar.

Leishmaniose

Notam-se lesões com aspecto granulomatoso, eritematosas e difusas e intensa reação fibrótica. Além da boca, acomete freqüentemente a faringe, a laringe, as fossas nasais e, mais raramente, a traquéia e o esôfago.[3]

Auto-imunes

Comumente se manifestam por lesões cutâneas concomitantes e sintomas sistêmicos. O pênfigo vulgar, os penfigóides e o eritema polimorfo apresentam lesões muito dolorosas, geralmente com odinofagia e sialorréia.

Pênfigo vulgar

Ocorre entre a quarta e sexta décadas de vida, sem distinção sexual. Lesões orais aparecem em 70% dos pacientes, sendo que em 50% deles a manifestação inicial é bucal.[12]

As lesões são dolorosas, formadas por erosões do epitélio em placas irregulares e difusas (Fig. 21-9). A cicatrização ocorre sem seqüelas, mas com recorrência das lesões. Bolhas são raramente encontradas, mas podem ser induzidas por pressão lateral sobre o epitélio (sinal de Nikolsky).

Penfigóides

Dois tipos podem ser observados: o cicatricial e o bolhoso.

O primeiro acomete indivíduos após a sexta década de vida, sendo mais prevalente no sexo feminino. As lesões são encontradas na pele e mucosas com formação de vesículas, bolhas e ulcerações irregulares, que cicatrizam com fibrose local, o que pode resultar em cegueira nos pacientes não tratados.[12]

A forma bolhosa ocorre em idosos, sem distinção sexual. As lesões orais são bem menos freqüentes que as cutâneas. São observadas bolhas que permanecem intactas semanas antes do rompimento e cicatrização sem seqüelas.

Eritema polimorfo (multiforme)

Doença mucocutânea aguda com grande polimorfismo. Podem estar presentes máculas, pápulas, bolhas e úlceras irregulares. A presença de lesões hemorrágicas,

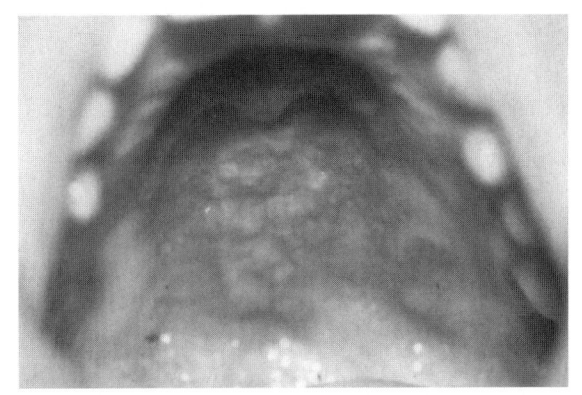

Fig. 21-8. Estomatite muriforme com pontilhado hemorrágico da paracoccidioidomicose em palato duro.

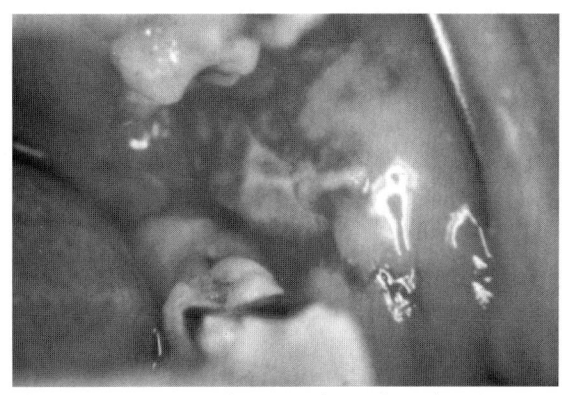

Fig. 21-9. Lesões em placa com áreas ulceradas em mucosa jugal no pênfigo vulgar.

geralmente bolhas, é sugestiva, ocorrendo principalmente em lábio, mucosa jugal e língua (Fig. 21-10).[7]

Na forma mucocutânea grave (Steven-Johnson) ocorre febre, prostração, perda protéica e desidratação, com acometimento intenso de mucosas oral, genital e ocular, além da pele.

Líquen plano

Acomete 1% a 2% da população, afetando mais comumente mulheres, geralmente na quinta à sexta décadas de vida.[8] A região mais acometida é a mucosa jugal, mas qualquer outra área pode ser afetada. Lesões tipo estrias leucoplásicas formando "mosaicos ou redes" são muito sugestivas, sendo o epitélio subjacente avermelhado (Fig. 21-11). Eventualmente, erosões ou bolhas podem ser encontradas. Lesões bilaterais são freqüentes.[4] O paciente pode queixar-se de dor e ardência locais.

Lúpus eritematoso

Lesões orais podem ocorrer na forma discóide e sistêmica, mas são infreqüentes.[13]

Podem ser erosivas, máculas eritematosas com margens brancas, áreas leucoplásicas ou liquenóides.[13]

Miscelânea

Outros raros distúrbios de possível origem auto-imune causam lesões orais, principalmente na forma de erosões epiteliais rasas: doença de Behçet (erosões orais, genitais, uveíte, artrite e meningoencefalite), doenças inflamatórias intestinais e síndrome de Reiter (uretrite, conjuntivite, artrite e úlceras orais).[6]

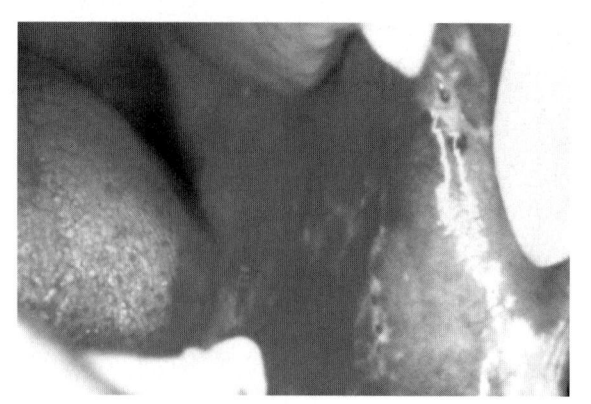

Fig. 21-11. Lesões brancas poliédricas em fundo eritematoso no líquen plano.

Idiopáticas

Estomatite aftóide recidivante (EAR)

Representa a estomatite mais comum.[10] É caracterizada pela presença de exulcerações recorrentes, sem manifestações sistêmicas. Embora lesões aftóides possam ocorrer em vários tipos de doenças, a EAR ainda hoje não tem a etiologia conhecida, porém suspeita-se de etiologia auto-imune.[14] Dependendo do tamanho, número e características das lesões ocorrem as formas minor (mais comum, com lesões de aproximadamente 5 mm) (Fig. 21-12), major (menos comum, com lesões de 10 a 30 mm, profundas e cicatrização lenta e com fibrose local) e herpetiforme (forma mais rara, com múltiplas lesões de 1 a 3 mm).

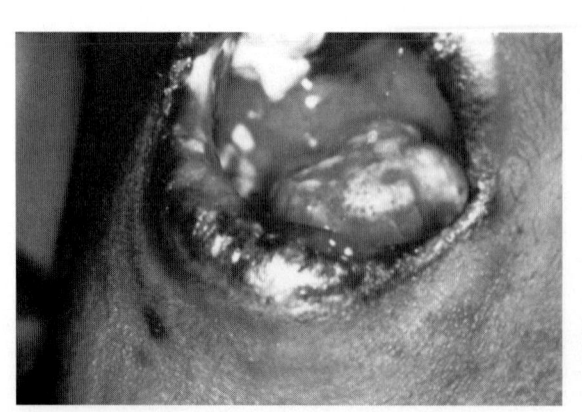

Fig. 21-10. Bolhas hemorrágicas no lábio inferior sugestivas de eritema polimorfo.

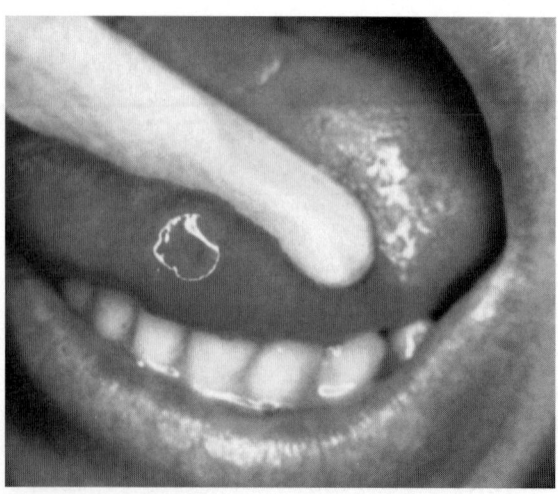

Fig. 21-12. Lesão aftóide na língua em caso de estomatite recorrente.

A característica principal é a recorrência das lesões sem outros achados locais ou sistêmicos que indiquem etiologia definida.

Doenças nutricionais

Não há nesses casos lesões patognomônicas, mas manifestações onde a deficiência de nutrientes devem ser lembradas.

- *Vitamina B_2, B_6, niacina, folato e ferro*: estomatite angular, glossodinia, gengivorragia e atrofia de papilas linguais.[6]
- *Vitamina C*: gengivorragia, gengivite, perda dentária e xerostomia.[6,15]

Estomatites iatrogênicas

Lesões cáusticas

Podem ocorrer lesões leucoplásicas e/ou erosivas após contato com produtos como ácido tricloroacético e AAS.[16]

Lesões pigmentadas

Secundária à absorção pela gengiva ou mucosa de pigmentos metálicos, como amálgama, mercúrio, prata e ouro ou de não metálicos como medicamentos antimaláricos, antimitóticos, tetraciclina, zidovudina e fenotiazinas.[16]

Mucosites

Lesões ulceradas difusas, dolorosas, eritroplasias, gengivorragia e necrose de mucosa podem seguir-se ao tratamento radioterápico e/ou quimioterápico.[16]

DIAGNÓSTICO

A anamnese detalhada, o exame físico geral e otorrinolaringológico completos, além de adequada caracterização das lesões na cavidade bucal, são geralmente suficientes para o diagnóstico na grande maioria dos casos.

Infecciosas

Viróticas

Anamnese e o exame clínico são geralmente suficientes. Nos casos duvidosos, a confirmação pode ser feita através de exame anatomopatológico associado à cultura do vírus ou detecção de antígenos específicos, como imunofluorescência e imunoperoxidase.[2,10]

Bacterianas

No caso das infecções bacterianas inespecíficas e escarlatina, o diagnóstico é clínico.

Sífilis

A pesquisa do *Treponema pallidum in situ* é difícil devido à presença de outros treponemas.[3] Assim, além do exame clínico, os exames sorológicos VDRL e FTAabs são necessários.[10]

Tuberculose

Para confirmação e diagnóstico diferencial, o exame de PPD, anatomopatológico e cultura devem ser realizados. Radiografia de tórax é necessária e útil na possibilidade de envolvimento pulmonar.[5]

Gonorréia

Devido ao pleomorfismo das lesões, o diagnóstico clínico pode não ser fácil. Cultura do exsudato pode ser necessária para firmar o diagnóstico.[10]

Fúngicas

Candidíase

Quando necessário, pode ser realizado exame micológico direto de material raspado da lesão, observando a presença de hifas e esporos.[2] O exame histológico raramente é necessário.[3]

Paracoccidioidomicose

A análise anatomopatológica da lesão facilmente revela o agente etiológico.[3] Na suspeita de envolvimento pulmonar, a radiografia de tórax é útil.

Leishmaniose

Além do aspecto clínico sugestivo, a intradermorreação de Montenegro pode ser utilizada. O exame histopatológico pode demonstrar o agente etiológico e reação granulomatosa com histiócitos,[3] que muitas vezes é inespecífica. Nesses casos a técnica de imuno-histoquímica pode ajudar na conclusão diagnóstica.

Auto-imunes

No diagnóstico diferencial entre o pênfigo vulgar, os penfigóides e o eritema polimórfico, o exame anatomopatológico é importante, revelando o nível de clivagem epitelial e o(s) foco(s) principal(is) do processo inflamatório. A confirmação geralmente necessita do exame de imunofluorescência direta específica.[12]

No caso de líquen plano, a análise histológica é muito importante devido ao pleomorfismo clínico das lesões.[4]

Com relação aos pacientes acometidos pelo lúpus eritematoso, além do quadro clínico sistêmico sugestivo, podem ser realizados exames anatomopatológicos que mostram alterações sugestivas,[13] exames de imunofluorescência direta e anticorpos antinucleares.[7]

Em outros distúrbios menos freqüentes como a doença de Behçet, síndrome de Reiter e doenças inflamatórias intestinais, as manifestações clínicas específicas já concluem o diagnóstico, embora em todos os casos de distúrbios auto-imunes a orientação multidisciplinar, incluindo dermatologistas e reumatologistas, seja imprescindível.

Idiopáticas

O diagnóstico da estomatite aftóide recorrente é clínico, sendo o exame anatomopatológico ou exames laboratoriais importantes no diagnóstico diferencial com outras lesões ulceradas, como nas lesões viróticas, auto-imunes e doenças inflamatórias intestinais.[7,10]

Doenças nutricionais e iatrogênicas

A anamnese, os outros sinais e sintomas concomitantes definem o diagnóstico.[6]

TRATAMENTO

Infecciosas

Viróticas

Controle da febre, alimentação, hidratação e dor são os objetivos do tratamento, principalmente na faixa etária pediátrica. Uso de anestésicos tópicos para controle da dor e anti-sépticos tópicos em infecções bacterianas secundárias podem ser úteis.[17] O uso de antivirais como aciclovir (200 mg de 4/4 horas, omitindo-se a dose noturna) e fanciclovir (250 mg de 8/8 horas) são reservados em caso de lesões herpéticas em indivíduos imunocomprometidos ou casos graves.[17] O uso de salicilatos deve ser evitado em crianças para minimizar o risco de síndrome de Reye.[10]

Nas infecções herpéticas labiais recorrentes, o uso de filtro solar labial diminui as recidivas. O uso do aciclovir tópico é ineficiente, mas o uso oral é indicado quando as recorrências são freqüentes, desencadeadas por estímulos.[17]

Bacterianas inespecíficas

O acompanhamento por profissional odontologista é fundamental. O tratamento geralmente envolve o uso de anti-sépticos tópicos e nos casos com comprometimento importante do tecido bucal o uso de penicilina (500 mg 8/8 horas no caso da amoxicilina) e/ou metronidazol (400 mg de 8/8 horas) sistêmico é necessário.[3]

Bacterianas específicas

Sífilis

O tratamento é o classicamente preconizado, envolvendo o uso de penicilina.

Tuberculose

É realizado pelo tratamento da doença primária.

Gonorréia

O tratamento de escolha para a forma oral é o uso de ceftriaxona (250 mg em dose única) ou ainda cefixime (400 mg 1×/dia, dose única), ciprofloxacina (500 mg em dose única) como alternativas, embora possa ser necessário prolongar o tratamento em casos de falha terapêutica.[10]

Escarlatina

Nestes casos a bactéria é sensível a vários grupos de antimicrobianos, sendo geralmente utilizada a penicilina (500 mg de 8/8 horas, no caso da amoxicilina).

Fúngicas

Candidíase

O tratamento se faz pela remoção do fator predisponente a esta infecção oportunista, se for possível e pelo uso de antifúngicos tópicos como nistatina (bochechos 4-6 vezes ao dia) ou clotrimazol (10 mg 5 ×/dia). O uso de antifúngicos sistêmicos como cetoconazol (200-400 mg/dia geralmente durante 7-10 dias) e fluconazol (50-100 mg/dia) deve ser reservado para casos refratários, candidíase mucocutânea, má aderência ao tratamento tópico, mulheres com candidíase vaginal concomitante e imunossuprimidos.[2]

Paracoccidioidomicose

A terapêutica recomendada é a utilização de sulfanamídicos como o sulfametoxazol-trimetropim (800 mg da sulfa/dia) ou cetoconazol (200-400 mg/dia), durante dois ou mais anos, sendo a anfotericina B (0,5 mg/kg via endovenosa) reservada aos casos rebeldes.

Leishmaniose

Baseia-se na utilização de antimoniais pentavalentes (glucantime) (1 ampola/dia 10-30 dias), sendo a anfotericina B (0,5-1 mg/kg/dia) reservada aos casos resistentes.

Auto-imunes

Pênfigo vulgar e penfigóides

O tratamento envolve o uso de glicocorticóides em doses elevadas. No caso do pênfigo vulgar, doses de prednisona de 80-150 mg/dia podem ser necessárias na remissão das lesões.[7] Após a remissão das lesões a dose é diminuída até que um nível de manutenção ideal seja mantido.

O uso de dapsona (100 mg/dia) pode ser útil no tratamento, principalmente para reduzir altas dosagens de corticóide na fase de manutenção.

O uso de imunossupressores como a azatioprina (3-10 mg/kg/dia) é importante nos casos refratários.[10]

O exame de imunofluorescência indireta no pênfigo vulgar deve ser citado aqui, não como imprescindível ao diagnóstico, mas sim no tratamento em que a positividade de atividade da doença no soro do paciente indica possibilidade de recidiva e impedimento de suspensão do tratamento prescrito.

Eritema polimorfo

A remoção da causa, como o uso de medicamentos suspeitos, é indicada.

O uso de glicocorticóides em doses elevadas (1 mg/kg/dia, no caso da prednisona), dieta hiperprotéica e hidratação são recomendados.

Líquen plano

Nos casos assintomáticos, a orientação e o acompanhamento dos pacientes são suficientes. A remoção de possíveis medicamentos envolvidos é importante. Nos casos sintomáticos, a utilização de corticosteróides tópicos e intralesionais pode ser necessária.

Nos casos refratários o uso de glicocorticóides sistêmicos é indicado, geralmente 30-60 mg de prednisona durante 2-3 semanas.[8]

Outras terapêuticas citadas são: uso de retinóides tópicos ou sistêmicos, ciclosporina (3-15 mg/kg/dia), azatioprina (3-10 mg/kg/dia), criocirurgia e ansiolíticos.[8]

Lúpus eritematoso

Envolve o uso de glicocorticóides ou drogas antimaláricas como na forma usual de tratamento do lúpus. Eventualmente o uso de imunossupressores é indicado.[18]

Idiopáticas

EAR

A orientação do paciente, identificação de fatores locais ou sistêmicos envolvidos como traumas locais, alterações de oclusão, hipersensibilidade a medicamentos ou alimentos, hipovitaminoses e alterações gastrointestinais, como doença celíaca, são fundamentais. Medicamentos, como glicocorticóide tópico, resolvem os casos mais brandos com lesões ocasionais.

Pacientes que referem aparecimento de aftas freqüentemente podem ser tratados com uso de glicocorticóides sistêmicos (geralmente doses de 20-30 mg de prednisona são suficientes) ou dapsona (100 mg/dia).[19]

O uso de colutórios também tem-se mostrado benéfico, como o uso tópico de gluconato de clorexidina ou tetraciclina.[10]

Doenças nutricionais

Envolve a correção do fator básico deficiente no caso, além de controle de higiene bucal e outras desordens nutricionais, já que nestes casos muitos pacientes apresentam-se em estado de desnutrição.

Estomatites iatrogênicas

O afastamento do fator causal é importante, mas às vezes não é possível, como nos casos de pacientes em curso de quimio ou radioterapia.

O uso de anestésicos tópicos pode ser útil, além do uso de antimicrobianos tópicos e/ou sistêmicos nos casos de infecções secundárias.

No caso de pacientes em uso de quimioterápicos, o uso de ácido folínico tópico e/ou sistêmico (0,5 mg/dia) tem se mostrado eficaz.[16]

Naqueles em tratamento radioterápico, medidas preventivas como controle de cáries, tártaro, extração de dentes em mau estado e adaptação de próteses são importantes.[16]

PROGNÓSTICO

O prognóstico das gengivoestomatites em geral é favorável e depende de fatores como o(s) fator(es) etiológico(s), estado imunológico do paciente e tempo de evolução. Dentre todas citadas, aquelas que requerem maior preocupação são as de origem auto-imune e, dentre estas, o pênfigo vulgar, sendo considerada potencialmente fatal.

COMPLICAÇÕES

Envolvem principalmente a infecção secundária das lesões e dependendo da natureza do processo e/ou estado imunológico do paciente podem ocorrer perdas dentárias, infecções e abscessos periorais,[3] perda protéica nas lesões extensas e exsudativas, além de desidratação devido à importante odinofagia.

Raramente são relatadas septicemia e morte, principalmente relacionadas a doenças auto-imunes e pacientes imunossuprimidos.

REFERÊNCIAS BIBLIOGRÁFICAS

1. Sousa FB, Etges A, Corrêa L, Mesquita RA, Araújo NS. Pediatric oral lesions: a 15-year review from São Paulo. *Brazil J Clin Pediatr Dent* 2002;26(4):413-18.
2. Glick M, Siegel MA. Viral and fungal infections of the oral cavity in immunocompetent patients. *Infec Dis Clin North Am* 1999;13(4):817-31.
3. Miziara ID, Sennes LU. Infecções buco-faríngeas e cérvico-faciais. In: Veronesi R, Focaccia R. *Tratado de infectologia*. 1. ed. São Paulo: Atheneu, 1996. Cap. 142. 2:1661-80.
4. Langrais RP, Miller CS. *Color atlas of oral diseases*. 1. ed. USA: Lea & Febiger, 1992.
5. Mignogna MD, Muzio LLO, Favia G, Ruoppo E, Sammartino G, Zarelli C, Bucci E. Oral tuberculosis: a clinical evaluation of 42 cases. *Oral Diseases* 2000;6:25-30.
6. Mulliken RA, Casner MJ. Oral manifestations of systemic disease. *Emerg Med Clin North Am* 2000;18(3):565-75.
7. Quadros OF, Dias DC. Doenças da mucosa oral. In: Costa CO. *Otorrinolaringologia*. Porto Alegre, ed Artes Médicas, 1994, cap 45: 384-98.
8. Eisen D. The therapy of oral lichen planus. *Critical Reviews in Oral Biology and Medicine* 1993;4(2):141-58.
9. Kolokotronis A, Louloudiadis K, Fotiou G, Matiais A. Oral manifestations of infections due to varicella zoster virus in otherwise healthy children. *J Clin Pediatr Dent* 2000;25(2):107-12.
10. Disorders affecting the oral cavity. *Dermatologic Clinics* 1996;14(2):205-387.
11. Ribeiro FAQ, Lopes Filho O. Doenças ulcerogranulomatosas em Otorrinolaringologia. In: Lopes Filho O, Campos CAH. *Tratado de otorrinolaringologia*. 1. ed. São Paulo: Roca, 1994. n. 8. 67-88p.
12. Rinaggio J, Neiders ME, Aguirre A, Kumar V. Using immunofluorescence in the diagnosis of chronic ulcerative lesions of the oral mucosa. *Compendium of Continuing Education Dentistry* 1999;20(10):943-62.
13. Togliatto M, Carrozzo M, Conrotto D, Pagano M, Gandolfo S. Lupus eritematoso orale. *Minerva Stomatologica* 2000;49(1-2):35-40.
14. Poulter LW, Lehner T. Immunohistology of oral lesions from patients with recurrent oral ulcers and Behçet's syndrome. *Clinical and Experimental Immunology* 1989;78(2):189-95.
15. Firth N, Marvin E. Oral lesions in scurvy: author's reply. *Australian Dental Journal* 2002;47(1):82-3.
16. Hüttenberger B, Vaillant L. Stomatites iatrogéniques. *La Revue Du Praticien* 2002;52(4):394-9.
17. Flaitz CM, Baker KA. Treatment approaches to common symptomatic oral lesions in children. *Dental Clinics of North America* 2000;44(3):671-96.
18. Ho VC, Lui H, McLean DI. Cyclosporine in nonpsoriatic dermatoses. *J Am Acad Dermatol* 1990;23:1248-59.
19. Miziara ID, Gondim M, Miniti A. Uso da dapsona no tratamento da estomatite aftóide recidivante. *Rev Bras de Otorrinolaringol* 1992;58(2):96-8.

22

FARINGOTONSILITES AGUDAS

Beatrice Maria J. Neves
Luc Louis Maurice Weckx

INTRODUÇÃO

O tecido linfóide é encontrado no homem por todo o trato aerodigestivo (tecido linfóide associado às mucosas), funcionando como um "filtro" para os antígenos inalados ou ingeridos, é importante para imunidade das mucosas. O tecido linfóide que realmente nos interessa é o associado à nasofaringe, orofaringe e hipofaringe, também conhecido como "anel linfático de Waldeyer". É composto pelas tonsilas palatinas, tubáreas, lingual e faríngea.

Após inalação de um antígeno, este entrará em contato com o anel linfático, onde ocorrerá uma resposta imunológica específica: o antígeno será apresentado pelas células apresentadoras de antígenos aos linfócitos T, que por sua vez ativarão os linfócitos B. Os linfócitos B ativados irão distribuir-se por todo o tecido linfóide associado às mucosas, que, quando estimulados especificamente (pelo mesmo antígeno que levou à sua ativação), produzirão IgA secretora específica. Sabe-se que infecções de garganta levam à diminuição da função do sistema imunológico associado à orofaringe, com decréscimo da expressão de IgA pelas células B.[3]

Devido ao fato de estar constantemente exposto a agentes bacterianos, o anel linfático de Waldeyer pode ser sede de vários processos infecciosos/inflamatórios. Neste capítulo abordaremos as faringotonsilites agudas, que são processos inflamatórios/infecciosos da mucosa faríngea e do tecido linfóide associado.

CLASSIFICAÇÃO

O Quadro 22-1 mostra a classificação das faringotonsilites. Esta classificação é baseada em alterações observadas no exame da orofaringe; pode-se através dela sugerir o agente etiológico.[5]

Quadro 22-1. Classificação clínica das faringotonsilites

Tipo	Características
Eritematosa	A hiperemia é o aspecto mais constante. Geralmente é de etiologia viral
Eritematopultácea	Apresenta secreção purulenta destacável. Geralmente de etiologia bacteriana
Pseudomembranosa	Observa-se pseudomembrana de coloração amarelo-acinzentada recobrindo amígdalas, mucosa de orofaringe com extensão para pilares amigdalianos. É importante descartar angina diftérica
Ulceronecrótica	Placa de necrose com presença de hálito fétido. Acomete indivíduos imunodeprimidos. Sugere associação fusoespiralar

ETIOLOGIA E FATORES DE RISCO

Pode ser infecciosa ou não infecciosa. Dentro das faringotonsilites infecciosas, temos as virais e as bacterianas.

Quando isolamos um germe da cavidade oral de um paciente com faringite aguda, este pode ser: patógeno primário (a causa da infecção), co-patógeno (bactéria que de alguma forma facilita a atuação do patógeno primário) ou comensal. Fazem parte da flora comensal vírus, bactérias e fungos que estão em equilíbrio mútuo e são controladas pelo sistema imunológico do hospedeiro. Da flora bacteriana da orofaringe fazem parte: *Staphylococcus aureus, Haemophilus sp, Moraxella catarrhalis, Bacteroides sp, Veilonella sp, Fusobacterium sp*. Estes germes têm sido considerados co-patógenos por produzirem β-lactamases (inativam antibióticos β-lactâmicos), facilitando a ação de bactérias patógenas primárias.[4,11,24] O *S. pyogenes* (β-hemolítico do grupo A de Lancefield-EβHA) é o patógeno primário de maior importância para faringotonsilites, não só pela freqüência, mas também pela gravidade de suas potenciais complicações. Alguns estudos sugerem etiologia polimicrobiana para faringotonsilites. Santos *et al.* realizaram cultura de orofaringe em crianças com diagnóstico de faringotonsilite infecciosa e detectaram, além do EβHA, presença de: *Streptococcus viridans, Neisseria sp, Streptococcus* gama-hemolítico, *Staphylococcus aureus, Staphylococcus* coagulase negativo, outros estreptococos β-hemolíticos, bacilos gram-positivos, *Corynebacterium sp, Escherichia coli,* cocos gram-negativos, *Klebsiella sp.*[25]

As anginas bacterianas específicas são causadas por doenças granulomatosas como tuberculose e sífilis. Outras causas de faringotonsilites devem ser consideradas, como a angina diftérica, a da febre tifóide, angina de Plaut Vincent (associação fusoespiralar).[31]

Estudos mostram que existem alguns fatores que, quando presentes, aumentam o risco de infecções respiratórias em crianças, incluindo faringite: antecedente de alergia respiratória, contato com umidade.[26] Sabe-se também que competência imunológica, estado nutricional, agrupamento de pessoas, cigarro, poluição ambiental, características climáticas, freqüentar creches ou contato com crianças que freqüentam, presença de co-patógenos das faringotonsilites na flora normal da orofaringe, são importantes para o aparecimento de infecções de garganta. Os fatores de risco devem ser considerados principalmente na recorrência.[23]

O Quadro 22-2 mostra as principais causas de faringotonsilites.

EPIDEMIOLOGIA

Dor de garganta é uma queixa freqüente na clínica diária do otorrinolaringologista, do clínico e do pediatra. O seu diagnóstico é muito difícil devido à inespecificidade do quadro clínico, principalmente em crianças pequenas. Assim, é imprescindível conhecer a

Quadro 22-2. Etiologias das faringotonsilites

Causas infecciosas

Virais

- Rinovírus
- Adenovírus
- Herpes simplex/*zoster*
- *Parainfluenza/influenza*
- *Coxsackie*
- Paramixovírus
- Epstein-Barr
- Citomegalovírus
- Vírus sincicial respiratório
- Enterovírus
- Vírus da imunodeficiência humana (primoinfecção)

Bacterianas

- Streptococcus pyogenes (β-hemolítico do grupo A)
- Estreptococo β-hemolítico do grupo C e G
- *Streptococcus viridans*
- *Haemophilus influenzae*
- *Moraxella catarrhalis*
- *Staphylococcus aureus*
- *Bacterioides sp*
- *Veilonella sp*
- *Fusobacterium sp*
- *Chlamydia trachomatis*
- *Mycoplasma pneumoniae*

Específicas

- *Treponema pallidum*
- *Mycobacterium tuberculosis/hominis*

Outras

- *Corynebacterium difteriae*
- *Salmonela tiphy*
- Associação entre bacilo fusiforme e espiroqueta (fusoespiralar)

Fungos

- *Candida albicans*

Causas não infecciosas

- Doenças neoplásicas: leucemias, linfomas
- Agranulocitose
- Alergias respiratórias
- Refluxo gastresofágico
- Trauma (químico, térmico)

epidemiologia desta entidade clínica para o seu correto diagnóstico.

Linder *et al.* analisaram retrospectivamente 2.244 consultas realizadas em ambulatório geral, observaram que a faringite aguda foi o diagnóstico mais freqüente entre os adultos atendidos (41%).[16] Sabe-se que crianças são mais suscetíveis às infecções respiratórias, incluindo a faringotonsilite. Kværner *et al.* estudaram a ocorrência de infecções de vias aéreas superiores através da aplicação de questionários. Em torno de 7% (n = 3853) das crianças apresentaram mais de um episódio de faringotonsilite no decorrer de um ano.[14] Segundo a literatura, uma criança em idade escolar chega a ter até três episódios de faringotonsilites/ano, sendo que este número pode ser maior em pacientes menores de 3 anos.[28]

A etiologia viral é responsável pela grande maioria das infecções. A literatura aponta que de 15% a 40% das crianças e de 30% a 60% dos adultos com faringotonsilite têm etiologia viral. Por volta de 30% a 40% das crianças e de 5% a 10% dos adultos têm etiologia bacteriana. Há também as faringotonsilites idiopáticas, em que não se consegue identificar o agente causal.[18,24]

A bactéria mais importante para faringotonsilites é o EβHA. Estudos mostram que em torno de 30% das infecções em crianças e de 15% das infecções em adultos são ocasionadas pela referida bactéria.[1,24,25,28,29,31,32] Woods *et al.* encontraram incidência de EβHA em 44% de adultos com diagnóstico de faringite infecciosa.[32]

Infecções bacterianas são mais importantes a partir dos 3 anos. Kaplan *et al.* conseguiram isolar o EβHA do exsudato de orofaringe em 13% das crianças menores de 3 anos, com diagnóstico de faringite infecciosa, e em 74% das crianças maiores com o mesmo diagnóstico.[13] Podem ocorrer desde o primeiro ano de vida, mas nesta faixa etária o quadro clínico é atípico. Crianças menores de 3 anos raramente desenvolvem complicações decorrentes de uma infecção pelo EβHA, mas podem ser portadores da bactéria, representando fonte de infecção.[21]

Sabe-se que é alta a prevalência de portadores do EβHA na população geral, principalmente após surto de infecção pela bactéria.[12,30] Woods *et al.* também encontraram culturas de orofaringe positivas para EβHA em 3% das crianças hígidas que participaram do estudo.[31] Pesquisas semelhantes apontam presença de EβHA em culturas de orofaringe na ausência de infecção.[1,15,21]

A amigdalite estreptocócica tem maior incidência em países temperados, principalmente nos meses frios. A transmissão ocorre por contato direto com o doente ou portador são (reflete infecção pregressa), assim, lugares onde existe agrupamento de pessoas, o contágio é mais fácil. Acomete principalmente crianças entre 5 e 7 anos, com segundo pico de incidência entre 12 e 15 anos.[2,13]

QUADRO CLÍNICO

No quadro clínico clássico de uma angina estreptocócica os sintomas aparecem após um período de incubação de 12 horas a cinco dias, início súbito, com dor de garganta, febre (geralmente maior que 38,5°), calafrios, mialgia, dor de cabeça, náusea. No exame físico observam-se petéquias em palato, hiperemia, edema e exsudato em orofaringe e tonsilas, linfoadenomegalia cervical anterior. Entretanto, o quadro clínico acima descrito pode perfeitamente pertencer a uma infecção de origem viral; geralmente, nos quadros virais, a febre é menor que 38,5° e podemos encontrar sintomas como: hiperemia conjuntival, coriza, tosse, ulcerações superficiais em orofaringe, obstrução nasal, espirros, rouquidão e diarréia acompanhando o quadro.[2,6,18,20,21,23,29] Tosse é infreqüente nas infecções estreptocócicas; portanto, é considerada por alguns autores um sintoma preditivo negativo de infecção estreptocócica.[24,29]

O Quadro 22-3 mostra, de uma maneira geral, os sinais e sintomas preditivos de infecções virais e bacterianas. É importante lembrar, antes de analisar o quadro, que o valor preditivo destes sinais e sintomas no quadro clínico de uma faringotonsilite é inferior a 50%, ou seja, uma grande parte das infecções bacterianas não apresentam exsudato purulento, linfoadenopatias, febre alta, petéquias no palato.[20]

O Quadro 22-4 mostra o quadro clínico das faringotonsilites em relação às etiologias mais comuns.

Quadro 22-3. Sinais e sintomas preditivos de infecção viral × bacteriana

Infecção viral (Fig. 22-1)	Infecção bacteriana (Fig. 22-2)
Febre (geralmente até 38,5°)	Febre (geralmente acima de 38,5°)
Odinofagia	Odinofagia
Aumento tonsilar	Aumento tonsilar
Presença ou ausência de exsudato (− comum)	Presença ou ausência de exsudato (+ comum)
Coriza, tosse, diarréia	Petéquias no palato
Obstrução nasal	Linfoadenopatia cervical anterior dolorosa
Espirros	Ausência de sinais e sintomas associados com IVAS
Rouquidão	
Aftas	
Sintomas gastrointestinais	
Conjuntivite	

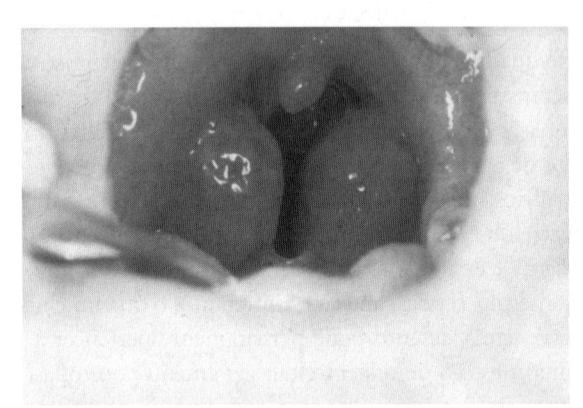

Fig. 22-1. Amigdalite aguda viral.

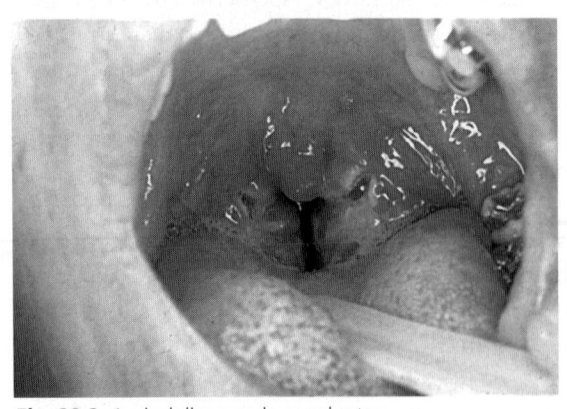

Fig. 22-2. Amigdalite aguda purulenta.

DIAGNÓSTICO E EXAMES COMPLEMENTARES

É de grande importância o diagnóstico correto do agente etiológico de uma faringotonsilite, para assim evitarmos o uso indevido de antibióticos. Linder *et al.* observaram que 73% dos pacientes adultos com dor de garganta foram tratados com antibióticos, excedendo em muito a prevalência de EβHA em adultos com dor de garganta, que é de 5% a 17%.[16]

Como já visto anteriormente, há grande dificuldade em diferenciar infecção viral de bacteriana, já que, muitas vezes, os sinais e sintomas de uma infecção bacteriana sobrepõem-se aos de uma infecção viral. Woods *et al.* estudaram crianças menores de três anos com diagnóstico de faringite infecciosa; comparou os achados clínicos dos pacientes com cultura positiva para EβHA com os de pacientes com cultura negativa para a mesma bactéria e concluiu que não há características clínicas que definam uma faringotonsilite estreptocócica.[31] Somente em alguns casos podemos diagnosticar uma faringotonsilite pelo quadro clínico: estomatite herpética, herpangina, mononucleose; portanto, devemos sempre realizar um exame físico geral e específico bem feito. Antecedente de contato com paciente com infecção estreptocócica comprovada é um dado importante da anamnese.

Devemos solicitar sorologia direcionada para o agente etiológico aventado durante exame físico (por exemplo: reação de Paul Bunnell, se houver suspeita de mononucleose; RSS, se houver suspeita de angina por treponema; sorologia anti-HIV).

No caso das anginas bacterianas, é importante detectar a presença de estreptococo β-hemolítico do grupo A, principalmente em virtude das potenciais complicações de uma infecção por esta bactéria.

Podemos realizar sorologias específicas: antiestreptolisina O (ASLO), antiestreptoquinases, anti-hialuronidase, antiDNase, antiDPNase. A mais usada é a

Quadro 22-4. Características clínicas das principais faringotonsilites

Doença	Etiologia	Características clínicas
Estomatite herpética	Herpes simplex	Odinofagia importante, febre. Lesões aftóides disseminadas por toda mucosa oral
	Herpes zoster	É raro. O que a diferencia é o comprometimento unilateral da mucosa oral
Herpangina	Coxsackie	Odinofagia, febre. Lesões aftóides em palato mole, parede posterior de orofaringe, tonsilas
Doença mão-pé-boca	Coxsackie A 16	Odinofagia, febre. Além de lesões aftóides em cavidade oral, observam-se lesões pápulo-vesiculosas em mãos e pés
Mononucleose	Epstein-Barr	Astenia, dor de garganta, febre alta, microadenopatia cervical, hepatosplenomegalia. Nas tonsilas observam-se ulcerações rasas recobertas por pseudomembrana esbranquiçada. O diagnóstico dá-se pela reação sorológica de Paul-Bunnell
Angina do sarampo	Paramixovírus	O acometimento dos órgãos linfóides da faringe é muito freqüente. A lesão característica em mucosa oral é o sinal de Koplik (pontos esbranquiçados circundados por halo hiperêmico)
Angina da AIDS	Vírus da imunodeficiência humana	10% a 20% dos pacientes após contato com HIV podem apresentar febre, linfoadenomegalia, faringite eritematosa
Febre tifóide	*Salmonela tiphy*	Mal-estar, mialgias, febre alta, dor de garganta, sintomas gastrointestinais. Exame físico: roséolas tíficas (maculopápulas em abdome superior e tórax), esplenomegalia, na orofaringe observa-se úlcera ovalada em pilar amigdaliano anterior. O diagnóstico é feito através da reação sorológica de Widal, hemocultura. Tratamento: cloranfenicol
Angina de Plaut Vincent	*Fusobacterium plautivincenti/ Spirochaeta dentium*	Febre baixa, odinofagia intensa unilateral, trismo e hálito fétido. Observa-se úlcera profunda em amígdala palatina unilateral, recoberta por fibrina. Deve-se pesquisar alterações imunológicas
Angina luética	*Treponema pallidum*	*Lues primária:* tonsila endurecida, edema, hiperemia, úlceras *Lues secundária:* úlceras em todo tecido linfóide da faringe, recobertas por fibrina (pingo de vela) *Lues terciária:* úlceras profundas atingindo plano muscular, eliminação de material necrótico
Escarlatina	*Streptococcus pyogenes* (β-hemolítico do grupo A)	É uma das apresentações clínicas raras da infecção pelo EβHA. Início abrupto, febre alta, dor de garganta, cefaléia, vômitos, dor abdominal. Surge o exantema micropapular, palidez perioral (Sinal de Filatow), exantema acentuado das dobras cutâneas (Sinal de Pastia). Ao exame da orofaringe observa-se hiperemia, exsudato purulento, petéquias em palato, língua hipermiada, com papilas hipertróficas
Angina diftérica	*Corinebacterium difteriae*	Febre baixa, toxemia, pulso acelerado. O exame local apresenta membrana envolvendo amígdalas, palato mole e úvula, que deixam leito sanguinolento quando tentamos extraí-las. O diagnóstico é feito através da cultura desta membrana. O tratamento é feito com soro antidiftérico
Angina da tuberculose	*Mycobacterium tuberculosis*	Úlceras em parede posterior de orofaringe recobertas por fibrina. Comum em pacientes imunodeprimidos
Candidíase oral	*Candida albicans*	Orofaringe recoberta por placas esbranquiçadas; a remoção das mesmas revela superfície sangrante

dosagem do anticorpo ASLO, sendo considerados positivos títulos acima de 333 U. Todd. em crianças e 250 U. Todd. em adultos.[6] Karoui *et al.* observaram que a magnitude da resposta imune (níveis de ASLO) de um paciente com infecção estreptocócica está intimamente relacionada ao desenvolvimento de febre reumática; observou que comunidades em que os níveis de ASLO são maiores (em torno de 300 Todd), é também aumentada a incidência de febre reumática.[15] Dosagem de ASLO não é um bom exame para diagnóstico de faringite aguda. O anticorpo ASLO é pouco específico, pode variar de acordo com a idade, estação do ano, situação geográfica e intensidade da exposição ao estreptococo.[13,15] Em uma primoinfecção pelo EβHA, o título de ASLO leva algumas semanas para elevar-se, permanecendo uma cicatriz sorológica após a cura. Assim dosagem de ASLO não é válida para diagnóstico de faringite aguda, é útil para identificar infecção pregressa, não reflete quadro imunológico atual. É útil também em estudos epidemiológicos prospectivos, para diferenciar portador de infecção aguda pelo EβHA.[2] Kaplan *et al.* realizaram sorologias seriadas para EβHA (dosagem de ASLO e anti DNAse) em crianças com quadro de faringite aguda e cultura de orofaringe positiva para a mesma bactéria. Concluíram que evidência de resposta imune (aumento nos títulos de ASLO) indica infecção; ao contrário, sua ausência indica estado de portador.[13]

Há também os testes rápidos de detecção de antígeno específico do estreptococo β-hemolítico do grupo A (que podem ser baseados em reações imunoenzimáticas ou em aglutinação de látex); são altamente específicos (pouca chance de falso positivo) mas com sensibilidade variada. A vantagem deste teste é a rápida obtenção de resultados, podemos mais precocemente iniciar antibioticoterapia, diminuindo a morbidade associada ao quadro agudo e disseminação da bactéria. A desvantagem é o custo.[2]

O melhor método para diagnóstico de uma infecção estreptocócica é a cultura de orofaringe; extremamente sensível (em torno de 95%). A vantagem deste teste é o custo (menor em relação ao teste rápido) e a maior sensibilidade; a desvantagem é a demora na obtenção do resultado (18 a 24 horas, podendo demorar mais). Técnica de coleta, o uso de antibiótico por ocasião da coleta (ou pouco tempo antecedendo a mesma) podem afetar a acurácia do exame. O material é colhido através de esfregaço, com um *swab*, no nível de superfície amigdaliana e parede posterior de orofaringe, entre 12 horas e quatro dias do início dos sintomas.[2,7]

Como citado anteriormente, o EβHA pode ser encontrado em cultura de orofaringe em pequena parcela de crianças saudáveis. Portanto, o resultado de uma cultura de orofaringe deve ser sempre analisado em conjunto com história, exame físico do paciente e exames laboratoriais, para diferenciarmos o doente de portador são. Culturas de orofaringe fortemente positivas (grande número de colônias) sugerem infecção aguda, culturas com menor número de colônias sugerem portador.[2]

Santos *et al.* realizaram três métodos diferentes para detecção de EβHA em crianças com diagnóstico de faringite infecciosa (cultura de orofaringe e dois tipos diferentes de teste rápido). Concluíram que a cultura de orofaringe é o método padrão ouro para diagnóstico de faringite estreptocócica.[25]

Portanto, o diagnóstico de faringite estreptocócica é firmado após um teste rápido positivo. Se o resultado do teste rápido for negativo, deve-se proceder à cultura de orofaringe.[2,24] Lembrar que, em situações em que não pudermos realizar um acompanhamento do paciente, não devemos aguardar o resultado de uma cultura para iniciar antibioticoterapia. O médico experiente, ao perceber que o paciente não retornará à consulta (situação muito comum em nosso meio!), deve iniciar terapia com antibiótico, mesmo sem cultura de orofaringe confirmatória.

TRATAMENTO E PROFILAXIA

Sabe-se que uma faringotonsilite bacteriana evolui para cura espontânea em três a sete dias, na maioria das vezes, mesmo assim a bactéria é eliminada pelo paciente por um período de 21 dias. A etiologia bacteriana mais freqüente que merece tratamento com antibiótico é a estreptocócica, por motivos já expostos anteriormente. Portanto, a finalidade do tratamento com antibiótico para faringotonsilite bacteriana é erradicar o EβHA, prevenir febre reumática e complicações supurativas, diminuir a duração do quadro agudo e controlar a transmissão do EβHA.[12,27]

Clínico

Deve-se controlar a dor e a febre do paciente com uso de antiinflamatórios não hormonais, antitérmicos e analgésicos. Nos casos onde existir uma resposta inflamatória intensa, com hiperemia e edema exacerbado, o uso de corticosteróides pode ser uma boa opção. Medidas gerais como hidratação e repouso são importantes. Até aqui estaremos tratando da maioria dos pacientes com faringotonsilites aguda.[2,12,30]

Quando for necessário o uso de antibióticos, a droga de escolha para tratamento de amigdalite aguda é a amoxicilina na dosagem de 1.500 mg para adultos ou 50 mg/kg/dia para crianças, divididas em três doses, por um período de 10 dias. Outra opção é a penicilina G benzatina na dose única de 600.000 U para crianças abaixo de 20 kg, 900.000 U a 1.200.000 U para crianças de 20 a 30 kg, 1.200.000 U para adultos. Penicilina V é muito utilizada por alguns com sucesso, na dose de 25 a 40 mg/dia, divididas em duas doses, por 10 dias. Em caso de insucesso terapêutico: cefalosporinas de primeira ou segunda geração, amoxicilina + clavulanato; em caso de alergia à penicilina: macrolídeos, eritromicina e ketolídeos.[2,7,12]

Cirúrgico

Está indicada adenoamigdalectomia em casos de faringotonsilites bacterianas recorrentes: cinco a sete episódios/ano; quatro a cinco episódios/ano, por dois anos consecutivos; três a quatro episódios/ano, por três anos consecutivos.[5,7,30] É importante considerar não só a freqüência das crises, mas também a gravidade de cada uma delas.

COMPLICAÇÕES

O tratamento das complicações supurativas é realizado freqüentemente em ambiente hospitalar com antibioticoterapia endovenosa de amplo espectro e drenagem cirúrgica do abscesso. Deve-se colher hemocultura, antibiograma e se necessário alterar o antibiótico após o resultado do exame.[31]

A Fig. 22-3 mostra um algoritmo para diagnóstico e tratamento de uma dor de garganta.[2]

Complicações supurativas

As complicações supurativas mais comuns são abscesso periamigdaliano, abscesso laterofaríngeo e retrofaríngeo. Também Maini *et al.* descreveram um paciente com abscesso tireoidiano como complicação de amigdalite aguda.[17] Outras complicações: sinusite, mastoidite, otite média, meningite, pneumonia, endocardite.

No abscesso periamigdaliano, a coleção purulenta localiza-se nos tecidos conjuntivos dos espaços periamigdalianos anteriores e posteriores. Já no látero-faríngeo, a secreção localiza-se no espaço delimitado anteriormente pela faringe, posteriormente pela aponeurose da coluna cervical e lateralmente pelo ramo ascendente da mandíbula e pelos músculos pterigóideos. No abscesso retrofaríngeo, o processo supurativo acomete os linfonodos da cadeia ganglionar retrofaríngea, junto à coluna vertebral.[31]

O quadro clínico é semelhante nas três localizações: odinofagia intensa, febre alta, toxemia, linfoadenomegalias cervicais reacionais. No abscesso periamigdaliano observa-se trismo por comprometimento do músculo pterigóideo medial e abaulamento periamigdaliano. No laterofaríngeo, observa-se abaulamento de pilar posterior, com loja amigdaliana empurrada para frente, empastamento de região esternocleidomastóidea alta. No abscesso retrofaríngeo, observa-se abaulamento de parede posterior de faringe, podendo propagar-se para hipofaringe, rigidez de nuca, pode haver dispnéia por comprometimento do mediastino.[31]

Complicações imunoalérgicas

Glomerulonefrite difusa aguda pós-estreptocócica

É uma complicação rara, ocorre devido a um processo inflamatório imunomediado que acomete os rins após uma infecção de garganta pelo estreptococo β-hemolítico do grupo A (cepa nefritogênica); mais comum em crianças. A sintomatologia é mal-estar, febre, náuseas, oligúria, hematúria; manifesta-se de sete a 15 dias após a infecção de garganta. A cura pode demorar de semanas até meses, sendo que 1% dos indivíduos evoluem para insuficiência renal crônica.[5,31]

Febre reumática

A febre reumática é uma doença auto-imune resultante de uma resposta inadequada do organismo frente a uma infecção pelo estreptococo β-hemolítico do grupo A (sorotipo artritogênico-produtor de proteína M); produz anticorpos contra os próprios tecidos: articulações, coração, sistema nervoso central (SNC), pele.[22] A cardiopatia reumática é um problema de saúde pública de países em desenvolvimento e uma das principais causas de morbidade e mortalidade em crianças e adultos.[28]

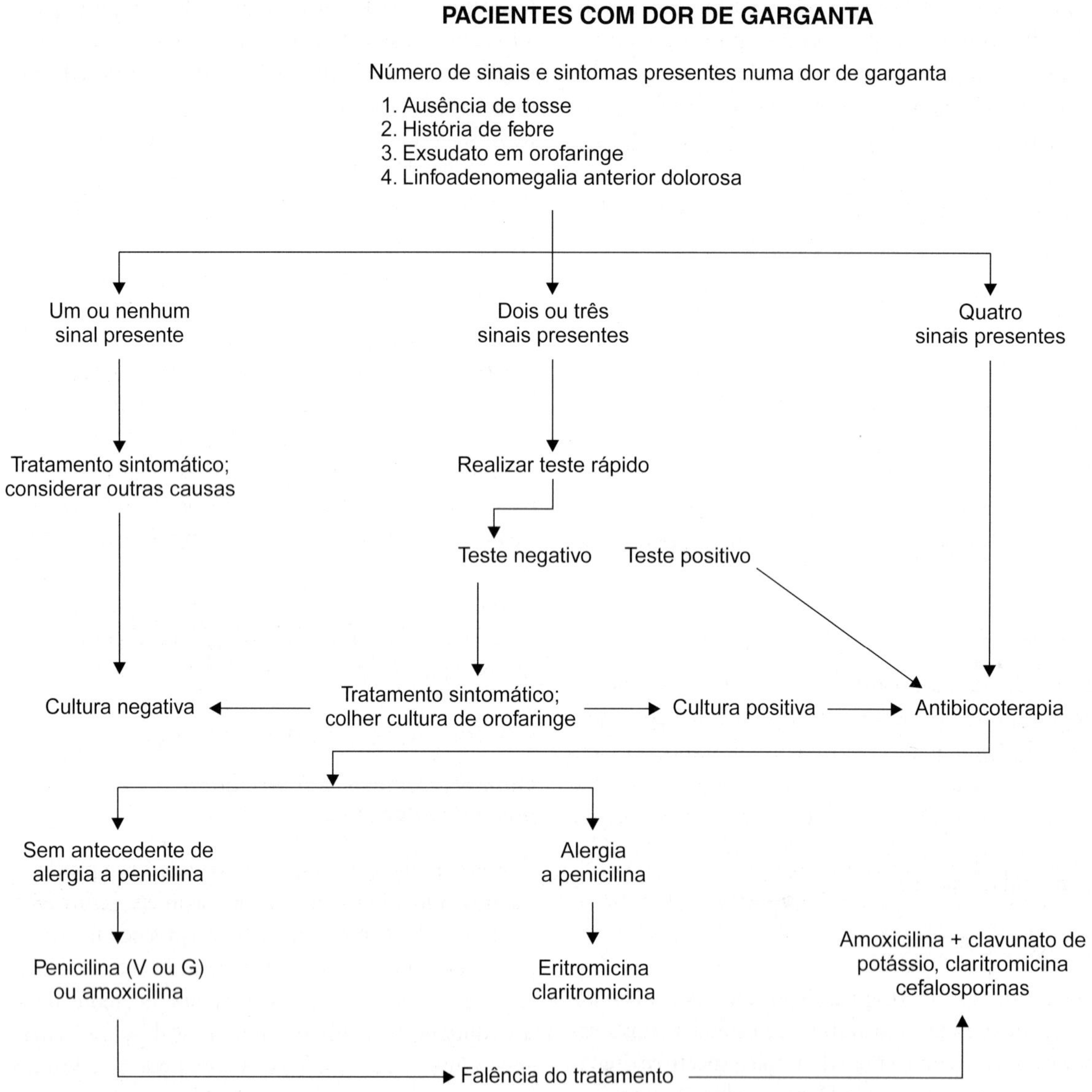

PACIENTES COM DOR DE GARGANTA

Número de sinais e sintomas presentes numa dor de garganta
1. Ausência de tosse
2. História de febre
3. Exsudato em orofaringe
4. Linfoadenomegalia anterior dolorosa

```
                    ┌───────────────────┬───────────────────┐
                    ▼                   ▼                   ▼
              Um ou nenhum         Dois ou três           Quatro
              sinal presente      sinais presentes     sinais presentes
                    │                   │                   │
                    ▼                   ▼                   │
           Tratamento sintomático;  Realizar teste rápido   │
           considerar outras causas         │               │
                                    ┌───────┴───────┐       │
                                    ▼               ▼       │
                              Teste negativo   Teste positivo
                                    │                   │
                                    ▼                   │
     Cultura negativa ◄── Tratamento sintomático;       │
                          colher cultura de orofaringe ──► Cultura positiva ──► Antibioticoterapia
                                    │
                    ┌───────────────┴───────────────┐
                    ▼                               ▼
           Sem antecedente de                   Alergia
           alergia a penicilina              a penicilina
                    │                               │
                    ▼                               ▼          Amoxicilina + clavunato de
            Penicilina (V ou G)                Eritromicina    potássio, claritromicina
              ou amoxicilina                   claritromicina    cefalosporinas
                    │                               │                   ▲
                    └────────── Falência do tratamento ──────────────────┘
```

Fig. 22-3. Algoritmo para o diagnóstico e tratamento de uma dor de garganta.

Acomete crianças em idade escolar. Nos países desenvolvidos a doença foi praticamente erradicada, com incidência anual em torno de 0,5 caso para 100.000 crianças. Já em países em desenvolvimento a doença é endêmica, com incidência anual de 100 a 200 casos para cada 100.000 crianças. O risco de desenvolver febre reumática aguda após uma infecção de garganta pelo estreptococo β-hemolítico do grupo A é em torno de 1% dos pacientes com febre reumática aguda, um terço evolui para lesões valvares crônicas.[13,22,28]

O quadro clínico clássico apresenta-se de duas a seis semanas após uma infecção pelo SβHA: febre, artrite migratória em grandes articulações. Até 50% dos pacientes têm comprometimento cardíaco no primeiro surto, 100% dos pacientes o terão após o terceiro surto. Outras manifestações são: coréia de Sydenham, nódulos subcutâneos, eritemas marginados.[7]

O diagnóstico é clínico e o tratamento é feito com penicilina benzatina para erradicação da bactéria e corticóide para os surtos de cardite.[22]

CONTROVÉRSIAS

A maior controvérsia é em torno do tempo de início da antibioticoterapia para tratamento de infecção estreptocócica comprovada.

El Daher *et al.* sugerem que atraso de até 48 horas no início do tratamento com antibiótico seja benéfico para que o estreptococo interaja com o sistema imune do paciente, propiciando a formação de anticorpos.[8] Ao contrário, Gerber *et al.* referem que o atraso no início do tratamento não traz benefício algum ao paciente. Preferem iniciar tratamento com antibiótico imediatamente após o diagnóstico de faringite estreptocócica, acreditando assim reduzir o risco de transmissão e o tempo de evolução da doença.[9,10]

FUTURO

Pesquisas têm sido realizadas no intuito de purificar a proteína M do EβHA; é o antígeno que estimula a produção de anticorpos conferindo imunidade contra o estreptococo.[19]

Progressos têm ocorrido na identificação de marcador genético de suscetibilidade a febre reumática, identificando indivíduos suscetíveis em uma população. Quando houver uma vacina antiestreptocócica disponível, marcadores genéticos poderão auxiliar na escolha de indivíduos que deverão ser vacinados.[19]

Novos testes rápidos baseados em imunofluorescência óptica e em quimioluminescência (detecta frações de DNA do EβHA) têm sido usados em trabalhos científicos, revelando maior sensibilidade que os testes rápidos disponíveis, comparando-se a cultura de orofaringe em relação à sensibilidade.[11]

CONSIDERAÇÕES FINAIS

É do médico o papel principal na luta contra erradicação de EβHA e conseqüente diminuição na incidência de suas complicações.

Maiores esforços devem ser realizados no sentido de diagnosticar e tratar adequadamente uma infecção estreptocócica.

Devemos evitar o uso indiscriminado de antibióticos. Já foi provado que tratar qualquer faringite infecciosa com antibiótico gera um custo muito alto à sociedade: aparecimento de cepas bacterianas resistentes aos antibióticos, aumento da incidência de efeitos colaterais relacionados à administração de penicilina, além do custo de utilizar antibióticos desnecessariamente.

REFERÊNCIAS BIBLIOGRÁFICAS

1. Berkovitch M, Vaida A, Zhovtis D, Bar-Yohai A, Earon Y, Boldur I. Group A Streptococcal pharyngotonsillitis in children less than 2 years of age-more common than is thought. *Clin Pediatr* 1999;38:361-63.
2. Bisno AL, Gerber MA, Gwaltney JM, Kaplan EL, Schwartz RH. Diagnosis and management of Group A streptococcal pharyngitis: a practice guideline. *Clin Infect Dis* 1997;25:574-83.
3. Bradtzaeg P. Regionalized immune function of tonsils and adenoids. *Immunol Today* 1999;20:383-84.
4. Brook I. Role of anaerobic beta-lactamase-producing bacteria in upper respiratory tract infections. *Pediatr Infect Dis J* 1987;6:310-16.
5. Costa PF. Prevenção Primária. O tratamento das faringotonsilites estreptocócicas. *Rev SOCERJ* 1996;9:74-7.
6. Consenso sobre faringotonsilites da Sociedade Brasileira de Otorrinolaringologia-2003. [no prelo].
7. Ejzenberg B, Nascimento SL, Gilio AE, Lotufo JP, Okay Y. Faringoamigdalites episódicas e recorrentes. *Pediatria (São Paulo)* 1998;20:191-210.
8. El-Daher NT, Hijazi SS, Rawashdeh NM, Al-Khalil IAH, Abu-Ektaish FM, Abdel-Latif DI. Immediate *vs.* Delayed treatment of Group A beta-hemolytic streptococcal pharyngitis with penicilin V. *Pediatr Infect Dis J* 1991;10:126-30.
9. Gerber MA. Effect of early antibiotic therapy on recurrence rates of streptococcal pharyngitis. *Pediatr Infect Dis J* 1991;10:S56-60.
10. Gerber MA, Randolph MF, DeMeo KK, Kaplan EL. Lack of impact of early antibiotic therapy for streptococcal pharyngitis on recurrence rates. *J Pediatr* 1990;117:853-58.
11. Gerber MA, Tanz RR, Kabat W, Dennis E, Bell EL, Kaplan EL, Shulman ST. Optical immunoassay test for Group A ß-Hemolytic Streptococcal Pharyngitis. An Office-Based, Multicenter Investigation. *JAMA* 1997;277:899-903.

12. Hayes CS, Williamson H. Management of Group A Beta-Hemolytic Streptococcal Pharyngitis. *Am Fam Physician* 2001;63:1557-64.
13. Kaplan EL, Top Jr., FH, Dudding BA, Wannamaker LW. Diagnosis of streptococcal pharyngitis: differentiation of active infection from the carrier state in the symptomatic child. *J Infect Dis* 1971;123:490-501.
14. Kværner KJ, Nafstad P, Jaakkola JJK. Upper respiratory morbidity in preschool children. A cross-sectional study. *Arch Otolaryngol Head Neck Surg* 2000;126:1201-06.
15. Karoui R, Majeed A, Yousof AM, Moussa MAA, Iskander SD, Hussain K. Hemolytic streptococci and streptococcal antibodies in normal schoolchildren in kuwait. *Am J Epidemiol* 1982;116:709-21.
16. Linder JA, Stafford RS. Antibiotic Treatment of Adults With Sore Throat by Community Primary Care Physicians. *JAMA* 2001;286:1181-86.
17. Maini S, et al. Acute tonsillitis complicated by retropharyngeal and thyroid abscess infected with de-repressed ß lactamase *Citrobacter mutans*. *J Laryngol Otol* 2001;115:327-29.
18. Marcovitch H. Sore throats. *Arch Dis Child* 1990;65:249-50.
19. Markowitz M. Rheumatic fever-A half century Perspective. *Pediatrics* 1998;102(1S):272-74.
20. McMillan JA, Sandstrom C, Weiner LB, Forbes BA, Woods M, Howard T, Poe L, Keller K, Corwin RM, Winkelman JW. Viral and bacterial organisms associated with acute pharyngitis in a school-aged population. *J Pediatr* 1986;109:747-52.
21. Nussinovitch M, Finkelstein Y, Amir J, Varsano I. Group A beta-hemolytic streptococcal pharyngitis in preschool children aged 3 months to 5 years. *Clin Pediatr* 1999;38:357-60.
22. Olivier, C. Rheumatic fever-is it still a problem? *J Antimicrob Chemother* 2000;45(T1):13-21.
23. Perkins A. An approach to diagnosing the acute sore throat. *Am Fam Physician* 1997;55:131-38.
24. Pichichero ME. Group A streptococcal tonsillopharyngitis cost-effective diagnosis and treatment. *Ann Emerg Med* 1995;25:390-403.
25. Pignatari SSN, Weckx LLM, Santos OP, Pignatari AC. GABHS in Pharyngotonsillitis in children: a Brazilian study. Annals of annual meeting of the AAOHNS-special issue. San Diego, CA. 2002. 248-249p.
26. Rylander R, Mégevand Y. Enviromental Risk Factors for Respiratory Infections. *Arch Environ Health* 2000;55:300-3.
27. Steele RW. Group A streptococcal infections in toddlers. *Clin Pediatr* 1999;38:365-66.
28. Torres RPA. Febre reumática. Epidemiologia e prevenção. *Arq Bras Cardiol* 1994;63:439-40.
29. Walsh BT, Bookheim WW, Johnson RC, Tompkins RK. Recognition of Streptococcal Pharyngitis in Adults. *Arch Intern Med* 1975;135:1493-97.
30. West JV. Acute upper airway infections. *Br Med Bull* 2002;61:215-30.
31. Wiatrak BJ, Woolley AL. In: Cummings CW, Fredrickson JM, Harker LA, et al. *Otolaryngology head and neck surgery-pediatric*. 3. ed. St. Louis, Mosby, 1998. 188-215p.
32. Woods WA, Carter CT, Schlager TA. Detection of Group A Streptococci in children under 3 years of age with pharyngitis. *Pediatr Em Care* 1999;15:338-40.

23

HEMORRAGIA PÓS-AMIGDALECTOMIA

Renato Roithmann
Lisiane Segato Kruse

INTRODUÇÃO

As amigdalectomias seguramente estão entre os procedimentos cirúrgicos mais realizados nos hospitais brasileiros e correspondem a cerca de 20% das cirurgias otorrinolaringológicas.[1] Em geral, os pacientes submetidos a esta cirurgia são saudáveis e não apresentam intercorrências trans ou pós-operatórias. Em alguns casos, no entanto, ocorrem complicações.

A hemorragia é a complicação mais freqüente das amigdalectomias, sendo responsável pela maior parte das fatalidades pós-operatórias. Diversos estudos têm sido realizados a fim de determinar as causas desta intercorrência,[2-5] e técnicas e protocolos têm sido desenvolvidos na tentativa de diminuir sua incidência.[6-9] Apesar desses esforços, a hemorragia pós-amigdalectomia permanece um risco constante na prática otorrinolaringológica diária, gerando ansiedade na equipe de saúde e aumentando a morbidade e os custos deste procedimento. Os otorrinolaringologistas devem reconhecer as causas e estar preparados para manejar adequadamente esta importante intercorrência.

VASCULARIZAÇÃO DAS AMÍGDALAS PALATINAS

A irrigação arterial das amígdalas palatinas vem de múltiplas arteríolas de procedências diferentes, freqüentemente anastomosadas na proximidade da loja amigdaliana. Estas se introduzem na amígdala quase sempre pela sua face póstero-externa, atravessando sua cápsula fibrosa.

A vascularização arterial amigdaliana é basicamente dependente da artéria carótida externa ipsilateral, através dos seus ramos facial, lingual, faríngeo ascendente e maxilar.[6] Pode também haver contribuição das artérias carótidas internas, das vertebrais, bem como de vasos contralaterais, e fluxo retrógrado através do polígono de Willis.[10]

Na grande maioria dos casos, o pólo superior nutre-se da artéria amigdaliana superior, que é ramo da palatina ascendente; o terço médio é suprido por ramos amigdalianos da artéria faríngea ascendente e o pólo inferior é nutrido por ramos das artérias dorsal da língua e facial.[6,11]

De acordo com Mangabeira-Albernaz,[11] apesar da grande importância dada à vascularização arterial, 89,6% a 98,3% dos sangramentos amigdalianos são venosos. A drenagem venosa converge no plexo venoso pericapsular e dirige-se às veias lingual ou faríngea, finalizando na veia jugular interna.[12]

DEFINIÇÃO

A hemorragia pós-amigdalectomia (HPA) significa a ocorrência de sangramento no pós-operatório imediato ou tardio ao procedimento. Este sangramento pode ser de intensidade variável, o que leva a diferentes critérios para definir HPA entre os vários estudos (vide classificação).

CLASSIFICAÇÃO

As HPA podem ser classificadas temporalmente em:

- *Primárias ou imediatas*: ocorrem nas primeiras 24 horas após a cirurgia.
- *Secundárias ou tardias*: ocorrem mais de 24 horas após o procedimento.

Podem também ser classificadas de acordo com a intensidade do sangramento. Handler et al.[13] classificaram as HPA em:

- *Sangramento maior:* sangramento importante, controlado somente através de reintervenção cirúrgica sob anestesia geral. Chowdhury et al.[14] acrescentaram a este grupo os pacientes cuja perda sangüínea é tão significativa que justifica uma transfusão de sangue.
- *Sangramento menor:* sangramento controlado com medidas locais, mas que necessita de internação hospitalar para observação.
- *Sangramento menor domiciliar:* sangramento mínimo, que cessa espontaneamente, não tem necessidade de internação hospitalar e, freqüentemente, é comunicado à equipe médica apenas em consulta de rotina.

Windfuhr e Seehafer[15] propuseram uma classificação em graus:

- *Grau 1*: cessa espontaneamente.
- *Grau 2*: cessa com procedimento sob anestesia local.
- *Grau 3*: cessa com procedimento na loja amigdaliana com anestesia geral.
- *Grau 4*: requer ligadura da artéria carótida externa.
- *Grau 5*: óbito do paciente relacionado à HPA.

ETIOLOGIA

- *Primárias*: geralmente são atribuídas a falhas na técnica cirúrgica, com a reabertura de pequenos vasos sangüíneos que não foram suturados ou cauterizados no procedimento cirúrgico.
- *Secundárias*: sua causa é controversa. Podem ser causadas pela perda de suturas vasculares, pela necrose de remanescentes amigdalianos e coágulos, ou pelo traumatismo da ferida operatória por determinados tipos de alimentos. Alguns autores sugerem que a infecção na fossa amigdaliana pode desencadear sangramento tardio.

FREQÜÊNCIA

A incidência de hemorragia pós-amigdalectomia varia muito na literatura. Isto se deve à aplicação de diferentes critérios para definir sangramento pós-operatório, e à eliminação (por exemplo, de pacientes com provas de coagulação alteradas) e/ou perda de pacientes em determinadas análises.[13,16]

Os estudos recentes mostram um risco de sangramento pós-operatório que varia entre 2% e 4%, com um óbito a cada 20.000 procedimentos.[17]

As hemorragias leves são as mais freqüentes, mas a maior parte das pesquisas inclui apenas os pacientes que necessitam de reintervenção cirúrgica, eliminando aqueles casos em que o sangramento cessa espontaneamente.[18]

A maioria das HPA são tardias. Entretanto, entre os casos que necessitam de reintervenção cirúrgica e/ou transfusão sangüínea predominam os sangramentos primários. Myssiorek e Alvi[3] revisaram as fichas de 1.138 pacientes submetidos à amigdalectomia e encontraram 36 casos (3%) de hemorragia, 89% dos quais eram tardios. Por outro lado, nos estudos de Winfuhr e Ulbrich[19] e Windfuhr e Chen,[20] que revisaram apenas os casos de HPA que necessitaram de reintervenção cirúrgica sob anestesia geral, houve uma predominância de sangramentos primários (68,8 e 78%, respectivamente). Em pesquisa de Chowdhury et al.,[14] 78% dos sangramentos precoces e 8% dos tardios necessitaram de uma segunda anestesia geral, e 40% dos primários e 24% dos secundários foram submetidos à transfusão sangüínea.

As HPA primárias constituem a vasta maioria das hemorragias fatais. Em geral, são mais bruscas, mais profusas e ocorrem em situações em que o paciente pode ter seus reflexos de proteção da via aérea diminuídos pelo efeito pós-anestésico/uso de narcóticos.[2,10] Carithers et al.[16] evidenciaram que 41% das HPA primárias ocorriam nas primeiras quatro horas, 74% nas primeiras oito horas e 100% nas primeiras 11 horas pós-operatórias.

A maior parte das HPA secundárias ocorre até o 10º dia pós-operatório, sendo incomuns após o 14º dia.[8,16,19] Foram relatados casos isolados de sangramento ocorrendo até o 38º dia pós-operatório.[19] Irani e Berkowitz[8] revisaram 163 pacientes com HPA secundária, dos quais 141 foram controlados com internação para observação e medidas locais, e apenas 22 necessitaram de manejo mais agressivo – em cinco

Quadro 23-1. Incidência de hemorragia pós-amigdalectomia

Autor	Ano	Idade	Tipo	n	HPA (%)	Primária (%)	Tardia (%)
Handler et al.[13]	1986	Todas	M*/m**	1.445	38 (2,62)	2 (5,3)	36 (94,7)
Chowdhury et al.[14]	1988	Crianças	M/m	6.842	150 (2,2)	70 (46,7)	80 (53,3)
Myssiorek e Alvi[3]	1996	Todas	M/m	1.138	36 (3)	4 (11)	32 (89)
Windfuhr e Ulbrich[19]	2001	Todas	M	601	16 (2,7)	11 (68,8)	5 (31,3)
Blomgren et al.[1]	2001	Todas	M/m	440	146	10 (6,9)	136 (93,1)
Winfuhr e Chen[20]	2003	Todas	M	6.794	200 (2,94)	156 (78)	44 (22)

*M = Sangramentos maiores; **m = sangramentos menores.

foi necessário reintervenção cirúrgica; em 15, transfusão sangüínea e em dois, ambas. Dos pacientes que necessitaram de nova cirurgia e/ou transfusão, 14% tiveram sangramento entre o segundo e o quarto dias; 12% entre o sexto e o 10°, e 25% entre o 11° e o 15°.

O Quadro 23-1 resume os achados sobre a freqüência de HPA encontrados na literatura.

FATORES DE RISCO

As amigdalectomias têm sido cada vez mais realizadas em regime ambulatorial.[21,22] Isto em função da crescente importância da relação custo/benefício em serviços de saúde e aos estudos que recomendam um tempo de observação hospitalar pós-operatório de seis a oito horas.

O Quadro 23-2 mostra os requisitos que devem ser preenchidos na tentativa de diminuir os riscos de complicações graves nas amigdalectomias ambulatoriais.

Quadro 23-2. Critérios para realização de amigdalectomia em regime ambulatorial (adaptado de Fernandéz et al., 2002)[4]

Requisitos anestésicos	ASA I e II
Requisitos cirúrgicos	Duração menor que 90 minutos
	Baixo risco de sangramento
	Adequado controle da dor com medicamentos via oral
Requisitos sociais	Acesso ao hospital em menos de 60 minutos
	Telefone de contato
	Acompanhamento de adulto capaz

Na última década, inúmeras pesquisas foram realizadas para identificar os casos de alto risco de HPA. Descreveremos os fatores mais relevantes.

1. **Idade**: pacientes com 15 anos ou mais têm um risco significativamente maior de apresentar HPA.[4,20] Estudo retrospectivo de Myssiorek e Alvi[3] encontrou risco de HPA significativamente maior ($p < 0,0001$) para pacientes maiores de 11 anos. Este achado pode ter as seguintes explicações: a) pacientes mais velhos tendem a ter uma história mais prolongada de infecções recorrentes e uma conseqüente maior fibrose do tecido amigdaliano; b) o calibre dos vasos nestes pacientes é maior; e c) pacientes mais velhos têm uma maior autonomia alimentar, estando mais sujeitos a microtraumatismos. Corroborando esta última hipótese há o fato de que o pico das hemorragias tardias ocorre entre o quinto e o 12° dia, quando a ingesta tende a aumentar pela diminuição da odinofagia.[3]

2. **Indicação cirúrgica**: as indicações de amigdalectomia estão situadas em dois grupos principais: obstrução de via aérea alta e amigdalite crônica e/ou recorrente. Myssiorek e Alvi[3] mostraram que os pacientes com infecção crônica ou recorrente apresentam significativamente mais HPA. De acordo com eles, amígdalas fibróticas e com neovascularização tornam mais difícil a identificação do plano de dissecção e uma hemostasia ideal, o que justificaria um aumento da HPA.

3. **PA elevada no pós-operatório imediato**: Tami et al.[2] mostraram que um aumento substancial na pressão arterial média no pós-operatório imediato associa-se com a ocorrência aumentada de hemorragia primária ($p < 0,001$). Medidas que visam controlar este fator como: o controle da dor,

o uso de anti-hipertensivos, o uso judicioso de adrenalina nos procedimentos com anestesia local e o manejo da instabilidade emocional, poderiam, conceitualmente, diminuir a taxa de sangramento nestes pacientes. Apesar do controle farmacológico da pressão arterial poder reduzir o sangramento pós-operatório, não existe evidência clínica direta que suporte esta conclusão. Cuidado atento à pressão arterial pós-operatória imediata poderia, no entanto, ajudar a identificar pacientes de risco para sangramento primário.

4. **Tipo de anestesia**: estudo retrospectivo de Tami et al.[2] comparou a freqüência de HPA primária em pacientes que realizaram o procedimento sob anestesia local (n = 435, taxa de sangramento = 3,7%) e geral (n = 340, taxa de sangramento = 1,5%), não encontrando diferença estatística entre os grupos (p = 0,07). Estes achados estão de acordo com os obtidos por McClairen e Strauss.[23] Por outro lado, Randall e Hoffer[18] referem um risco de sangramento pós-operatório cinco vezes maior nos pacientes submetidos à infiltração local com adrenalina, justificando que esta pode levar a uma situação irreal de hemostasia momentânea.

5. **Técnica cirúrgica**: nenhum estudo demonstrou a existência de diferenças significativas quanto à prevalência de HPA entre as várias técnicas cirúrgicas existentes.[4]
Amigdalectomia com *laser* ou dissecção com eletrocautério podem reduzir o tempo de cirurgia e a perda sanguínea transoperatória, mas não diminuem a dor nem o sangramento pós-operatório.[9,24]

6. **Tipo de hemostasia**: a maioria dos estudos não encontrou diferença significativa entre cauterização e suturas vasculares como causa de HPA. Existe, no entanto, uma maior preferência entre alguns autores pela cauterização, uma vez que esta reduz o tempo de cirurgia e mantém o campo cirúrgico mais seco.[2,3,25] Fernandéz et al.[4] encontraram um risco oito vezes maior de sangramento nos pacientes que necessitaram de suturas vasculares (OR = 8,862, p = 0,02). Estes resultados concordam com os de Carmody et al.[26] e são atribuídos ao fato de que suturas vasculares geralmente são realizadas naqueles vasos mais calibrosos, cujo sangramento não cessa com a simples cauterização. A experiência clínica dos autores deste capítulo mostra que a realização de suturas simples para controlar o sangramento intra-operatório parece ser um método mais seguro do que a cauterização.

QUADRO CLÍNICO

O quadro clínico varia em função da intensidade do sangramento. O paciente pode manifestar apenas perda de sangue vivo persistente na saliva; outras vezes sente uma "bola" na garganta em função do coágulo de sangue ao redor do foco de sangramento e, por fim, pode apresentar vômitos recorrentes de sangue vivo misturado a coágulos. Dependendo da gravidade do sangramento, pode haver comprometimento da via aérea e colapso cardiovascular.

Irani e Berkowitz[8] correlacionaram os achados da orofaringe com a necessidade de intervenção em 163 pacientes com HPA secundária. A presença de sangue vivo na loja amigdaliana foi o achado mais associado à necessidade de intervenção (cirurgia ou transfusão), como pode ser visto no Quadro 23-3.

DIAGNÓSTICO

Qualquer história de sangramento pós-amigdalectomia requer um exame completo da faringe. O diagnóstico e manejo da HPA em crianças apavoradas, ou mesmo no mais colaborador dos pacientes, pode ser bastante difícil devido à dor e ao reflexo nauseoso, sen-

Quadro 23-3. Achados na orofaringe em pacientes com hemorragia pós-amigdalectomia secundária (Irani e Berkowitz, 1997)[8]

Achados orofaringe	Nº	HPA menor	HPA maior	Cirurgia	Transfusão	Ambos
Sangue vivo	26	16	10 (38%)	4	4	2
Apenas exsudato	75	66	9 (12%)	–	9	–
Apenas coágulos	62	59	3 (5%)	1	2	–
Total	163	141	22 (13%)	5	15	2

do muitas vezes obtido apenas em bloco cirúrgico, sob anestesia geral.

Em estudo de Conley e Ellison,[9] o sítio mais comum de sangramento pós-operatório primário foi o pólo superior (3/6), seguido pelo pólo inferior (2/6) e pela fossa amigdaliana média (1/6).

EXAMES COMPLEMENTARES

O diagnóstico das hemorragias pós-amigdalectomia usualmente não requer mais do que uma oroscopia meticulosa.

Exames laboratoriais podem ser necessários para pacientes com sangramentos importantes e/ou recorrentes. Solicitamos hematócrito, hemoglobina e provas de coagulação e, nos casos mais graves, tipagem sanguínea e provas cruzadas.

Em casos muito graves, com persistência do sangramento mesmo após a ligadura da artéria carótida externa, podemos realizar uma exploração cirúrgica mais ampla, em busca de ramos cervicais da artéria carótida interna, ou uma arteriografia de carótidas, com ou sem embolização associada.[27]

TRATAMENTO

Pacientes com história de sangramento mínimo e achados normais na oroscopia devem ser observados por algumas horas na emergência e, se não houver formação de coágulos ou sangramento vivo, liberados para o domicílio.

Uma HPA clinicamente importante requer, no mínimo, internação hospitalar, coleta de exames laboratoriais, obtenção de acesso venoso e reposição hídrica conforme necessário. Alguns autores indicam o uso empírico de antibióticos.[27]

Em estudo de Irani e Berkowitz,[8] 100% das reintervenções cirúrgicas e 71% das transfusões ocorreram nas primeiras 12 horas após a admissão, e as demais transfusões (29%), entre 12 e 24 horas. Estes autores consideram que, para aqueles pacientes readmitidos por HPA secundária, 24 horas de observação é o suficiente para identificarmos aqueles pacientes que requererão um procedimento maior, podendo ser liberados os casos que não apresentaram sangramento ou outras complicações neste período. O tempo de internação para quem necessitou de intervenção variou de três a sete dias, com média de 4,7 dias.

Casos de sangramento evidente, intermitente e sem repercussão hemodinâmica significativa, podem ser inicialmente manejados com medidas locais.

Medidas locais que podem ser utilizadas:

- *Sucção de cubos de gelo*: de acordo com Rasmussen[10], pode controlar sangramentos leves. Apesar de não haver comprovação de que esta medida tenha algum efeito real sobre o sangramento, seu efeito psicológico sobre o paciente e a equipe de saúde pode ser significativo.

- *Compressão*: de acordo com Walike e Chinn,[28] a compressão da área sangrante com uma torunda de gaze embebida em água oxigenada ou vasoconstritor é suficiente para controlar o sangramento em um número significativo de pacientes.

- *Cauterização com nitrato de prata*: realizada em cinco pacientes por Irani e Berkowitz,[8] sob anestesia local, com controle absoluto da hemorragia.

Casos de sangramento grave, bem como HPA em pacientes que não permitem o exame adequado da orofaringe, devem ser reintervidos em bloco cirúrgico, sob anestesia geral. Em todos os pacientes, procedemos à colocação do abridor de boca, exposição da área do sangramento e remoção dos coágulos. Diversas técnicas são propostas para controlar o sangramento.

- *Suturas*: os vasos sangrantes são clampeados com uma pinça longa e ligados com Catgut 2.0. Se estes vasos estão localizados profundamente na loja amigdaliana, ou se existe uma área de necrose adjacente, aumenta o risco de perfuração de grandes vasos, sendo indicada outra técnica de hemostasia. Em 1968, Gardner[29] relatou quatro casos em que a sutura com fio cromado nº 0 criou um trajeto fistuloso entre a artéria facial e a faringe, com resultados desastrosos.

- *Eletrocauterização*: em geral não é usada para hemostasia nos casos de HPA, pois as ligaduras vasculares são mais seguras para vasos que sangram excessivamente e relativamente simples de se realizar. Este método pode piorar o sangramento ou predispor a sangramentos posteriores, pois, em geral, leva a uma área de necrose mais profusa e mais extensa.[22]

- *Surgicel®*: seu efeito hemostático é atribuído ao fato de funcionar como um "coágulo artificial". Esta substância se expande *in situ*, à medida que se hidrata, e é absorvido após um período que varia de 28 a 77 dias. O Surgicel® adere a superfícies rugosas, mas na loja amigdaliana só ficará no lugar se for suturado. Está indicado naqueles pacientes com presença de sangramento difuso e tecido friável. Técnica de uso: faz-se um "pacote" enrolando-se alguns centímetros de Surgicel® e sutura-se com fio cromado sobre a área sangrante.[7]

- *Ligadura da artéria carótida externa (LACE)*: deve ser reservada para pacientes com sangramento excessivo ou persistente, ou naqueles com risco de choque iminente pela perda sanguínea continuada.

Quando houver falha das medidas locais para controle do sangramento, um auxiliar deve comprimir com gaze a área sangrante da loja amigdaliana, enquanto o cirurgião realiza a LACE.

Técnica cirúrgica: 1) realizamos uma incisão horizontal através da pele e do músculo platisma, seguindo uma ruga natural da pele, entre o osso hióide e a borda superior da cartilagem tireóide, com centro no bordo anterior do músculo esternocleidomastóideo; 2) o esternocleidomastóideo é retraído posteriormente, para exposição das veias jugular interna e facial; 3) a veia facial é tracionada para cima ou para baixo, ou é seccionada e ligada, permitindo a retração da veia jugular interna posteriormente; 4) a bainha carotídea é aberta num nível acima da laringe para identificarmos a artéria carótida comum e a bifurcação. A artéria carótida externa é identificada através de seus ramos (a carótida interna geralmente não tem ramos cervicais), que são ligados individualmente com fio de seda 0, após o nervo hipoglosso ter sido identificado e protegido; 5) finalmente, a artéria carótida externa é ligada a alguns centímetros da bifurcação; 6) são removidas as gazes da orofaringe e observa-se uma redução do sangramento; 7) uma vez cessado o sangramento, realizamos o fechamento por planos.

Devido à complexa vascularização da loja amigdaliana, rica em anastomoses, a LACE não controlará todos os casos de HPA. Se o sangramento continua, devemos prosseguir a dissecção, identificando a carótida interna, para excluir um suprimento arterial por um ramo da carótida interna.

Os pacientes devem ficar com monitoração contínua nas primeiras 24 horas, manter NPO por seis horas e usar antibioticoprofilaxia. São liberados do hospital de acordo com seu estado geral, quando há uma recuperação da concentração de hemoglobina e cicatrização completa da ferida operatória.

- *Embolização*: recurso a ser utilizado em casos extremos por equipe de pessoal treinado e experiente.
- *Transfusão de sangue e hemoderivados*: estudos recentes mostram uma diminuição do número de pacientes submetidos a transfusão sangüínea. O uso de expansores plasmáticos, a monitoração rigorosa dos sinais vitais e as intervenções cirúrgicas judiciosas visam reduzir o número de transfusões e o risco associado de doenças virais e outras patologias transmitidas pelo sangue.[8]

COMPLICAÇÕES

As HPA podem determinar colapso cardiovascular, comprometimento da via aérea e até mesmo a morte.

A gravidade destas complicações nos obriga a não hesitar em internar pacientes com histórias de sangramentos moderados e/ou recorrentes para uma monitoração mais rigorosa e um manejo mais rápido. Estudo de Windfuhr[22] encontrou um óbito entre 182 pacientes que necessitaram de reintervenção cirúrgica para controle da HPA. Este paciente vinha apresentando sangramentos leves recorrentes no pós-operatório e foi liberado do hospital a pedido da mãe. Apresentou sangramento volumoso em casa e, quando chegou ao hospital, as medidas clínicas e cirúrgicas não foram suficientes para reanimá-lo.

PROGNÓSTICO

A HPA é a principal causa de mortalidade relacionada a amidgalectomia. Ainda assim, os óbitos são incomuns, ocorrendo em 1/20.000 pacientes.[17,20]

A maior parte dos pacientes tem sangramentos leves, sem necessidade de reintervenção cirúrgica/ transfusão sangüínea. Dos casos que precisam de um manejo mais agressivo, a grande maioria sobrevive sem seqüelas.

CONTROVÉRSIAS

Provas de coagulação pré-operatórias

O TP (tempo de protrombina) e o TTPA (tempo de tromboplastina parcial ativada) são as provas de coagulação mais usadas para avaliar o risco de sangramento. Ambos os testes estão elevados na presença de deficiências de fatores de coagulação ou na presença de um inibidor da coagulação na corrente circulatória.

Estes testes não avaliam a função plaquetária e não são capazes de diferenciar as coagulopatias leves daquelas potencialmente graves. Ambos estão sujeitos a influências transitórias, como a de doenças virais e do uso de medicamentos, especialmente antibióticos.

Os argumentos mais usados na solicitação destes exames rotineiramente no pré-operatório são: a) que a HPA é potencialmente letal; b) que patologias sérias como a doença de von Willebrand podem aparecer em pacientes assintomáticos; c) que a loja amigdaliana cicatriza por segunda intenção, podendo haver sangramentos importantes mesmo em pacientes sem distúrbios da coagulação; d) que a documentação de testes de coagulação anormais é importante do ponto de vista médico-legal.[30,31]

Os argumentos usados contra a solicitação de rotina destes exames citam o custo envolvido.

Estudo retrospectivo de Tami et al.[2] mostrou correlação entre alterações do TP e TTPA e sangramento primário pós-operatório (p < 0,05), sendo que todos os pacientes tinham uma história de sangramento negativa. De acordo com estes autores, mesmo que a história de sangramento seja negativa, provas de coagulação devem ser solicitadas no pré- operatório e, a presença de exames minimamente alterados indica a realização de avaliação hematológica completa e formal.

Fernandéz et al.[4] encontraram elevação do TTPA em 29% (2/7) dos pacientes que apresentaram HPA, e em apenas 5% (7/137) dos controles. Eles consideram que um TTPA maior que 32 segundos pode ser considerado um fator de risco para HPA (OR = 7,829, p = 0,05).

Metanálise realizada por Krishna e Lee[17] mostrou que estes exames apresentam baixa sensibilidade em diagnosticar discrasias sangüíneas graves e muitos falso-positivos. Recomendam que estes testes não sejam solicitados de rotina. Sugerem que as histórias individuais e familiares de sangramento sejam pesquisadas cuidadosamente; quando positivas, testes de coagulação devem ser solicitados.

Como uma história detalhada negativa não exclui a possibilidade de uma doença da coagulação, nós rotineiramente solicitamos a realização de TP, TTPA e plaquetas antes da realização da amigdalectomia.

Subgalato de bismuto

O subgalato de bismuto é um metal pesado relativamente insolúvel e pouco absorvido, usado empiricamente como agente hemostático. Estudo de Thorisdottir et al.[32] traz evidências de que seu mecanismo de ação está baseado na aceleração da rota intrínseca da coagulação através da ativação do fator VII (fator Hageman).

É freqüente a associação entre o subgalato de bismuto e a adrenalina, que é um potente vasoconstritor e também tem atuação como agregante plaquetário. É feita uma pasta adicionando-se pó de subgalato de bismuto a 20 ml de soro fisiológico e 0,7 ml ou 1:1.000 de adrenalina, até que seja obtida uma consistência de pasta de dente. Esta pasta é aplicada generosamente nas torundas usadas para comprimir a fossa amigdaliana.

Maniglia et al.[33] encontraram incidência de 0,28% de HPA em 1.428 pacientes submetidos à aplicação da pasta de subgalato de bismuto e adrenalina no pós-operatório, resultado estatisticamente significativo quando comparado à literatura (séries de Pratt e Gallagher,[34] com 1,2% de hemorragia em 1.325.564 pacientes).

Em 1999, Sorensen et al.[35] conduziram um ensaio clínico randomizado que comparou o tempo necessário para controle transoperatório do sangramento, a quantidade de perda sanguínea perioperatória e a freqüência de hemorragia pós-operatória entre 109 pacientes que tiveram subgalato de bismuto e 98 pacientes que tiveram placebo aplicados na loja amigdaliana ao término do procedimento. Não houve diferença estatisticamente significativa entre os grupos. Os autores concluem que o efeito hemostático do subgalato de bismuto é fraco, e que os achados positivos encontrados nos estudos prévios se devam, provavelmente, ao efeito da adrenalina.

Uso de antiinflamatórios não esteróides no pós-operatório

O uso de antiinflamatórios não esteróides (AINE) para analgesia pós-amigdalectomia é controverso, uma vez que estas drogas alteram a função plaquetária, podendo aumentar o risco de sangramento pós-operatório.

Moiniche et al.[5] revisaram 25 ensaios clínicos randomizados sobre a incidência de sangramento perioperatório atribuível ao uso de AINE em pacientes submetidos à amigdalectomia. Foram analisados os dados de 950 pacientes que receberam AINE e 883 que receberam outros analgésicos ou placebo. Dos quatro desfechos estudados: perda sangüínea intra-operatória, sangramento pós-operatório, admissão hospitalar e reintervenção cirúrgica devida ao sangramento, apenas o último foi significativamente mais freqüente no grupo que recebeu AINE.

PREVENÇÃO

Técnica cirúrgica

Conley e Elisson[9] realizaram estudo comparando casos submetidos à técnica cirúrgica uniforme: ressecção da amígdala, hemostasia através de torundas embebidas em subgalato de bismuto + adrenalina comprimindo a loja e uso criterioso de eletrocautério, seguida pela remoção de todas as tensões da loja amigdaliana, observação por três minutos, revisão da loja e cauterização de possíveis vasos sangrantes; com casos (controles) em que o uso do subgalato de bismuto + adrenalina e a observação por 3 minutos sem tensões não foram realizados. Não houve sangramento primário entre os casos, sendo encontrado 1,1% de incidência de sangramento tardio (75% menores). Entre os controles a incidência de HPA foi 4,1%, sendo 1% primárias (83,3% maiores) e 3,1% tardias (62,2% maiores). Levando-se em consideração alguns problemas metodológicos do estudo, a diferença de incidência de sangramento entre os grupos foi estatisticamente significativa.

Acredita-se que a retirada dos instrumentos usados para obtermos uma melhor exposição da loja amigdaliana permite que vasos de baixa pressão cauterizados inefetivamente e vasos arteriais de pequeno calibre reiniciem a sangrar, podendo ser facilmente identificados por ocasião da revisão da loja.

Uso de antibióticos no pós-operatório

Estudos mostram benefícios específicos da antibioticoterapia no pós-operatório, que incluem: redução da dor, alimentação via oral mais precoce e diminuição do sangramento pós-operatório.[36] Estudo prospectivo de Telian et al.[37] comparou o efeito da antibioticoterapia na recuperação pós-amigdalectomia em 95 crianças. Três de 40 crianças que receberam placebo e nenhuma das crianças que recebeu ampicilina/amoxicilina tiveram HPA.

Uso de perioperatório de corticóide

Pacientes que receberam corticóide – na maioria dos estudos dexametasona no período perioperatório tem risco duas vezes menor de apresentar vômitos, e alimentam-se mais precocemente que os controles. Os estudos não verificaram correlação entre o uso de corticóide e redução de sangramento pós-operatório.[16,36]

SITUAÇÕES ESPECIAIS

Doenças da coagulação

As doenças da coagulação, como a doença de von Willebrand e a hemofilia, não contra-indicam a realização de amigdalectomia. Nestes pacientes é importante que sejam tomadas medidas para estabelecer critérios de "normalidade" da coagulação no pré, trans e pós-operatório.[10] Pelo maior risco de complicações pós-operatórias estes pacientes não são bons candidatos para cirurgia ambulatorial, sugerindo-se observação hospitalar que inclua a primeira noite. Necessitam de cuidados pós-operatórios mais intensivos e mais recursos.[38]

HEMORRAGIA PÓS-ADENOIDECTOMIA

A hemorragia pós-adenoidectomia é uma complicação rara deste procedimento, ocorrendo em 0,3% dos casos. Em estudo de Windfuhr e Chen,[20] 86% dos casos eram primários, a maioria ocorrendo nas primeiras horas após a cirurgia. Estudo de Crysdale e Russel[39] concluiu que crianças submetidas a adenoidectomia podem ser liberadas com segurança para o domicílio após seis horas de observação.

Na absoluta maioria dos casos, esta complicação está associada à presença de remanescentes adenoideanos. O tratamento de escolha é a remoção desses remanescentes sob anestesia geral.[14,20,27]

CONCLUSÃO

A hemorragia pós-amigdalectomia ainda é a complicação mais temida pelos otorrinolaringologistas que executam tal procedimento.

Indicação cirúrgica criteriosa, adequada avaliação pré-operatória de possíveis fatores de risco, dissecção cuidadosa e hemostasia eficiente são requisitos essenciais na tentativa de evitar esta intercorrência. Cuidados no pós-operatório, como repouso, dieta adequada e evitar esforços físicos, também são importantes.

Contudo, mesmo com todos os cuidados, a ocorrência de HPA continua a ocorrer e o cirurgião não deve hesitar em reavaliar prontamente o paciente. Medidas que variam desde a simples remoção de coágulos e compressão digital até reintervenções com eletrocauterização ou suturas localizadas resolvem a grande maioria dos casos.

REFERÊNCIAS BIBLIOGRÁFICAS

1. Blomgren K, Qvarnberg YH, Valtonen HJ. A prospective study on pros e cons of electrodissection tonsillectomy. *Laryngoscope* 2001;111:478-482.
2. Tami TA, Parker GS, Taylor RE. Post-tonsillectomy bleeding: an evaluation of risk factors. *Laryngoscope* 1987;97:1307-1311.
3. Myssiorek D, Alvi A. Post-tonsillectomy hemorrhage: an assessment of risk factors. *Int J Pediatr Otorhinolaryngol* 1996;37:35-43.
4. Fernadéz A, Canet IS, Fiñana MG, López-Escámez JA. Amigdalectomía por eletrodisecćón: marcadores de riesgo de hemorragia postoperatória en niños. *Acta Otorrinolaringol Esp* 2002;53:21-26.
5. Moinich S, Romsing J, Dahl JB, Tramer MR. Nonsteroidal antiinflamatory drugs and the risks of operative site bleeding after tonsillectomy: a quantitative systematic review. *Anesth Analg* 2003;96(1):68-77.
6. Franco KL, Wallace RB. Management of postoperative bleeding after tonsillectomy. *Otolaryngol Clin North Am* 1987;20(2):391- 397.
7. Goodman RS. Surgicel in the control of post-tonsillectomy bleeding. 1996; 106: 1044-1046.
8. Irani DB, Berkowitz RG. Management of secondary hemorrhage following pediatric adenotonsillectomy. *Int J Pediatr Otorhinolaryngol* 1997;40:115-124.
9. Conley SF, Ellison MD. Avoidance of primary post-tonsillectomy hemorrhage in a teaching program. *Arch Otolaryngol Head Neck Surg* 1999;125:330-333.
10. Rasmussen N. Complication of tonsillectomy and adenoidectomy. *Otolaryngol Clin North Am* 1987;20:383-390.
11. Mangabeira-Albernaz P. Sur la vascularisation de l'amygdale palatine. *Annales Oto-laryngologye* 1967;84(1-2):85-98.
12. Kornblut AD. Enfermedades no neoplásicas de las amígdalas e adenóides. In: Paparella MM, Shumrick DA, Gluckman JL, Meyerhoff WL. *Otorrinolaringología*. 3. ed, Buenos Aires: Panamericana, 1994. 2488p.
13. Handler SD, Miller L, Richmond KH. Post-tonsillectomy hemorrhage: incidence, prevention and management. *Laryngoscope* 1986;96(11):1243-1247.
14. Chowdhury K, Tewfik TL, Schloss MD. Post-tonsillectomy and adenoidectomy hemorrage. *J Otolaryngol* 1988;17(1):46-49.
15. Windfuhr JP, Seehafer M. Classification of hemorrhage following tonsillectomy. *J Laryngol Otol* 2001;115(6):457-461.
16. Carithers JS, Gebhart DE, Williams JA. Postoperative risks of pediatric tonsilloadenoidectomy. *Laryngoscope* 1987;97:422-429.
17. Krishna P, Lee D. Post-tonsillectomy bleeding: a meta-analysis. *Laryngoscope* 2001;111:1358-1361.
18. Randal DA, Hoffer ME. Complications of tonsillectomy and adenoidectomy. *Otolaryngol Head Neck Surg* 1998;118(1):61-68.
19. Windfuhr JP, Ulbrich T. Post-tonsillectomy hemorrhage: results of a 3-month follow-up. *Ear Nose Throat J* 2001;80(11):790-800.
20. Windfuhr JP, Chen YS. Incidence of post-tonsillectomy hemorrhage in children and adults: a study of 4,848 patients. *Ear Nose Throat J* 2002;81(9):626-632.
21. Homer JJ, Williams BT, Semple P, Swanepoel A, Knight LC. Tonsillectomy by guillotine is less painful than by dissection. *Int J Pediatr Otorhinolaryngol* 2000;52:25-29.
22. Windfuhr JP. Indications for interventional arteriography in post-tonsillectomy hemorrhage. *J Otolaryngol* 2002;31(1):18-22.
23. McClairen WC, Strauss M. Tonsillectomy: a clinical study comparing the effects of local versus general anesthesia. *Laryngoscope* 1986;96:308-310.
24. Nunez DA, Provan J, Crawford M. Postoperative tonsillectomy pain in pediatric patients. *Arch Otolaryngol Head Neck Surg* 2000;126:837-841.
25. Papangelou L. Hemostasis in tonsillectomy – a comparison of electrocoagulation and ligation. *Arch Otolaryngol Head Neck Surg* 1972;96:358-360.
26. Carmody D, Vamadevan T, Cooper SM. Post-tonsillectomy hemorrhage. *J Laringol Otol* 1982;96:635-638.
27. Windfuhr JP. An aberrant artery as a cause of massive bleeding following adenoidectomy. *J Laryngol Otol* 2002;116(4):299-300.

28. Walike JW, Chinn J. Evaluation and treatment of acute bleeding from head and neck. *Otol Clin North Am* 1979;12:455-466.
29. Gardner JF. Sutures and disasters in tonsillectomy. *Arch Otol* 1968;88:551-555.
30. Howells RC II, Wax MK, Ramadan HH. Value of preoperative prothrombin/ partial thromboplastin time as a predictor of postoperative hemorrhage in pediatric patients undergoing tonsillectomy. *Otolaryngol Head Neck Surg* 1997;117:628-632.
31. Hutchison RE, Davey FR, Henry JB. Evaluation of coagulation disorders in patients with diseases of Waldeyer's ring. *Otolaringol Clin North Am* 1987;20(2):317-329.
32. Thorisdottir H, Ratnoff OD, Maniglia AJ. Activation of Hageman factor (factor XII) by bismuth sugallate, a hemostatic agent. *J Lab Clin Med* 1988;112:481-486.
33. Maniglia AJ, Kushner H, Cozzi L. Adenotonsillectomy: a safe outpatient procedure. *Arch Otolaryngol Head Neck Surg* 1989;115:92-94.
34. Pratt LW, Gallagher RA. Tonsillectomy and adenoidectomy: incidence and mortality. *Arch Otolaryngol Head Neck Surg* 1979;87:158-166.
35. Sorensen WT, Henrichsen J, Bonding P. Does bismuth subgallate have haemostatic effects in tonsillectomy? *Clin Otolarygol* 1999;24(1):72-74.
36. Thomsen J, Gower V. Adjuvant therapies in children undergoing adenotonsillectomy. *Laryngoscope* 2002;112:32-34.
37. Telian AS, Handler SD, Fleishner GR, Baranak CC, Wetmore RF, Potsic WP. The effect of antibiotic therapy on recovery after tonsillectomy in children. *Arch Otolaryngol Head Neck Surg* 1986;112:610-615.
38. Johnson LB, Elluru RG, Myer CM. Complications of adenotonsillectomy. *Laryngoscope* 2002;112:35-36.
39. Crysdale WS, Russel D. Complications of tonsillectomy and adenoidectomy in 9409 children observed overnight. *CMAJ* 1986;135(10):1139-1142.

Parte V

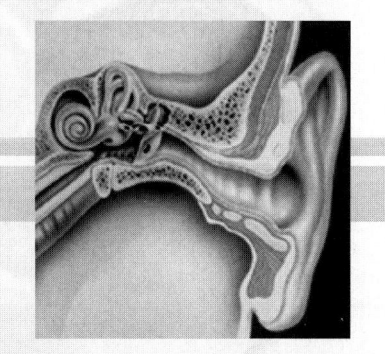

CABEÇA E PESCOÇO

24
Corpo Estranho em Otorrinolaringologia

Roberto Campos Meirelles

INTRODUÇÃO

Os corpos estranhos (CE) em otorrinolaringologia podem ser animados ou inanimados. A introdução habitualmente é voluntária em crianças e em pacientes excepcionais e acidental em adultos. Alguns CE têm a peculiaridade de liberar substâncias químicas tóxicas como baterias de relógios, que geram queimaduras químicas. Outros como sementes de amendoim em contato com a mucosa respiratória úmida, principalmente laringotraqueobrônquica, liberam substância oleaginosa, altamente irritante, que podem desencadear espasmo e quadros de bronquite e asma.

O otorrinolaringologista pode se ver frente a CE localizados nas orelhas externa e média, fossas nasais, seios paranasais, faringe, laringe, esôfago, traquéia e brônquios. Verificamos alguns casos de localização excepcional como tuba auditiva, glândula submandibular e espaço retrocular. O quadro clínico é característico de cada local, porém, de maneira geral, são importantes o volume, o tempo de permanência, a localização obstrutiva na via aérea e o fato de liberarem ou não substâncias tóxicas na mucosa.

ORELHAS EXTERNA E MÉDIA

É a localização mais comum nas crianças, que os introduzem voluntariamente. Habitualmente são encontrados contas plásticas, pedaços de massa de modelar, sementes como feijão e milho, baterias metálicas e todo tipo de objeto miúdo. A maior parte deles fica restrita ao meato acústico externo. Traumas mais graves ou CE pontiagudos podem levar à perfuração timpânica e a ocuparem também a orelha média com parte ou a totalidade de seu volume dentro da caixa do tímpano. Nos adultos o mais comum é o algodão, que sai do cotonete, enquanto coçam o ouvido. Observam-se também muitas pontas de canetas esferográficas e brincos.

Os sintomas são variados, podendo ocorrer dor, surdez, prurido e otorréia, esta última quando há infecção secundária. O diagnóstico é auxiliado pela história positiva. Entretanto, em crianças isto não é o habitual, e temos que fazê-lo na otoscopia, com o auxílio do otoscópio ou do microscópio. Pode surgir edema de conduto, que dificulta a visão do CE.

A retirada é feita por aspiração, preferencialmente sob controle microscópico ou com o auxílio de pinças especiais tipo "jacaré". Os ganchos são úteis para contas com furo no meio ou para caroços de feijão ou de milho. A lavagem do meato com soro fisiológico morno é viável para grande parte dos CE, devendo ser evitada apenas nos casos de sementes, porque estas incham pela absorção de água e não saem, e também quando há suspeita de perfuração timpânica. Em 5% a 10% dos casos, temos que recorrer à anestesia geral, porque a criança não colabora, ou porque há dificuldade técnica ou por já terem manipulado o canal e este estar sangrando ou muito edemaciado e com dor importante. Observar sempre a possibilidade de perfuração timpânica traumática, mais comum em CE pontiagudos, sendo tratada com antimicrobianos orais e cuidados locais. Em presença de CE animados como insetos, que causam mal-estar considerável pelo barulho e até pelas ferroadas, deve-se antes imobilizar o animal. Para tal, instila-se no canal auditivo álcool, éter ou substância oleosa disponível.

Em situações particulares como na miíase, faz-se a remoção sistemática de todas as larvas, preferencialmente sob controle microscópico. Infelizmente nem sempre se consegue realizar este ato em um só tempo, exigindo consultas seriadas. A aplicação local de pó de calomelano ou sistêmica de ivermectina auxilia no combate às larvas. Atenção especial, pois estas podem propagar-se ao tecido cerebral, causando complicações graves como encefalite, abscesso cerebral e até o óbito.

As complicações mais freqüentes dos CE de orelha externa são lacerações, hematoma, infecção e perfuração timpânica.

Os CE localizados na orelha média são raros e podem ter penetrado pela própria membrana timpânica perfurada ou serem secundários à cirurgia da orelha média, como no caso dos tubos de ventilação. Tivemos um caso de tubo de ventilação colocado em outro Serviço que migrou para a mastóide, causando otorréia supurativa fétida, rebelde ao tratamento, só sendo encontrado durante a mastoidectomia.

FOSSAS NASAIS

Encontrados também com maior freqüência em crianças que os introduzem voluntariamente no interior do nariz. Em adultos habitualmente é acidental. Os mais comuns são: contas, pedaço de espuma, massa de modelar, brincos, bateria de relógio, feijão e milho. Algumas vezes insetos podem penetrar no interior das fossas nasais, acidentalmente durante o vôo ou enquanto o paciente dorme. A miíase é secundária à deposição de ovos de moscas, que ao fim de dias eclodem dando origem às temíveis larvas. CE esquecidos durante procedimentos cirúrgicos incluem gaze, mecha de algodão, fios e clipes. Pacientes que sofreram acidentes com trauma facial podem apresentar pedaços de vidro ou de objetos variados. Um grupo especial inclui os projéteis de arma de fogo que se fragmentam, dando origem a estilhaços no interior das fossas nasais, e os dentes extranumerários localizados na cavidade nasal.[8,11]

Se não forem verificados no momento do acidente, sobrevém ao fim de alguns dias descarga purulenta unilateral, indolor, rebelde à terapêutica clínica, sinal bastante característico, além de obstrução nasal, infecção sinusal recorrente e febre. O diagnóstico é feito pela rinoscopia anterior, às vezes necessitando do exame endoscópico da fossa nasal, sobretudo quando localizado posteriormente. Os CE radiopacos são visíveis no exame radiológico.

O tratamento mais simples, muitas vezes executado em casa, é o assoar fortemente o nariz. Em crianças pequenas os pais podem fazer sucção oral, tipo aspiração.[5] A retirada convencional é feita com sonda de Itard, curvilínea, que é introduzida no teto da fossa nasal, sobre o CE, e tracionada para baixo e para diante, fazendo pressão contra o assoalho da fossa nasal. Esta manobra é realizada com a contenção da criança, gerando, por vezes, pequenos sangramentos que cessam espontaneamente. Também se pode retirar o CE com o auxílio de diversos tipos de pinças, tipo sacabocado, Takahashi ou outras que apreendem o CE. Estas são mais apropriadas para espuma, gaze, algodão, larvas de mosca e insetos. Se a remoção não for efetivada, será necessário levar o paciente ao centro cirúrgico sob anestesia geral, o que é excepcional. Cuidado especial deve ser tomado durante a indução anestésica por máscara inalatória, quando o organismo relaxa e o CE pode soltar e migrar para a árvore traqueobrônquica. O ideal é obturar previamente a fossa nasal com chumaço volumoso de algodão. Na presença de baterias de relógios, que soltam produtos cáusticos, deve-se lavar exaustivamente a fossa nasal com solução fisiológica e iniciar antibioticoterapia e corticoterapia. Alguns autores preconizam as lavagens nasais com solução fisiológica.[12]

Forma típica de CE nasal é o rinolito,[2,9] que consiste em massa de material calcário, que envolve CE orgânico ou inorgânico, geralmente de evolução insidiosa de anos, que adere firmemente à parede óssea, habitualmente no assoalho ou, às vezes, na parede lateral, chegando até a penetrar o interior do seio maxilar. Exterioriza-se como infecção nasal ou sinusal, unilateral, rebelde ao tratamento clínico convencional. O aspecto é de lesão dura, recoberta por exsudato amarelado, firmemente aderido e de difícil remoção. A retirada é bem laboriosa, necessitando quase sempre de anestesia geral e auxílio de escopos e pinças fortes.

As principais complicações dos CE nasais são epistaxe, asma e infecções broncopulmonares decorrentes de aspiração.

SEIOS PARANASAIS

São raros e de difícil diagnóstico. O seio mais acometido é o maxilar. A penetração natural é rara, sendo freqüentemente secundários à manipulação cirúrgica, traumatismos ou no pós-operatório de cirurgias craniofaciais, com uso de enxertos variados. A migração do CE da fossa nasal para os seios é pouco provável de ocorrer. Quase sempre são formados por material odontológico ou cirúrgico – gaze ou fio metálico – esquecidos ou introduzidos acidentalmente no seio. O quadro clínico é típico, com rinorréia, obstrução nasal e dor localizada ou, então, sinusite recorrente, ou mesmo processo infeccioso agudo que não cura. Os CE metálicos são facilmente vistos na radiografia simples. Os radiotransparentes aparecem como velamento do seio, mesmo na tomografia computadorizada (TC). Somente são diagnosticados por endoscopia sinusal, raramente realizada ou, em última instância, no próprio ato operatório. A remoção cirúrgica é executada por via endoscópica intranasal ou por sinusectomia maxilar tipo Caldwell-Luc.

A gaze esquecida no interior do seio com o passar do tempo vai aderindo à parede óssea e fica cada vez mais difícil de ser extraída. Curiosamente, em um caso nosso, que enviamos ao patologista sem mencionarmos o fato, surgiu a possibilidade de diagnóstico de tumor ósseo, pois havia grande quantidade de traves fibrosas.

Os CE de seio maxilar têm o diagnóstico retardado na maioria das vezes, principalmente por não se pensar nesta hipótese. Podem tornar-se perigosos e com risco de vida, como no caso em que foi verificado empiema subdural após deslocamento do teto do pré-molar para o seio maxilar, evoluindo para hemiplegia.

Normalmente na vigência de sinusite que não cura após tratamento endodôntico ou da raiz dentária, ou em insucesso terapêutico imediato após sinusotomia maxilar e com alterações tomográficas importantes, está indicada a exploração cirúrgica. Recomenda-se, como rotina, o uso de gaze amarrada com fio inabsorvível, do mesmo modo que nas amigdalectomias, durante o ato operatório, para minimizar este inconveniente.

CE de células etmoidais, seio frontal ou esfenoidal[10] são sempre secundários a cirurgia craniomaxilofacial, otorrinolaringológica ou a trauma externo provocado por projéteis de arma de fogo. O quadro clínico, o diagnóstico e o tratamento são semelhantes aos do seio maxilar.

As complicações podem ser infecções de vizinhança com seqüelas graves como anosmia, cegueira, distúrbios neurológicos ou morte.

FARINGE

São mais comuns nos extremos da vida, em crianças ou em idosos. Usualmente são espinhas de peixe ou ossos delgados de galinha. Menos comumente gravetos, pedaços de madeira, pipoca ou outros. Fincam-se na parede posterior da faringe, nas amígdalas palatinas, na base da língua, na hipofaringe ou na valécula. Incomodam muito, causando dor, disfagia, odinofagia e sialorréia. O diagnóstico geralmente é fácil, com visão do CE na orofaringoscopia. Exceção feita às pequenas espinhas que podem passar despercebidas, ou então àquelas que penetram na integridade da mucosa faríngea, não sendo visíveis na ectoscopia. Nestes casos, pode-se palpar a faringe e a base da língua com dedo enluvado, examinar com telescópio que amplifica a imagem ou, quando suspeitos devido a quadro clínico intenso, solicitar RM, que auxilia na detecção e na localização de CE pequenos e delgados. Muitas vezes o paciente é reexaminado no dia seguinte, quando já há a possibilidade da exteriorização do CE na mucosa.

A remoção é simples, com a retirada por pinças apropriadas, com ou sem anestesia tópica. As mais usadas são as anatômicas do tipo "baioneta", "jacaré" ou pinça hemostática. CE diminutos ou submucosos ocultos na mucosa, porque penetraram totalmente no tecido faríngeo, podem se exteriorizar pela própria via digestiva ou, mais raramente, pela pele, após período prolongado de meses ou anos. O fibroscópio com pinça de apreensão é útil para pequenos CE, mas podem ser danificados quando usados em CE grandes. Muitos CE de valécula ou de hipofaringe, notadamente em pacientes com reflexo nauseoso exacerbado ou não colaborativos, são retirados com o paciente em decúbito dorsal, usando o laringoscópio de McIntosh do anestesista e pinça "saca-bocado"[13]. Este laringoscópio tem a vantagem de fixar a língua, impedindo a deglutição e facilitando a apreensão do CE. Excepcionalmente é necessária a anestesia geral para retirada de CE de faringe somente em crianças muito pequenas ou que não colaboram.

As complicações decorrentes do CE de faringe são abscesso retrofaríngeo, celulites craniofaciais, mediastinite, pneumopatias de aspiração e migração para órgãos e tecidos vizinhos.

ESÔFAGO

Nas crianças predominam as moedas, fichas telefônicas ou de jogos. Nos adultos são as espinhas de peixe e os ossos de galinha. Em idosos, a presença de próteses dentárias superiores impede o reconhecimento pelo paciente da espinha, uma vez que tiram a sensibilidade do palato ósseo, onde elas espetariam. Uma vez deflagrado o processo de deglutição, quando então a espinha ou o osso é sentido na faringe, já não há mais condição de interrompê-la, e o CE vai, então, fincar-se na mucosa esofágica. Param quase sempre na altura da sexta ou sétima vértebra cervical, onde está localizado o músculo cricofaríngeo que envolve e mantém o esôfago fechado. Se passarem deste ponto e pararem abaixo, na porção torácica, provavelmente há uma estenose patológica, quer pela presença de tumor[1] ou doença intraluminal,[4] quer por compressão extrínseca. Dessa forma, os CE do esôfago torácico demandam sempre maior cuidado e atenção em sua remoção.

O diagnóstico é feito pela história clínica e pelo exame radiográfico. Causam dor localizada, disfagia, odinofagia e sialorréia. Nas crianças pequenas é comum a recusa na alimentação, acompanhada de intensa salivação. Para o diagnóstico dos CE cervicais, as incidências laterais de pescoço, para partes moles, mostram bem o trajeto do esôfago cervical. Nos CE torácicos a radiografia de tórax nas incidências ântero-posterior, perfil e oblíqua anterior esquerda permitem a visão do esôfago torácico. Mesmo as espinhas mais finas podem ser vistas na radiografia simples do pescoço. Os CE radiotransparentes parados na porção torácica são mais difíceis de serem identificados. A administração de sulfato de bário por via oral impregna a parede mucosa do esôfago e fornece imagem nítida e muito boa, com falhas de preenchimento, localizando o CE. Infelizmente, este método torna a esofagoscopia subseqüente bem mais difícil, no tocante à visão do CE, uma vez que a mucosa esofágica estará impregnada do corante branco, que só se limpará bem ao final de dois a três dias, tempo perigoso para aguardar com um CE esofágico. Outra técnica é ingestão pelo paciente de cápsula radiopaca, consistindo numa cápsula com contraste em seu interior. Ela vai parar na altura do CE, ficando visível e mostrando a presença de obstáculo na luz do órgão. Durante muito tempo utilizamos este método, abrindo uma cápsula de medicamento qualquer, que após bem lavada era preenchida com sulfato de bário, a seguir fechada e fornecida ao paciente para beber com gole de água. Atualmente não mais usamos esta técnica por acharmos que, assim, transformamos um CE em dois.

Preferimos a esofagoscopia exploradora imediata, como método diagnóstico e terapêutico, porque a história e os sintomas são fortemente sugestivos da presença de CE no esôfago. A esofagoscopia feita sempre com o tubo rígido, aberto, e sob anestesia geral, possibilita a retirada do CE. Não usamos a esofagoscopia com tubo rígido sob anestesia tópica, mesmo com sedação, porque está relacionada diretamente à maior taxa de perfuração do órgão, que ocorre quase sempre no momento da passagem do tubo na altura do músculo cricofaríngeo, quando se deve fazer certa pressão e, simultaneamente, redirecionar o trajeto do tubo. Esofagoscopia com aparelhos flexíveis permitem a retirada de CE finos, pequenos, mas são inúteis em CE maiores, que podem danificar as delicadas pinças do aparelho flexível.[4] Moedas em crianças pequenas quase que, invariavelmente, são retiradas com o laringoscópio do anestesista e pinça globosa maior.[29] Alguns preferem a retirada através de sonda vesical passada no esôfago que, após transpassar o CE, infla-se o balonete e puxa-se, trazendo consigo CE rombos como moedas.[14] Não serve para CE pontiagudos, fincados na mucosa.

Se o CE não for retirado, evolui em tempo variável para esofagite, com febre, infecção, necrose e perfuração do órgão, tornando-se grave e culminando com infecção profunda do pescoço, do tórax, mediastinite e morte. Em suspeita de perfuração esofágica, secundária à infecção do órgão ou da própria esofagoscopia, pode-se auxiliar o diagnóstico fornecendo solução contrastada para o paciente beber e radiografando a seguir, localizando então o extravasamento do contraste. A presença de febre persistente e hemograma com infecção bacteriana leva à suspeita clínica de mediastinite e a atuação deve ser imediata. O tratamento é sempre cirúrgico e de extrema urgência, pois o óbito sobrevém em 24 a 48 horas. Faz-se cervicotomia ou toracotomia exploradora de urgência, com antibioticoterapia intensiva.

LARINGE

São menos freqüentes que os de esôfago. O acidente agudo de aspiração está presente na história. Em crianças, quando pode ocorrer às escondidas dos pais, suspeita-se pela aparição imediata de disfonia ou de sintomas obstrutivos altos. O sintoma dominante é a disfonia em grau variável. CE maiores podem evoluir com dispnéia. Algumas vezes necessitam de tratamento de urgência porque se prendem nas pregas vocais, causando edema da mucosa e obstrução respiratória aguda progressiva. Nestas situações pode ser necessária a traqueotomia de urgência antes mesmo do diagnóstico. São vistos através do exame laríngeo com auxílio do espelho de Garcia, de telescópios ou do nasolaringoscópio. Podem evoluir com estenose subglótica tardia.[6]

Retira-se por laringoscopia direta sob anestesia geral em crianças. A intubação traqueal é opcional, sendo levados em consideração o calibre da via aérea, a experiência do cirurgião para retirá-lo rapidamente, o volume do CE, obstruindo parcialmente a via aérea e a condição clínica do paciente. Muitas vezes passa-se cateter fino para manter apenas a ventilação. O laringoscópio de Holinger, que tem abaulamento na comissura anterior para sua melhor identificação, e o de Jackson são os preferidos para o procedimento. Em adultos, muitas vezes consegue-se a remoção sob anestesia tópica e sedação.

Os CE da laringe são raros, têm sua fisiopatologia bem definida e, em certas ocasiões, podem se constituir em urgência médica, com obstrução respiratória grave, necessitando de intervenção urgente como traqueostomia. Se não tratados a tempo podem ser fatais.

TRAQUÉIA

São excepcionais, porque o CE uma vez aspirado ou pára na laringe ou vai para um dos brônquios. Pode fincar-se na mucosa traqueal, quando pontiagudo, ou ficar oscilando com a respiração entre a subglote e a carina, não se alojando em um dos brônquios. No diagnóstico percebe-se o ruído na respiração, mais audível sobre a traquéia, e na ausculta tem-se o sibilo localizado, não presente no restante do parênquima pulmonar, diferenciando-os de quadros asmáticos. Dependendo do volume, surge obstrução respiratória.

No CE radiopaco, a radiografia do tórax é útil para mostrá-lo. O diagnóstico de certeza é feito durante a broncoscopia, quando for retirado.

BRÔNQUIOS

Os CE de brônquio têm três etapas distintas:

1. **O momento da aspiração:** quando o CE passa pela laringe e surge quadro dramático, com tosse, sensação de sufocação, sudorese e, em alguns casos, cianose. Logo cessa e evolui para a segunda etapa.
2. **Fase silenciosa:** esta é assintomática, imediatamente após a anterior, quando o CE aloja-se no pulmão e permanece por período prolongado de dias, meses ou anos. Não há suspeita da presença do CE.
3. **Fase de supuração broncopulmonar:** ocorrendo tardiamente, com quadro clínico ruidoso, geralmente visto pelo pneumologista. Surge pneumonia recorrente, infecção pulmonar rebelde aos tratamentos antimicrobianos convencionais ou tosse crônica persistente.[7]

O diagnóstico é fácil nos CE opacos, que aparecem na radiografia de tórax. Nos radiotransparentes, é necessário compreender a fisiopatologia da obstrução respiratória causada. Em primeira instância (Fig. 24-1A), ocorre o sibilo localizado, com o ar entrando e saindo normalmente ao redor do CE, porém passando por um pertuito mais estreito. Nesta fase o sinal característico é o sibilo localizado na altura do CE, não sendo audível no restante do parênquima pulmonar. Numa segunda fase mais adiantada (Fig. 24-1B e C), que pode ser de horas, dias, semanas ou meses, ocorre edema da mucosa brônquica em volta do CE, estreitando ainda mais a via aérea quando, então, o ar entra no pulmão e não consegue sair porque na expiração o calibre da via aérea diminui fisiologicamente e juntamente com o CE oblitera a luz brônquica, impedindo a saída do ar. Clinicamente tem-se o enfisema obstrutivo localizado, distalmente ao CE. Na ausculta ouve-se o hipertimpanismo e na radiografia vê-se a área de enfisema com hipertransparência. Na terceira fase (Fig. 24-1D), também de duração variável, com edema grave da mucosa, obliterando totalmente a luz respiratória, o ar não entra no pulmão ou nos brônquios distais ao CE, causando atelectasia pulmonar total ou

OBSTRUÇÃO PARCIAL	ENFISEMA OBSTRUTIVO		ATELECTASIA OBSTRUTIVA
	Ar entra	Não sai	

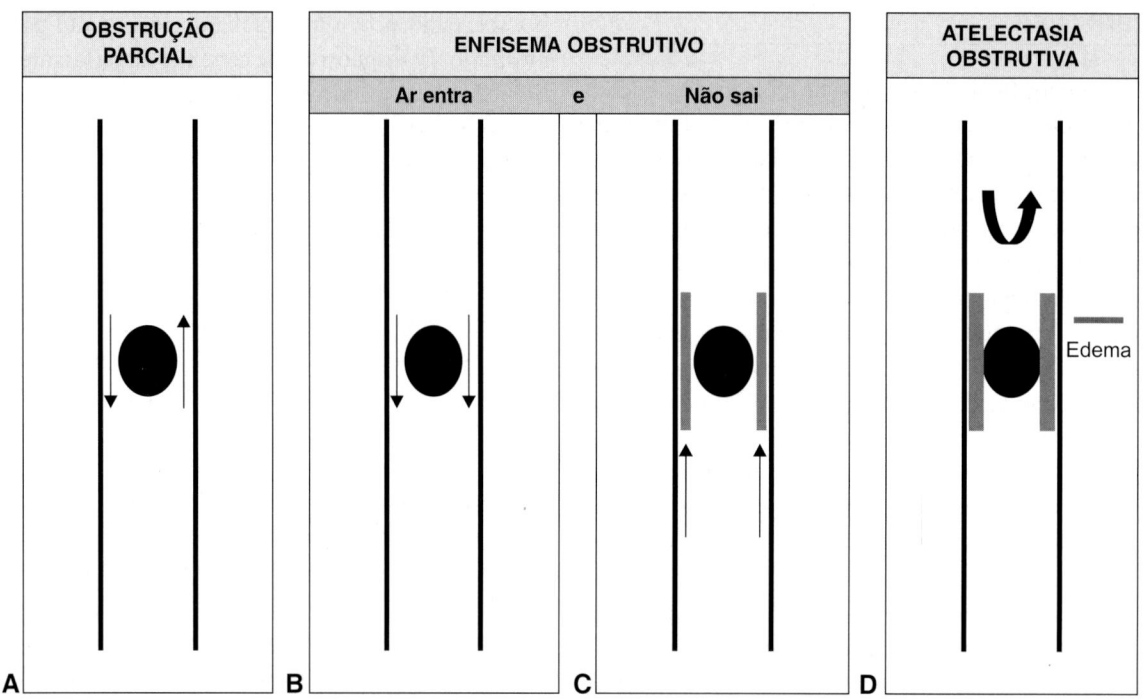

Fig. 24-1. Esquema demonstrando a fisiopatologia da obstrução respiratória por aspiração de corpo estranho.

localizada de um lobo ou segmento. Na ausculta, nota-se ausência do murmúrio respiratório e na radiografia o velamento da área distal ao CE. Alguns CE como sementes oleaginosas – amendoim – são altamente irritantes da mucosa, gerando concomitantemente quadro de bronquite. Essas fases são também diretamente relacionadas ao volume do CE. CE grandes quando impactados no brônquio fonte principal podem ocasionar atelectasia já no primeiro instante.

As radiografias de tórax, em ântero-posterior e de perfil, em posição de inspiração e expiração máximas, são o exame ideal para o diagnóstico. A TC freqüentemente solicitada nos casos de supuração broncopulmonar, muitas vezes mostra o CE ou imagem suspeita, ficando o diagnóstico para ser feito durante a broncoscopia. Quando não se consegue a retirada endoscópica do CE, por estar firmemente aderido ou por não haver possibilidade técnica, o diagnóstico é feito no exame patológico do tecido pulmonar retirado, quer a segmentectomia, quer a lobectomia.

A broncoscopia com tubo rígido é o melhor método para retirada de CE intrabrônquico, porque permite a introdução de pinças mais robustas que o broncofibroscópio e, em crianças, também facilita a ventilação transoperatória através do tubo. Nestas, o exame é sempre mais difícil quanto menor for a criança. Inicia-se pela laringoscopia direta e, a seguir, faz-se a introdução do broncoscópio. A manobra deve ser feita por pessoal treinado e em íntima associação com o anestesiologista. A escolha do calibre do tubo deve obedecer à regra de três quartos do diâmetro subglótico. Broncoscópios muito calibrosos que ficam justos na via aérea proporcionam trauma da mucosa laringotraqueal com aparecimento de edema nas 24 primeiras horas, o que freqüentemente leva à obstrução respiratória aguda, necessitando de traqueostomia. A visão através do broncoscópio é feita com o auxílio de telescópios rígidos de 0°, 30°, 70° e 90°. A retirada com pinças apropriadas também deve ser feita sob visão magnificada.

Os exames endoscópicos, tanto a esofagoscopia como a broncoscopia, raramente são feitos de urgência, havendo tempo para o preparo do paciente. Devido à diversidade de tipos de CE, é normal surgirem dificuldades variadas relativas a escolha da melhor pinça e da pega apropriada do CE. Para tanto, recomenda-se aos menos experientes e, caso possível, que se tenha uma duplicata do CE para estudo prévio antes do exame, escolhendo a melhor pinça e a melhor pega do CE.

CE RAROS

Alguns CE de localização rara foram observados. Dois que mais nos chamaram a atenção foram:

1. Um paciente que mascava graveto de trigo e engasgou-se subitamente, sentindo forte desconforto durante a deglutição. No exame da faringe nada encontramos, porém como o sintoma era extremamente molesto, e não vendo algo que o justificasse, ficamos preocupados. No exame de todo o trajeto das vias aéreas e digestivas acabamos verificando pequeno fragmento introduzido na tuba auditiva, que não foi possível retirá-lo sob anestesia tópica porque doía muito. Na anestesia geral, espantamo-nos com graveto de 4 cm de comprimento, localizado na tuba auditiva.

2. Outro paciente que estava com um clipe metálico de escritório preso entre os dentes, subitamente o perdeu na boca. No exame físico nada foi visto. Como era metálico, apareceu na radiografia no interior da glândula submandibular, tendo penetrado provavelmente pelo orifício do canal de Wharton.

COMENTÁRIOS

Os CE são um tema sempre fascinante pela multiplicidade de casos que todos têm e pela originalidade das histórias. Quase sempre assustam muito mais do que a sua real gravidade, particularmente importante em crianças pequenas. É função, então, do médico o apoio para tranqüilizar os pais. Mesmo após anos de experiência, sempre aprendemos com a retirada de um novo CE. Raramente são uma urgência absoluta, havendo tempo para o preparo e a melhor oportunidade para sua retirada. As situações de gravidade e risco de vida devem ser conhecidas por todos os otorrinolaringologistas e incluem os CE de laringe com obstrução respiratória, os de esôfago com perfuração do órgão e os de nariz, seio paranasal ou orelha média com complicações neurológicas. Nesses, a atuação imediata salvará a vida do paciente. Em crianças, há um limite para as tentativas de retirada sob contenção ou anestesia tópica, não devendo hesitar na indicação de procedimento em centro cirúrgico com anestesia geral. Lembrar que o objetivo é a retirada do CE. Táticas de mandar voltar no dia seguinte que a criança estará mais calma e colaborativa não se justificam, aumentam a ansiedade do próprio e dos pais e a criança não vai colaborar. Aplica-se apenas em caso de estômago cheio para fazer uma anestesia geral com maior segurança.

REFERÊNCIAS BIBLIOGRÁFICAS

1. Bach KK, Postma GN, Koufman JA. Esophageal carcinoma discovered during evaluation of food impaction. *Ear Nose Throat J* 2002;81(9):620.
2. Balatsouras D, Eliopoulos P, Kaberos A, Economou C. Rhinolithiasis: an unusual cause of nasal obstruction. *Rhinology* 2002;40(3):162-4.
3. Belafsky PC, Postma GN, Daniel E, Koufman JA. Transnasal esophagoscopy. *Otolaryngol Head Neck Surg* 2001;125(6):588-9.
4. Belafsky PC, Halsey WS, Postma GN, Koufman JA. Distal esophageal meat impaction. *Ear Nose Throat J* 2002;81(10):702.
5. Botma M, Bader R, Kubba H. A parent's kiss: evaluating an unusual method for removing nasal foreign bodies in children. *J Laryngol Otol* 2000;114(8):598-600.
6. D'Souza AR, Fenton JE, Russell JD. Unusual cause of subglottic stenosis in an adult. *J Laryngol Otol* 2000;114(7):543-4.
7. Donato L, Gaugler C, Weiss L, Krieger P, Debry C. Chronic cough in children: signs of serious disease and investigations. *Arch Pediatr* 2001;8(Suppl 3):638-644.
8. Gupta YK, Shah N. Intranasal tooth as a complication of cleft lip and alveolus in a four year old child: case report and literature review. *Int J Paediatr Dent* 2001;11(3):221-4.
9. Hadi U, Ghossaini S, Zaytoun G. Rhinolithiasis: a forgotten entity. *Otolaryngol Head Neck Surg* 2002;126(1):48-51.
10. Kitajiri S, Tabuchi K, Hiraumi H. Transnasal bamboo foreign body lodged in the sphenoid sinus. *Auris Nasus Larynx* 2001;28(4):365-7.
11. Kuroda H, Tsutsumi K, Tomisawa H, Koizuka I. A case of an inverted tooth in the nasal cavity. *Auris Nasus Larynx* 2003;30(Suppl):127-9.
12. Lichenstein R, Giudice EL. Nasal wash technique for nasal foreign body removal. *Pediatr Emerg Care* 2000;16(1):59-60.
13. Mahafza TM. Extracting coins from the upper end of the esophagus using a Magill forceps technique. *Int J Pediatr Otorhinolaryngol* 2002;62(1):37-9.
14. Reddy NV, Bhatt C, Vaughan-Jones RH, Reddy TN. Spherical foreign bodies in the oesophagus removed by balloon angiographic catheter. *J Laryngol Otol* 2002;116(3):208-10.

25

SIALOADENITES AGUDAS

Antonio Diniz Souza
Priscila Garcia Damasceno
Carla Miti Watanabe

INTRODUÇÃO

As glândulas salivares maiores são constituídas por três principais glândulas pares: as glândulas parótidas, eminentemente serosas, as glândulas submandibulares e as sublinguais, predominantemente mucossecretoras. Estas glândulas podem ser afetadas por afecções diversas, locais e sistêmicas. A sialoadenite aguda é um problema relativamente comum no dia-a-dia dos otorrinolaringologistas e cirurgiões de cabeça e pescoço.

ANATOMIA

Glândula parótida

Para fins didáticos existem dois lobos que não são separados por cápsulas e sim acidentalmente pelo nervo facial (VII par) em lobo superficial e profundo. O nervo facial passa entre os dois lobos, que em cirurgia não conseguimos distinguir um lobo do outro, a não ser o nervo facial que serve como orientação, sendo que a preservação do mesmo é um ponto alto na intervenção cirúrgica da glândula parótida, a não ser, é claro, nos processos malignos, talvez devamos sacrificá-lo, em alguns casos.[8]

Em procedimentos cirúrgicos, o ponto de referência para localizar o nervo facial na emergência do forame estilomastóideo é a inserção da porção posterior do músculo digástrico na apófise mastóidea.[1]

Um outro procedimento alternativo, e talvez o mais fácil, é dissecá-lo junto a parede inferior do meato acústico externo, iniciando na porção cartilaginosa (neste ponto não há risco de lesá-lo), prosseguindo inferiormente na transição do osso timpânico, e cautelosamente, num ponto entre a porção inferior do osso timpânico e a apófise mastóidea, vamos encontrá-lo com segurança.

Uma outra implicação cirúrgica no que diz respeito ao lobo profundo da parótida, que está localizado na adjacência do espaço látero-faríngeo, seria o possível crescimento de um determinado tumor, podendo deslocar a loja amigdaliana medialmente, às vezes simulando um abscesso periamigdaliano ou tumores das tonsilas palatinas.

As fibras parassimpáticas que inervam a glândula originam-se no núcleo salivatório inferior, localizado no tronco cerebral, e acompanham o nervo glossofaríngeo (IX par), para depois deixá-lo e penetrar na orelha média (nervo de Jacobson). As fibras deixam o plexo timpânico via nervo petroso superficial, localizado na fossa média. Saem da fossa média através do forame espinhoso, indo para o gânglio ótico, medial ao nervo mandibular (V par). As fibras parassimpáticas unem-se ao nervo auriculotemporal (ramo do V par) indo para a parótida, mas existem também fibras parassimpáticas originadas do nervo facial, via plexo timpânico.[9]

Glândula submandibular

Localiza-se no assoalho da boca, abaixo da mucosa e acima do músculo miloióideo e hioglosso (sendo este músculo mais medial em relação a glândula acima) e medial ao ramo horizontal da mandíbula.[5]

A inervação parassimpática é realizada pelo nervo corda do tímpano, que acompanha o nervo facial e na fossa infratemporal junta-se com o nervo lingual (ramo do nervo mandibular, que, por sua vez, é a terceira divisão do trigêmeo).

Uma observação a ser feita é que a neurectomia do plexo timpânico (nervo Jacobson) pode levar à atrofia da parótida, e nas lesões do nervo corda do tímpano não há atrofia da glândula submandibular, mas somente uma diminuição da secreção glandular.

Glândula sublingual

Localiza-se na fossa sublingual, em contato com o assoalho da boca superiormente e o músculo miloióideo inferiormente. Os ductos de drenagem são vários (12 ou mais), chamados de ductos de Rivinus. A inervação é a mesma da glândula submandibular.[6]

Glândulas salivares menores

Existe um grande número de pequenas glândulas salivares distribuídas na cavidade oral, principalmente nas áreas palatinas, labiais, mucosa tubária e assoalho da boca, em número decrescente, respectivamente.

Há também glândulas salivares na língua e na laringe.

FISIOLOGIA

As principais funções das glândulas salivares são:

Participação na digestão

A) Umidificação do bolo alimentar, facilitando a deglutição e o paladar.

B) Quebra dos carboidratos através das enzimas digestivas.

Defensiva

É realizada através de limpeza da cavidade oral, controle do número de bactérias da flora da cavidade bucal e presença de imunoglobulinas secretoras como IgA, IgG e IgM, principalmente IgA. Há também presença de substâncias bactericidas como lisoenzimas e peróxidos. Quando existe uma diminuição do fluxo salivar, há um incremento de doenças orais da mucosa e dentes (cárie dentária). O pH da saliva vai do neutro ao alcalino, e quando há uma diminuição deste, pioram as condições de defesa.[3]

A predominância do sistema simpático ou parassimpático pode alterar o fluxo e a qualidade da saliva. O sistema parassimpático influencia no fluxo salivar, enquanto o sistema simpático causa mudança na composição da saliva. A interrupção do sistema parassimpático pode ocasionar atrofia das glândulas salivares, mas o mesmo não acontece com o simpático.

Uma pessoa secreta em torno de 1.000 ml a 1.500 ml em 24 horas. O fluxo é alto durante as refeições e diminui consideravelmente durante o sono. A contribuição de cada glândula salivar para a secreção diária é: submandibular (71%), parótida (25%) e sublingual (4%). A saliva produzida pela glândula submandibular é rica em cálcio, sendo que esta glândula secreta duas vezes mais cálcio que a parótida.

FISIOPATOLOGIA

Alterações na composição da saliva tais como variações nas taxas de cálcio, sódio e fósforo, ocasionadas por doenças sistêmicas (mucoviscidose, diabetes melito, síndrome Sjögrens) e outras afecções (irradiação, alcoolismo, drogas, desidratação, desnutrição) podem desencadear patologias das glândulas salivares, entre elas sialoadenites agudas, sialodenose e sialolitíase.[7]

EXAMES DE IMAGEM

Sialografia

Atualmente não é muito utilizada e deve ser evitada nos processos agudos. Mas, em alguns casos, pode oferecer excelentes subsídios para diagnóstico de determinadas patologias que seguem padrões sialográficos bem distintos, como na sialoadenite parenquimatosa, síndrome de Sjögren, litíase e sialoadenite ductal. As incidências clássicas são AP, lateral e oblíqua. Cálculos radiopacos podem ser diretamente vistos como defeito de enchimento.

Ultra-sonografia

As imagens de ultra-sonografias (US) com transdutor linear de 7,5 mHz é um procedimento rápido, não invasivo, que substitui amplamente a sialografia, e tem utilidade na identificação de litíase e diferenciação entre massas sólidas e císticas. Na sialose a US tem pouca valia.

Uma boa regra para não pedirmos exames em demasia é nos guiar pelo quadro clínico, história e exame físico do paciente, solicitando conseqüentemente o exame complementar mais adequado.

Radiologia convencional

É ótimo para litíase com cálculo radiopaco, mas não oferece mais que isso.

Tomografia computadorizada (TC)

Devido a sua limitada resolução para tecidos moles, os cortes tomográficos têm somente uma função menor na diferenciação de alterações parenquimatosas, mas é importante na confirmação e na topografia da litíase parotídea, nas quais, sialografia, a radiologia simples e a US podem ser imprecisas devido as características próprias destes cálculos.

Imagem por ressonância magnética (IRM)

A imagem por ressonância magnética (IRM) deveria ser o estudo primário de imagem seccional em patologias de glândulas salivares. As imagens deveriam ser obtidas nos planos coronal e axial, sendo que estas são utilizadas para avaliar as estruturas superficiais, a relação da lesão e o que a cerca, enquanto as imagens coronais podem evidenciar a extensão de massa para a base do crânio e a relação com grandes vasos sangüíneos.

BIOPSIAS POR ASPIRAÇÃO COM AGULHA FINA

A biopsia por aspiração com agulha fina é uma excelente conduta para diagnóstico, realizada com técnica especial transcutânea. Nos bons serviços, os resultados têm sido estatisticamente gratificantes. Infelizmente em nosso meio, esbarramos com dois problemas sérios: um profissional treinado para realizar a colheita correta e um excelente patologista com experiência em citologia de patologias salivares.

Os nossos resultados com biopsia aspirativa com agulha fina, tanto em tecido de glândulas salivares como nos tecidos tireoidianos, têm sido desanimadores.

O que temos conseguido de melhor é a biopsia excisional, que na prática compreende a ressecção completa da lesão com congelamento da peça operatória. Em lesões maiores e com ulcerações da pele, a biopsia incisional prévia ao tratamento torna-se uma indicação clara.

Devemos ressaltar que a cirurgia mínima da glândula submandibular é excisão total e a de glândula parótida é lobectomia superficial com preservação do nervo facial.[1]

PATOLOGIAS

Sialoadenoses

É um processo não-inflamatório no parênquima glandular, indolor, com aumento glandular que acomete, principalmente, a parótida. A sialoadenose pode ser encontrada nos quadros de desnutrição protéica, diabetes melito, alcoolismo, carência vitamínica e alterações neurogênicas, como disfunção do sistema nervoso autônomo. Geralmente há aumento bilateral das parótidas.

Sialolitíase

É a mais comum causa de alterações das glândulas salivares; sendo que a maior incidência é nas glândulas submandibulares. Os fatores que influenciam são: posicionamento do ducto de Wharton (a estase salivar é favorecida pela gravidade); alto índice de material orgânico na saliva (que serve como matriz para o depósito de cálcio); maior viscosidade da saliva e maior concentração de sais de cálcio e fosfato.[2]

Infecções provenientes da cavidade oral são outros fatores na gênese da sialolitíase, pois a infecção favorece edema, que, por sua vez, induz à estase salivar e ao aparecimento de cálculos. O cálculo perpetua a infecção e a transforma num ciclo vicioso. A litíase é rara nas crianças, possivelmente devido ao grande fluxo salivar nesta faixa etária, que vai diminuindo com a idade. Todas as condições que levam à diminuição da produção de saliva e aumento da viscosidade tais como estresse, desidratação, falta de ingestão de líquidos, má higiene bucal, uso de anti-histamínicos, anorexígenos, antidepressivos, diuréticos, ansiolíticos, irradiação actínica corroboram para o aparecimento da litíase.[2]

As glândulas mais comprometidas são as submandibulares com 92% dos casos, já as glândulas parótidas são acometidas em 6% dos casos e as sublinguais em 2%.

Na irradiação na área de cabeça e pescoço, há destruição do parênquima glandular, cárie dentária, diminuição salivar, aparecimento de xerostomia, sendo que tais fatores contribuem para o aparecimento da litíase.

Na síndrome de Sjögren, que é uma doença auto-imune, existem anticorpos antitecido glandular, que levam à destruição do parênquima e à diminuição da produção salivar. Existem outros dados clínicos associados às litíases, como artrite reumatóide e outras colagenoses. É prevalente em mulheres a partir da meia-idade. Além da xerostomia, é acompanhada diminuição da lágrima levando à sensação de areia nos olhos (ceratoconjuntivite seca). O aumento glandular é indolor, a não ser que haja um processo infeccioso subjacente, levando a uma sialoadenite aguda, bacteriana. Na síndrome de Sjögren a glândula mais comprometida é a parótida. O padrão sialográfico dos quadros avançados mostra-se como um galho sem folhas, pois aparece o ducto ectásico e o extravasamento de contraste, devido a destruição do parênquima. O diagnóstico definitivo é a biopsia incisional de glândula salivar, menor ou maior. Pode-se lançar mão de provas laboratoriais: VHS, perfil imunológico e eletroforese das proteínas. Para o tratamento, deve-se encaminhar o paciente para o reumatologista.

O tratamento da sialolitíase consiste em abordagem conservadora ou cirúrgica. No tratamento conservador ministramos cuidados gerais como ingestão de líquidos, calor local e massagens suaves, além de antiinflamatórios e analgésicos. Em casos de infecção o uso de antimicrobianos é imperativo, como veremos adiante, em casos de sialodenite aguda.

Em casos de sialolitíase de repetição em que o cálculo é intraparenquimatoso, devemos remover a glândula com o cuidado de preservar suas estruturas vizinhas importantes.

Na sialolitíase ductal da glândula submandibular, podemos retirar o cálculo via cavidade bucal, sem necessidade de remover a glândula.

Sialoadenites agudas

As infecções das glândulas salivares podem ser causadas por vírus, bactérias e fungos. Estes agentes podem infectar o parênquima glandular ou linfonodos intraglandulares. O aumento da glândula não quer dizer necessariamente um comprometimento parenquimatoso, mas pode também ser um infartamento de linfonodo intraglandular (Fig. 25-1).[3]

Infecção viral

Paramixovírus (caxumba)

É a infecção mais comum e prevalente em crianças de 5 a 9 anos. É um processo benigno cujo agente é o paramixovírus, que tem tropismo principalmente por glândulas salivares e outras glândulas. O sistema nervoso central pode ser também envolvido. É endêmico em todo o mundo, com freqüência similar em ambos o sexo. Em ordem decrescente, tem predileção pelas parótidas, submandibulares e sublinguais.

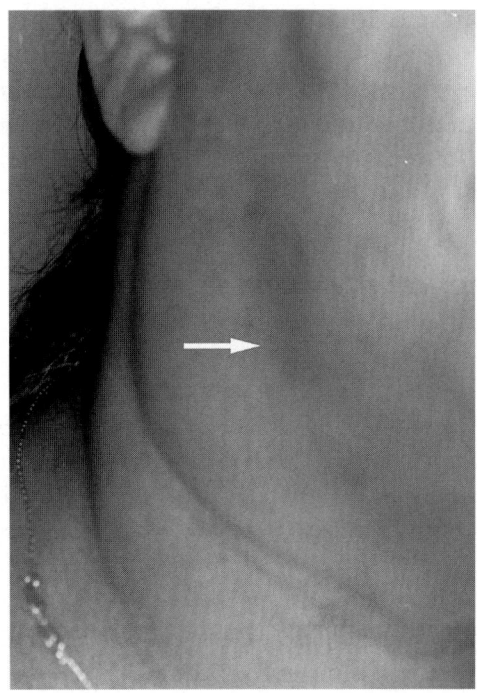

Fig. 25-1. Sialoadenite aguda bacteriana na glândula submandibular.

O quadro clínico é inicialmente precedido por otalgia, exacerbada com mastigação, e, em seguida, um aumento de uma das parótidas e, alguns dias após, a outra parótida é comprometida.

Complicações podem ocorrer, como orquiepidimite, ooforite, meningite serosa, encefalite, surdez unilateral e irreversível, sendo que existem casos de surdez transitória. O hemograma evidencia uma linfocitose às vezes com leucopenia; amilase sérica apresenta-se aumentada. O tratamento consiste em administrar antiinflamatórios não-hormonais, dieta leve, evitando alimentos ácidos para não oferecer estímulos excessivos à glândula; hidratação e repouso. O autor teve um caso de uma criança de 5 anos que desenvolveu um quadro de labirintite aguda, com episódios de vertigem rotatória, vômito, nistagmo espontâneo, mas que evoluiu favoravelmente. A melhor conduta é a profilaxia imunogênica ativa (vacina MMR).

Vírus do HIV

A glândula parótida é a mais envolvida. O quadro clínico inicia-se com o paciente queixando-se de xerostomia, olhos secos e artralgia semelhante a síndrome e Sjögren. As glândulas apresentam-se aumentadas de tamanho, podendo estar comprometidas uma ou várias glândulas. Apesar destes pacientes serem portadores do vírus HIV, estas tumorações devem ser removidas cirurgicamente. Mas há outros autores que preferem ser menos agressivos e fazer um acompanhamento destes pacientes.

Infecções bacterianas

Sialoadenite supurativa

Geralmente é causada por infecções retrógadas de bactérias oriundas da cavidade oral. A glândula parótida é a mais envolvida. Ocorrem em pacientes desidratados, com doenças crônicas, após cirurgias extensas gastroenterológicas, e com uso de medicamentos que reduzem o fluxo salivar.

O quadro clínico é de início rápido. Inicia-se com dor, edema, aumento da consistência da glândula, febre, calafrios, mialgias, leucocitose com desvio para esquerda. Com manipulação gentil da glândula parótida, podemos observar uma saída de secreção purulenta do orifício do ducto de drenagem (ducto de Stensen), localizado no nível do segundo molar superior. Se o paciente estiver com muita dor, em vez de manipular a glândula, podemos estimulá-la, colocando uma mecha de algodão embebida em éter ou suco de limão na carúncula do ducto, quando podemos ver a saída de secreção purulenta.

A bactéria mais comum é o *Staphylococcus aureus*. Outras bactérias menos comuns incluem *S. pyogenes, S. viridans, S. pneumoniae* e *H. influenzae*. Não podemos esquecer o papel das bactérias anaeróbias, que são muito comuns na flora bacteriana oral.

O diagnóstico diferencial inclui linfoma, adenite cervical, abscesso dentário e doença da arranhadura do gato. O tratamento preconizado é: uso de cefalosporina de primeira ou segunda geração, amoxilina/clavulanato, sulbactam sódico/ampicilina, sulbactam sódico/amoxilina ou clindamicina.

Em casos graves com manifestação gangrenosa (fagedênica) e necrose de tecidos, devemos usar vancomicina IV, pelo risco de haver lesão no nervo facial. Felizmente estes casos são raros. Tratamento de suporte é feito com analgésico, calor local, massagens leves na glândula, higiene oral. A intervenção cirúrgica, como drenagem, é rara. Deve-se evitar sialografia.

As complicações como osteomielites, fasciíte cervical e tromboflebite da veia jugular são raras. Pode haver fistulização exteriorizando para a luz do meato acústico externo espontaneamente.[3]

Parotidite supurativa neonatal

É rara, causada pelo *S. aureus*, mas *E. coli* e *P. aeruginosa* podem estar envolvidas. A porta de entrada é a cavidade oral. O quadro clínico apresenta-se com anorexia, irritabilidade, perda de peso, pele eritematosa na região da glândula, geralmente unilateral mas eventualmente bilateral. O diagnóstico é confirmado pela aspiração por agulha fina. No tratamento usa-se antibióticos para *S. aureus* e gram-negativo.

Parotidite de repetição em crianças

A origem é desconhecida, crianças que tiveram caxumba são as mais suscetíveis. Deve-se pesquisar síndrome de Sjögren e sialectasia congênita.

O tratamento consiste em hidratação, massagens suaves na glândula, calor local e antimicrobianos apropriados.[7]

Geralmente regride na adolescência. Se persistir na idade adulta, deve-se efetuar uma abordagem cirúrgica.

Sialoadenite crônica

O quadro clínico apresenta-se com episódios recorrentes de dor, aumento glandular e alteração na função secretora. Há uma degeneração do parênquima que apresenta ductos com ectasias intercaladas com áreas de estenose. O tecido glandular é substituído por fibrose (as sialoadenites agudas que não são tratadas adequadamente podem transformar-se numa sialoadenite crônica).

Outras causas são litíase, traumatismo no orifício de drenagem e compressões por tumores. Quando há falhas no tratamento clínico, deve-se fazer uma abordagem cirúrgica.

Tuberculose

A tuberculose cervicofacial pode envolver também as glândulas salivares. Na maioria das vezes, existe um foco primário pulmonar que dissemina para a região cervical. A patologia pode estar associada ao HIV.

Suas características apresentam-se como infecção indolente, sem dor, com aumento glandular e progressivo, que pode confundir-se com neoplasia. A infiltração dá-se nos linfonodos intraglandulares e não no parênquima. O paciente cursa com suores noturnos (típico da tuberculose) e perda de peso. O diagnóstico pode ser realizado com punção e aspiração com agulha fina, mas em muitos casos o diagnóstico revelar-se-á após a remoção da glândula.

Em casos raros o *Mycobacterium bovis* pode afetar crianças de 2 a 6 anos de idade que usam leite não pasteurizado. Deve-se fazer uma aspiração com agulha fina. Quando o tratamento específico para tuberculose não for suficiente para erradicar a doença, a remoção cirúrgica da glândula é a indicação.[12]

Actinomicose

O *Actinomyces sp.* é encontrado na flora bacteriana normal da cavidade oral e pode chegar até a glândula via retrógrada. O quadro também lembra tuberculose e neoplasia. É indolor, há um endurecimento do tipo lenhoso. Uma característica *sui generis* que pode levar ao diagnóstico é o aparecimento de múltiplas fístulas cutâneas com saída de material esbranquiçado, causado pela necrose linfonodal. Como se vê, aqui também o comprometimento é dos linfonodos intraparenquimatosos. O diagnóstico é realizado com agulha fina e aspirado. O tratamento preconizado é penicilina (primeira escolha), clindamicina, doxicilina ou eritromicina.[7]

Doença da arranhadura do gato

O paciente apresenta mal-estar, febre, leucocitose discreta, adenopatia regional e aumento da glândula submandibular. A etiologia atribui-se a uma rickettsia, *Rochlindea henselae*, que é inoculada pela arranhadura ou mordida do gato doméstico e às vezes do cachorro. Há uma formação granulomatosa por microabscessos coalescentes. O diagnóstico é confirmado pela história clínica, contato com gatos, cachorros e desenvolvimento de linfadenopatia. A doença é benigna e autolimitada.[15]

REFERÊNCIAS BIBLIOGRÁFICAS

1. Anson JB, McVay CB. *Surgical anatomy*. Philadelphia: WB Saunders Co., 1971. 777p.
2. Batsakis JC. *Tumors of the head and neck*. Baltimore: Willians & Wilkins, 1979.
3. Blatt IM. Studies in sialolitiasis. *South Med J* 1964;57:723.
4. Brook I. Diagnosis and managements of parotitis. *Otolaryngol Head Neck Surg* 1992;118:469.
5. Fehrenback MJ, Herring SW. *Illustrated anatomy of the head and neck*. Philadelphia: WB Saunders Co., 1996. 335p.
6. Guyton AC, Hall JC. *Textbook of medical physiology*. Philadelphia: WB Saunders Co., 1966. 1014p.
7. Harris LF, et al. Actinomycosis: surgical aspects. *Am Surg* 1985;51:262.
8. Hollinshead WH. *Anatomy for surgeons: the head and neck*. Philadelphia: Harper & Row, Publishers, 1982. 351p.
9. Janfaza P, et al. *Surgical anatomy of head and neck*. Philadelphia: Lippincott Williams & Wilkins, 2001. 908p.
10. Mason DK, Chisholm DM. *Salivary glands in healthy and disease*. London: WB Saunders Co., 1975. 290p.
11. Moore KL. *Clinically oriented anatomy*. Baltimore: Williams & Wilkins, 1992. 830p.
12. O'Connel JE, et al. Mycobacterial infection of the parotid gland: an unusual cause of parotid swelling. *J Laringol Otol* 1993;107:561.
13. Oleske J, et al. Immune deficiency syndrome in children. *JAMA* 1983;249:2347.
14. Pershall KE, et al. Sialoadenitis in children. *Int J Pediatr Otorhinolaryngol* 1986;11:199.
15. Spires JR, et al. Cat scratch disease. *Otolaryngol Head Neck Surg* 1986;94:622.
16. Vogl TJ, et al. Differential Diagnosis in Head in Neck Imaging. A systematic approach to the radiologic evaluation of the head and neck region and the interpretation of difficult cases. Stuttgart: Thieme Verlag, 2003. 380p.
17. Zhao-Ju Z, et al. Chronic obstrutive parotitis: report of 92 cases. *Oral Surg Oral Med Oral Pathol* 1992;73:434.

26
INFECÇÕES DOS ESPAÇOS PROFUNDOS DO PESCOÇO

João J. Maniglia
Ricardo Maniglia
Sérgio Maniglia
Fábio Maniglia

INTRODUÇÃO

As infecções superficiais do pescoço são geralmente relacionadas a abscessos oriundos de adenites bacterianas de infecções de amígdalas ou dentárias. As infecções profundas podem ter a mesma porta de entrada, porém se propagam abaixo do manguito inelástico da fáscias profundas, produzindo abscessos e celulites de diagnóstico menos aparente, sem hiperemia cutânea ou flutuação e com a possibilidade de complicações a distância, que podem ser acompanhadas de morbidade e mortalidade em uma população jovem.

Apesar da diminuição da incidência destas infecções pelo uso disseminado de antibióticos no tratamento das amigdalites, otites, sinusites e infecções dentárias, o conhecimento do comportamento destas infecções é muito importante para prevenir morbidade e mortalidade. O tratamento clínico destes pacientes cura apenas 10% a 15%, sendo o tratamento cirúrgico indispensável na maioria deles.

REVISÃO ANATÔMICA: AS FÁSCIAS E OS ESPAÇOS CERVICAIS

É importante o conhecimento da arquitetura fascial do pescoço, a localização dos espaços virtuais cujo conteúdo de gordura, gânglios linfáticos ou elementos vasculares localizam ou propagam as infecções regionalmente e a distância.

O pescoço é dividido em duas porções: anterior, ou visceral e posterior, ou vertebral. A porção anterior se relaciona com as estruturas das vias aéreas, aparelho digestivo e glândulas paratireóide e tireóide. A porção posterior contém o sistema de sustentação da cabeça (coluna vertebral e músculos paravertebrais).

Estas estruturas são envoltas por planos fasciais, que são de duas naturezas:

Fáscia superficial

Esta fáscia se relaciona com o músculo platisma, ficando abaixo do tecido subcutâneo e continua com a fáscia torácica. Contém o sistema linfático superficial e a veia jugular externa.

Fáscia profunda

É a fáscia envoltória que se divide em três camadas distintas:

1. Camada superficial

É uma fáscia inelástica e resistente que envolve dois músculos cervicais (esternocleidomastóideo e trapézio), duas glândulas (parótida e submandibular) e dois ossos (mandíbula e hióide).

Insere-se inferiormente no osso esterno, clavícula e omoplata. Posteriormente, unem-se às apófises espinhosas das vértebras cervicais.

Superiormente, após a inserção no osso hióide, engloba as glândulas submandibulares e parótidas, insere-se na mandíbula, continua como a fáscia parotídeo-massetérica, que se insere no arco zigomático, e termina como a fáscia temporal na fossa temporal (Fig. 26-1).

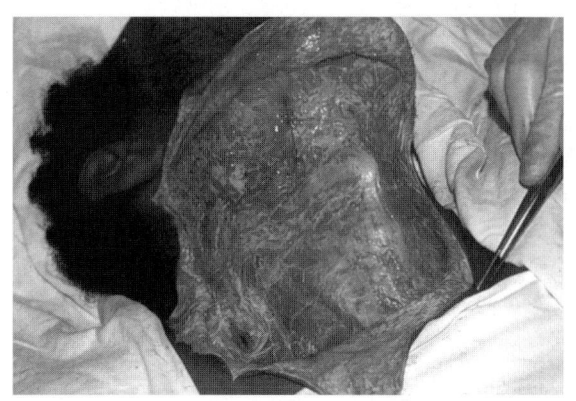

Fig. 26-1. Dissecção de cadáver: mostra a camada superficial da fáscia cervical profunda.

2. Camada média

É também denominada visceral por englobar as vísceras cervicais. Engloba os músculos chatos do pescoço (pré-laringotraqueais), laringe, traquéia, faringe, esôfago e glândula tireóide. Superior e anteriormente insere-se no osso hióide e posteriormente na base do crânio.

3. Camada profunda

Envolve toda a porção posterior dos músculos paravertebrais e coluna cervical.

Forma a fáscia pré-vertebral e a fáscia alar (separando o espaço pré-vertebral do espaço retrofaríngeo)

Ficam assim delineados espaços virtuais que adquirem importância na localização ou propagação das infecções profundas do pescoço (Fig. 26-2).

CLASSIFICAÇÃO DOS ESPAÇOS CERVICAIS PROFUNDOS

Eles podem ser longos ou curtos.

Espaços longos

Atravessam toda a extensão do pescoço, sendo verdadeiras avenidas que propagam a infecção com alta velocidade para o tórax, com produção de complicações a distância.

Espaço pré-vertebral

Localiza-se entre o periósteo dos corpos vertebrais e a fáscia pré-vertebral (dependência da camada profunda) e vai da base do crânio até o cóccix (Fig. 26-3).

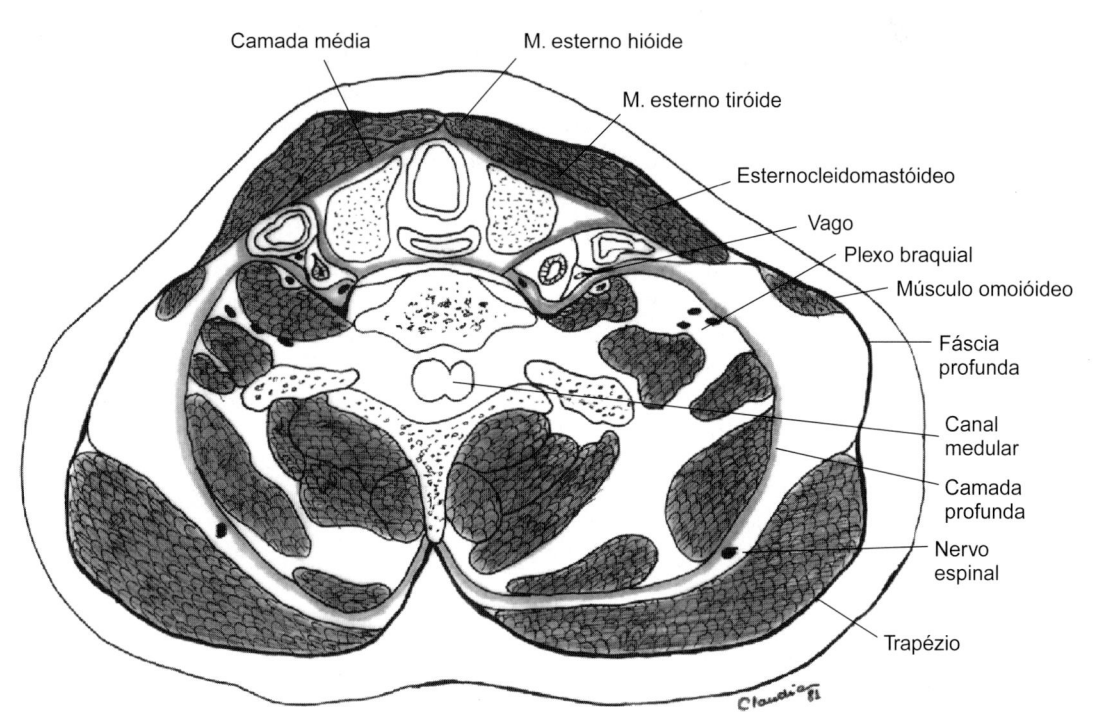

Fig. 26-2. Diagrama das fáscias cervicais e camadas.

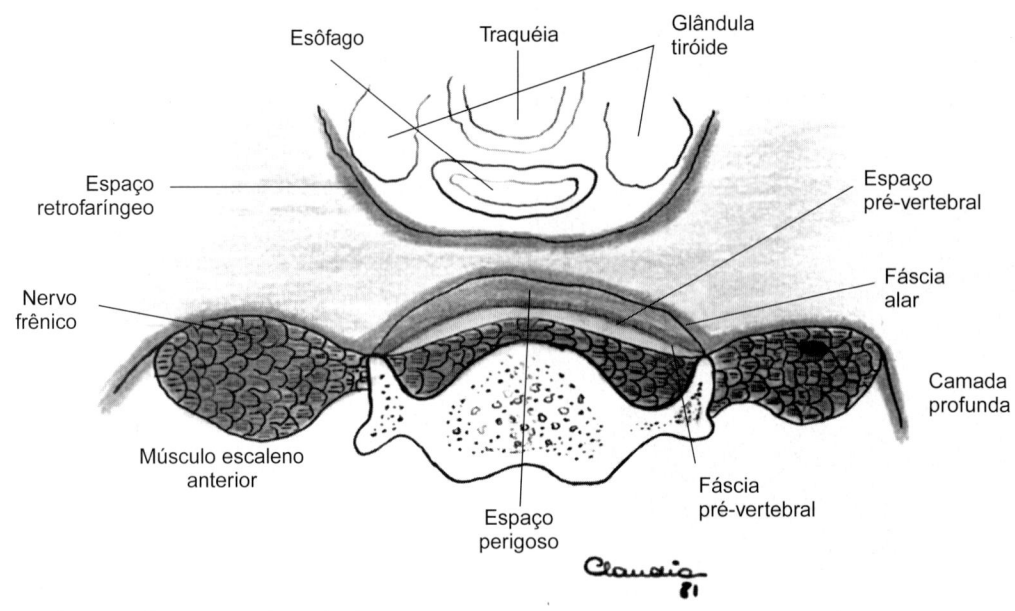

Fig. 26-3. Diagrama do espaço pré-vertebral.

Espaço perigoso

Localiza-se entre a fáscia pré-vertebral e fáscia alar, indo da base do crânio até o diafragma. Relaciona-se posteriormente com o espaço pré-vertebral, anteriormente com o espaço retrofaríngeo e lateralmente com os espaços paralaterofaríngeos.

Espaço retrofaríngeo

Vai da base do crânio até o mediastino anterior (nível de T1 e T2 na bifurcação da traquéia, onde a camada média se funde com a camada profunda da fáscia cervical profunda).

É separado do espaço perigoso pela fáscia alar e relaciona-se anteriormente com a parede posterior da faringe e esôfago. Lateralmente ao esôfago sai o componente da camada visceral que separa o espaço retrofaríngeo do espaço pré-traqueal (Fig. 26-4).

Espaço vascular

É formado por contribuição das três camadas da fáscia cervical profunda. Vai da base do crânio até o mediastino anterior e contém a artéria carótida e a veia jugular interna (Fig. 26-5).

Na porção supra-hióidea, localiza-se dentro do espaço paralaterofaríngeo; na porção infra-hióidea, localiza-se entre os espaços pré-traqueal e retrofaríngeo e termina inferiormente no mediastino anterior (Fig. 26-6). Apesar de longo, é um espaço de baixa velocidade de propagação, ao contrário dos espaços perigoso e retrofaríngeo.

Espaços curtos

Estão relacionados ao osso hióide, podendo ser supra-hióideos ou infra-hióideos. Eles se intercomunicam e são de baixa velocidade de propagação de infecção.

Fig. 26-4. Diagrama dos espaços pré-vertebral e retrofaríngeo.

- Faringe
- Espaço pré-vertebral
- Carótida
- Jugular interna
- Parótida
- Espaço plexo faríngeo
- Mandíbula
- Masseter
- Pterigóide interno
- Glândula submandibular
- Espaço sublingual
- Língua
- Miloióide

Fig. 26-5. Diagrama da formação do espaço vascular (abaixo).

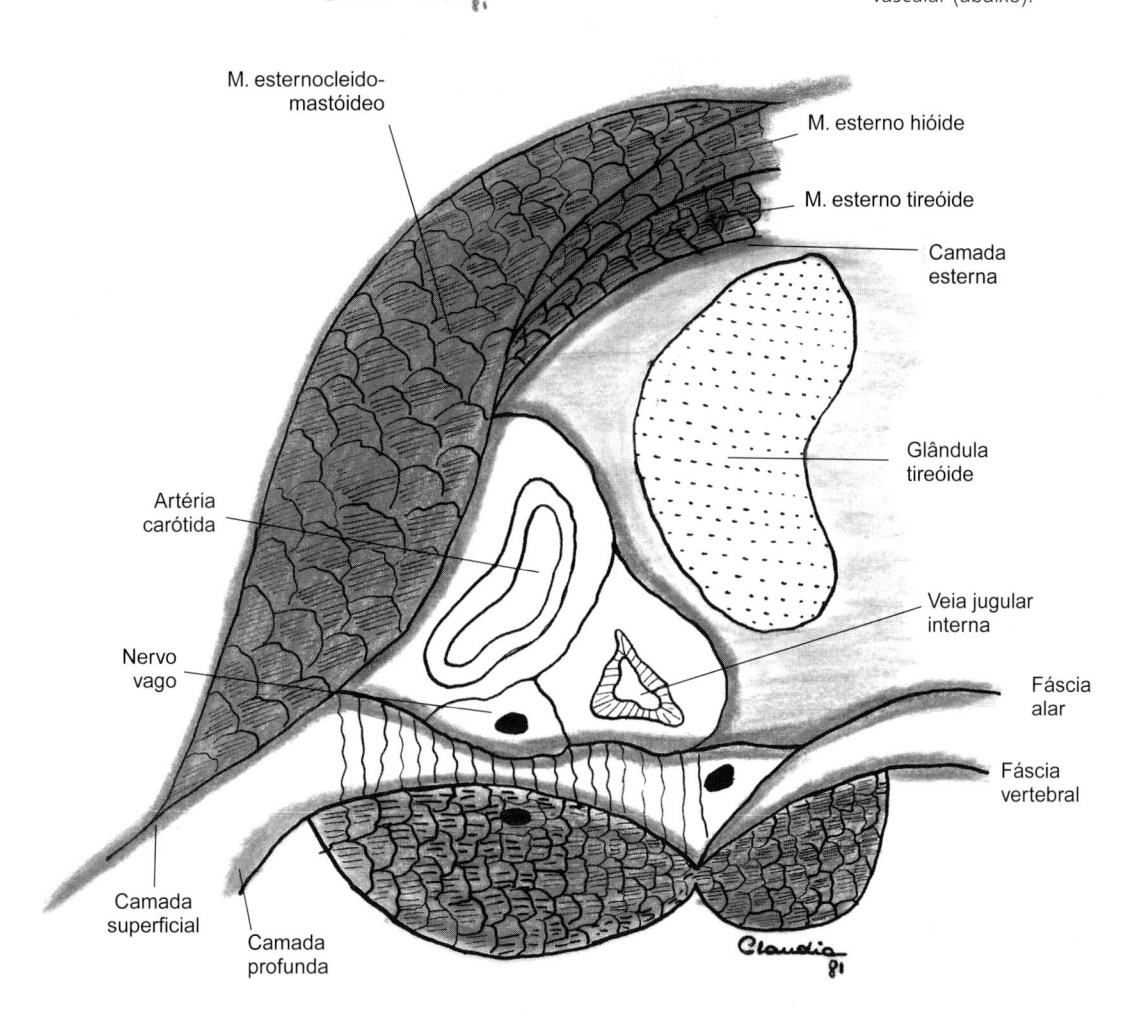

- M. esternocleidomastóideo
- M. esterno hióide
- M. esterno tireóide
- Camada esterna
- Glândula tireóide
- Artéria carótida
- Veia jugular interna
- Nervo vago
- Fáscia alar
- Fáscia vertebral
- Camada superficial
- Camada profunda

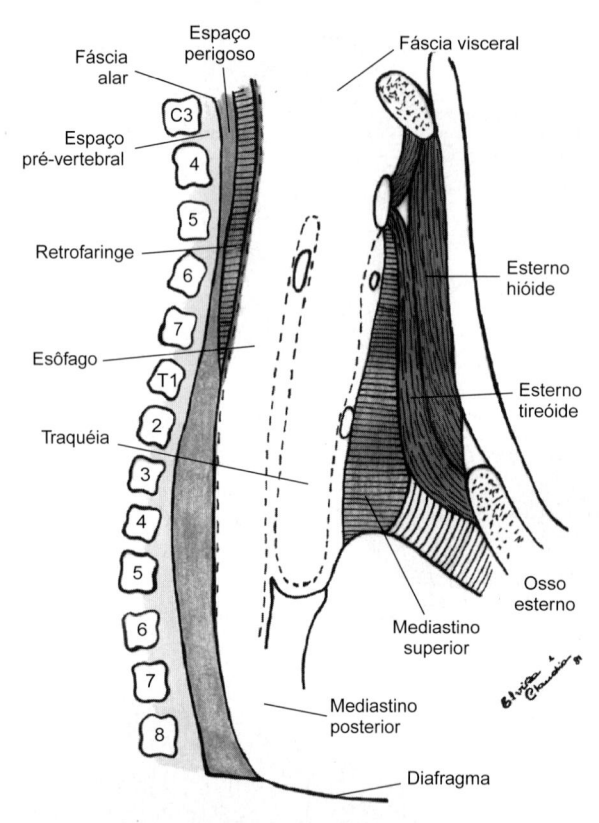

Fig. 26-6. Diagrama dos espaços retrofaríngeo e pré-traqueal e relacionamento com o mediastino.

Espaços supra-hióideos

Espaço submandibular

Localiza-se no triângulo submandibular do pescoço (mandíbula, ventre posterior e anterior do músculo digástrico). O triângulo submentoniano (entre o osso hióide e ventres anteriores do músculo digástrico) com os dois triângulos submandibulares formam uma unidade anatomofuncional de comportamento solidário nas infecções supra-hióideas.

Lateralmente, o espaço é fechado pela inserção da camada superficial da fáscia profunda na mandíbula e no osso hióide (Fig. 26-7).

Este espaço é subdividido em dois, pela inserção do músculo miloióideo (face interna da mandíbula até o segundo molar e na rafe de linha média no triângulo submentoniano): espaços sublingual e submandibular próprios. A glândula submandibular ocupa este espaço. Assim se faz a conexão da boca com o pescoço. Este espaço relaciona-se com o espaço mastigador e parotídeo e posteriormente com o espaço paralaterofaríngeo (Fig. 26-8).

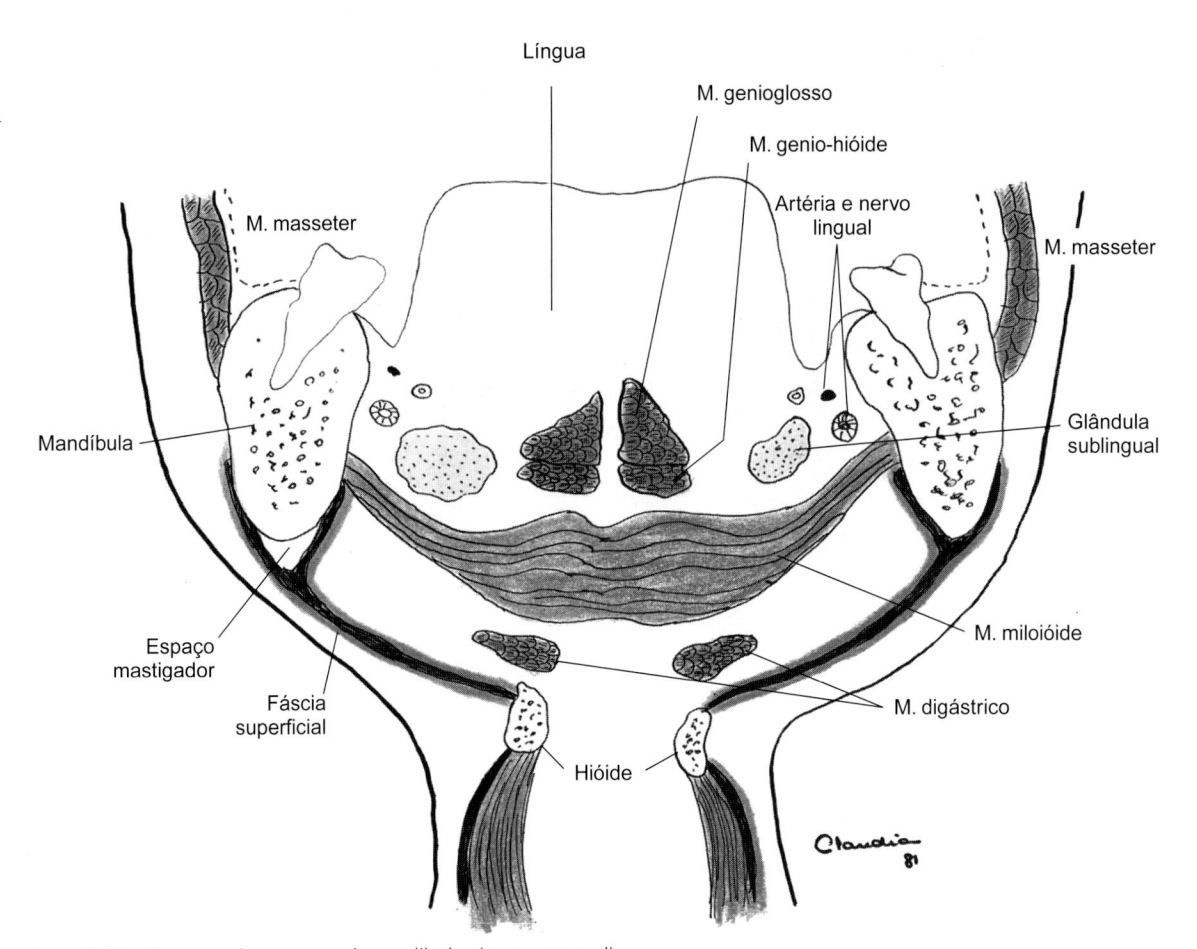

Fig. 26-7. Diagrama do espaço submandibular (corte coronal).

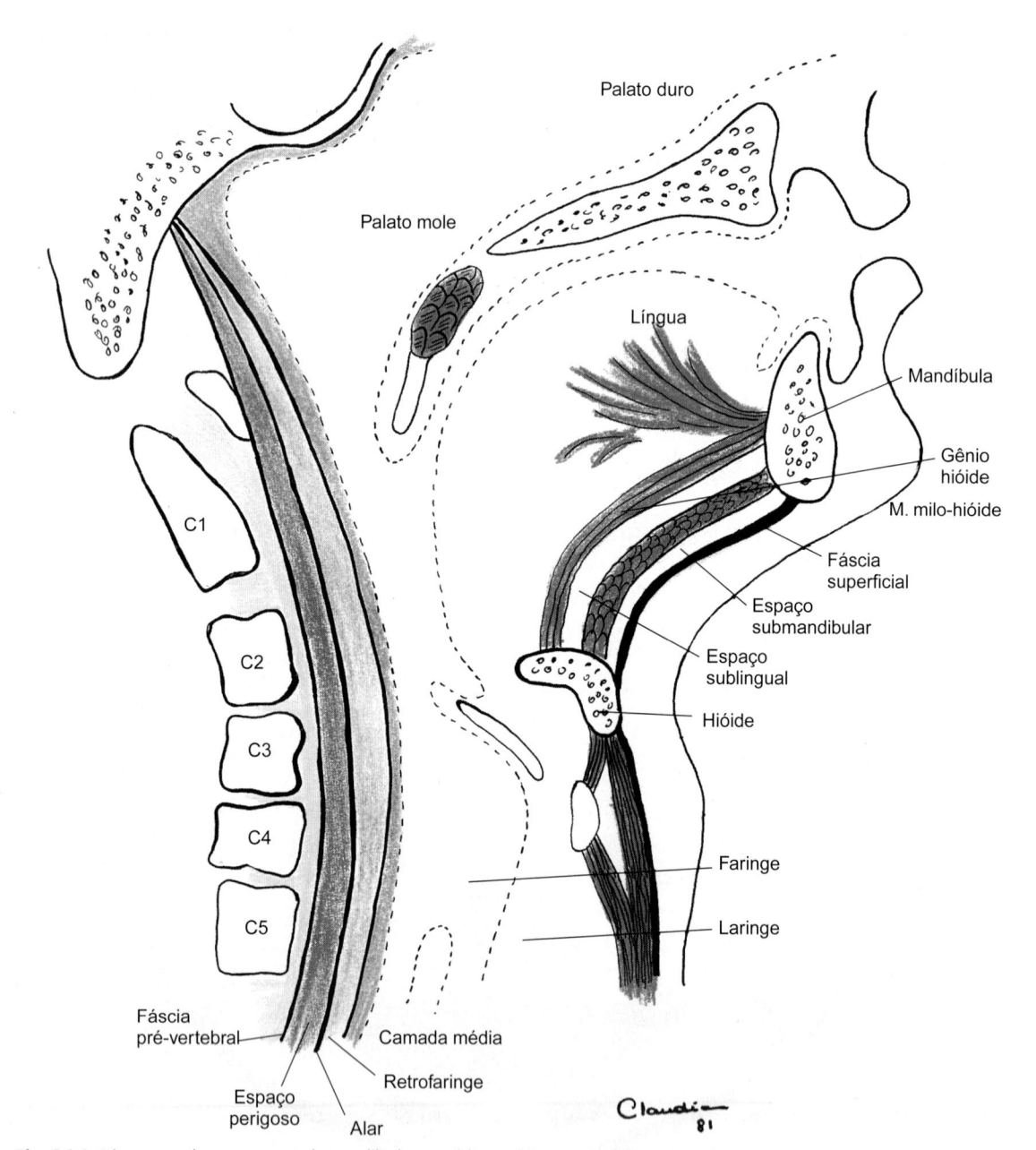

Fig. 26-8. Diagrama dos espaços submandibular e sublingual (corte perfil).

Espaço mastigador

Localiza-se entre o periósteo da mandíbula e os músculos da mastigação (masseter e pterigóideos) e temporal (Fig. 26-9).

Comunica-se com os espaços submandibular, parotídeo, fossa temporal e paralaterofaríngeo.

Espaço parotídeo

Localiza-se nos envoltórios da fáscia parotídeo-massetérica e contém a glândula parótida. Sua porção média é insuficiente e comunica-se com o espaço paralaterofaríngeo (Fig. 26-10).

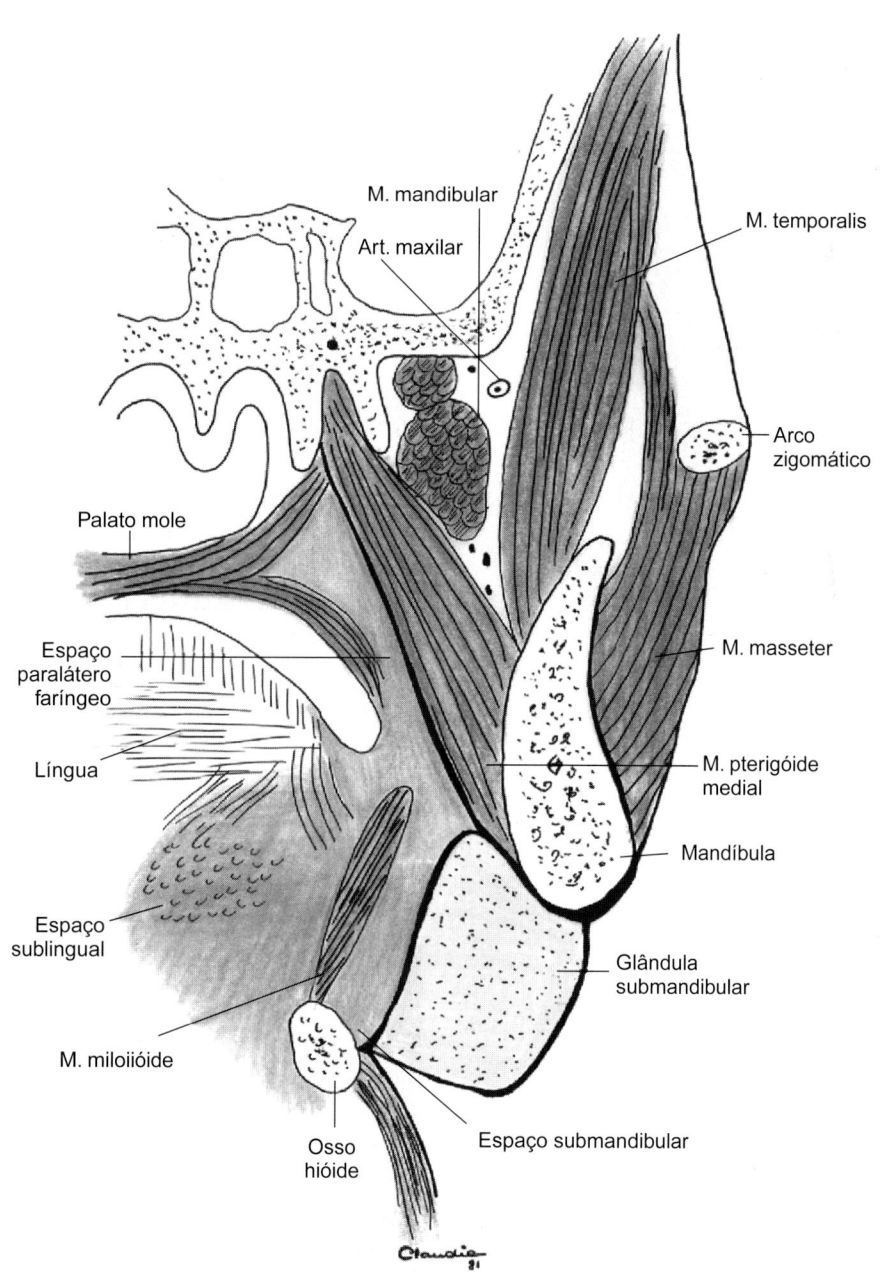

Fig. 26-9. Diagrama do espaço mastigador, submandibular e retrofaríngeo.

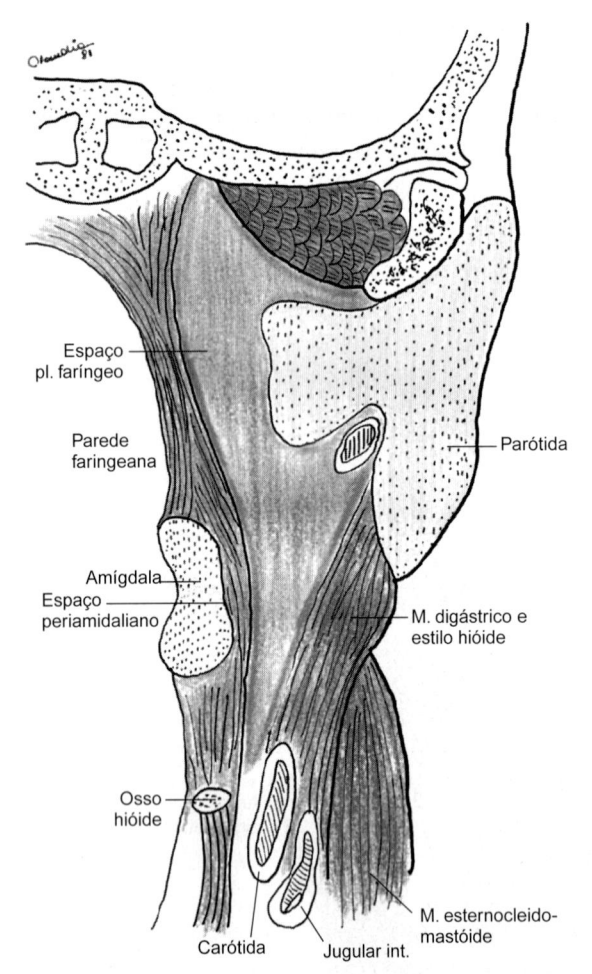

Fig. 26-10. Diagrama dos espaços parotídeo, periamigdaliano e relacionamento com o espaço retrofaríngeo.

Espaço periamigdaliano

É localizado entre a cápsula da amígdala palatina e o músculo constrictor superior. Comunica-se com o espaço paralaterofaríngeo (Fig. 26-10).

Espaço paralaterofaríngeo

É também chamado de faringomaxilar, em forma de cone, cujo ápice é o osso hióide e a base, o osso temporal na base do crânio. A parede média é formada pela parede lateral da faringe e a parede lateral pela face medial do espaço parotídeo, mandíbula e músculo pterigóideo interno (Fig. 26-10).

Anteriormente comunica-se com o espaço submandibular. É dividido em dois compartimentos pelo processo estilóide do osso temporal. O espaço pré-estilóide contém gordura e gânglios linfáticos e comunica-se com o espaço retrofaríngeo O espaço retroestilóide é neurovascular (contém o espaço vascular com artéria carótida interna, jugular interna e nervos IX, X, XI e XII e plexo simpático cervical) (Fig. 26-10).

Espaço infra-hióideo

Espaço pré-traqueal

É também chamado de visceral anterior. Estende-se longitudinalmente desde a cartilagem tireóidea até o mediastino superior, ao nível de T4. Envolve a glândula tireóide e a traquéia, alcançando a parede anterior do esôfago.

ETIOLOGIA E FISIOPATOLOGIA

As infecções profundas do pescoço são causadas por agentes bacterianos. Em geral, a flora é múltipla com associação de bactérias aeróbicas e anaeróbicas.

Os fatores desencadeantes que facilitam a entrada das bactérias são trauma de coluna cervical, boca e mandíbula. A ingestão de corpos estranhos (Fig. 26-11) e acidentes endoscópicos, infecções de ouvido, sinusite (Fig. 26-12A e B) e faringites podem ser a origem da infecção.

Infecções e extrações dentárias são mais freqüentes atualmente. A tuberculose e a sífilis ganglionar parotídea e retrofaríngea podem provocar lesão de coluna cervical e abscesso pré-vertebral (mal de POTT) (Fig. 26-13A e B).

Setenta por cento das culturas apresentam o *Streptococos* β-hemolítico (Fig. 26-14) só ou acompanhado. A maioria das infecções é mista e inclui anaeróbios e *Stapyilococcus aureus*.

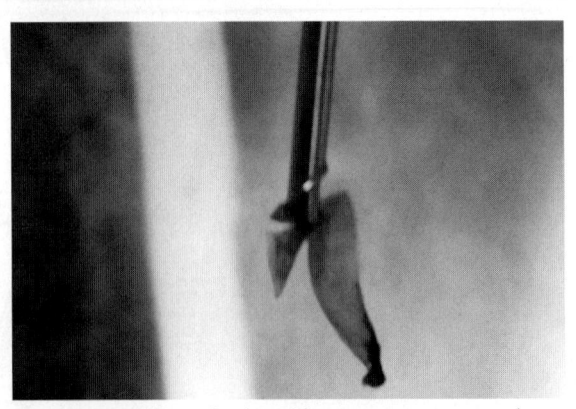

Fig. 26-11. Radiografia de esôfago com corpo estranho (osso de frango).

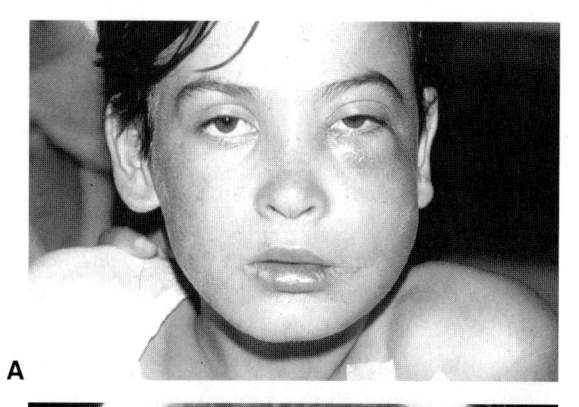

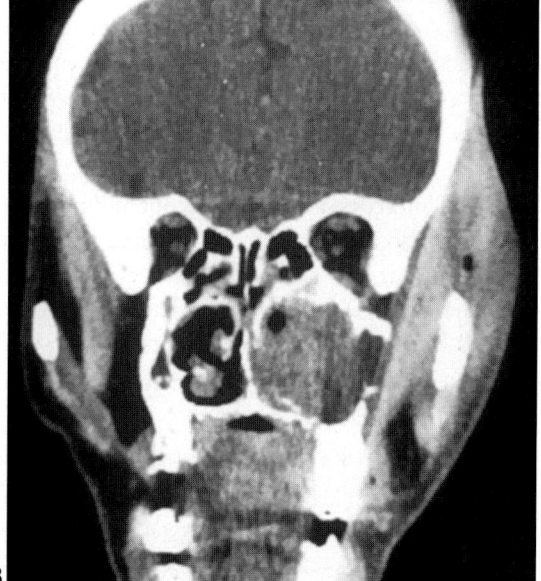

Fig. 26-12. **(A)** Paciente com celulite facial por sinusite maxilar. **(B)** Tomografia mostra sinusite maxilar aguda com complicação.

O estabelecimento da infecção nos espaços profundos do pescoço depende da relação entre a virulência da bactéria e a resistência das defesas do organismo.

A porta de entrada e sua proximidade com espaços cervicais longos de alta velocidade de propagação da infecção para lugares distantes (por exemplo: tórax) facilitam a infecção, que se propaga por continuidade, por trombose venosa retrógrada ou pelo sistema linfático.

Os espaços supra-hióideos mantêm relacionamento íntimo e a infecção se propaga e se localiza em nível horizontal. A entrada da infecção nos espaços longos acelera a sua propagação no sentido longitudinal em direção ao tórax com maior gravidade da infecção e maior morbidade e mortalidade.

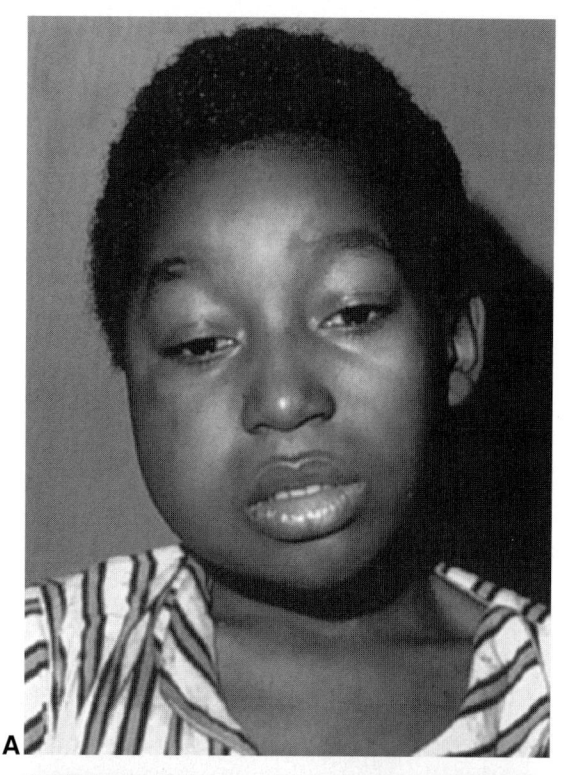

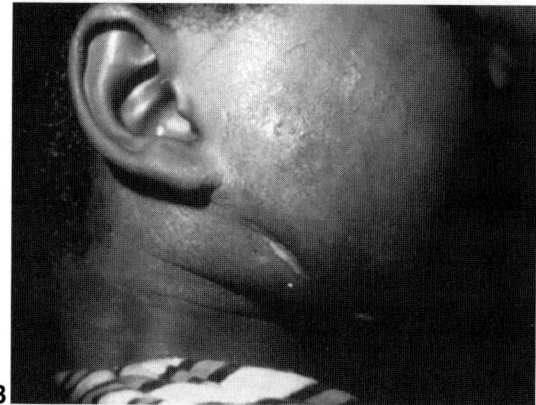

Fig. 26-13. **(A)** Paciente com tuberculose ganglionar de parótida e abscesso pré-vertebral (torcicolo). **(B)** Mesmo paciente com abscesso e fístula parotídea.

QUADRO CLÍNICO

Existem sintomas e sinais de ordem geral ou local denunciando a presença da infecção. A febre, toxemia, calafrios, anemia e perda de peso são bastante evidentes. Os sinais locais indicam a presença de infecção ou estabelecimento de complicações. O abaulamento da faringe produz disfonia, dispnéia e disfagia. Pode haver edema cervical, submentoniano, abaulamento faríngeo, trismo e torcicolo (Fig. 26-15).

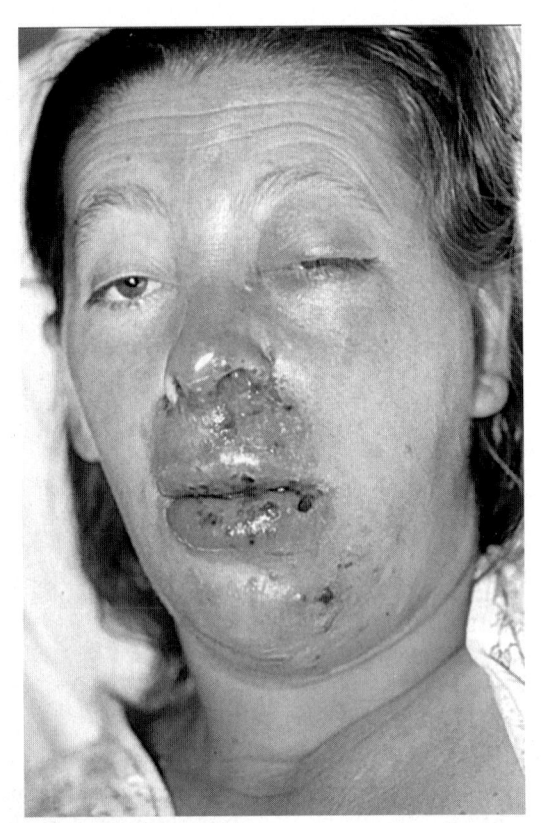

Fig. 26-14. Celulite facial.

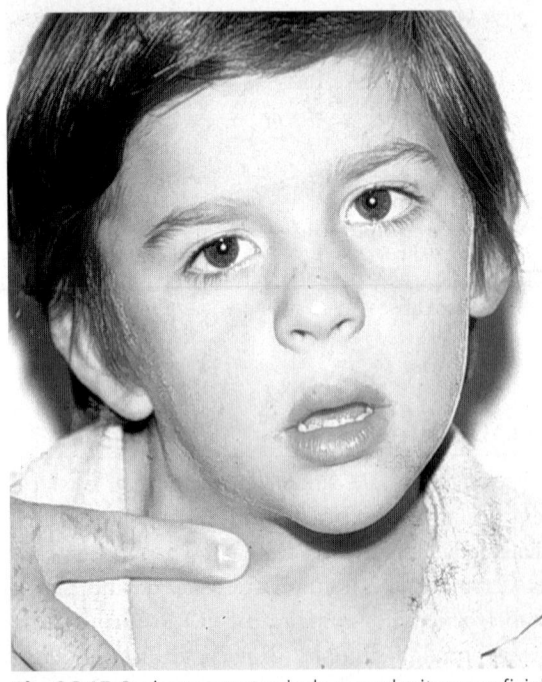

Fig. 26-15. Paciente com torcicolo por adenite superficial supurada.

TRATAMENTO

É dividido em clínico e cirúrgico.

Clínico

É mandatória a hospitalização, reposição de fluidos, transfusões de sangue e instituição de antibioticoterapia endovenosa. A cobertura de antibiótico deve ser de espectro amplo, abrangendo aeróbios e anaeróbicos. Anticoagulantes devem ser instituídos quando trombose venosa.

O tratamento clínico sem cirurgia cura apenas 10% a 15% dos pacientes. Punção imediata de abscessos e cultura com antibiograma são indispensáveis. O abscesso profundo não flutua e a punção não trata necroses teciduais, que devem ser descomprimidas e aeradas.

Estas infecções são produzidas por múltiplas bactérias, por isso o tratamento clínico deve sempre ter um mínimo de dois antibióticos para evitar resistência bacteriana (que ocorreu com as bactérias produtoras de β-lactamase em relação à penicilina).

Em geral há associação de estreptococos, estafilococos e outros gram-negativos.

Anaeróbios são subestimados pela dificuldade de culturas e são sensíveis ao metronidazol.

As cefalosporinas de terceira geração não têm espectro adequado para algumas bactérias aeróbicas gram-positivas.

Em geral, cefalosporinas de primeira e segunda gerações ou quinolonas de segunda e terceira gerações ou amoxicilina com clavulanato associados ao metronidazol são adequadas. Os pacientes alérgicos à penicilina podem receber clindamicina.

Pacientes imunodeprimidos com flora gram-negativa exótica devem receber aminoglicosídeos. Estafilococos resistentes são tratados com vancomicina. Vale ressaltar que a cobertura antibiótica deve ser aliada ao tratamento cirúrgico.

Cirúrgico

Traqueostomia deve ser cogitada desde o início, principalmente nos casos de angina de Ludwig, onde o edema supraglótico é traiçoeiro por não ser acompanhado de disfonia. O paciente pode ir a óbito rapidamente. Nos casos incipientes, quando o anestesista não tem dificuldade de intubação para a cirurgia, pode-se dispensar a traqueostomia.

As cirurgias de drenagem e descompressão podem ser transorais ou externas.

Acesso intra-oral

A cirurgia transoral é indicada no tratamento dos abscessos retrofaríngeo e periamigdaliano.

Acesso externo

O acesso é através de incisão externa cervical.

A cirurgia de Dean, através do espaço submandibular, pode ser usada em tratamento de abscesso retrofaríngeo, cuja drenagem transoral não foi eficiente.

A cirurgia de linha média no triângulo submentoniano corta a fáscia do músculo miloióideo e drena os espaços sublinguais e o assoalho de boca em casos de angina de Ludwig (Fig. 26-16A e B).

A incisão no ângulo da mandíbula até o osso drena o espaço mastigador (Fig. 26-17A a C).

O acesso de Mosher com incisão submandibular com extensão em "T" adiante do músculo esternocleidomastóideo drena o espaço paralaterofaríngeo, retrofaríngeo e submandibular (Fig. 26-18A a C)

Através de cervicotomia anterior baixa de linha média drena-se o espaço pré-traqueal e o mediastino superior e pode-se fazer a traqueostomia (Fig. 26-19).

A cirurgia transtorácica drena empiemas pulmonares, mediastino e pericardite séptica com tamponamento cardíaco.

ANÁLISE CLÍNICA DOS ESPAÇOS

Abscesso periamigdaliano

É o mais comum, usualmente cinco dias após amigdalite bacteriana, já resolvida, independentemente de seu tratamento com antibióticos. Foi a causa de morte do presidente americano George Washington.

Pode iniciar por peritonsilite (Fig. 26-20) com deslocamento medial da amígdala e úvula com abaulamento do pilar anterior, disfagia e odinofagia intensa com voz de "batata na boca" e trismo acentuado. A punção com agulha diferencia a celulite do abscesso. É mais comum unilateral e mais raro bilateral ou em crianças.

O tratamento do abscesso admite três condutas distintas:

1. **Punção com agulha grossa e antibioticoterapia:** é feita apenas em países mais adiantados, onde o controle do paciente é mais seguro.
2. **Drenagem ambulatorial com amigdalectomia secundária:** por causa da alta incidência de recidiva do abscesso (Fig. 26-21).
3. **Drenagem em centro cirúrgico com amigdalectomia primária a quente:** usa-se antibiótico endovenoso por quatro a seis horas, e a cirurgia imediata trata o abscesso e evita outra cirurgia.

Abscesso de espaço pré-vertebral

Infecções neste espaço ocorrem por traumatismo cervical, acidentes endoscópicos, corpos estranhos. É abscesso de linha média acompanhado de torcicolo. A origem mais rara pode ser de tuberculose óssea (mal de POTT) após extensão de gânglios parotídeos ou de nasofaringe (Fig. 26-13A e B).

Abscesso de espaço retrofaríngeo

A porta de entrada geralmente é por infecções de nariz e seios paranasais, e adenóide com adenite supurada dos gânglios nasofaringeanos de Gilette.

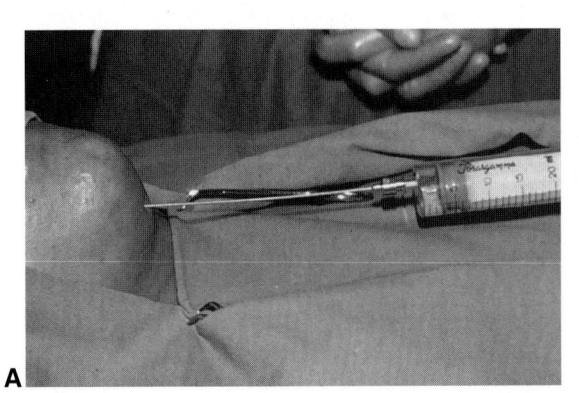

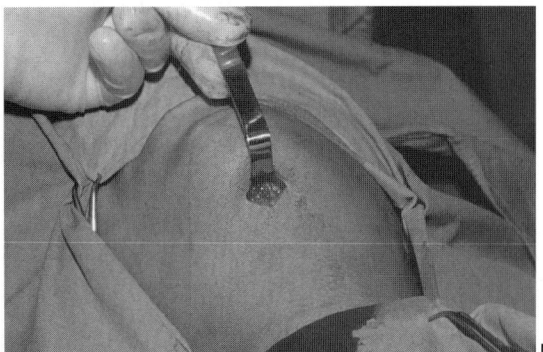

Fig. 26-16. Angina de Ludwig: foto intra-operatória. **(A)** Drenagem mediana. **(B)** Secção da cinta do músculo miloióideo.

Fig. 26-17. Foto cirúrgica. **(A)** Punção de abscesso mastigador direito. **(B)** Incisão e drenagem de abscesso mastigador. **(C)** Drenagem de abscesso mastigador e colocação de dreno.

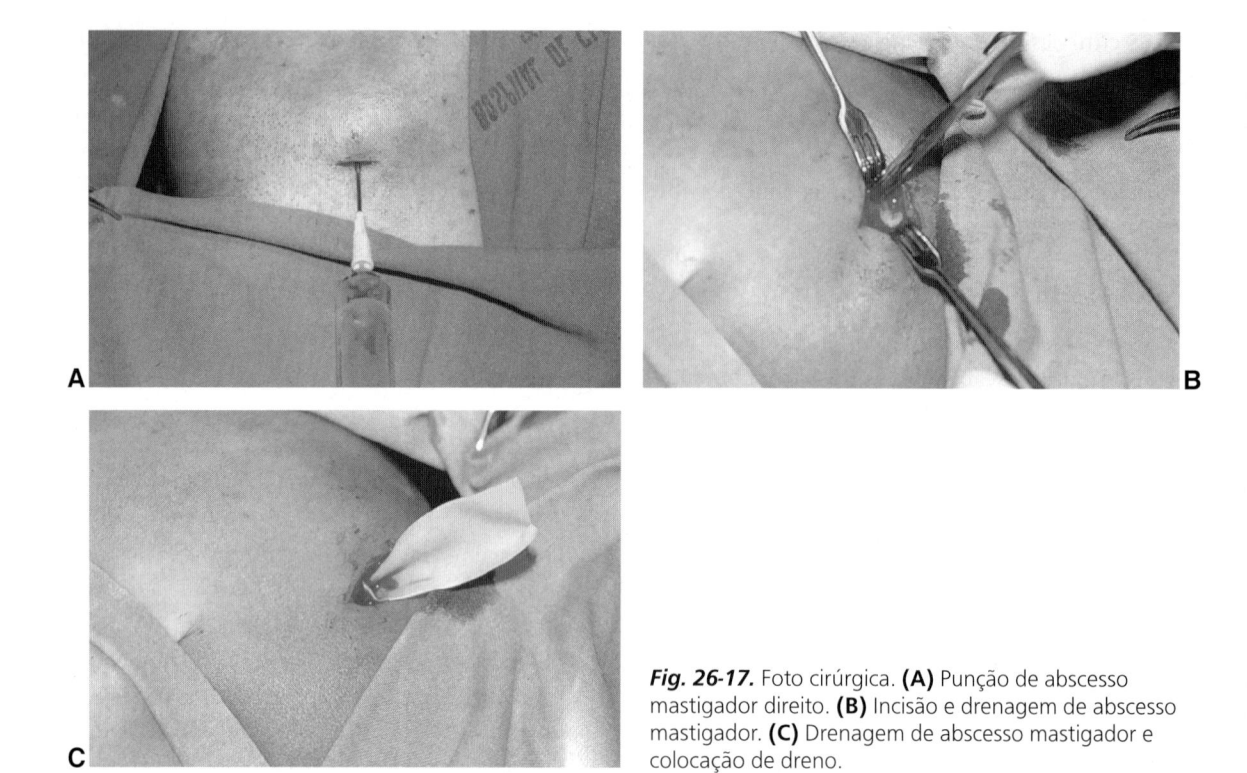

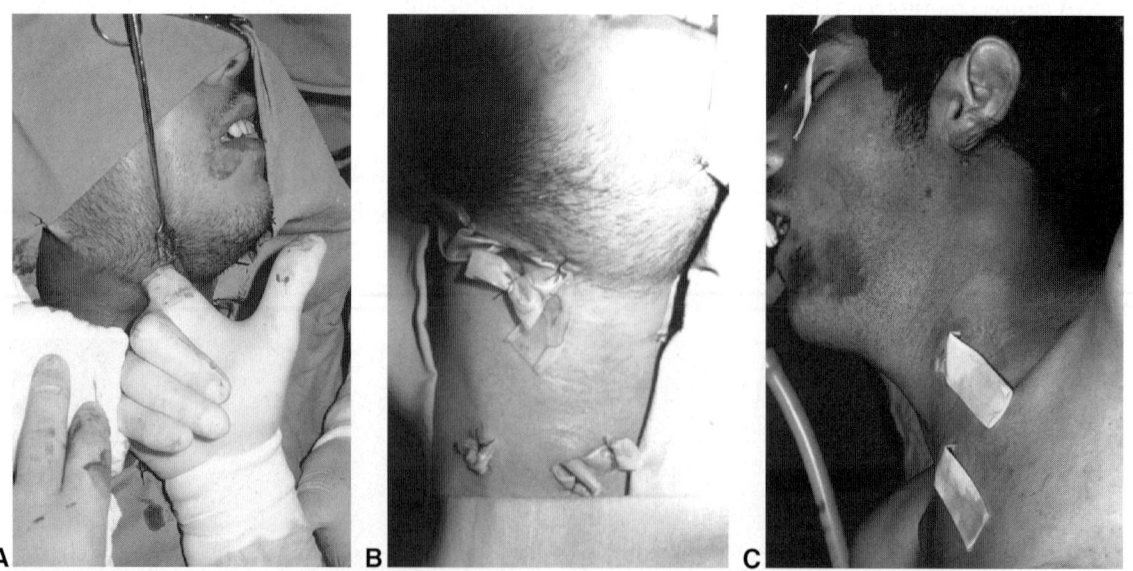

Fig. 26-18. Foto cirúrgica: **(A)** Drenagem submandibular em angina de Ludwig. **(B)** Mesmo paciente; colocação de dreno. **(C)** Drenagem cervical de Mosher.

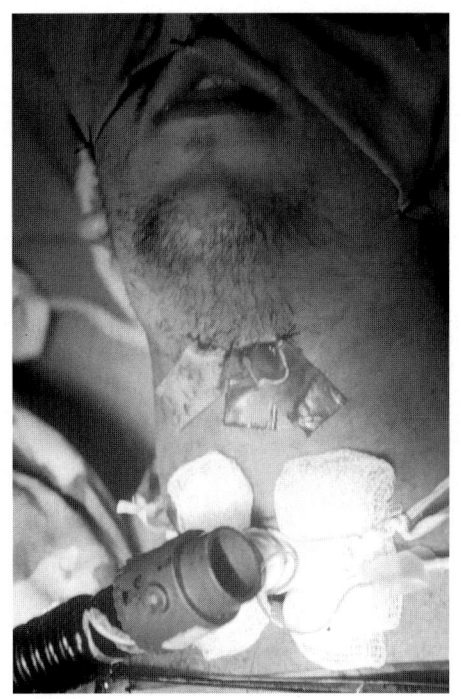

Fig. 26-19. Foto cirúrgica de paciente com angina de Ludwig: drenagem mediana, lateral e cervicotomia baixa com traqueostomia.

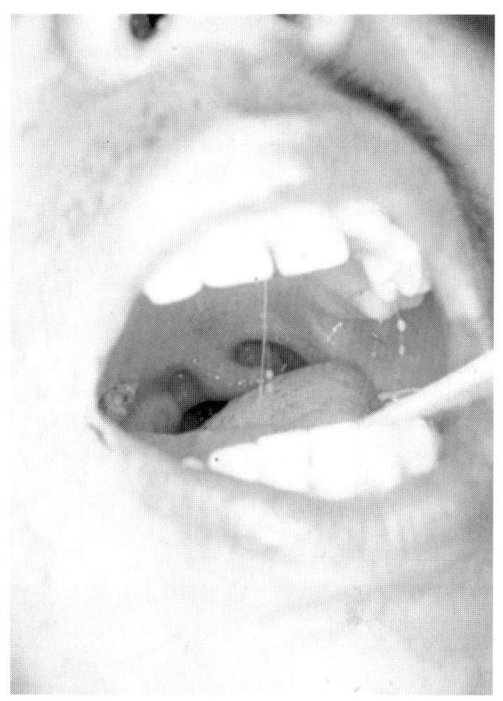

Fig. 26-21. Foto cirúrgica de drenagem ambulatorial (abscesso periamigdaliano).

Sua maior incidência é em lactentes (50% abaixo de 1 ano). É abscesso paramediano sem trismo. O diagnóstico é feito por oroscopia ou pela radiografia lateral de *cavum*, que mostra deslocamento anterior da coluna aérea da faringe (Fig. 26-22). O tratamento é cirúrgico em posição de Rosen e drenagem transoral.

Os casos resistentes a este tratamento devem ser drenados por via externa (acesso de Dean).

Abscesso de espaço mastigador

É de origem dentária (Fig. 26-23A) com formação de abscesso entre a mandíbula e a musculatura da mastigação (Fig. 26-23B). Envolve o terceiro molar com trismo acentuado (Fig. 26-23C).

Fig. 26-20. TC de abscesso periamigdaliano.

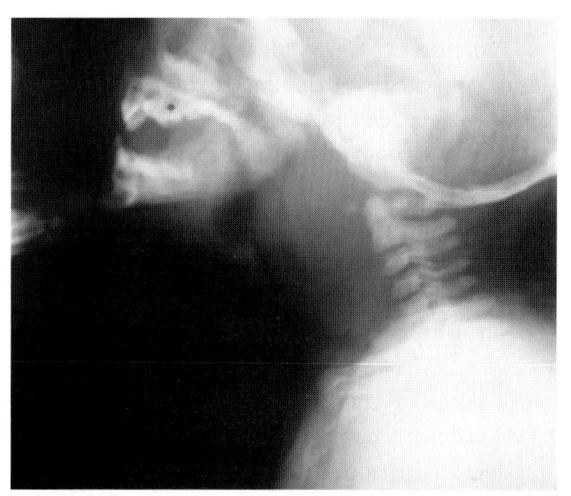

Fig. 26-22. Abscesso retrofaríngeo em radiografia lateral de *cavum*.

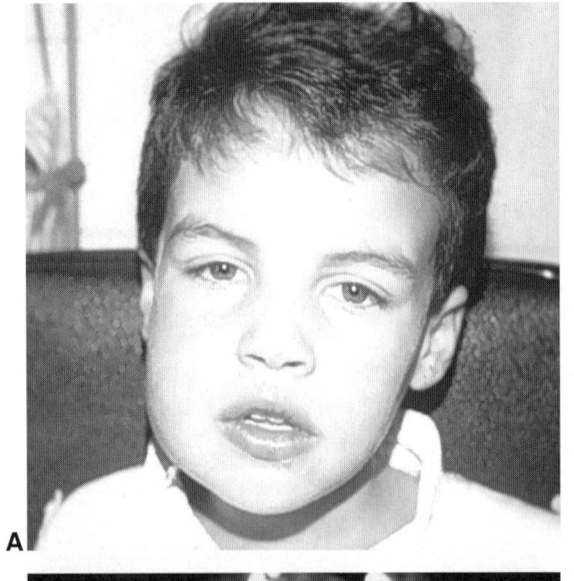

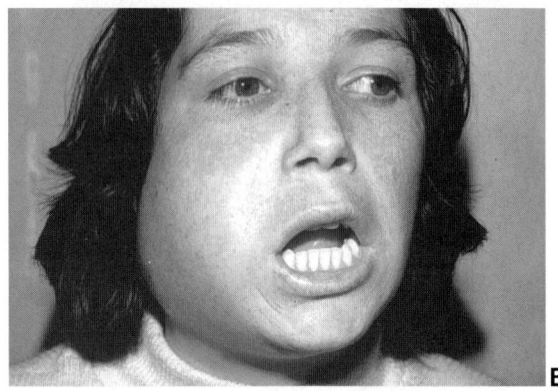

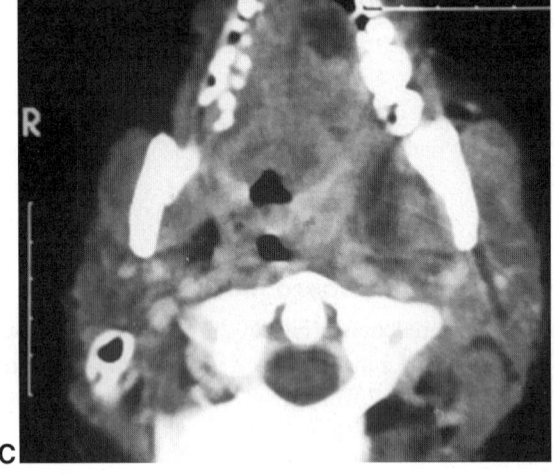

Fig. 26-23. **(A)** Foto de criança com infecção dentária. **(B)** Foto de paciente com abscesso de espaço mastigador. **(C)** Tomografia computadorizada: abscesso de espaço mastigador.

A drenagem é feita por incisão no ângulo da mandíbula com acesso à mandíbula e drenagem externa. Esta infecção pode atingir o espaço paralaterofaríngeo e disseminar para o tórax.

Abscesso do espaço parotídeo

É, em geral, relacionado à parotidite aguda bacteriana em pessoas idosas e desidratadas. Existe saída de secreção purulenta pelo ducto parotídeo e ausência de trismo (Fig. 26-24A). O agente infeccioso é o *Staphylococcus aureus* e o tratamento clínico com antibiótico. Ocasionalmente pode formar abscesso (Fig. 26-24B) que deve ser drenado por via externa com incisão e elevação do retalho cutâneo, como em parotidectomia e drenagem com incisão paralela ao nervo facial. A infecção pode estender-se ao espaço paralaterofaríngeo e retrofaríngeo.

Abscesso do espaço submandibular

A porta de entrada da infecção é em geral de origem odontogênica por infecção do segundo ou terceiro molar mandibular.

Pela ausência da cinta dos músculos miloióideo, o espaço sublingual comunica-se com o submandibular através da glândula submandibular. A incidência é maior em mulheres e pode ocorrer em crianças (Fig. 26-25).

Consiste em uma celulite gangrenosa de origem odontogênica que se propaga por continuidade para o espaço paralaterofaríngeo (Fig. 26-26A e B).

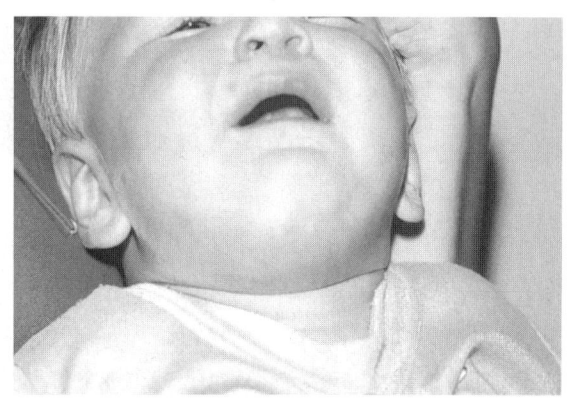

Fig. 26-25. Criança com angina de Ludwig.

É de tratamento cirúrgico com traqueostomia, incisão submentoniana com secção da fáscia do miloióideo e drenagem submandibular (Fig. 26-27A a C) (ocasionalmente bilateral) e drenagem do espaço paralaterofaríngeo (cirurgia de Mosher).

Abscesso do espaço paralaterofaríngeo

É um espaço de passagem que se conecta com o espaço retrofaríngeo, com possibilidade de complicar com infecção torácica (Fig. 26-28A a D).

Infecções dos espaços parotídeo, mastigador, periamigdaliano e submandibular podem aí se comunicar. Além dos sinais e sintomas do abscesso original, existe abaulamento e edema cervical. É drenado pela cirurgia de Mosher, além do tratamento do abscesso original.

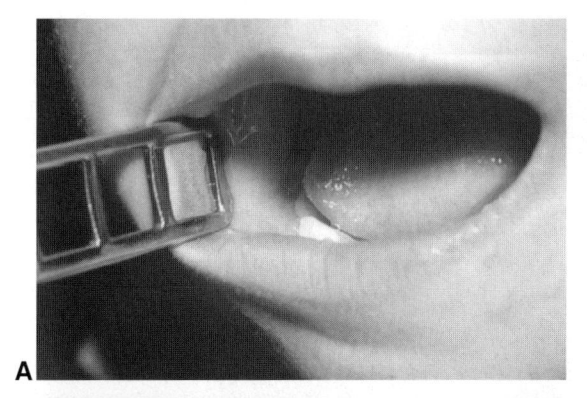

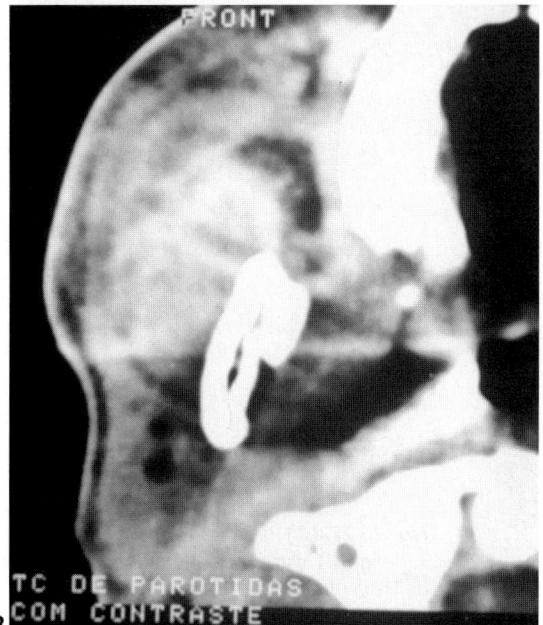

Fig. 26-24. **(A)** Paciente com parotidite aguda: pus no ducto. **(B)** Tomografia computadorizada: abscesso parotídeo.

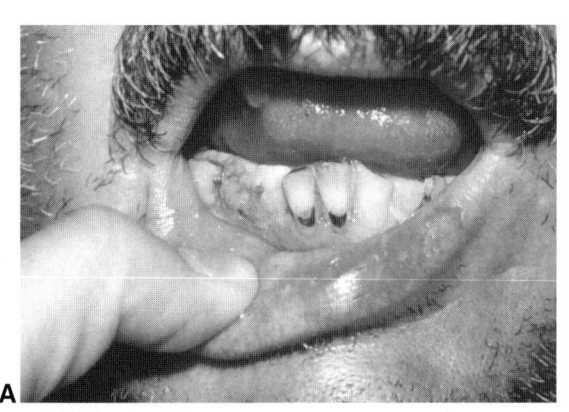

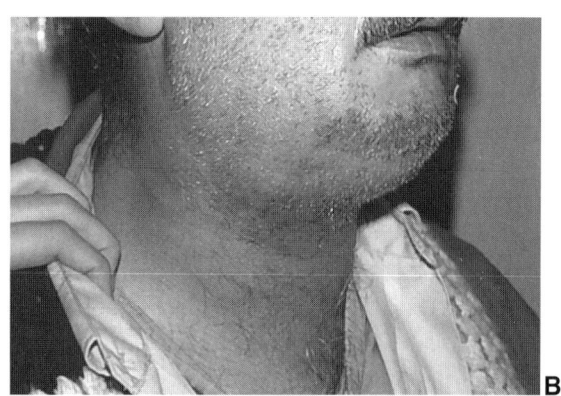

Fig. 26-26. Paciente com angina de Ludwig. **(A)** Notar edema de assoalho de boca e trismo. **(B)** Edema cervical indica extensão para o espaço palaterofaríngeo.

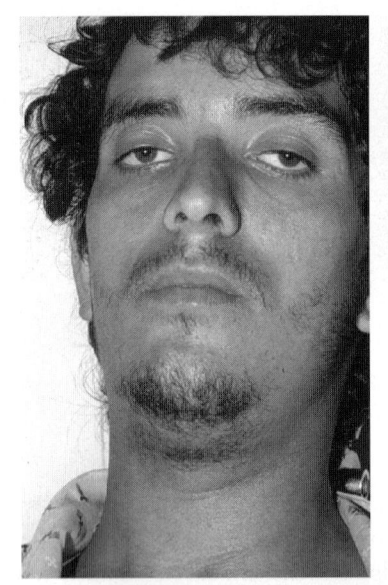

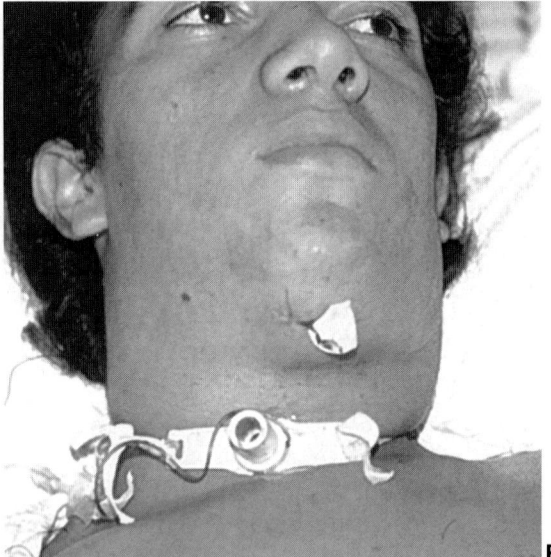

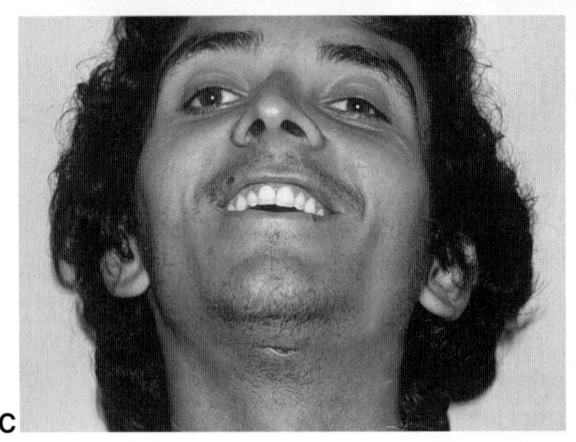

Fig. 26-27. **(A)** Paciente com angina de Ludwig. **(B)** Mesmo paciente após drenagem de linha média e traqueostomia. **(C)** Após tratamento cirúrgico.

A DINÂMICA DA PROPAGAÇÃO INFECCIOSA NOS ESPAÇOS

Após a entrada da bactéria e proliferação local, existe continuidade da infecção dos espaços regionais (longo ou curto). Nos espaços longos há possibilidade quase imediata de propagação para o tórax e mediastinite, quase sempre fatal (Fig. 26-29A). Os espaços suprahióideos, que são de baixa velocidade, ao comunicar com os espaços paralaterofaríngeo e retrofaríngeo adquirem a mesma gravidade (Fig. 26-29B).

Há necessidade de se conhecer esta dinâmica de propagação (Fig. 26-29C) para se solicitar TC (cervical e torácica) e prevenir com cirurgias precoces o avanço da infecção em direção ao tórax e outras complicações (osteomielites, tromboses venosas e rupturas arteriais).

CONCLUSÃO

Apesar da diminuição da incidência de abscessos profundos cervicais pelo uso disseminado dos antibióticos, a sua gravidade continua com possibilidade de seqüelas e morte em população jovem.

A celulite facial e a fasciíte necrotizante não afetam os espaços cervicais profundos.

As perguntas a serem respondidas são:

A) Existe abscesso profundo?
B) Qual é o espaço envolvido?
C) Quais as bactérias e quais antibióticos?
D) Quais as cirurgias necessárias?

A determinação da porta de entrada auxiliada pelo exame físico pode determinar qual o espaço inicial-

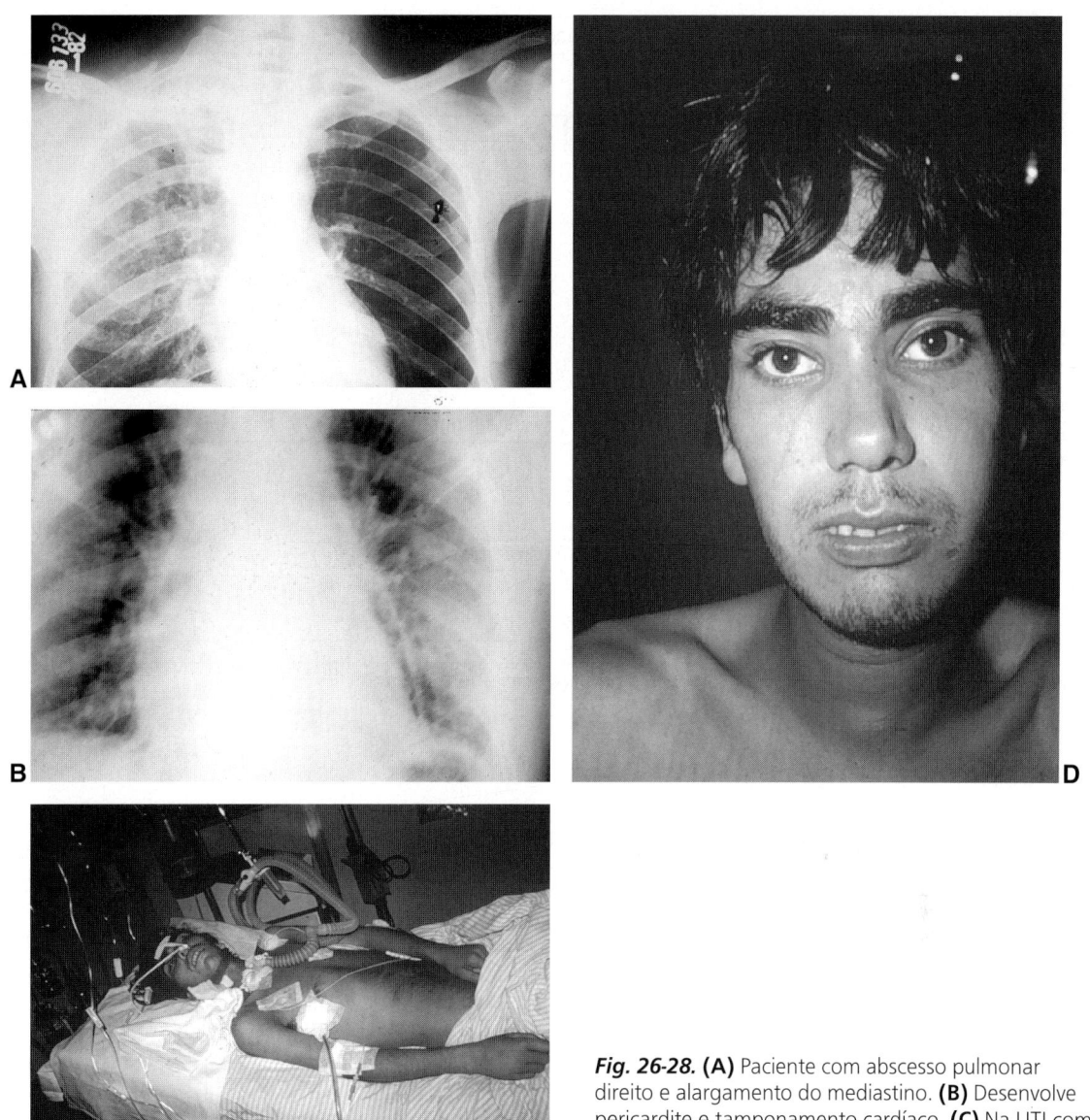

Fig. 26-28. **(A)** Paciente com abscesso pulmonar direito e alargamento do mediastino. **(B)** Desenvolve pericardite e tamponamento cardíaco. **(C)** Na UTI com vários drenos torácicos. **(D)** Sobrevive à infecção.

Dinâmica dos espaços longos do pescoço

- Tuberculose, Trauma → Pré-vertebral
- Corpo estranho / acidente endoscópico → Pré-vertebral, Perigoso, Pré-traqueal, Retrofaríngeo
- Perigoso → Mediastino posterior
- Perigoso ↔ Retrofaríngeo
- Pré-traqueal → Retrofaríngeo
- Pré-traqueal → Mediastino anterior
- Retrofaríngeo ↔ Vascular
- Paralaterofaríngeo → Retrofaríngeo

A

Dinâmica dos espaços supra-hióideos

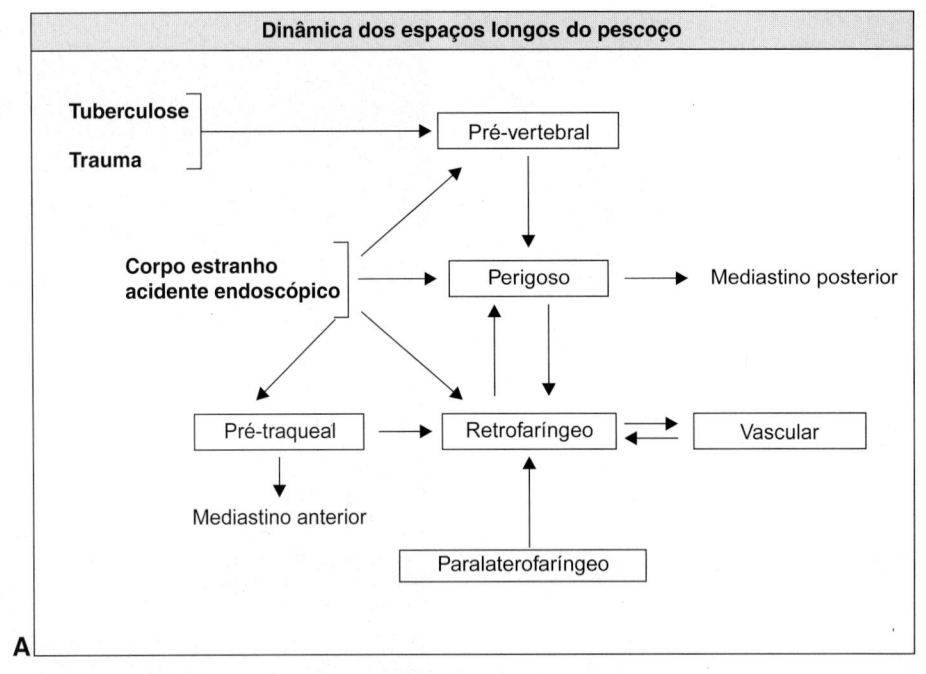

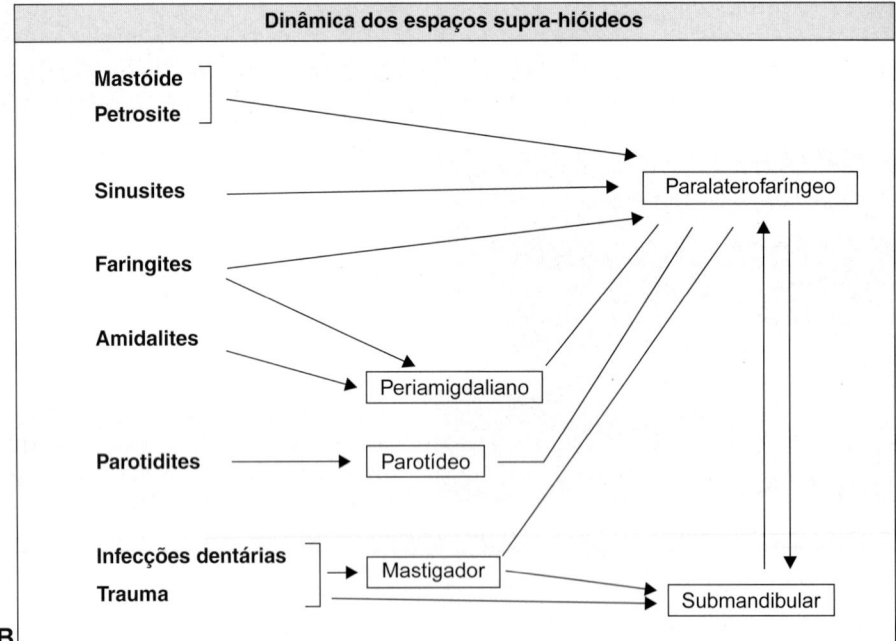

- Mastóide, Petrosite → Paralaterofaríngeo
- Sinusites → Paralaterofaríngeo
- Faringites → Paralaterofaríngeo, Periamigdaliano
- Amidalites → Periamigdaliano
- Parotidites → Parotídeo
- Periamigdaliano → Paralaterofaríngeo
- Parotídeo → Paralaterofaríngeo
- Infecções dentárias, Trauma → Mastigador, Submandibular
- Mastigador → Submandibular
- Submandibular ↔ Paralaterofaríngeo

B

Fig. 26-29. **(A)** Esquema de propagação dos abscessos de espaços longos. **(B)** Esquema de propagação dos abscessos supra-hióideos.

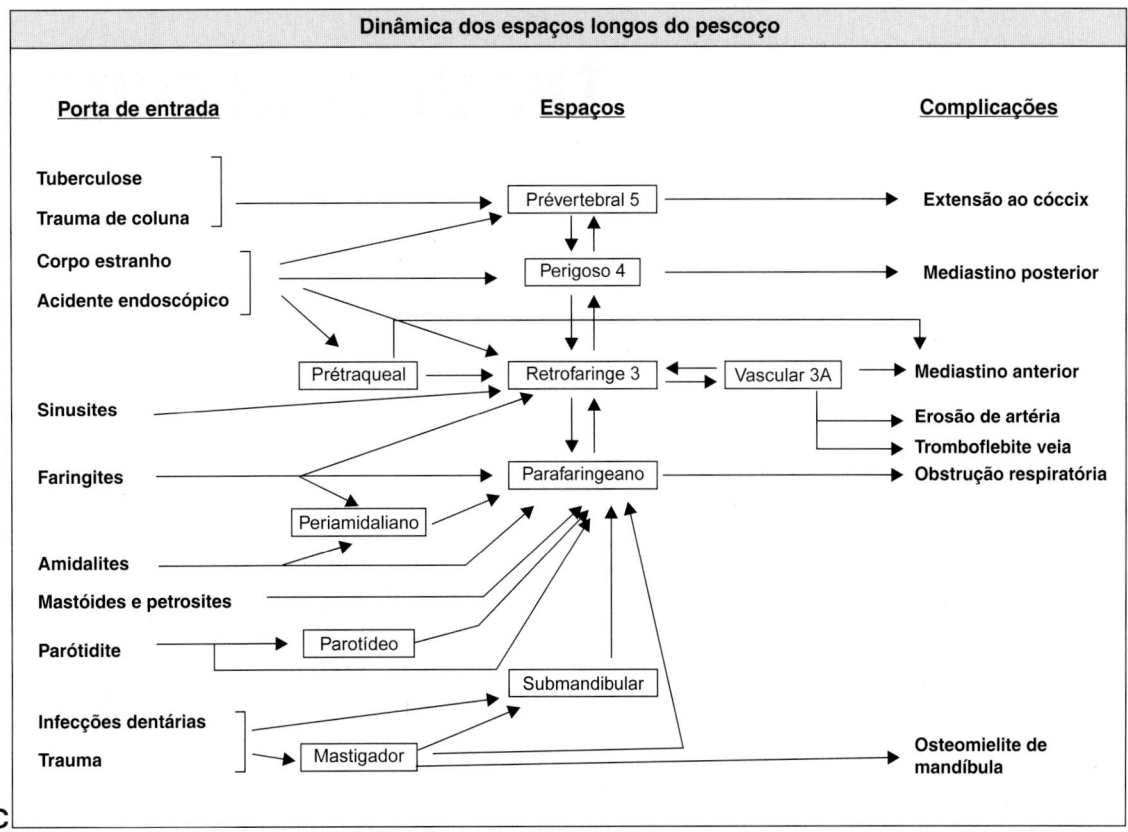

Fig. 26-29. (Continuação). (C) Esquema geral de porta de entrada, propagação e complicações dos abscessos profundos do pescoço.

mente afetado. O tratamento cirúrgico é indispensável quando se supõe que os espaços longos podem estar acometidos.

A traqueostomia precoce, além de tomografias cervicais e torácicas, bem como consulta com o cirurgião torácico são indispensáveis para a sobrevida do paciente.

BIBLIOGRAFIA

Forrest LA, Weed HG. Deep Neck Infections. In: Cummings CW et al. (eds.) *Otolaryngology – head and neck surgery*. Baltimore: Mosby, 1999.

Scott BA, Stiernberg CM, Driscoll BP. Deep neck space infections. In: Bailey B. *Head and neck surgery – otolaryngology*. 2. ed. Philadelphia: Lippincott-Raven, 1998.

Angina de Ludwig. *Rev Bras Otorrinolaringol* 1981;47:76.

27

TRAUMA CERVICAL

José Antônio Patrocínio
José Victor Maniglia
Flávio Carraro Arantes
Diderot Rodrigues Parreira
Luciano Pereira Maniglia
Lucas Gomes Patrocínio

INTRODUÇÃO

O trauma permanece hoje sendo a principal causa de morte nas primeiras décadas de vida (1 a 44 anos) nos Estados Unidos (1) e dos 20 aos 40 anos no Brasil (34). Traumas cervicais têm sido alvo de preocupação no meio médico, principalmente quando relacionados a traumas penetrantes, seja por arma de fogo, seja por arma branca, devido à complexidade das lesões e do tratamento.

Na experiência da Universidade de Miami, 60% dos pacientes vítimas de trauma cervical por arma de fogo foram a óbito antes do atendimento médico. Por outro lado, está o decréscimo dos traumas cervicais causados por acidentes automobilísticos pelo uso obrigatório do cinto de segurança e, mais recentemente, a inclusão dos *air bags* em alguns modelos de veículos automotores (Fig. 27-1). Segundo estudo de Michel et al.,[1] as injúrias por armas de fogo foram a segunda causa de morte na população entre 15 e 24 anos de idade. Adicionalmente, o risco de morte por injúria por arma de fogo dobrou para jovens de ambos os sexos, de 15 a 19 anos de idade, tendo uma mortalidade de 60%, 29% e 56% respectivamente, relacionadas com lesões em zonas I, II e III.

REGIÕES ANATÔMICAS DO PESCOÇO

O pescoço é uma região que contém, envoltas sob firmes camadas aponeuróticas, partes dos sistemas aerodigestivo, nervoso, vascular e endócrino. Isso propicia a formação de coleções que podem vir a causar quadros agudos de dificuldade respiratória por compressão da via aérea por hematomas, ou então, hemorragias cataclísmicas por rupturas dos vasos cervicais que podem provocar a morte das vítimas.

Importante neste momento é ter a precisa noção da anatomia topográfica do pescoço, para uma adequada possibilidade de raciocínio das estruturas lesadas em caso de trauma cervical. Em 1979, para padronizar a conduta no trauma cervical, Roon e Christiansen[2] propuseram a divisão do pescoço em três zonas. São elas (Fig. 27-2):

- *Zona I*: base do pescoço e desfiladeiro torácico até a região relacionada com a cartilagem cricóide; significativa incidência de hemopneumotórax associado e lesão dos vasos subclávios.
- *Zona II*: região da cartilagem cricóide até o ângulo da mandíbula; melhor prognóstico; multiplicidade de lesões.
- *Zona III*: ângulo da mandíbula até a base do crânio; elevada concomitância de lesões craniana e raquimedular.

PRINCÍPIOS GERAIS DO ATENDIMENTO AO TRAUMA

Além do domínio anatômico e da necessidade de definição do procedimento a ser tomado, é imprescindível a aplicação dos conhecimentos referentes ao primeiro atendimento ao politraumatizado, que consiste no

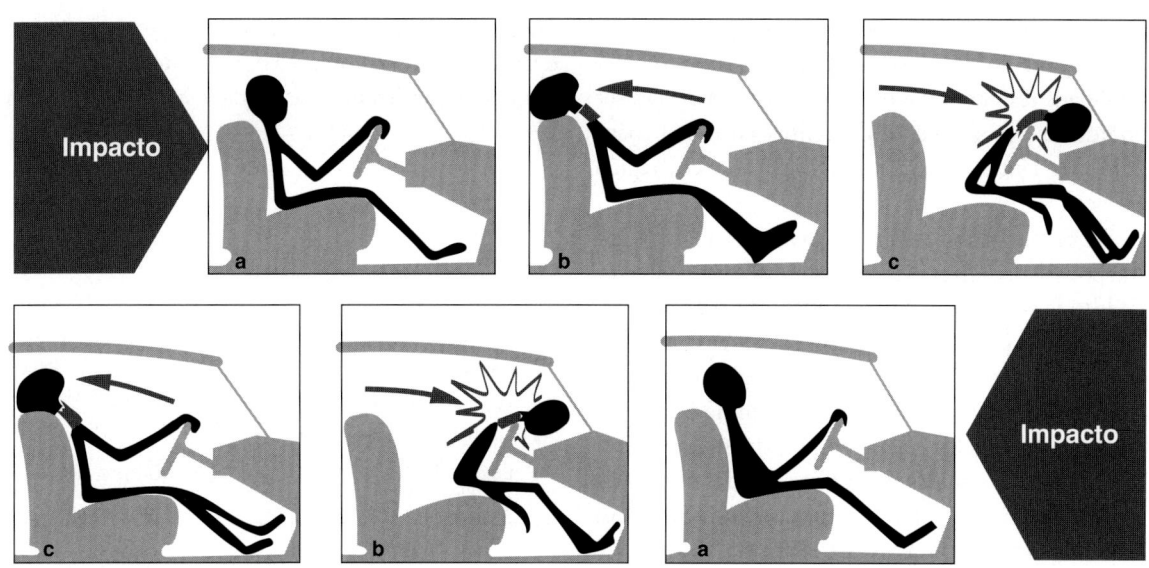

Fig. 27-1. Mecanismos de trauma cervical por impacto automobilístico.

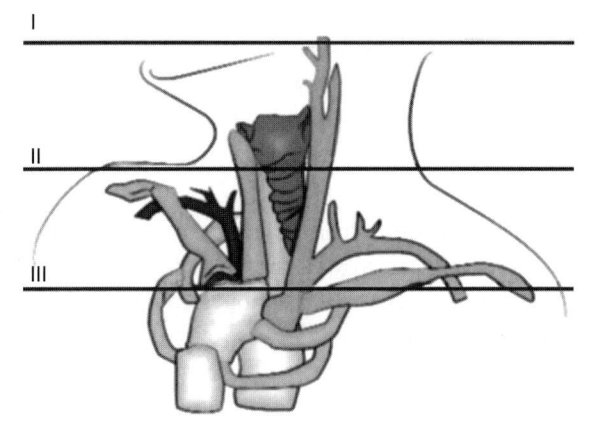

Fig. 27-2. Zonas cervicais.

ABCDE do trauma, preconizado no manual *Advanced Trauma Life Support (ATLS)*, do Colégio Americano de Cirurgiões (Quadro 27-1).[3]

A avaliação da via aérea é sempre prioridade no atendimento de emergência para todos os pacientes com trauma penetrante de face ou pescoço. As técnicas de estabelecimento de via aérea estão além da extensão deste capítulo, mas a maioria dos pacientes pode ser cuidadosamente intubada via oral. Se a via aérea é instável e há hemorragia significante ou edema na cavidade oral ou faringe, o paciente deve ser submetido a cricotireoidotomia ou traqueostomia de urgência. Deve ser evitada intubação nasotraqueal às cegas. Em lesões traqueais óbvias (por exemplo, exposição da traquéia, enfisema subcutâneo significante), a traquéia pode ser cuidadosamente intubada pela entrada da ferida usando um tubo endotraqueal aramado.[4]

Segundo Thomé,[5] a traqueostomia é o procedimento de escolha, pois além de desobstruir a via aérea, anula o inconveniente do esfíncter glótico fechado, impede a progressão do enfisema, coloca a laringe em repouso, permite a aspiração do sangue acumulado nas vias aéreas e salva a vida do paciente. É importante que a traqueostomia seja praticada em região baixa, evitando trauma adicional. Caso o estado geral do paciente permita, deve-se realizar a laringoscopia flexível a fim de definir o estado da laringe e a possibilidade de intubação, que, se possível, deve ser a primeira opção para manter a patência das vias aéreas.

Muito importante lembrar que todo paciente com alteração do nível de consciência após avaliação da permeabilidade das vias aéreas, até que se prove o contrário, pode apresentar lesão em coluna cervical, principalmente nos traumas fechados, acima da clavícula.[3]

Quadro 27-1. ABCDE do trauma

A) *Airway*: Vias aéreas e estabilização da coluna cervical
B) *Breathing*: Respiração e ventilação
C) *Circulation*: Circulação
D) *Disability*: Avaliação neurológica
E) *Exposure*: Exposição do paciente

A estabilização do estado respiratório é prioridade nos cuidados iniciais. Pacientes com sinais de instabilidade respiratória e/ou hemodinâmica devem ser abordados em ambiente de centro cirúrgico, bem como pacientes com objeto introduzido em região cervical.

Uma vez estabilizada a via aérea, o restante do exame pode ser completado, inclusive uma avaliação cuidadosa da entrada e saída das feridas. Quando possível, informações sobre o número de lesões externas, o tipo de arma, distância do agressor, e assim por diante, podem ser úteis. Deve-se evitar sondagem de feridas ou remoção de coágulos de sangue, pois isto pode precipitar hemorragia significante. Ademais, todos os pacientes com trauma penetrante de face ou pescoço devem ser considerados para profilaxia de tétano.

Na sala de emergência, em todos os pacientes com trauma penetrante de pescoço devem ser realizadas as radiografias AP e perfil de pescoço com penetração para partes moles. Estes filmes podem identificar fragmentos de projéteis e ósseos e podem ajudar a definir o trajeto do projétil. Em ferimentos por arma branca em que a arma ainda está presente, pode ser identificada a profundidade de penetração. Ademais, podem revelar a presença de ar no subcutâneo ou desvio de traquéia.

A avaliação torácica, abdominal, de membros inferiores e de membros superiores bem como a pesquisa de déficits neurológicos, através da Escala de Coma de Glasgow, são necessárias em pacientes com trauma cervical.

AVALIAÇÃO DO TRAUMA CERVICAL

Um exame clínico cuidadoso com conhecimento da anatomia pertinente é um preditor preciso da extensão do dano no trauma cervical. A palpação pode identificar lesões vasculares e em coluna cervical, porém é prejudicada pela presença de enfisema subcutâneo e edema do pescoço.

A diferenciação entre trauma leve e grave deve ser feita com o grau de obstrução respiratória e a necessidade de traqueostomia. Em caso de enfisema subcutâneo, o grau deste não determina a gravidade do trauma. O aumento progressivo do enfisema é indicação de exploração cirúrgica (pois indica laceração laringotraqueal). Claro que pacientes com choque refratário, hemorragia incontrolável ou evoluindo com déficit neurológico devem sofrer exploração cervical imediata. Os sinais e sintomas que sugerem lesão em estruturas vitais do pescoço e, portanto, indicam tratamento cirúrgico imediato estão listados no Quadro 27-2.

Quadro 27-2. Indicações de tratamento cirúrgico imediato

- Objetos inseridos no pescoço
- Sangramento ativo e incontrolável
- Choque hipovolêmico refratário à reposição volêmica
- Ferimento aberto, transfixando o platisma
- Hematoma cervical em expansão
- Insuficiência respiratória aguda por compressão extrínseca

O cirurgião deve estar preparado para controle e correção dos danos principais em artéria carótida ou veia jugular. Pacientes que estão clinicamente estáveis, mas têm sinais ou sintomas de dano em uma estrutura principal do pescoço devem sofrer avaliação dirigida com correção subseqüente da estrutura lesada. A conduta no paciente assintomático, entretanto, é controversa.

Em ferimentos pérfuro-contusos causados por projétil de arma de fogo é fundamental examinar o local de entrada e de saída, caso houver, podendo determinar seu percurso (é o orifício de entrada que depende da distância do tiro) (Fig. 27-3). A procura por crepitações das cartilagens cricóide e tireóides e pela mobilidade do osso hióide é necessária neste tipo de ferimento.

McConnell e Trunkey[6] combinaram os resultados de 16 grandes séries e descobriram que as estruturas mais comumente feridas no pescoço eram a laringe e traquéia (consideraram como um grupo: 10% dos pacientes) e a faringe e esôfago (consideraram como um grupo: 10% dos pacientes). As estruturas vasculares mais comumente lesadas foram a veia jugular interna (9%), as artérias carótida interna e comum (7%), a artéria de subclávia (2%) e a artéria carótida externa (2%). A artéria vertebral estava lesada em somente 1% dos pacientes nesta revisão.

A taxa de mortalidade global de trauma penetrante de pescoço nos principais centros é de 3% a 6%.[6] A principal causa de morte é o choque hipovolêmico por hemorragia de um dano vascular. Outras

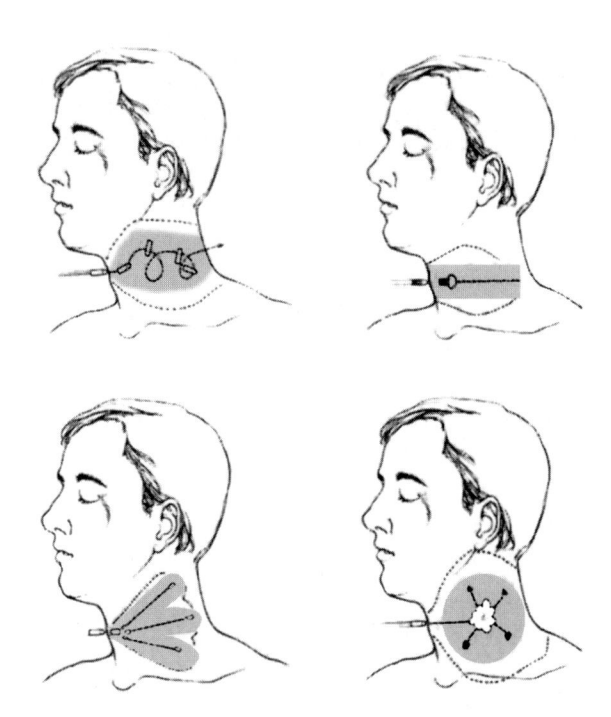

Fig. 27-3. Tipos de injúria causadas por diferentes tipos de projéteis.

causas incluem lesão de medula espinal, isquemia cerebral, obstrução de via aérea, embolia gasosa, embolia pulmonar e lesão esofágica não identificada causando sepse.

Traquéia e laringe

Para se entender as alterações funcionais e planejar as estratégias de tratamento no trauma laríngeo, é de fundamental importância o conhecimento das funções e das particularidades anatômicas desta estrutura. São estas particularidades anatômicas que fazem do tratamento da laringe traumatizada um procedimento individualizado para cada caso.

O ponto fundamental do tratamento sustenta-se na necessidade de manter a patência das vias aéreas, muito vulnerável a estreitamentos cicatriciais. Existem várias controvérsias com relação à conduta a ser tomada; com relação à realização de traqueotomia × intubação no combate imediato à obstrução respiratória aguda; conduta conservadora × exploração cirúrgica. Com relação ao exame da laringe, pode ser relegado a segundo plano desde que tenha ocorrido um trauma grave de outras partes do corpo e dificuldade respiratória solucionada pela traqueostomia.

Traumatismos penetrantes são facilmente identificáveis sendo reconhecidos por enfisema subcutâneo, crepitações e hemoptise. Todo paciente com sinais de disfonia, enfisema subcutâneo, hemoptise e história recente de trauma externo na região anterior do pescoço deve ser suspeito de trauma laríngeo. Voz de boa qualidade ou trauma no pescoço sem solução de continuidade da pele não afasta comprometimento de laringe.

Schaefer[7] dividiu o trauma laríngeo pela sua gravidade em:

- *Grupo 1*: pequenos hematomas e/ou lacerações de mucosa; fraturas não detectáveis sem dificuldade respiratória.
- *Grupo 2*: pequenas lacerações de mucosa sem exposição de cartilagem; dificuldade respiratória resultante de edema ou hematoma; fratura sem descolamento dos fragmentos.
- *Grupo 3*: grandes edemas, hematomas e lacerações de mucosa com exposição de cartilagens e obstrução respiratória; imobilidade de pregas vocais.
- *Grupo 4*: grandes edemas e lacerações de mucosa; fratura cominutiva de cartilagem; descolamento de fragmentos e instabilidade do arcabouço cartilagíneo; imobilidade de prega vocal e separação cricotraqueal.

Podemos dividir os traumas laríngeos em externos e internos. Os traumas externos podem ser divididos em fechados e abertos, de acordo com a integridade do revestimento cutâneo do órgão; quanto a região acometida, em glótico, subglótico, supraglótico ou combinação entre estas regiões; ou quanto a estrutura envolvida: osso hióideo, cartilagens tireóidea, cricóide e aritenóides.

Trauma externo fechado

Devido a lesões por instrumentos contundentes: acidentes de trabalho, atropelamentos, atividades esportivas e violência. A integridade de pele é preservada. Lesões fechadas necessitam de laringoscopia, broncoscopia e, às vezes, TC para seu reconhecimento (Fig. 27-4).

Trauma externo aberto

Devido a objetos perfurantes ou cortantes, apresenta solução de continuidade entre pele e laringe. São divi-

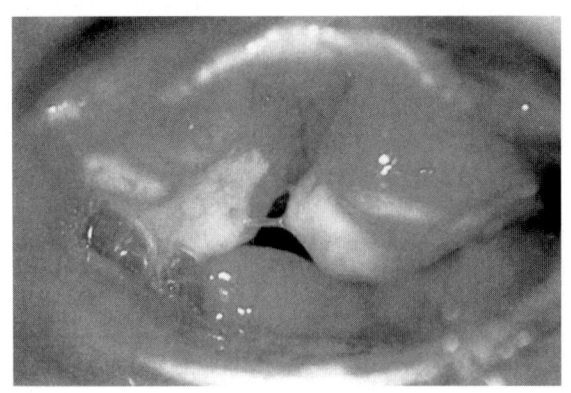

Fig. 27-4. Trauma laríngeo externo fechado com hematoma deslocando cartilagens aritenóides. Diagnóstico por laringoscopia flexível.

Em caso de compressão da laringe contra a coluna cervical o grau de calcificação das cartilagens define o tipo de fratura (Fig. 27-5). A cartilagem tireóide calcificada está mais propensa às fraturas cominutivas. No trauma da região subglótica, este tipo de fratura da cartilagem cricóide pode levar à separação da laringe com a traquéia e a tração desta última para o mediastino.

No trauma externo, o comprometimento dos pedículos laríngeos superiores, que têm sua inserção no orifício da membrana tireoióidea, suprime a sensibilidade desta região, diminuindo os reflexos de defesa e ocasionando maior risco de aspiração de sangue, saliva, secreções e vômitos. Normalmente, os vasos maiores são protegidos pela contração dos músculos esternocleidomastóideos.

didos em simples e composto, sendo o primeiro um ferimento linear, de bordas nítidas e regulares e o segundo por associação de dois ferimentos simples. Este tipo de trauma é relativamente raro, tendo como causa principal lesões por instrumentos pérfuro-cortantes e armas de fogo, ocorrendo em 0,4-5%, com mortalidade de 0-11% na população.

O trauma externo pode levar a uma série de lesões: hematomas, edemas, lacerações de mucosa com ou sem exposição de cartilagem, desinserção de pregas vocais e luxação ou deslocamento de cartilagens aritenóides. O trauma de esôfago e faringe concomitante aumenta a gravidade e a contaminação do ferimento.

Outra conseqüência importante do trauma laríngeo está relacionada com fixação ou paralisias das pregas vocais, temporária ou permanentemente, uni ou bilateral. A paralisia unilateral da prega vocal pode ser o único sinal de fratura lateral da lâmina da cartilagem tireóide, o que compromete a articulação cricotireóidea. A maior causa de trauma externo de laringe é o acidente automobilístico. Outra situação comum de causa de trauma laríngeo é o deslizamento de instrumento cortante na região anterior do pescoço, acidentalmente ou em caso de suicídio ou homicídio. Principalmente no suicida, a membrana tireóidea é o local mais atingido, condicionado na maioria das vezes pela

Deslocamento de cartilagens aritenóides

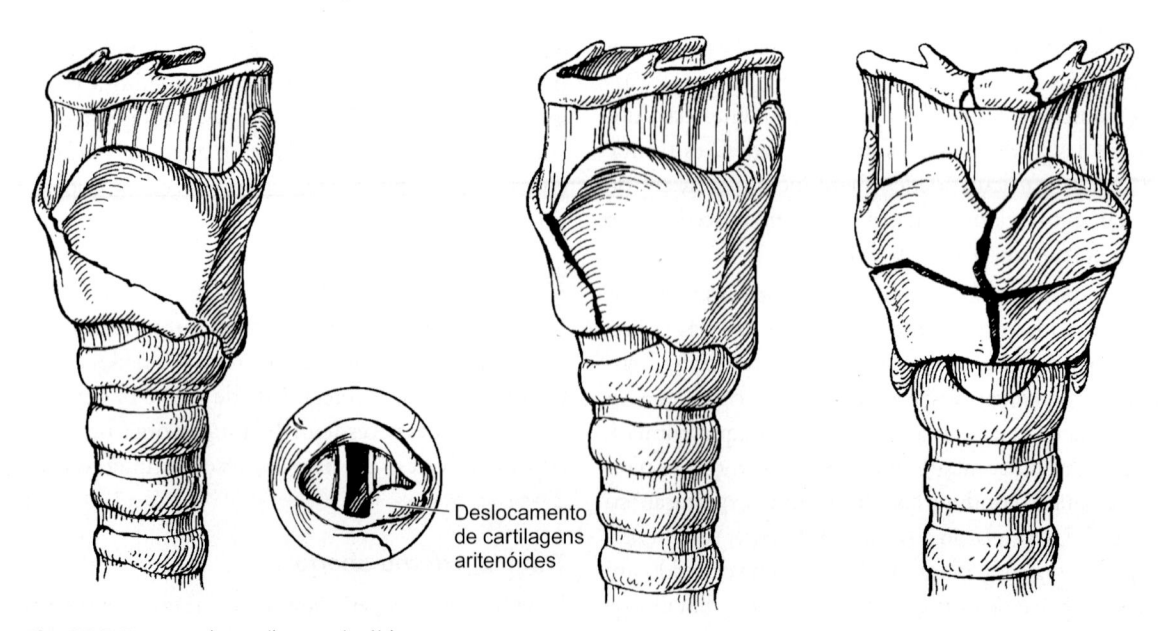

Fig. 27-5. Fraturas da cartilagem tireóide.

consistência dura da cartilagem tireóide e em indivíduos com pescoço longo, e está mais propensa a ser a porta de entrada da lesão. Neste caso, pode haver comprometimento de várias estruturas, dependendo da profundidade do trauma: retrodeslocamento de epiglote com herniação de gordura pelo lúmen da incisão, luxação ou arrancamento de aritenóides, lesão de pregas ariepiglóticas, comprometimento de parede posterior de hipofaringe e musculatura pré-vertebral. Normalmente, em caso de suicídio, existem várias lesões cortantes de diferentes profundidades. Já em caso de homicídio, geralmente a lesão é única e superficial, com lesões nos braços na tentativa de defesa dos golpes.

Com relação aos ferimentos com arma de fogo, a gravidade do ferimento está diretamente relacionada com a energia cinética dissipada nos tecidos, ao tipo de arma, à distância entre a vítima e a arma e a superfície de impacto. Um projétil de baixa velocidade causa trauma de tecido e o de alta velocidade causa perda de tecido. Armas de mão disparam projéteis de baixa velocidade enquanto que armas de caça disparam projéteis de alta velocidade (Quadro 27-3).

Trauma interno

Tem relação com lesões por intubação laringotraqueal, sonda nasogástrica, queimaduras por fumaça e vapores químicos, aspiração e ingestão de agentes corrosivos e refluxo gastresofágico.

A intubação laringotraqueal é a causa mais comum de traumas laríngeos. A região subglótica tem seu limite inferior na borda inferior da cartilagem cricóide e seu limite superior 1 mm abaixo das pregas vocais com revestimento de epitélio respiratório, que é muito suscetível ao trauma, edemacia-se com muita facilidade e é de difícil regressão.

Durante a intubação laringotraqueal, o formato triangular da glote faz com que o tubo posicione-se na parte posterior da laringe, em contato com os processos vocais das cartilagens aritenóides e com o espaço interaritenóideo (região respiratória). A introdução do tubo laringotraqueal causa trauma na região supracitada, com formação de edema de difícil absorção, isquemia da mucosa e ulceração após alguns dias (Fig. 27-6). Com a persistência da lesão da mucosa, inicia-se o processo de reparação, que pode levar à restauração do lúmen normal da subglote ou à formação de estenose.[8]

Com relação às queimaduras da laringe, o contato com fumaça de vapores químicos gera tosse, sufocação e conseqüentemente a penetração do fator irritante na laringe. Dois fatores influenciam diretamente os trauma laríngeos por queimaduras: o efeito térmico direto e os efeitos tóxicos dos produtos em combustão.

As queimaduras são mais graves em região glótica e subglótica do que nas de regiões traqueal, dos brônquios e parênquima pulmonar, pelo resfriamento do ar nas vias aéreas superiores e pelo reflexo de fechamento das pregas vocais.

Na fase aguda, as queimaduras laríngeas levam a edema significativo de hipofaringe, pregas ariepiglóticas e vestibulares e face laríngea da epiglote, enquanto cartilagens aritenóides, pregas vocais e subglote têm

Quadro 27-3. Morbimortalidade nos ferimentos cervicais por arma branca

Mecanismo de injúria	Danos cervicais (%)	Mortes (%)
Ferimentos por arma branca	20-30	0-4,7
Baixa velocidade do projétil	33-67	2,2-12
Alta velocidade do projétil	> 90	> 50

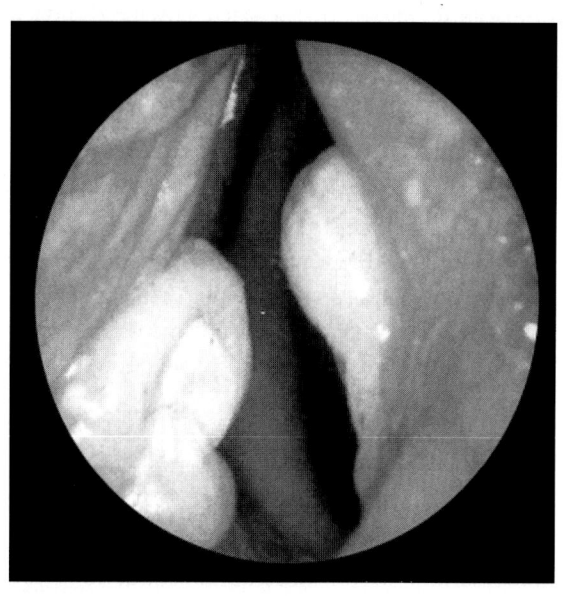

Fig. 27-6. (**A** a **C**) Úlcera em região glótica por intubação.

tendência à formação de estenoses. De acordo com Delahunty e Cherry,[9] é importante ressaltar que não existem estudos confirmados da influência do refluxo gastresofágico com edema da mucosa laríngea, granulomas dos processos vocais e estenoses subglóticas. Entretanto, é necessário identificar as evidências desta patologia na laringe, pois uma série de anormalidades tem sido descrita como paquidermia interaritenóide, edema de pregas vocais, edema supraglótico difuso, laringospasmo, granuloma e úlcera de pregas vocais.

Em se tratando das sondas nasogástricas, o traumatismo causado na região retrocricóidea ocorre principalmente com a sonda em posição mediana entre a cartilagem cricóidea e a coluna vertebral. No movimento de deglutição, a sonda atrita-se na região retrocricóidea, resultando em inflamação e erosão da mucosa, que se torna exposta e facilita a contaminação pela saliva, causando pericondrite e necrose, as quais evoluem para estenose subglótica cicatricial. A dor é um sintoma comum e caracteriza-se por odinofagia irradiada para as orelhas, disfonia, raias de sangue na saliva e secreções da laringe, muitas vezes desprezadas pelo médico. Neste caso, deve-se realizar a fibrolaringoscopia. Em caso de posição mediana da sonda, deve-se alterá-la no momento do exame para a lateral. Caso persista a dor, deve-se mobilizá-la para posição contralateral.

A ingestão de substâncias corrosivas provoca espasmos violentos da faringe, que levam a regurgitação com lesões em hipofaringe e supraglote. A necrose decorrente do contato da substância na laringe leva a formação de úlceras que se estendem até a camada muscular.

Vasos sangüíneos

São as estruturas mais atingidas. Lesões penetrantes no pescoço acometem vasos arteriais em 18% e veias em 26% dos casos; lesões fechadas podem levar à oclusão trombótica e ao déficit neurológico após período de latência (pode ser diagnosticado por *doppler* de carótida, como exame opcional principalmente nas lesões de zona II, em caso de lesão nas zonas I e III está indicada a realização de arteriografia).[10]

Faringe e esôfago

A maior parte das mortes por laceração de esôfago ocorre por atraso no diagnóstico; por isso, a esofagografia está indicada e possui sensibilidade de 50-90% e a endoscopia, de 29-83% de sensibilidade. Estes dois métodos devem ser complementares, o que aumenta sua acurácia.[11]

EXAMES COMPLEMENTARES

Os exames mais utilizados são:

- *Radiografia simples com penetração para partes moles*: principalmente em caso de lesão de faringe e esôfago. Esofagoscopia deve ser solicitada se houver suspeita de lesão nesta região. Minard *et al.*,[12] encontraram 94% de sinais sugestivos de lesão em via aérea nos pacientes radiografados; porém, esse exame não avalia a extensão da lesão.

- *Tomografia computadorizada (TC)*: é o estudo radiológico de escolha para trauma laríngeo, porém só deve ser realizada se o resultado radiológico influenciar no tratamento e com o paciente estabilizado no sentido cardiopulmonar. Paciente com história de trauma mínimo na parte anterior do pescoço, sem enfisema subcutâneo, com fibroscopia normal, não necessita de TC. Todos os outros pacientes devem ser estudados por tomografia helicoidal para avaliar a estrutura da laringe (Fig. 27-7).

- *Ressonância magnética (RM)*: seu uso ainda é exceção. As imagens obtidas por este exame mostram-se muito valiosas no diagnóstico definitivo de lesões raquimedulares.

- *Endoscopia respiratória*: a laringoscopia é de fundamental valor nos casos menos graves devido a facilidades proporcionadas pelo fibroscópio flexível, sendo sua sensibilidade prejudicada nos traumas mais graves por edema e sangramentos na região. Deve-se observar a integridade da mucosa, hematomas, exposição de cartilagens e fragmentos em lúmen, mobilidade de pregas vocais e cartilagens aritenóides. O uso do laringoscópio flexível é a prática mais indicada. Gonçalves,[13] em um estudo com 26 pacientes com trauma cervical submetidos à laringoscopia flexível, observou: 20 pacientes com exame normal, três casos de lesão laríngea, dois casos de lesão traqueal e um caso de paralisia de pregas vocais. Com relação a broncoscopia, segundo Lourenção,[11] em 53 pacientes com trauma cervical, 21 foram submetidos à broncoscopia baseado em achados clínicos e observou-se sensibilidade de 50%, especificidade de 100% e acurácia de 87,5%, com 14,3% de falso negativo.

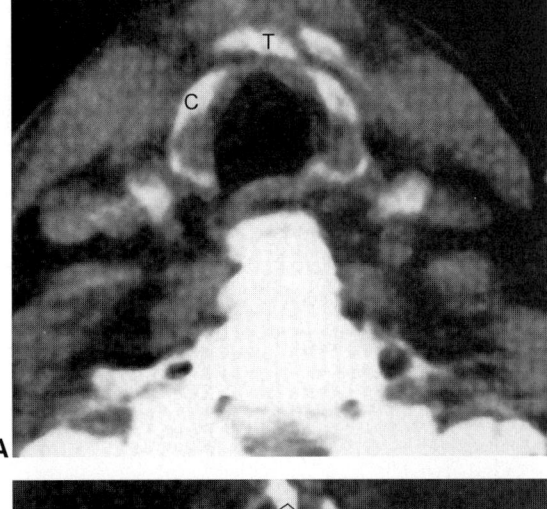

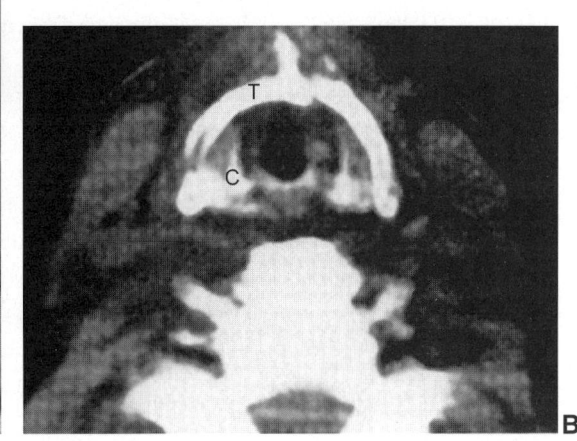

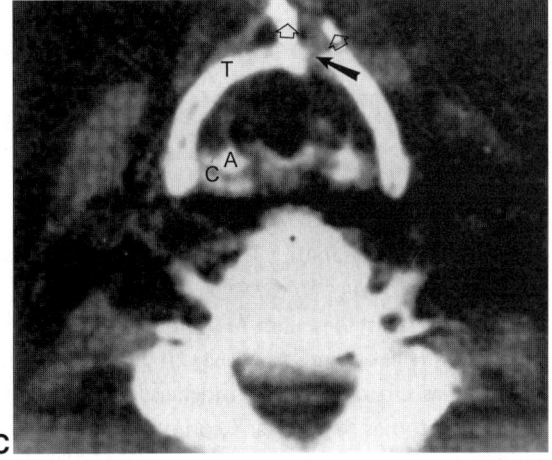

Fig. 27-7. Tomografia computadorizada de trauma cervical por estrangulamento. Evidência de desarticulação cricotireóide em **A**. Evidência em **B** e **C** de fratura de cartilagem tireóide com fragmentos cartilaginosos e fratura de cartilagem cricóide.

- *Endoscopia digestiva alta*: permite o diagnóstico de lesões da faringe e do esôfago. Richardson *et al.*[14] realizaram um estudo no qual se observou mortalidade de 9% em 33 pacientes tratados até 12 horas da lesão diagnosticada pela endoscopia digestiva alta, enquanto se observou mortalidade de 40% nos casos diagnosticados após 12 horas. A maioria dos autores indica o uso associado de esofagograma para identificação de lesões menores que podem passar despercebidas, podendo ser fatais no curso de mais de 12 horas.
- *Arteriografia*: sua acurácia e de 100%.[15] Recomendada em caso de lesões em zonas I e III independentemente da presença de sintomas, uma vez que nessas áreas podem ocorrer lesões sem manifestações clínicas. Como exemplo, lesões de artéria vertebral, muito freqüentes e que fazem o cirurgião sem auxílio da arteriografia não realizar o diagnóstico e determinar o acesso cirúrgico.

Uma opção para avaliação na zona II é o ecodoppler, pois a indicação de arteriografia é bastante controversa.

No Quadro 27-4 estão listadas as principais lesões no trauma cervical com seus respectivos sinais e sintomas, além dos exames complementares indicados.

TRATAMENTO E PROGNÓSTICO

Baseado no diagnóstico com identificação da extensão e localização das estruturas lesadas, apoiado nas medidas de urgências já realizadas desde o primeiro atendimento ao trauma, o cirurgião deve optar pela estratégia de tratamento a ser tomada. Em caso de obstrução respiratória, é prioridade a desobstrução das vias aéreas.[3] Não há um protocolo definido para o combate imediato da obstrução respiratória no paciente com trauma cervical, em função dos vários já existentes, tanto em relação à realização de traqueotomia ou intu-

Quadro 27-4. Diagnóstico do trauma cervical

Diagnóstico	Sinais e sintomas	Exames
Lesão vascular	Choque	Angiografia
	Hematoma	Exploração cervical
	Hemorragia	
	Pulso fraco	
	Déficit neurológico	
Lesão laringotraqueal	Enfisema subcutâneo	Laringotraqueoscopia
	Obstrução de via aérea	Exploração cervical
	Sucção de ferida	Tomografia computadorizada
	Hemoptise	
	Dispnéia	
	Estridor	
	Disfonia	
Lesão faríngea/esofágica	Enfisema subcutâneo	Esofagograma contrastado
	Hematêmese	Esofagoscopia
	Disfagia ou odinofagia	Exploração cervical

bação laringotraqueal, como na adoção de conduta conservadora ou cirurgia mandatória. A experiência da equipe cirúrgica no atendimento ao paciente com trauma cervical é fundamental a fim de determinar e individualizar a conduta em cada caso.

Os pacientes tratados conservadoramente sem cirurgia devem ter observação rigorosa no período em que são submetidos aos exames da propedêutica. Já nos pacientes em que o acesso cirúrgico é mandatório, o cirurgião deve sempre estar preparado para realizar uma cricotireoidostomia ou traqueotomia devido à dificuldade da intubação traqueal, especialmente na presença de grandes hematomas.

Tradicionalmente, todos os pacientes com trauma penetrante de pescoço que atingiam o platisma (sintomático ou não) eram submetidos à exploração cervical. A razão era que a sensibilidade da exploração do pescoço era alta e a morbidade da cirurgia em si era baixa, considerando que a morbidade de um dano não identificado era potencialmente alta. Se a exploração cervical mandatória fosse aplicada, poderiam ser esperadas taxas de cervicotomias brancas de 30% a 50%. Porém, com o passar do tempo, cirurgiões de trauma começaram a usar a angiografia como uma ferramenta diagnóstica em danos selecionados. Mais adiante, como as técnicas e habilidades de radiologia de intervencionistas foram desenvolvidas, algumas lesões vasculares passaram a ser tratadas conservadoramente ou de forma não invasiva.

Muitos cirurgiões, como Fogelman & Stewart,[16] afirmam que lesões que atravessam o platisma devem ser tratadas cirurgicamente, independentemente de sinais e sintomas, e apontam como vantagens o seguinte:

- Tempo curto de internação hospitalar.
- Evita a morbimortalidade elevada de lesões despercebidas que seriam tratadas tardiamente.
- Identifica lesões não diagnosticadas pela propedêutica usual.
- Em serviços sem recursos humanos especializados para propedêutica, a cirurgia mandatória está indicada de rotina.

Segundo Apffelstaedt e Muller,[17] que defendem cirurgia mandatória, em estudo de 393 pacientes com ferimento por arma branca que ultrapassava o platisma, observaram que 30% dos pacientes operados apresentavam lesão do platisma sem sinais e sintomas significativos, 58% dos pacientes em que a cirurgia não foi terapêutica encontravam-se assintomáticos e apenas 5% deste grupo tiveram complicações menores, sendo a média de dias de internação de 1,5 dia.

Já Demitriades *et al.*[18] estudaram prospectivamente 355 pacientes com trauma penetrante em pescoço, seguindo um rígido protocolo, indicaram arteriografia em 2% dos casos e 80% dos pacientes foram submetidos a procedimentos não cirúrgicos. Apenas 2% necessitaram de intervenção cirúrgica por lesão vascular e evoluíram sem complicações em acompanhamento ambulatorial.

Outra controvérsia existente no tratamento do trauma cervical é a realização do procedimento nas primeiras 24 horas ou aguardar, desde que possível, de três a cinco dias para regressão de edema local, que dificulta a identificação das estruturas lesadas. É necessário ter em mente que o período máximo para efetuar o reparo cirúrgico é de cinco a sete dias do trauma, não estando o ferimento infeccionado. Após o 15º dia do trauma, não é aconselhável realizar qualquer tentativa cirúrgica para reparação anatômica das lesões.

Em caso de infecção na ferida do trauma, a cirurgia fica adiada até que as condições do ferimento sejam adequadas. No ferimento aberto infectado, deve-se proceder à conversão deste a limpo com uso de água estéril e sabão neutro, retirando corpos estranhos, aproveitando a abertura traumática para se ter acesso às estruturas profundas, ampliando-a e compondo-a com outra incisão, sempre respeitando a nutrição dos retalhos, que serão fechados quando as condições se tornarem propícias.

É necessário lembrar que a reparação de um trauma deve ter como uma das diretrizes a retirada de todos os tecidos desvitalizados capazes de prolongar a fase inflamatória do processo de cicatrização, retardar a fibroplastia e aumentar a fonte de tecido fibroso, que leva à exagerada retração cicatricial.

Caso a cirurgia seja realizada 24 horas após o trauma, mesmo grandes lacerações de mucosa podem ser reparadas após retificação de bordas irregulares e ressecção de porção com vitalidade duvidosa, sendo necessária a reparação por planos, sem descolamento muito amplo de mucosa adjacente. É importante não deixar área cruenta e é necessário revestir toda área sem mucosa a fim de evitar cicatrização por segunda intenção e proteger a ferida contra infecção.

Caso não seja possível a sutura simples da mucosa, sua reparação requer o uso de enxertos, rotação ou avanço de retalhos de pele ou mucosa. Os hematomas devem ser evacuados a fim de não criarem possibilidade de infecções.

Merece importante consideração a divisão do pescoço em três zonas no planejamento da reparação cirúrgica, bem como o conhecimento de freqüência de acometimento destas zonas nos traumas cervicais; 20% acometem a zona I, 60% a 80% a zona II e 15% a zona III.

Um protocolo simplificado para abordagem do traumatismo cervical é apresentado na Fig. 27-8.

Traumas em zona I

Lesões penetrantes em zona I do pescoço são virtualmente letais por causa do potencial para dano dos grandes vasos do pescoço e mediastino, como também esôfago cervical e torácico. A maioria dos centros de trauma defende como rotina a angiografia do arco aórtico e dos grandes vasos, junto a uma avaliação esofágica, seja o paciente sintomático ou não.[6] Até um terço dos pacientes com uma lesão clinicamente significante na zona I pode ser assintomático à chegada.[19] Angiografia dos grandes vasos pode identificar esses pacientes que precisam de uma esternotomia mediana ou toracotomia para controle vascular. Avaliação mandatória do esôfago é recomendada porque uma lesão não identificada na zona I é potencialmente diferente de uma na zona II. Uma lesão de esôfago ou faringe em zona II normalmente desenvolverá sinais clínicos ou sintomas (como enfisema subcutâneo) dentro de algumas horas, e pode não afetar a morbimortalidade global. Uma lesão não identificada de esôfago em zona I, porém, pode permanecer clinicamente silenciosa até o desenvolvimento de sepse ou mediastinite. Opiniões sobre o melhor teste diagnóstico para lesão de esôfago diferem, mas a sensibilidade de ambas, a esofagoscopia e da esofagografia de contraste, é de aproximadamente 80% a 90%.[20,21] Utilizando-as em conjunto, provavelmente, aumentará a sensibilidade e a especificidade para cerca de 100%.

A via supraclavicular associada em alguns casos com esternotomia e toracotomia no terceiro espaço intercostal ("incisão em livro") é considerada um acesso difícil, sendo a experiência do cirurgião fundamental para definir a técnica a ser adotada.

Traumas em zona II

Pacientes com trauma penetrante em zona II que são sintomáticos devem ser submetidos a exploração cervical. Nos pacientes assintomáticos, a conduta é controversa.

Meyer *et al.*[24] trataram 120 pacientes consecutivos com trauma penetrante em zona II usando o se-

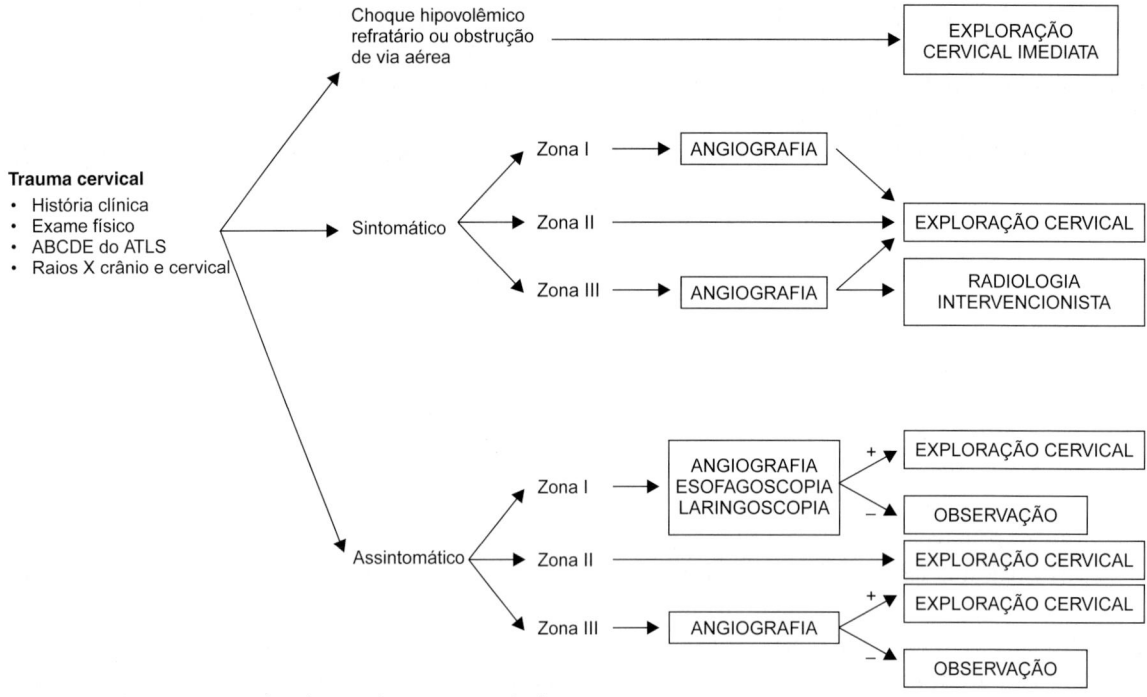

Fig. 27-8. Algoritmo para abordagem do trauma cervical.

guinte protocolo: todos os pacientes instáveis sofreram exploração cervical imediata. Todos os outros pacientes (sintomáticos ou não) sofreram avaliação clínica, arteriografia, laringotraqueoscopia, esofagoscopia flexível e esofagografia contrastada com bário. Em seguida, todos os pacientes sofreram exploração cirúrgica. Os autores informaram que cinco pacientes tiveram seis lesões não identificadas pelos exames. Concluíram que uma avaliação clínica completa era inadequada para detectar danos a estruturas vitais e a exploração cervical mandatória estaria indicada para todos os traumas penetrantes de zona II. Porém, outros notaram que algumas das lesões não identificadas (duas lesões de veia de veia jugular interna e duas de artéria carótida) poderiam ter sido clinicamente insignificantes e que as outras (duas lesões de esôfago) teriam sido descobertas dentro de horas com a realização de exames seriados. Então, alguns cirurgiões de trauma usaram esses dados para apoiar a avaliação dirigida com exames seriados para pacientes assintomáticos com trauma penetrante de zona II.

Em resumo, pacientes assintomáticos com trauma penetrante em zona II podem ser tratados com exploração cervical mandatória ou avaliação dirigida e exames seriados. Porém, um protocolo de tratamento que utiliza observação clínica associada a exames seriados requer constate vigilância médica, como também uma facilidade de realização de exames de emergência e de cirurgia nas 24 horas do dia. Logo, exploração cervical precoce com alta hospitalar para as explorações negativas é um eficiente método de administrar o trauma penetrante de zona II e, em algumas situações, pode ter mais custo-efetivo que exames seriados e observação.

A incisão transversa ou "em colar" permite abordagem de todas estruturas vitais do pescoço, devendo ser indicada nos ferimentos que transfixam látero-lateralmente a linha média do pescoço. Outra incisão que permite um bom acesso a faringe, laringe, traquéia e vasos cervicais é a incisão lateral na borda anterior do músculo esternocleidomastóideo, indicada por alguns autores bilateralmente.[22,23]

Traumas em zona III

Traumas penetrantes em zona III têm o potencial para lesar grandes vasos sangüíneos e nervos cranianos perto da base do crânio. Até um quarto de pacientes com lesões arteriais podem estar assintomáticos à chegada.[21] A adequada exposição cirúrgica e o controle do sangramento neste local podem ser bastante difíceis. Ademais, algumas destas lesões são tratáveis através de radiologia intervencionista, particularmente danos em artéria carótida interna na base de crânio, ramos da artéria carótida externa e artéria vertebral.[6] Embora lesões de artéria vertebral pareçam ser relativamente raras, este pode ser o resultado do uso infreqüente da angiografia dos quatro vasos em muitas séries. Então, o benefício da angiografia rotineira dos quatro vasos não está claro. Porém, certamente se o trajeto da bala estiver perto da coluna vertebral, as artérias vertebrais devem ser investigadas.

Nas lesões em zona III, a incisão da cervicotomia deve ser prolongada cranialmente e, em alguns casos, associada à desarticulação ou ressecção parcial do ângulo da mandíbula para exposição adequada da artéria carótida interna.

Lesões vasculares

Os vasos sangüíneos são comumente lesados nos traumas cervicais penetrantes. Sempre que possível, o reparo primário é o ideal. O valor do reparo arterial em face a déficit neurológico focal ou coma é controverso, mas a maioria dos cirurgiões vasculares tende a realizar revascularização em casos de lesão vascular traumática.[6,24] Em alguns casos de lesão de artéria carótida, o uso de um *shunt* pode melhorar o resultado. De qualquer modo, a ajuda de um cirurgião vascular experiente é fortemente recomendada nestes casos.

Lesões laringotraqueais

A conduta no trauma penetrante da laringe foi bem descrita por Schaefer & Close.[25] As indicações de tratamento conservador ou cirúrgico estão descritas nos Quadros 27-5 e 27-6.

Se as cartilagens tireóide ou cricóide foram lesadas, reparação aberta com fixação interna é recomendada.[25] Se a cartilagem estiver calcificada, miniplacas

Quadro 27-5. Tratamento conservador do trauma cervical

- Ausência de obstrução respiratória
- Fratura única sem deslocamento de fragmentos
- Mobilidade conservada das pregas vocais
- Ausência de deslocamento das cartilagens aritenóides
- Laceração sem perda de mucosa e sem comprometer comissura anterior

Neste caso deve-se observar por 24 horas, com antibioticoterapia, esteróides, umidificação do ar inspirado e cabeceira elevada.

Quadro 27-6. Tratamento cirúrgico reparador do trauma cervical

- Obstrução respiratória e/ou enfisema subcutâneo
- Fraturas simples ou múltiplas com deslocamento de fragmentos
- Desnivelamento e imobilidade de pregas vocais
- Grandes lacerações de mucosa envolvendo comissura anterior
- Retrodeslocamento de epiglote
- Separação cricotraqueal
- Colapso da estrutura cartilagínea da laringe

Neste caso recomenda-se traqueotomia e se necessário reparação por planos com ou sem moldagem. Caso o paciente tenha sofrido trauma com edema, hematoma, laceração de mucosa sem exposição de cartilagem ou comprometimento da comissura anterior, permanece com traqueotomia enquanto aguarda a resolução, que ocorre em alguns dias.

de 1,0 ou 1,3 mm e parafusos podem ser usados; se a cartilagem não estiver calcificada completamente, a técnica de Austin *et al*.[26] para redução aberta e fixação interna é recomendada. Se a mucosa endolaríngea estiver rota, traqueostomia com laringofissura e reparo direto de danos da mucosa com pequenas suturas absorvíveis é a técnica que deve ser usada. *Stents* endolaríngeos raramente são utilizados em trauma penetrante porque o arcabouço da laringe está normalmente intacto (diferente do trauma fechado), embora possam ser usados *stents* se a comissura anterior estiver lesada.

Os graus de fraturas de cartilagem do terço anterior do pescoço (mais relacionadas com zona II) definem o procedimento a ser efetuado: fraturas com deslocamento dos fragmentos são reparadas em posição anatômicas com suturas passadas por orifícios confeccionados por brocas nos fragmentos ou miniplacas de titânio (Fig. 27-9); fraturas com pequeno deslocamento de fragmentos podem ser estabilizadas por aproximação de pericôndrio externo. Todos os fragmentos de cartilagem devem ser removidos, pois estimulam a formação de tecido de granulação e infecção bacteriana. Caso exista tecido de granulação em pós-operatório de cirurgia por trauma cervical, mais especificadamente laríngeo, pode ser em conseqüência de cartilagem desvitalizada subjacente.

Em caso de fratura cominutiva da cartilagem cricóide, são bons os resultados obtidos por anastomose término-terminal tireotraqueal. Da mesma forma, a moldagem endolaríngea, em caso de fraturas cominu-

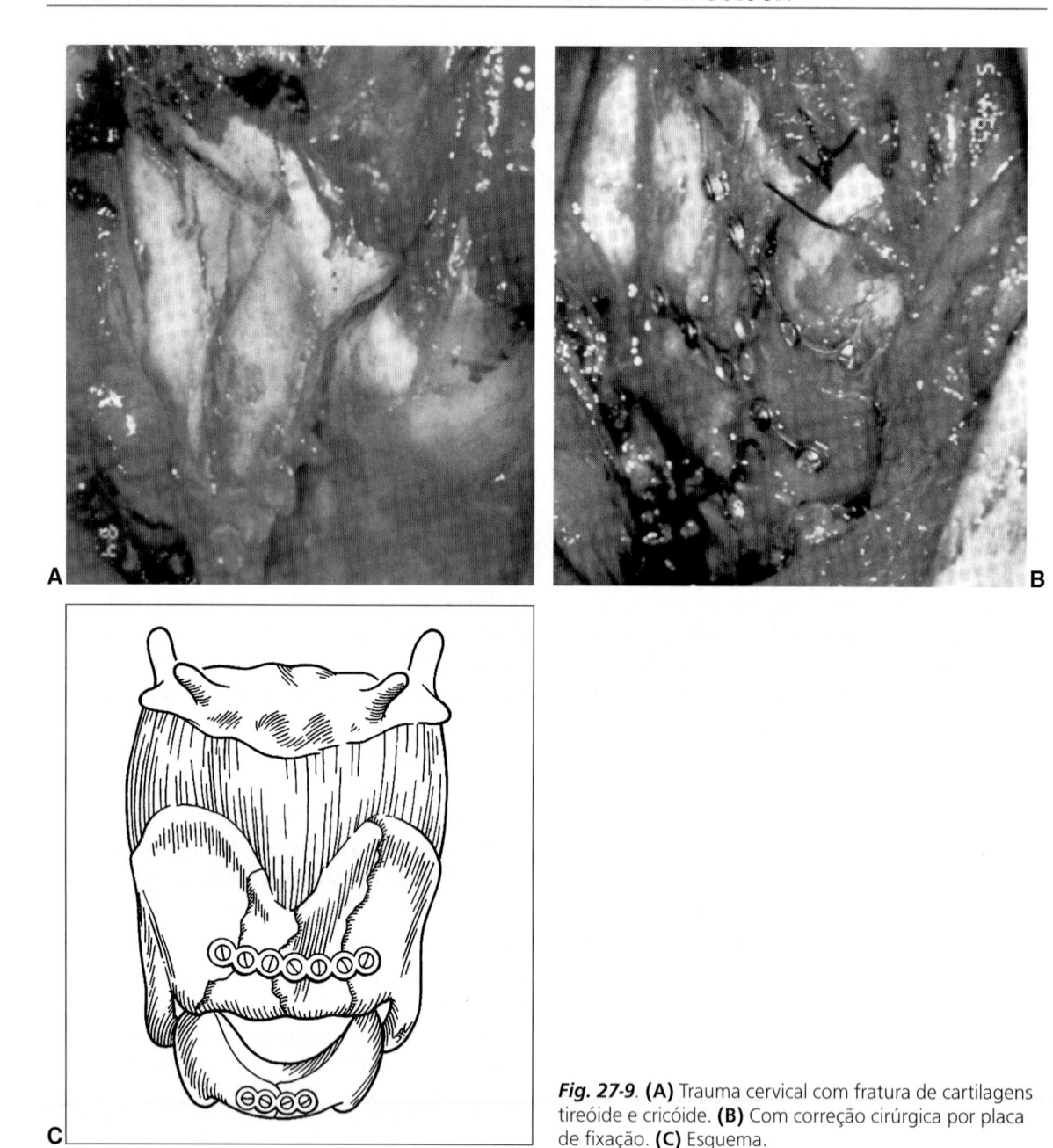

Fig. 27-9. **(A)** Trauma cervical com fratura de cartilagens tireóide e cricóide. **(B)** Com correção cirúrgica por placa de fixação. **(C)** Esquema.

tivas, instabilidade cartilagínea e grande laceração de mucosa, faz-se necessária por quatro a oito semanas. A redução fechada por laringoscopia direta deve ser desencorajada.

Ogura e Powers[8] referem que conseguiram posicionar com muita dificuldade os fragmentos de cartilagem, mesmo quatro semanas após o trauma, sendo impraticável após este período, pois a formação de tecido fibroso impede a reparação cirúrgica.

Nas luxações de cartilagens aritenóides, estas devem ser reduzidas com reparação de mucosa para restabelecer a função valvular de proteção.

As lesões traqueais são manejadas de acordo com a técnica de Sulek *et al.*[27] Lesões cortantes normalmente podem ser fechadas primariamente em duas camadas: uma camada interna de sutura absorvível interessando a mucosa (com os nós para o lado de fora do lúmen) e uma camada externa de sutura permanente transfixando dois anéis de cartilagem no plano submucoso. Normalmente, os pacientes são mantidos intubados durante dois a três dias e então extubados em circunstâncias controladas. Ferimentos por arma de fogo podem resultar em perda de tecido, o que pode comprometer a segurança do fechamento primário, já que uma tensão mínima na linha de sutura é um componente fundamental de um reparo traqueal bem sucedido. Quando as extremidades da traquéia forem debridadas, técnicas de liberação traqueais superiores ou inferiores podem ser necessárias para alcançar um fechamento livre de tensão.[27]

Lesões faríngeas e esofágicas

Lesões não identificadas de faringe e esôfago são uma fonte significante de morbimortalidade em trauma penetrante de pescoço. Todos os pacientes com sinais ou sintomas clínicos de lesão faríngea ou esofágica (por exemplo, enfisema subcutâneo, hematêmese, sangue em hipofaringe) devem sem submetidos a exploração cervical. Esofagoscopia intra-operatória com azul-demetileno ou insuflação de ar pode ser útil na identificação do local da penetração, especialmente em ferimentos por arma branca.

Lesões penetrantes de hipofaringe superiores ao nível da cartilagem aritenóide podem ser tratadas um pouco diferentemente do que lesões inferiores a este nível.[28] Fechamento primário nem sempre é necessário em lesões penetrantes de hipofaringe superior;[28,29] em outras palavras, estes pacientes podem ser tratados com antibioticoterapia parenteral e sem alimentação via oral durante cinco a sete dias. Lesões em hipofaringe inferiores ao nível da cartilagem aritenóide (por exemplo, na porção dependente da hipofaringe, onde saliva e secreções tendem a acumular) devem ser tratadas com fechamento primário com sutura absorvível e com drenagem do espaço cervical adjacente.[10] O paciente deve ser mantido sem alimentação via oral enquanto ocorre a cicatrização (normalmente cinco a sete dias). Lesões de esôfago cervical podem ser tratadas semelhantemente a estas de hipofaringe inferior, com fechamento primário e drenagem.[30] Drenagem externa e procedimentos de *bypass* (por exemplo, faringostomia cervical) devem ser evitados sempre que possível.

Se a coluna cervical for violada por um projétil transfaríngeo, o paciente está em risco de osteomielite cervical.[31] Debridamento cuidadoso da ferida com remoção de todos fragmentos de bala e tecidos desvitalizados associados a antibioticoterapia parenteral devem ser considerados, juntamente com interconsultas com neurocirurgia ou ortopedia.

Lesões neurais

As lesões do nervo laríngeo recorrente são comuns no caso de trauma cervical, principalmente os instalados na zona II, sendo necessário identificar o grau de comprometimento neural, que pode ser:

- *Neuropraxia (contusão do nervo)*: preservada toda a continuidade anatômica neural; evolução para regeneração espontânea completa.
- *Axonotmese*: lesão de axônio neural sem comprometimento de bainha; regeneração em alguns meses, lenta.
- *Neurotmese*: secção do nervo; mau prognóstico em função de necessidade de rafia precoce do nervo via microscópio.

A conduta para correção das lesões do nervo laríngeo recorrente depende basicamente da identificação precoce do tipo de lesão neural, uma vez que tanto a neuropraxia como a axonotmese podem ter tratamento conservador. O acompanhamento se faz pelo teste de Hilger e eletroneurografia. O uso de corticoterapia auxilia na regressão destas lesões. O maior problema incide sobre a neurotmese, pois a identificação precoce desta é fator decisivo no tratamento da mesma. A melhor opção para o tratamento da lesão aguda completa do nervo laríngeo recorrente está na sutura imediata por microscópio, porém os resultados não são encorajadores.

COMPLICAÇÕES

As complicações do trauma cervical penetrante estão listadas no Quadro 27-7. A maioria das complicações é diretamente atribuível ao próprio dano, mas algumas são potencialmente evitáveis. Estas (por exemplo, abscesso de pescoço, fístula faringocutânea) normalmente ocorrem devido a um diagnóstico não feito ou tardio, assim o melhor modo para evitar estas complicações é ter em mente que a equipe médica deve ser persistente e vigilante na avaliação inicial e no período de seguimento imediato após o tratamento. Embora menos comum que 50 anos atrás, a mortalidade do trauma cervical penetrante permanece entre 3% a 6%.

Quadro 27-7. Complicações em trauma cervical

- Obstrução de via aérea
- Fístulas (vasos, vísceras e pele)
- Abscesso cervical
- Osteomielite de coluna cervical
- Mediastinite
- Deiscência de suturas
- Déficit neurológico
- Paresia de prega vocal
- Dissecção arterial
- Trombose de veia jugular interna
- Pseudo-aneurisma
- Embolia gasosa
- Estenose ou obstrução de estruturas luminares

REFERÊNCIAS BIBLIOGRÁFICAS

1. L'her E, Goetghebeur D, et al. Use of the Blue Rhino tracheostomy set for emergency airway management. *Intensive Care Med* 2001;27:322.
2. Cothren C, Offner P, et al. Evaluation of a new technique for bedside percutaneous tracheostomy. *Am J Surg* 2002;183:280-2.
3. Eisenburger P, Laczika K, et al. Comparasion of conventional surgical versus Seldinger techinique emergency cricothyrotomy performed by inexperienced clinicians. Anesthes 2000;92:687-90.
4. Issacs JH. Emergency cricothyrotomy: Long-term results. *Am J Surg* 2001;67:346-9.
5. Rocha EP, Dias MD, et al. Tracheostomy in children: There is a place for acceptable risk. *J Trauma* 2000;49:483-6.
6. Daves P. A stab in the dark! Are you ready to perform needle cricothyroidotomy? *Injury* 1999;30:650-62.
7. MacCallum PL, Parnes LS, et al. Comparasion of open percutaneous and translaryngeal tracheostomies. *Otolaryngol Head Neck Surg* 2000;5:686-90.
8. Hawkins ML, Shapiro MB, et al. Emergency cricothyrotomy: a reassessment. *Am J Surg* 1995;61:52-5.
9. Gillespie MB, Eisele DW. Outcomes of emergency surgical airway. Procedures in a hospital wide setting. *Laryngoscope* 1999;109:1766-9.
10. Jackler RK, Kaplan M. In: Tierney LM, McPhee SJ, Papadakis MA. *Current medical diagnosis and treatment.* 37. ed. Stanford: Appleton and Lange, 1998. 245-6p.
11. Martins WSH, Cervantes O. In: Frisoli A, Lopes AC, et al. *Emergências: manual de diagnóstico e tratamento.* 1. ed. São Paulo: Savier, 1995. 573-8p.
12. Fujita RR, Lobato MF, et al. In: Campos CAH, Costa HOO. *Tratado de otorrinolaringologia.* 1. ed. São Paulo: Roca, vol. 5. 2002. 495-501p.
13. Pires MTB, Starling SV. *Manual de urgências em pronto socorro.* 7. ed. Belo Horizonte: Medsi, 2002. 47-52p.
14. Kast K. Percutaneous traqueostomy. *Otolaryngol Head Neck Surg Select* 2002;3(2):1-5.
15. Woolley AL. Pediatric tracheotomy and long-term management. In: Gates GA. *Current therapy in otolaryngology – head and neck surgery.* 6. ed. St. Louis: Mosby-Year Book, 1998. 432-435p.

28

TRAQUEOSTOMIA E CRICOTIREOTOMIA

José Antonio Pinto
Roberto Duarte Paiva Ferreira
Delmer Jonas Polimeni Perfeito

INTRODUÇÃO

O atendimento inicial a um paciente em estado crítico tem como prioridade a manutenção de uma via aérea pérvia. Existem vários procedimentos para assegurar uma via aérea patente. O método mais comum é a intubação orotraqueal (IOT). Entretanto, em algumas situações, como no trauma laríngeo externo ou nas obstruções inflamatórias das vias aéreas superiores (VAS), a intubação orotraqueal é formalmente contra-indicada ou não é exeqüível, sendo necessária a realização de uma traqueostomia ou uma cricotireotomia de urgência.

A partir da década de 90, além destas duas técnicas de acesso cirúrgico de urgência às VAS, tem sido amplamente empregada a técnica da traqueostomia percutânea. Foi descrita inicialmente por Sheldon *et al.* em 1955; e em 1969, Toye e Weinstein descreveram a técnica de Seldinger, que foi repopularizada por Weinstein em 1986. Porém, a traqueostomia percutânea somente passou a ser utilizada rotineiramente após a publicação da técnica da dilatação percutânea por Ciaglia *et al.*, em 1985.[7-9]

Em 1909, Chevalier Jackson condenou a traqueotomia de urgência. Na década seguinte, Jackson acusou as traqueotomias altas e a cricotireotomia de serem as principais causas de estenose laríngea. Em 1976, Brantigan e Grow retiraram este estigma negativo da cricotireotomia ao relatarem o seu uso em 655 pacientes com baixos níveis de complicações (6,1%). Em 1982, os mesmos autores reportaram 17 casos de estenose subglótica após cricotireotomia em pacientes com obstrução aguda de causa infecciosa e intubação endotraqueal prolongada.[7-9]

Neste capítulo mostraremos as indicações do acesso cirúrgico de urgência às VAS, as técnicas cirúrgicas e suas variantes e discutiremos as vantagens, desvantagens, os resultados e as complicações de cada técnica, procurando padronizar a conduta do otorrinolaringologista nas situações de emergência ventilatória.

CONCEITOS

Em geral, nas situações de urgência, realiza-se a chamada traqueotomia, que consiste na abertura temporária da traquéia para o meio externo com a finalidade de fornecer uma via nova para a respiração, procedimento este reversível após a estabilização do paciente. O termo traqueostomia representa a abertura definitiva da traquéia na pele, variante técnica mais freqüentemente utilizada em procedimentos eletivos, nos quais não há risco eminente de vida. Podem ser classificadas em altas (primeiro e segundo anéis traqueais), médias (terceiro e quarto anéis traqueais) e baixas (abaixo do quarto anel traqueal).

A cricotireotomia consiste na abordagem cirúrgica rápida e direta da via aérea superior ao nível da membrana cricotireóidea, podendo ser feita através de punção ou secção da mesma. Tal procedimento deve ser revertido logo que possível (dentro de no máximo 48 horas) para uma traqueostomia aberta a fim de evitar complicações, como fibrose laríngea.

A traqueostomia percutânea consiste na abertura temporária da traquéia através de uma punção traqueal inicial seguida de dilatação progressiva através de um guia, com o auxílio do broncoscópio. É mais utilizada em pacientes com IOT em unidades de terapia intensiva (UTI), sendo considerada uma alternativa atrativa quando comparada à traqueostomia tradicional, pois é considerada mais segura, mais rápida e com menor custo.

INDICAÇÕES

As indicações da traqueostomia e da cricotireotomia resumem-se nas obstruções das vias aéreas superiores até o nível da laringe e/ou nos casos em que a IOT não é factível ou está contra-indicada.[4,9] Vejamos quais são:

Obstrução das VAS, exceto da traquéia inferior

- Corpo estranho.
- Inalação de gases tóxicos, vapores quentes e ingestão ou aspiração de substâncias cáusticas.
- Inflamatória:
  - Laringite edematosa supraglótica bacteriana ou epiglotite aguda *(H. influenzae tipo B)*.
  - Laringite edematosa subglótica bacteriana *(S. aureus, Streptococcus sp.* ou *H.influenzae)*.
  - Angina diftérica e laringite diftérica.
  - Tonsilite aguda grave e abscesso peritonsilar.
  - Queimaduras sobre a região cervicofacial.
  - Nos processos inflamatórios agudos e infecções laríngeas está contra-indicada a cricotireotomia.
- Neoplasias da laringe:
  - Carcinoma.
  - Hemangioma.
- Traumatismos craniomaxilofaciais e cranioencefálicos.
- Congênita:
  - Laringomalácia.
  - Membrana laríngea.
  - Paralisia congênita de pregas vocais – trauma de parto.
  - Estenose subglótica congênita.

- Reações de hipersensibilidade na laringe:
  - Angioedema alérgico;
  - Edema angioneurótico hereditário;
  - Anafilaxia – reação de hipersensibilidade mediada por IgE.
- Trauma externo:
  - Acidente automobilístico;
  - Tentativa de suicídio e homicídio.
- Trauma interno:
  - Intubação prolongada ou intempestiva.
- Enfisema de mediastino.

Suporte ventilatório em pacientes internados

- Pacientes com paralisia dos músculos respiratórios (*miastenia gravis*, polineurites, trauma raquimedular, acidente vascular encefálico, polirradiculoneurite crônica progressiva, neoplasia do sistema nervoso central (SNC), tétano).
- Pacientes em coma, debilitados, incapazes de expelir secreções traqueobrônquicas.
- Pacientes com eclâmpsia, embolia gasosa ou gordurosa.
- Pacientes com necessidade de ventilação mecânica prolongada.

Problemas que alteram a ventilação

- Cirurgia da tireóide, com paralisia bilateral de pregas vocais por lesão dos nervos recorrentes.
- Intoxicação por barbitúricos.
- Doença pulmonar obstrutiva crônica.
- Insuficiência respiratória aguda ou crônica.

Profilática

- Grandes cirurgias de cabeça e pescoço (laringectomias, glossectomias, tumores de soalho de boca, mandibulectomias).
  - Tempo prévio ou complementar em cirurgias de grande porte.

CONTRA-INDICAÇÕES

Cricotireotomia

- Crianças menores de 12 anos.
- Pacientes intubados por mais de sete dias (risco de estenose subglótica).

- Doenças laríngeas preexistentes (neoplasia, processo inflamatório agudo ou crônico, epiglotite).
- Alteração ou variação anatômica do pescoço.
- Sangramentos ou coagulopatias.
- Falta de acesso à membrana cricotireóidea.
- Obstrução completa das vias aéreas em conseqüência da impossibilidade de exalar o ar.

Traqueostomia percutânea

- Inabilidade para palpar a cartilagem cricóide com o pescoço estendido.
- Presença de massa na linha média do pescoço (artéria inominada alta ou tireóide grande).
- Coagulopatia não corrigida ou contagem de plaquetas maior ou igual a 50.000 e RNI menor ou igual a 1,5 (pacientes em UTI).
- Pacientes com necessidade de alto PEEP (pressão expiratória positiva final) maior que 15 cmH$_2$O devido ao risco de enfisema subcutâneo e pneumotórax (pacientes em UTI).

TÉCNICAS CIRÚRGICAS

Traqueostomia

A) Paciente em decúbito dorsal horizontal e hiperextensão cervical (Fig. 28-1).
B) Anti-sepsia da pele desde a boca até os mamilos e colocação de campos estéreis.
C) Localização do acesso cirúrgico (duas polpas digitais acima da fúrcula esternal) ao nível do segundo e terceiro anéis traqueais.
D) Infiltração da pele, tecido celular subcutâneo e planos profundos com cloridrato de lidocaína a 2% com vasoconstrictor.

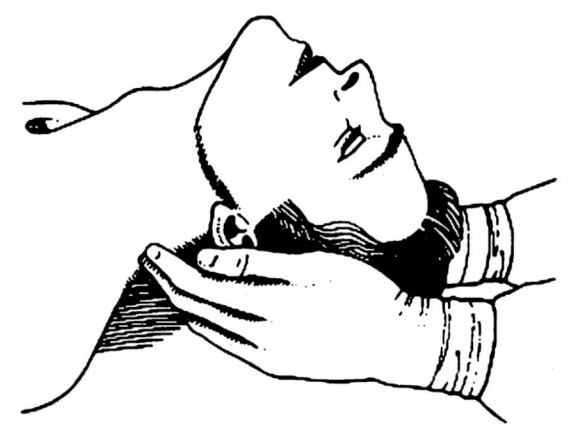

Fig. 28-1. Hiperextensão cervical.

E) Incisão transversal interessando pele com cerca de 4 a 5 cm de extensão ao nível do segundo e terceiro anéis traqueais (Fig. 28-2). Numa situação de emergência a incisão pode ser vertical, desde a cricóide até o nível da fúrcula esternal numa extensão de mais ou menos 4 cm, o que permite também uma melhor acomodação da cânula em seus movimentos para cima e para baixo.

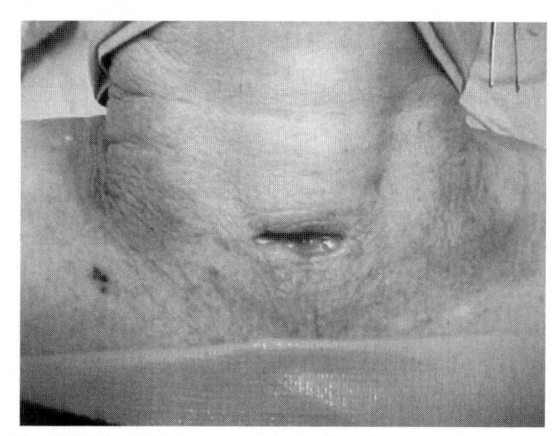

Fig. 28-2. Incisão transversal ao nível do segundo e terceiro anéis traqueais.

F) Divulsão de tecido celular subcutâneo, secção do platisma e afastamento lateral do mesmo pelo cirurgião auxiliar (Fig. 28-3).

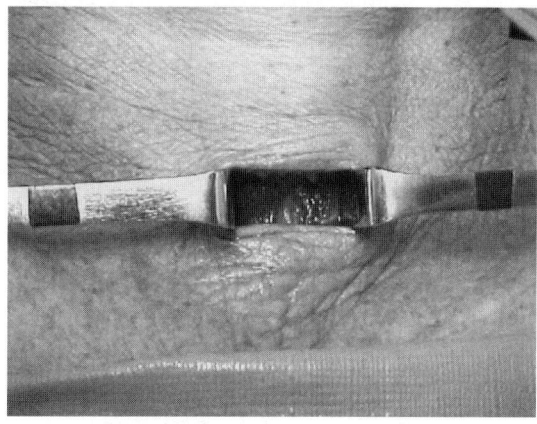

Fig. 28-3. Afastamento lateral de tecido celular subcutâneo e platisma.

G) Visualização e divulsão da rafe mediana com afastamento dos músculos pré-tireóideos (esternoióideo, esternotireóideo), procurando manter-se na linha média, evitando-se assim a veia jugular anterior, que corre paralela e lateral (Fig. 28-4). Palpamos a seguir a cartilagem cricóide que é tracionada verticalmente com um gancho para expor o istmo da glândula tireóide. Visualizada a borda inferior do istmo, é feita dissecção romba do plano pré-traqueal abaixo, expondo-se a parede anterior da traquéia. Eventualmente pode ser necessário dissecção, clampeamento, secção e ligadura do istmo da tireóide (Figs. 28-5 e 28-6).

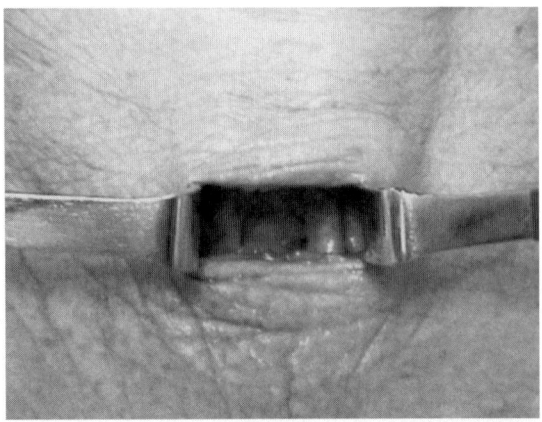

Fig. 28-4. Afastamento de músculos pré-laríngeos.

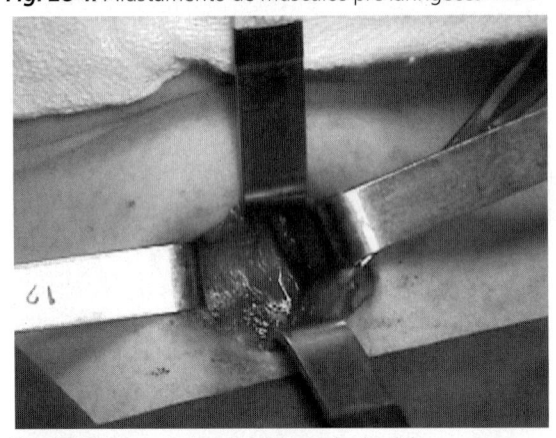

Fig. 28-5. Traqueostomia – Istmo da tireóide.

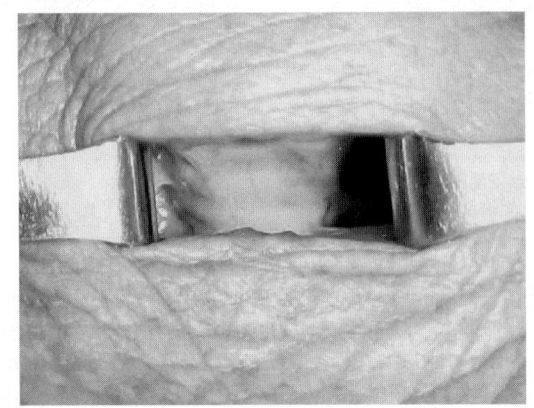

Fig. 28-6. Visualização da fáscia pré-traqueal e traquéia.

H) Palpação da parede traqueal e incisão longitudinal interessando fáscia pré-traqueal, anéis cartilagíneos e mucosa traqueal com cerca de 2 cm de extensão. Na maioria das vezes, não realizamos a dissecção da fáscia pré-traqueal (fáscia cervical profunda – camada média) para exposição da traquéia devido ao risco de pneumomediastino e pneumotórax. Preconizamos a incisão longitudinal na parede anterior da traquéia para evitar maior manipulação cirúrgica da mesma, principalmente em crianças (confecção de janelas, incisões em H, ressecções de porções da parede traqueal etc.), não comprometendo a vascularização da mesma, que é feita através de sua parede lateral e diminuindo o risco de estenoses. Em casos necessários, podemos retirar um pequeno losango da face anterior da traquéia sempre na linha média.

I) Dois pontos-guia com fio algodão 2-0 são dados de cada lado da incisão vertical na traquéia como reparo para facilitar a recanulização em caso da saída acidental da cânula. Coloca-se então a cânula de traqueostomia compatível com a via aérea do paciente, tendo o cuidado de não criar falso trajeto ou sangramento. Introduz-se a cânula em ângulo de 90º ao maior eixo traqueal, rodando-a a seguir até sua completa introdução (Fig. 28-7).

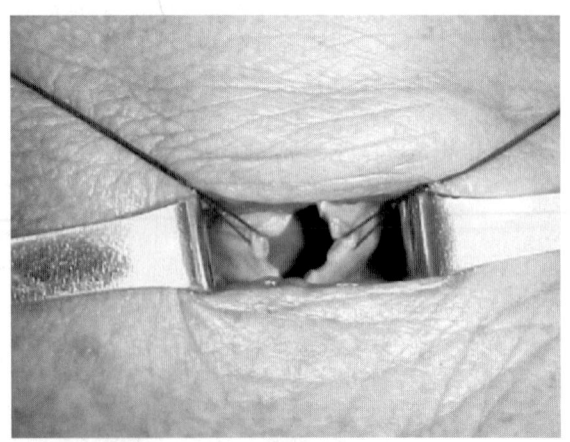

Fig. 28-7. Traqueostomia – Abertura da traquéia e fixação das bordas da incisão.

J) Sutura da pele através de pontos simples com fio náilon 3-0. Evitar uma aproximação completa até a cânula para prevenir enfisema subcutâneo e pneumomediastino (Fig. 28-8).

Em pacientes obesos, é realizada uma lipectomia subcutânea, removendo-se a gordura entre os músculos ECM e a camada profunda da fáscia cervical superficial, expondo-se a traquéia. Após a ligadura do istmo da tireóide, a traquéia é incisada em H entre o segundo e o terceiro anéis traqueais, sendo os retalhos traqueais suturados aos retalhos cutâneos com *vicryl* 3-0, marsupializando-se a traquéia (Figs. 28-10 e 28-11).

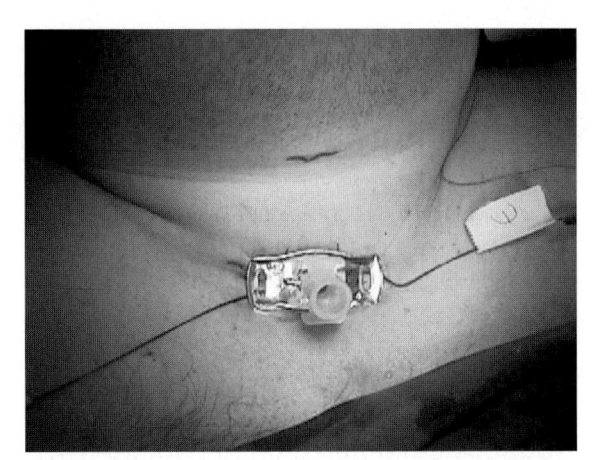

Fig. 28-8. Cânula metálica de traqueostomia em posição.

K) Fixação da cânula com cadarço contornando o pescoço.
L) A primeira troca de cânula só deve ser feita no terceiro ou quarto dia.

Traqueostomia permanente

Em casos especiais, como na síndrome da apnéia-hipopnéia obstrutiva do sono (SAHOS) grave, com dessaturação importante e doença cardiovascular, na qual o CPAP não seja efetivo ou tolerado, há indicação para traqueostomia permanente.

As incisões são um H horizontal com incisões diagonais acompanhando a borda lateral do músculo esternocleidomastóideo (ECM) e inferiormente para a clavícula (Fig. 28-9).

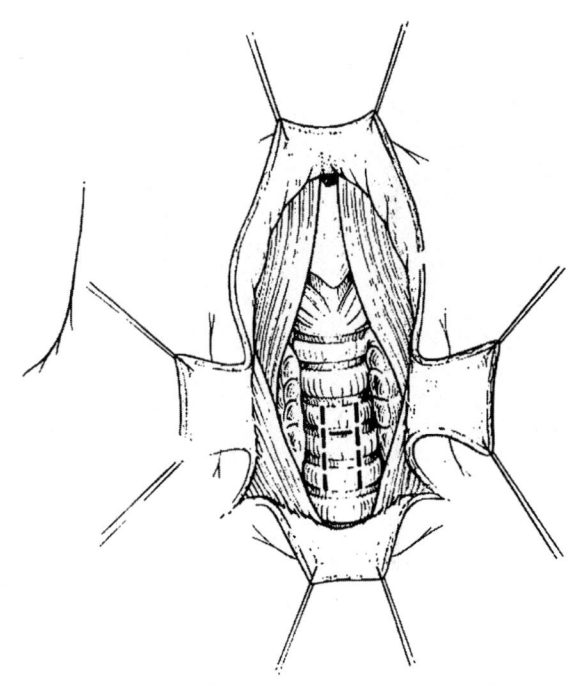

Fig. 28-10. Incisão da traquéia em H entre segundo e terceiro anéis traqueais.

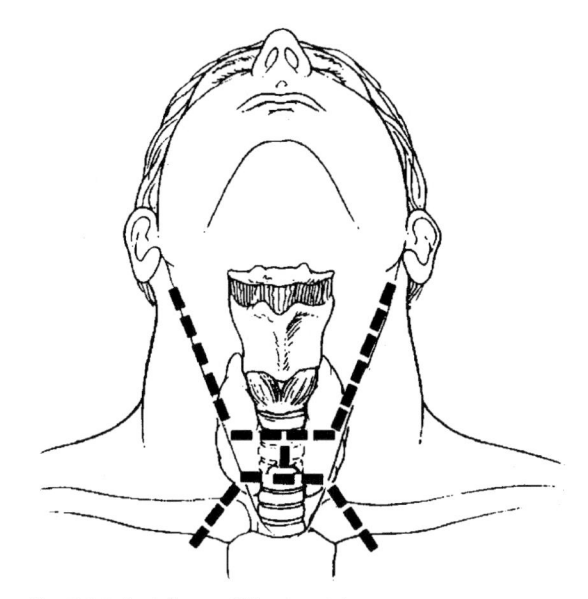

Fig. 28-9. Incisão em H horizontal.

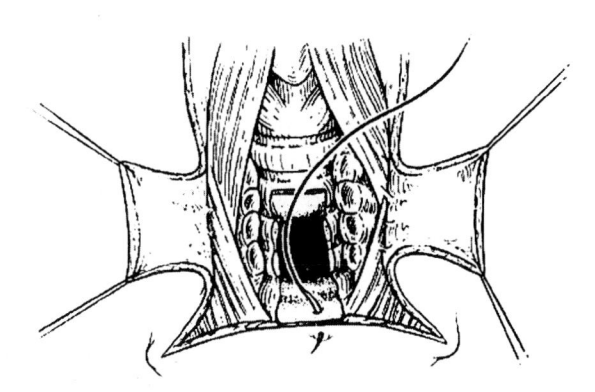

Fig. 28-11. Confecção dos retalhos traqueais com os retalhos cutâneos (marsupialização da traquéia).

Cricotireotomia por punção

A) Paciente em decúbito dorsal horizontal e hiperextensão cervical.
B) Anti-sepsia da pele desde o mento até a clavícula.
C) Palpação das cartilagens tireóide e cricóide e localização do espaço cricotireóideo.
D) Punção com Abocath n° 14 conectado à seringa de 10 ml a partir da borda superior da cartilagem cricóide, em um ângulo de 45° com a pele na linha mediana, dirigindo-se póstero-inferiormente (Fig. 28-12).

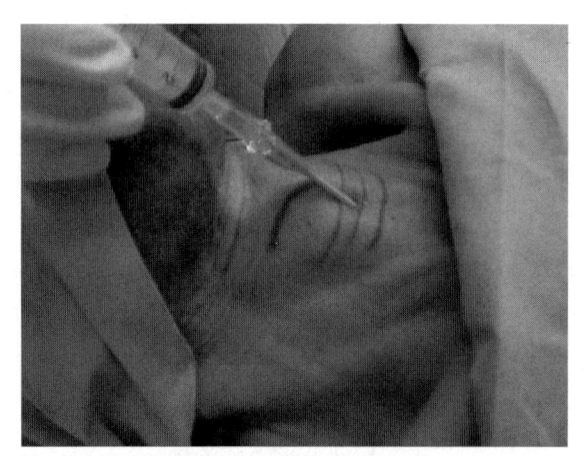

Fig. 28-12. Cricotireotomia por punção.

E) Progressão do cateter externo e penetração na luz laríngea, evidenciada pela aspiração de ar.
F) Desconectar seringa e realizar ventilação do paciente.
G) Conversão para traqueostomia assim que possível.

Cricotireotomia por secção

A) Paciente em decúbito dorsal horizontal e hiperextensão cervical.
B) Anti-sepsia da pele desde o mento até a clavícula.
C) Palpação das cartilagens tireóide e cricóide e localização do espaço cricotireóideo que corresponde à membrana cricotireóidea.
D) Infiltração da pele, tecido celular subcutâneo e planos profundos com cloridrato de lidocaína a 2% com vasoconstrictor ao nível da membrana cricotireóidea.
E) Incisão transversal interessando pele, tecido celular subcutâneo, fáscia pré-laríngea e membrana cricotireóidea com cerca de 2 cm de extensão ao nível da borda superior da cartilagem cricóide (Fig. 28-13A a D).
F) Afastamento das bordas da incisão com pinça de tração e inserção da cânula de traqueostomia ou sonda de intubação fina (Fig. 28-13E).
G) Fixação da cânula ou da sonda com cadarço.
H) Conversão para traqueostomia assim que possível.

Traqueostomia percutânea (Fig. 28-14)

A) Paciente em decúbito dorsal horizontal e hiperextensão cervical.
B) Anti-sepsia da pele desde a boca até os mamilos e colocação de campos estéreis.
C) Palpação da cartilagem cricóide, primeiro anel traqueal e fúrcula esternal.
D) Infiltração da pele, tecido celular subcutâneo e planos profundos com cloridrato de lidocaína a 2% com vasoconstrictor.
E) Incisão horizontal da pele com cerca de 1,5 cm de extensão ao nível da cartilagem cricóide e primeiro e segundo anéis traqueais.
F) Divulsão de tecido celular subcutâneo e planos musculares, com palpação da cartilagem cricóide e anéis traqueais.
G) Colocação do broncoscópio em tubo endotraqueal, progredindo até a sua extremidade. Em seguida, retiram-se os dois vagarosamente até o nível onde a luz transilumina a incisão.
H) Após palpar os anéis traqueais, insere-se um Abocath n° 14 entre o primeiro e segundo ou segundo e terceiro anéis traqueais, cuidando para não perfurar a parede posterior da traquéia (Fig. 28-15).
I) Em seguida, inserir um guia tipo J através do cateter com auxílio da pinça dilatadora e dilatação da parede traqueal (Figs. 28-16 e 28-17).
J) Finalmente coloca-se a cânula de traqueostomia de Shiley com *cuff*, n° 6 ou 8 e o reparo, sutura e fixação conforme a traqueotomia convencional (Fig. 28-18).

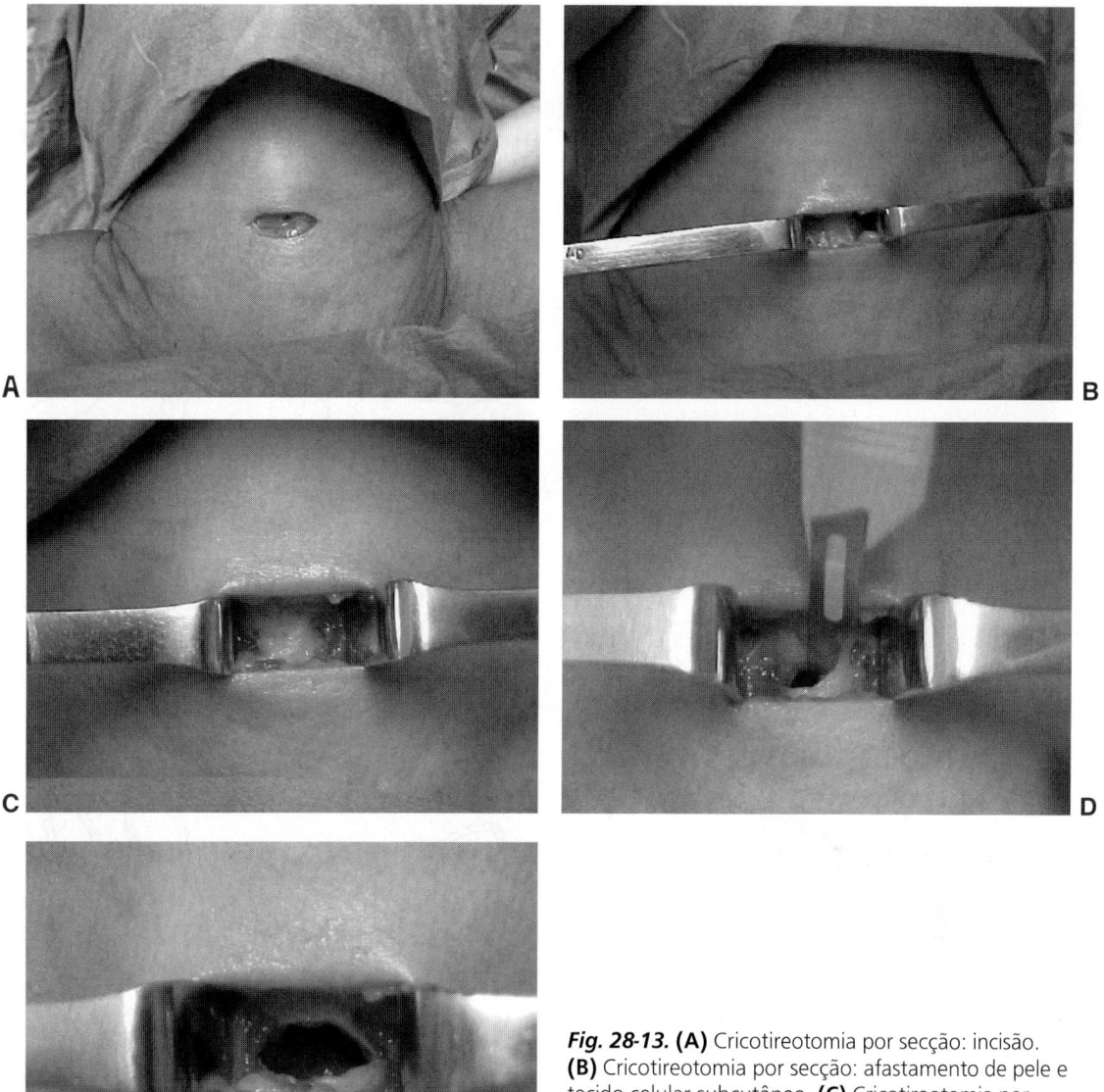

Fig. 28-13. **(A)** Cricotireotomia por secção: incisão.
(B) Cricotireotomia por secção: afastamento de pele e tecido celular subcutâneo. **(C)** Cricotireotomia por secção: afastamento de músculos pré-laríngeos e visualização da membrana cricotireóidea.
(D) Cricotireotomia por secção: incisão da membrana cricotireóidea. **(E)** Cricotireotomia por secção: membrana cricotireóidea aberta.

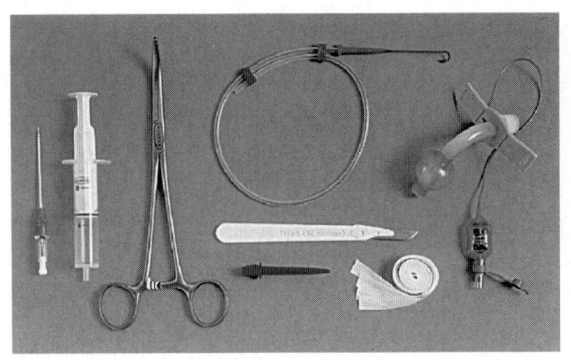

Fig. 28-14. Kit de traqueostomia percutânea.

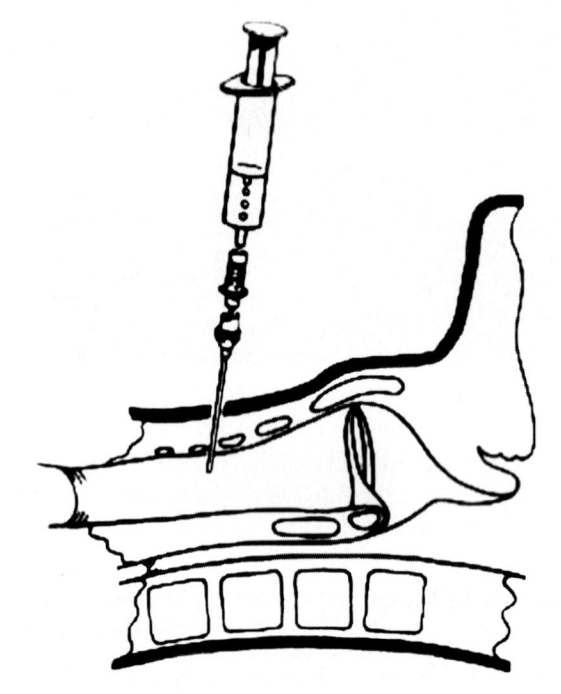

Fig. 28-15. Punção para verificação da posição correta na traquéia.

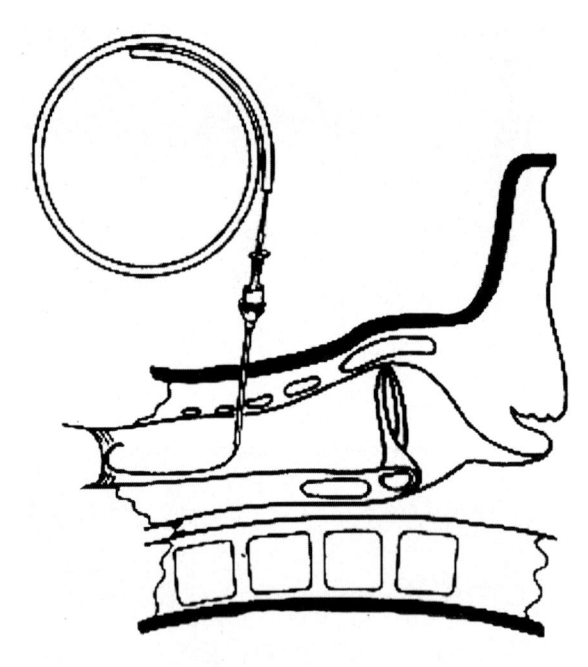

Fig. 28-16. Colocação do guia.

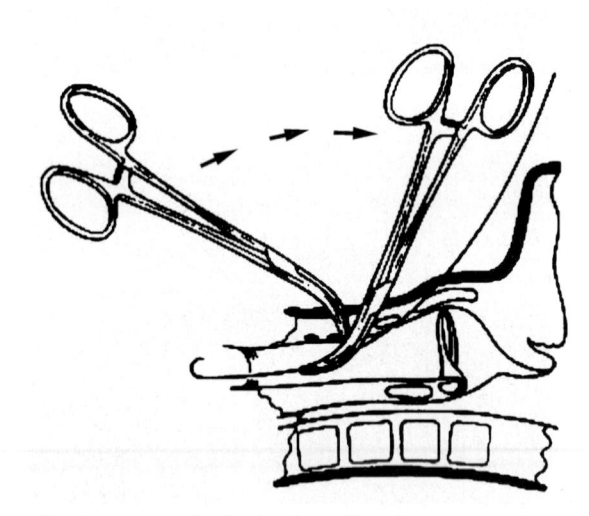

Fig. 28-17. Introdução de pinça dilatadora na parede traqueal.

CUIDADOS PÓS-OPERATÓRIOS

A) Cuidados com a cânula e com o curativo.

B) Aspiração cuidadosa da secreção traqueobrônquica utilizando sondas e luvas estéreis.

C) Nebulização intermitente ou contínua com soro fisiológico para umidificação das secreções.

D) Troca de cânula diária a partir do quarto dia pós-operatório. A cânula interna deverá ser retirada para limpeza tantas vezes quanto for necessário.

E) Sendo utilizada cânula com balonete, controlar a pressão de insuflação que deve ser mantida abaixo de 25 cm de H_2O, desinsuflando-se o balonete por 10 minutos a cada duas horas.

F) Para facilitar a fonação do paciente, podemos usar uma cânula fenestrada ou uma válvula fonatória do tipo Passy-Muir, adaptada no orifício externo da cânula.

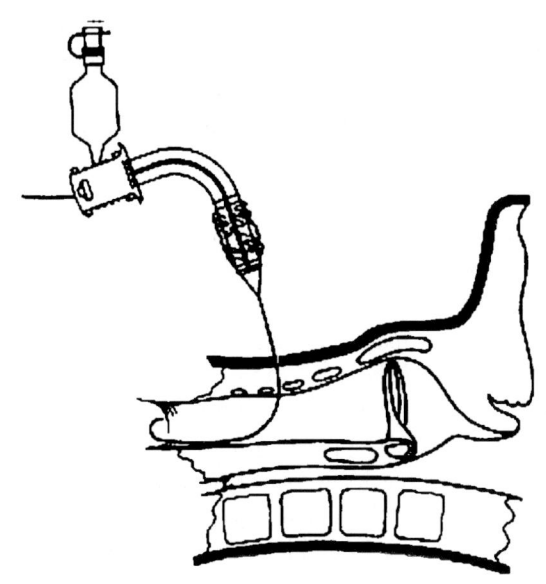

Fig. 28-18. Colocação da cânula.

DECANULAÇÃO

A remoção da cânula de traqueostomia deve obedecer a regras especiais, de acordo com cada caso.

A) Realizar exame endoscópico prévio de VAS, sob anestesia tópica ou anestesia geral.
B) Manter a cânula tamponada por pelo menos 24 horas antes de removê-la ou ir progressivamente diminuindo seu calibre e, uma vez atingido o menor calibre, a mesma deverá ser ocluída temporariamente.
C) Retirada a cânula, faz-se o curativo oclusivo sobre a traqueostomia, sem necessidade de sutura.

COMPLICAÇÕES DAS TRAQUEOSTOMIAS

As complicações podem ser precoces e/ou tardias. Podem decorrer de dificuldades técnicas, de cuidados pós-operatórios inadequados, do tipo de cânula utilizada e de problemas relacionados ao paciente (biotipo, obesidade, patologias).

As complicações precoces podem ser:

- Deslocamento ou saída da cânula.
- Obstrução da cânula por secreção.
- Hemorragia ou hematoma.
- Broncoaspiração de sangue.
- Enfisema subcutâneo, pneumomediastino e/ou pneumotórax.
- Falso trajeto da cânula.
- Lesão do esôfago.
- Infecção dos tecidos moles ou traqueobrônquica.
- Pneumonia aspirativa.
- Edema agudo de pulmão pós-obstrutivo.

As complicações tardias podem ser:

- Hemorragias (erosão da artéria inominada, tecido de granulação, vasos anômalos, trauma).
- Estenose subglótica e traqueal.
- Fístula traqueoesofágica.
- Traqueomalacia.
- Fístula traqueocutânea.
- Distúrbios da deglutição.

DISCUSSÃO

A cricotireotomia assegura uma via aérea mais rapidamente do que a traqueostomia aberta ou convencional, com menor risco de complicações imediatas como pneumotórax e hemorragia. MacCallum *et al.*,[7] de um total de 100 procedimentos realizados envolvendo três diferentes técnicas de acesso cirúrgico às VAS (traqueostomia aberta, traqueostomia percutânea e cricotireotomia), obtiveram 30% de complicações pós-operatórias (15 casos) relacionadas com a traqueostomia convencional: hemorragia (dois litros) nas primeiras 24 horas (um caso); fístula quilórica requerendo inserção de dreno torácico (um caso); pericondrite laríngea (um caso); decanulação acidental (dois casos); infecção no estoma (três casos); fístula traqueoesofágica (um caso); disfagia com necessidade de sonda nasoenteral (dois casos); pneumonia aspirativa/empiema (um caso); hepatite por halotano (um caso) e estenose traqueal seis meses após o procedimento (dois casos). A complicação intra-operatória mais grave (pneumotórax hipertensivo) também envolveu a técnica convencional, enquanto que de um total de 37 cricotireotomias, os autores relatam somente um caso de extubação inadvertida no intra-operatório e um caso de estridor no sétimo dia pós-operatório, com evidências de uma coleção líquida pré-traqueal com compressão externa da traquéia a TC cervical.

Assim, a cricotireotomia vem sendo considerada como procedimento de escolha em situações de emergência ventilatória.[1,3,6] Está contra-indicada em crianças.[4] Entretanto, alguns autores alegam que, apesar de ser um procedimento teoricamente fácil, somente alguns médicos estão aptos a realizá-lo em um atendimento de urgência.[7] Além disso, na cricotireotomia por punção, cateteres de pequeno calibre não oferecem uma ventilação alveolar adequada e intercorrências como mau posicionamento da cânula e efeitos adversos locais são freqüentes.[1]

Em uma revisão da literatura, dos 320 pacientes submetidos a cricotireotomia, 308 (96,2%) tiveram sucesso na obtenção de uma via aérea patente.[4] Isaacs Jr,[4] em 2001, fez um estudo retrospectivo em longo prazo (*follow-up* médio de 37 meses) de 27 pacientes sobreviventes dos 65 casos iniciais submetidos a cricotireotomia de urgência. Em 13 pacientes, nenhum distúrbio respiratório foi identificado. Os 14 pacientes restantes tiveram somente problemas respiratórios menores como: distúrbio da deglutição (quatro casos), paralisia de prega vocal unilateral (um caso), disfonia (dois casos), estenose subglótica leve diagnosticada por TC da laringe (um caso), insuficiência respiratória leve (quatro casos), frouxidão da aritenóide evidenciada durante laringoscopia (um caso) e câncer de parede posterior da faringe (único paciente não decanulado). Nos 13 pacientes com a via aérea preservada, a cricotireotomia foi removida (decanulação ou conversão para traqueostomia) com um tempo médio de 3,4 dias. Aqueles que apresentaram distúrbios respiratórios tiveram um tempo mais prolongado de cricotireotomia – 5,9 dias. A cricotireotomia deve, portanto, ser convertida para traqueostomia logo que o paciente estiver estável para reduzir o risco de complicações como a estenose subglótica.[6]

A traqueostomia percutânea deve ser avaliada como uma alternativa. Comparada à traqueostomia aberta, tem inúmeras vantagens. Além de ser um procedimento rápido e relativamente simples de ser realizado, a traqueostomia percutânea reduz a morbidade associada ao transporte de pacientes enfermos em estado crítico ao centro cirúrgico. Inúmeros estudos demonstram que a traqueostomia percutânea apresenta um menor custo comparado à traqueostomia aberta.[9] Apresenta menor índice de complicações quando comparada à cricotireotomia e vem ganhando grande popularidade, sendo amplamente dominada tecnicamente pelos médicos intensivistas.[1,7,14]

Desde a introdução da técnica da dilatação por Ciaglia *et al.*, em 1985, múltiplos estudos têm validado este procedimento como sendo equivalente ou melhor do que a traqueostomia convencional. A traqueostomia percutânea pela técnica da multidilatação tem sido padronizada no atendimento ao paciente politraumatizado que requer ventilação por longo período.[7,14]

Recentemente foi introduzida uma modificação da técnica da multidilatação caracterizada por uma dilatação simples, conhecida como Rhino dilator. Cothren *et al.*, em 2001, compararam estas duas técnicas de traqueostomia percutânea e consideraram a dilatação simples o procedimento de escolha por ser tecnicamente mais fácil e mais rápido de ser realizado. O baixo índice de complicações (3%) foi equivalente em ambas as técnicas. De um total de 99 pacientes, um paciente do grupo da técnica da multidilatação apresentou uma hemorragia traqueal no sexto dias pós-traqueostomia, e outro paciente, submetido a técnica da dilatação simples, desenvolveu uma atelectasia transitória do lobo pulmonar inferior direito assintomática e que se resolveu com fisioterapia respiratória.[2]

Kst,[14] publicou uma série de 75 traqueostomias percutâneas realizadas pela técnica da dilatação, com um índice de complicações em torno de 26%, sendo todas elas consideradas menores, como: queda abrupta da saturação da oxiemoglobina sem maiores repercussões; penetração da parede posterior da traquéia durante a punção inicial sem qualquer repercussão; vedamento traqueal inadequado com o balonete da cânula insuflado, requerendo uma cânula de maior calibre, e extubação inadequada.

Em um outro estudo, de um total de 13 traqueostomias percutâneas realizadas pela técnica da dilatação, constatou-se apenas uma complicação menor intraoperatória: uma hemorragia de 100 ml resolvida por compressão local. Não houve complicações pós-operatórias.[7]

Mesmo com todas as vantagens da traqueostomia percutânea e da cricotireotomia, a traqueostomia aberta permanece ainda como a técnica mais amplamente utilizada entre os profissionais médicos de pronto atendimento.[7,14] Diante das observações e dos resultados obtidos em inúmeros estudos comparativos envolvendo as diferentes técnicas cirúrgicas de acesso às VAS, cabe a nós, otorrinolaringologistas e cirurgiões de cabeça e pescoço, a padronização como primeira escolha da cricotireotomia e da traqueostomia percutânea nas emergências ventilatórias, tendo a traqueostomia aberta como uma alternativa nos casos de contra-indicação ou dificuldade técnica.

A traqueostomia na criança merece atenção e cuidados especiais devido ao alto índice de complicações, que chega a 46%, e de mortes, que variam de 1% a 8,7%.[5,15] Pesquisa recente da Sociedade Americana de Otorrinolaringologia Pediátrica mostra que nas últimas décadas houve uma mudança na indicação da traqueostomia na criança, sendo 40% realizadas por dependência ventilatória, 30% por obstruções extratorácicas, 20% por problemas neurológicos e 10% por obstruções intratorácicas. A traqueostomia é mais freqüentemente realizada para condições crônicas, sendo que nos processos inflamatórios agudos, ela foi substituída pela intubação oro ou nasotraqueal. Sendo mais freqüentes as traqueostomias de longa duração, a orientação e a educação de familiares para os cuidados em casa *(home care)* são extremamente importantes.

CONCLUSÃO

O acesso cirúrgico de urgência da VAS está indicado naquelas condições em que outros meios de manutenção da ventilação, como a IOT, não são exeqüíveis ou estão formalmente contra-indicados. Dentre as técnicas cirúrgicas disponíveis, destacam-se a cricotireotomia e a traqueostomia percutânea. Ambas as técnicas mostraram-se mais seguras, tecnicamente mais rápidas e fáceis de serem realizadas e com menor morbidade, comparadas à traqueostomia aberta. Assim, devemos preconizá-las no pronto-atendimento de urgência e nos centros de terapia intensiva, após, é claro, um amplo e consistente processo de treinamento nas instituições de ensino básico e nos serviços de residência médica.

REFERÊNCIAS BIBLIOGRÁFICAS

1. L'her E, Goetghebeur D, et al. Use of the Blue Rhino tracheostomy set for emergency airway management. *Intensive Care Med* 2001;27:322.
2. Cothren C, Offner P, et al. Evaluation of a new technique for bedside percutaneous tracheostomy. *Am J Surg* 2002;183:280-2.
3. Eisenburger P, Laczika K, et al. Comparison of conventional surgical versus Seldinger techinique emergency cricothyrotomy performed by inexperienced clinicians. Anesthes 2000;92:687-90.
4. Issacs JH. Emergency cricothyrotomy: Long-term results. *Am J Surg* 2001;67:346-9.
5. Rocha EP, Dias MD, et al. Tracheostomy in children: There is a place for acceptable risk. *J Trauma* 2000;49:483-6.
6. Daves P. A stab in the dark! Are you ready to perform needle cricothyroidotomy? *Injury* 1999;30:650-62.
7. MacCallum PL, Parnes LS, et al. Comparison of open percutaneous and translaryngeal tracheostomies. *Otolaryngol Head Neck Surg* 2000;5:686-90.
8. Hawkins ML, Shapiro MB, et al. Emergency cricothyrotomy: a reassessment. *Am J Surg* 1995;61:52-5.
9. Gillespie MB, Eisele DW. Outcomes of emergency surgical airway. Procedures in a hospital wide setting. *Laryngoscope* 1999;109:1766-9.
10. Kast K. Percutaneous tracheostomy. *Otolaryngol Head Neck Surg Select* 2002;3(2):1-5.
11. Woolley AL. Pediatric tracheotomy and long-term management. In: Gates GA. *Current therapy in otolaryngology – head and neck surgery.* 6. ed. St. Louis: Mosby-Year Book, 1998. 432-435p.

Parte VI

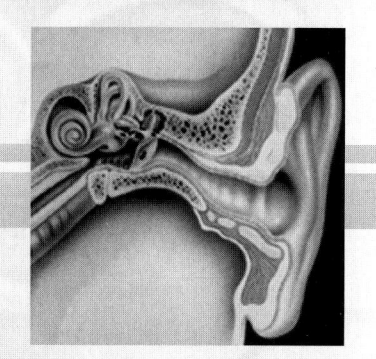

CRANIOMAXILOFACIAL

29

FERIDAS DA FACE

José Edmundo Pereira
Hélio Muniz de Souza
Hugo Gonçalves Couto

INTRODUÇÃO

As lesões traumáticas das partes moles da face podem ter um impacto social importante, afetando as funções vitais, bem como a estética facial. Apesar da tolerância e adaptação às perdas de tecidos, a maioria destes necessita ser reconstruídos em todos os níveis. O tratamento primário é muito gratificante, se for realizado sem trauma, usando tecidos vascularizados e respeitando a disposição das linhas de forças, bem como as unidades e subunidades estéticas faciais (Fig. 29-1A a C). Devemos lembrar que estruturas funcionais da face, como pálpebras, lábios, nervo facial e ductos parotídeos, devem ser reparadas no procedimento primário. E a maturação da cicatriz é um pré-requisito importante para realização de uma intervenção secundária.[1]

CONCEITO

Os traumatismos de partes moles da face caracterizam-se como ferimentos, desde que exista solução de continuidade de tecidos, com ou sem perda de substância. Quando não existe solução de continuidade da pele, a lesão traumática é denominada contusão.

O traumatismo superficial é conceituado como aquele em que as lesões são produzidas por agente vulnerante em pele, tecido subcutâneo, aponeuroses ou músculos. Quando elementos profundos como nervos, vasos calibrosos, tendões, ossos são comprometidos, o traumatismo é dito profundo.

ETIOLOGIA E FREQÜÊNCIA

Os pacientes portadores de traumatismos superficiais constituem a maioria dos atendimentos de cirurgia ambulatorial no serviço de pronto-socorro e são, em grande parte, devido a acidentes no trânsito, de trabalho, domésticos, acidentes com crianças, acidentes com armas de fogo e armas brancas, mordedura humana, de gato e mesmo de cães com laceração, e até escoriações neuróticas, produzidas pelo próprio paciente (Fig. 29-2).

Em crianças, as lesões cutâneas são mais comuns até os 5 anos, tendo como causa principal as quedas e uma incidência de acidentes aumentada em torno das refeições.[2] Em relação à mordedura de cão em crianças, a idade de maior incidência é entre 3 a 8 anos, sendo que 29,48% das lesões ocorrem na face.[3] As mordeduras de cão são raramente sérias, porém produzem seqüelas cosméticas faciais importantes. A alta incidência destas lesões indica que são necessárias estratégias preventivas domésticas (80% das lesões são de cães conhecidos) e públicas.[4]

Lesões produzidas por mordeduras humanas são altamente contaminadas, potencial equivalente ao de ferimentos contaminados por fezes, e devem ser tratadas com fechamento primário retardado, ou, mais freqüentemente, de forma aberta. Já os ferimentos por mordeduras de cão são normalmente menos contaminados e podem habitualmente ser suturados, exceto se forem do tipo lacerante, com perda de substância.

Em lesões penetrantes na face e no pescoço, é importante a verificação de sinais e sintomas, como ausência de pulso, hematomas e ou alterações neurológicas, pois 30% dos pacientes com estas alterações apresentam injúrias vasculares, em estudo correlacionando à clínica com a angiografia; estando, portanto,

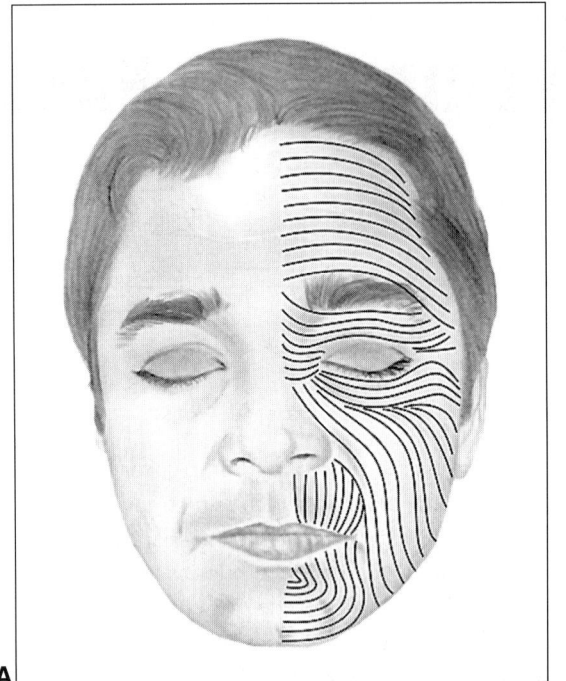

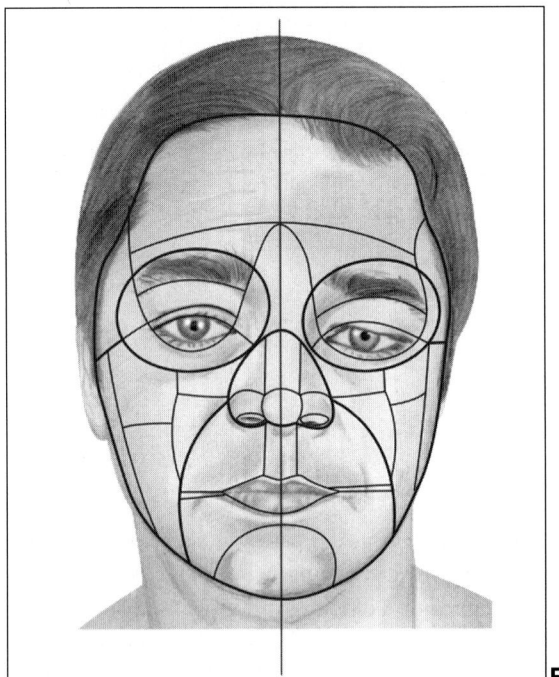

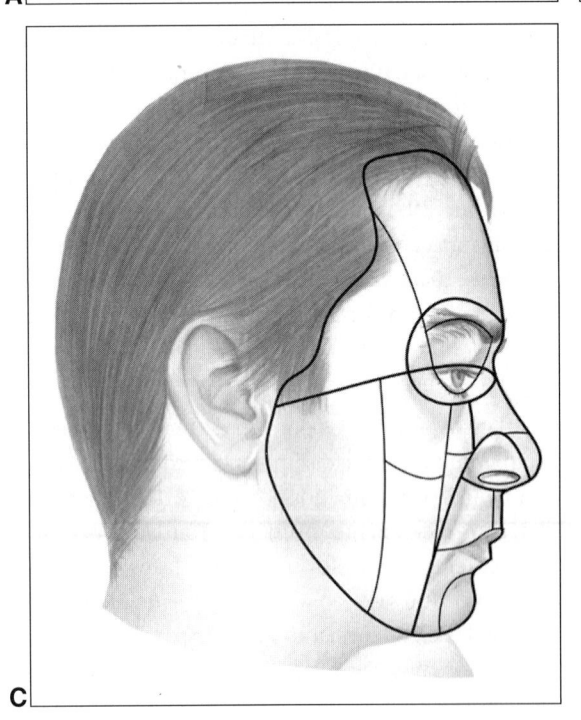

Fig. 29-1. Anatomia superficial da face. **(A)** Linhas de forças da pele, vista frontal. Unidades e subunidades estéticas da face. **(B)** Vista frontal. **(C)** Vista lateral. (Imagens cedidas do livro *Cirurgia Dermatológica Ilustrada*. Autor: Dr. José Edmundo Pereira.)

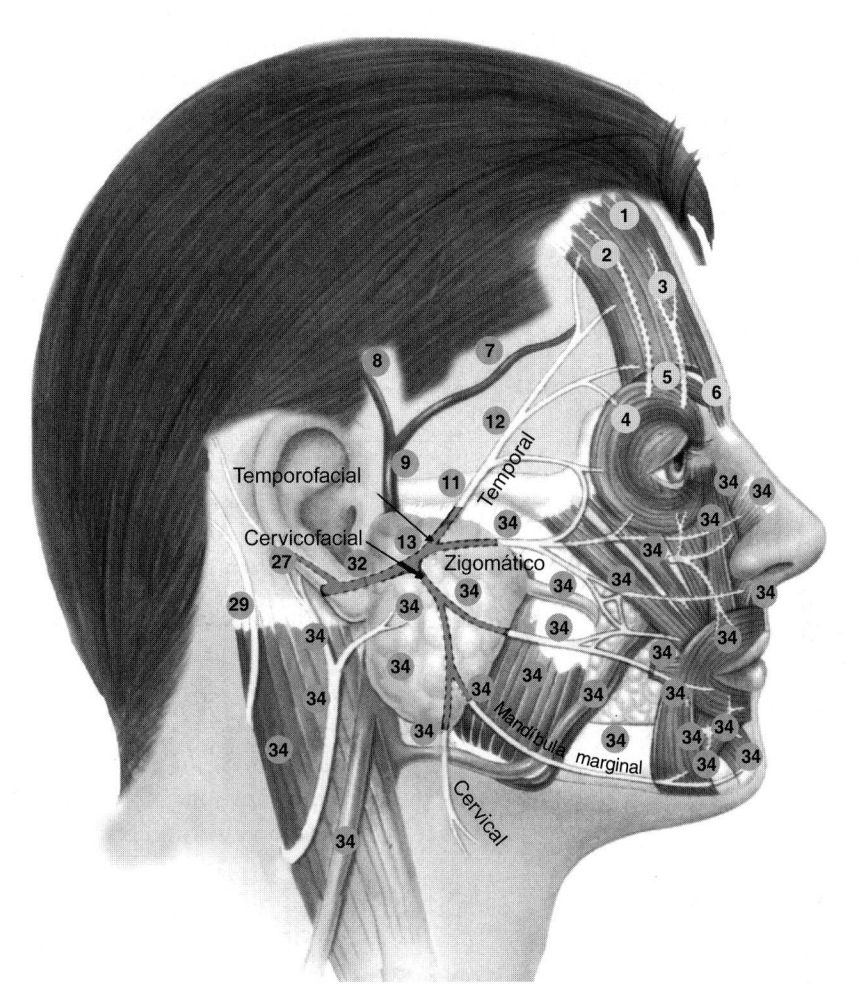

Fig. 29-2. Principais estruturas anatômicas da face. *1.* Músculo frontal. *2.* Nervo supra-orbitário. *3.* Nervo supratroclear. *4.* Músc. orbicular das pálpebras. *5.* Músc. corrugador. *6.* Músc. próceros. *7.* Ramo anterior da art. temporal. *8.* Ramo posterior da art. temporal. *9.* Art. temporal. *10.* Ramo temporal do nervo facial. *11.* Arco do osso zigomático. *12.* Ramo temporofacial. *13.* Ramo zigomático do nervo facial. *14.* Ramo cervicofacial. *15.* Ramo bucal do nervo facial. *16.* Ramo marginal mandibular do nervo facial. *17.* Ramo cervical do nervo facial. *18.* Glândula parótida. *19.* Ducto parotídico. *20.* Músc. masseter. *21.* Art/veia angular. *22.* Nervo facial. *23.* Nervo auricular maior. *24.* Ramo ant. nervo auricular. *25.* Ramo post. nervo auricular. *26.* Nervo occpital menor. *27.* Nervo auricular posterior. *28.* Músc. esternocleidomastóideo. *29.* Veia jugular externa. *30.* Músc. nasal. *31.* Músc. elevador da asa do nariz e ângulo da boca. *32.* Nervo infra-orbitário. *33.* Músc. zigomático menor. *34.* Músc. zigomático menor. *35.* Músc. orbicular oral. *36.* Músc. risório. *37.* Ramos bucais do nervo facial. *38.* Músc. depressor do lábio inferior. *39.* Músc. mentoniano. *40.* Músc. depressor do âng. da boca. *41.* Nervo mentoniano. *42.* Músc. depressor do septo nasal. *43.* Arco do osso mandibular. (Imagens cedidas do livro *Cirurgia Dermatológica Ilustrada*. Autor: Dr. José Edmundo Pereira.)

ferimentos de arma de fogo freqüentemente associado a lesões vasculares (50% nas lesões de face e cabeça e 11% nas lesões cervicais.[5]

Em acidentes automobilísticos é muito comum lesões de partes moles da face, por fragmentos de vidro temperado do pára-brisa, e a dificuldade no tratamento cirúrgico de emergência pode levar a complicações tardias, como presença de corpo estranho, com mutilação permanente da face.[6]

CONSIDERAÇÕES

Segundo o agente produtor e seus efeitos imediatos, as feridas podem ser classificadas em incisas, perfurantes, puntiformes, corto-contusas e abrasivas. As feridas incisas, produzidas por força cortante, são as mais freqüentes. São ferimentos em geral de bordas regulares e lineares, e a cicatrização habitualmente se processa sem infecção e sem complicações.

CLASSIFICAÇÃO

Os traumatismos superficiais podem ser abertos ou fechados, conforme haja, ou não, solução de continuidade do tegumento cutaneomucoso. Os traumatismos superficiais fechados constituem as contusões leves, causando os edemas traumáticos, as equimoses, os hematomas e os seromas superficiais. Os traumatismos superficiais abertos constituem as feridas. As feridas são passíveis de várias classificações. As principais são:

Quanto à profundidade

- Feridas superficiais.
- Feridas profundas.

Quanto ao grau de contaminação

- Feridas limpas.
- Feridas sujas ou poluídas.
- Feridas infectadas.

Quanto à complexidade

- Feridas simples.
- Feridas complexas.

Quanto a natureza do agente vulnerante

- *Feridas incisas*: são aquelas produzidas por agentes vulnerantes cortantes, afiados, capazes de cortar a pele produzindo ferida linear, com bordas regulares e pouco traumatizadas. O exemplo clássico é a ferida cirúrgica.
- *Feridas contusas*: são aquelas cujo objeto vulnerante, geralmente de superfície romba, é capaz de romper a integridade da pele, produzindo feridas irregulares, retraídas e com bordas muito traumatizadas. As feridas contusas vão desde simples laceração até feridas complexas, com sangramento, contaminação e perda de substância.
- *Feridas perfurantes*: são aquelas cujo objeto vulnerante, geralmente fino e pontiagudo, é capaz de perfurar a pele e tecidos subjacentes, produzindo lesão cutânea puntiforme ou linear, de bordas regulares ou não. A profundidade atingida não pode ser estabelecida por simples inspeção.
- *Feridas penetrante*: são aquelas cujo objetivo vulnerante, com as mesmas características anteriores, é capaz de perfurar os tecidos e penetrar numa cavidade natural do organismo. Apresentam formato externo variável, geralmente linear ou puntiforme.
- *Feridas transfixantes*: constituem uma variedade de ferida perfurante ou penetrante, na qual o objeto vulnerante é capaz de penetrar e atravessar os tecidos ou um determinado órgão, em toda a sua espessura.
- *Feridas por projétil de arma de fogo*: são feridas contusas, de forma variável, penetrantes ou não, geralmente graves. O grau de lesão tecidual depende da energia com que é disparado o projétil, avaliada pela formula $E = MV^2/2$. Sob o ponto de vista médico-legal, é de interesse a descrição dos orifícios de entrada e de saída do projétil:
  - Orifício de entrada. Ferida circular ou oval, geralmente pequena. Com bordas trituradas equimóticas e com orla de detritos deixados pelo projétil.
  - Orifício de saída. Ferida geralmente maior, com bordas irregulares, voltadas para fora, podendo formar retalhos valvulares.
- *Picadas e mordeduras*: as feridas produzidas por picadas são puntiformes e geralmente causadas por insetos. Podem ser graves, se houver inoculação de venenos. As mordeduras são feridas com formato externo variável, ora perfurantes, ora dilacerantes, com um alto índice de contaminação.

É sempre necessário localizar e extrair corpos estranhos de tecidos moles. Terra, principalmente do subsolo, é um dos mais nocivos contaminantes de feridas traumáticas; e as feridas assim caracterizadas devem ser consideradas de alto risco. Os corpos estranhos nos tecidos com freqüência formam granulomas e favorecem a infecção. Devem, sempre que possível, ser tratados agressivamente.

Na maioria dos ferimentos que abrigam corpos estranhos, a cicatrização é retardada pela inflamação intensa, que pode evoluir para infecção grave, podendo colocar em risco estruturas vitais.

O fechamento primário é realizado em feridas limpas e recentes e não deve ser realizado quando:

A) O tempo decorrido for maior que seis horas.
B) Tecidos com suprimento sangüíneo inadequado.
C) Feridas muito contaminadas.

D) Feridas produzidas por mordeduras humanas e de gato, ou mesmo de cães, com laceração.

A avaliação do paciente deve ser minuciosa e o completo exame clínico não pode ser negligenciado. Enquanto se examina o paciente, se possível procede-se à anamnese, sendo importantes informações como hora do acidente, mecanismos e condições ambientais de sua produção, situação com relação à imunização contra tétano, possíveis doenças associadas, alergia ou sensibilidade medicamentosa.

Toda ferida traumática, por definição, tem certo grau de contaminação. Para seu tratamento, é preciso considerar fatores locais e gerais que possam interferir no processo de cura. Uma ferida contaminada recente pode, em certas circunstâncias, ser convertida em ferida limpa e assim tratada; uma ferida infectada não pode ser fechada com segurança.

A ferida infectada apresenta sinais de inflamação aguda resultante de contaminação bacteriana. O reconhecimento clínico de infecção da ferida baseia-se nos sinais de inflamação: dor, calor, eritema, edema e limitação funcional.

Desde 1967 foi estabelecido que há um número crítico de bactérias, em torno de 100.000/g de tecido, para que a ferida possa cicatrizar sem infecção. Com quantidades menores, exceto por estreptococos β-hemolíticos, em geral a progressão é a cicatrização sem complicações. Acima deste valor, não é seguro o fechamento primário da ferida (Fig. 29-3 e Quadro 29-1).

Anestesia

A anestesia usada pode variar desde anestesia tópica até bloqueios regionais, de acordo com cada caso.

Anestesia tópica prévia, a prilocaína e similares têm pouca utilização, devido à maioria das lesões serem traumáticas de urgência, tendo aquele tempo necessário de uma a duas horas antes de colocação para produzir efeito; podem ser usadas em outras feridas como deiscência de suturas, escoriações neuróticas, mas por si só, não são suficientes para anestesiar. A anestesia tópica com lidocaína em *spray* ou gel pode auxiliar em lesões de mucosas, mas necessita de complementação.

A infiltração anestésica local pode ser feita através da pele não lesada em volta da ferida, de modo a permitir uma limpeza posterior da mesma e sem contaminar; posteriormente, pode ser completada, inclusive usando vasoconstrictores, se necessários, para diminuir o sangramento. A injeção, porém, torna-se um pouco mais dolorosa, além das reações adversas dos vasoconstrictores, que devem ser avaliadas. O uso de bicarbonato de sódio (8,4 mEq/ml) diminui a dor durante a infiltração, mas diminui também o tempo de ação dos anestésicos, isso pode ser compensado associando a lidocíana com anestésicos de longa duração como bupivacaína, injetados em seringas separadas. A maioria dos autores contra-indicam a injeção dentro da ferida por aumentar a contaminação.

Os bloqueios regionais da face são de grande importância e todos cirurgiões que trabalham nesta área devem estar aptos a realizá-los. A seguir são apresentados vários esquemas:

A) **Áreas de inervação dos nervos supra-orbitário infra-orbitário e mentoniano:** em "e" mostra uma linha paramediana passando pelos forames dos respectivos nervos e pela linha médio copilar, servindo de referências para os pontos de introdução da agulha para os referidos bloqueios.

B) **Bloqueios dos nervos supratroclear e supra-orbitário:** mostrando área inervada e os pontos de introdução da agulha.

C) **Bloqueio do nervo infra-orbitário, zigomático facial e temporal:** mostrando área inervada e os pontos de introdução da agulha.

D) **Bloqueios da orelha:** mostrando o ponto de inserção da agulha p/o bloqueio dos ramos auriculotemporal, grande auricular, auricular maior e aurícular menor.

E) **Bloqueio do nervo infra-orbitário:** mostrando área de inervação bilateral.

F) **Bloqueio mentoniano:** mostrando o ponto de inserção da agulha e a área inervada bilateral.

G) **Bloqueio troncular** (metade da língua e do lábio inferior) mostrando a posição da seringa do canino contra a lateral em direção ao trígono retromolar (forame mandibular) onde bloqueamos os nervos alveolar inferior, lingual e bucal, anestesiando a metade da língua e da boca unilateral.

H) **Bloqueio do nariz:** pontos de infiltrações para anestesia do nariz – 1) infratroclear; 2) nasociliar; 3) infraorbitário; 4) ramo nasal externo do etmoidal do nervo etmoidal anterior; 5) ramos zigomático facial e terminações nervosas adjacentes.

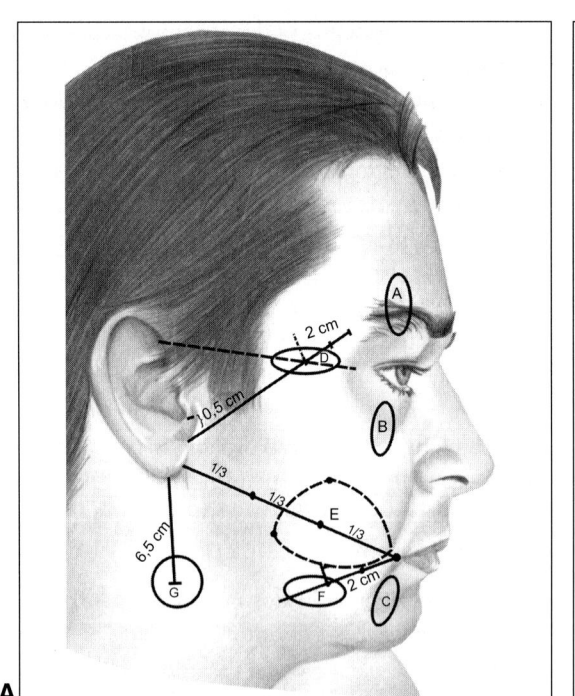

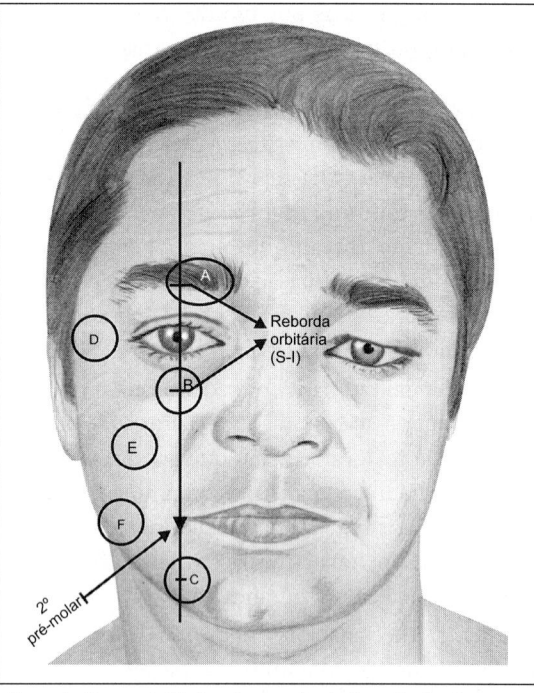

Fig. 29-3. Zonas perigosas da face. (Imagens cedidas do livro *Cirurgia Dermatológica Ilustrada*. Autor: Dr. José Edmundo Pereira.)

Quadro 29-1.

	Área	Localização	Sinais de lesão do nervo
A	Supratroclear e supra-orbitário	Reborda orbitária superior, acima do porte médio pericular anterior ao SMAS (2 marcas)	Dormência: fronte, couro cabeludo, pálpebra superior e dorso do nariz
B	Infra-orbitário	Reborda orbitária superior, com linha médio pupilar, anterior ao SMAS, ao lado artéria infra-orbitária	Dormência: pálpebra inferior, lábio superior, bochecha, parte superior do nariz
C	Mentoniano	Entre o canino e o 2º pré-molar na parte média da mandíbula, anterior ao SMAS do lado da artéria mentoniana	Dormência: lábio inferior e mento
D	Ramo temporal do facial	Entre o canino e o 2º pré-molar na parte média da mandíbula, anterior ao SMAS do lado da artéria mentoniana	Dormência: lábio inferior e mento
E	Ramo zigomático e bucal do facial	Triângulo formado por três pontos: ângulo da boca: 1) eminência molar; 2) arcada mandibular; 3) 1/3 da comissura labial (linha comissura debaixo do SMAS do lóbulo da orelha)	Paralisia da região Frontal
F	Ramo mandibular marginal do facial	A 2 cm da comissura oral na parte média da mandíbula, debaixo do SMAS	Paralisia do lábio inferior
G	Grande auricular	6,5 cm abaixo do conduto auditivo externo, atrás do SMAS	Dormência: 2/3 inferior da orelha, bochecha e pescoço, nas áreas vizinhas

I) **Bloqueio do nervo nasociliar:** ponto de inserção da agulha e áreas inervadas (Fig. 29-4).

TÉCNICA DE FECHAMENTO DE FERIDAS CUTÂNEAS

Preparo prévio local

A tricotomia pode ser necessária em áreas pilosas, evitando-se maior contaminação e ainda facilitando a síntese dos tecidos. Deve-se evitar a tricotomia em supercílios e cílios, o que poderá dificultar o perfeito alinhamento das bordas a serem suturadas, além da possibilidade de produzir falhas e crescimento diferente dos pêlos desses locais.

A anti-sepsia da pele em torno do ferimento pode ser iniciada com esponja e solução anti-séptica. O agente anti-séptico a ser usado deve ser seguro, de efeito rápido, de largo espectro de ação e com algum efeito residual. Deve ser evitado o seu uso e sua penetração inadvertida na ferida aberta, pois lesam as defesas or-

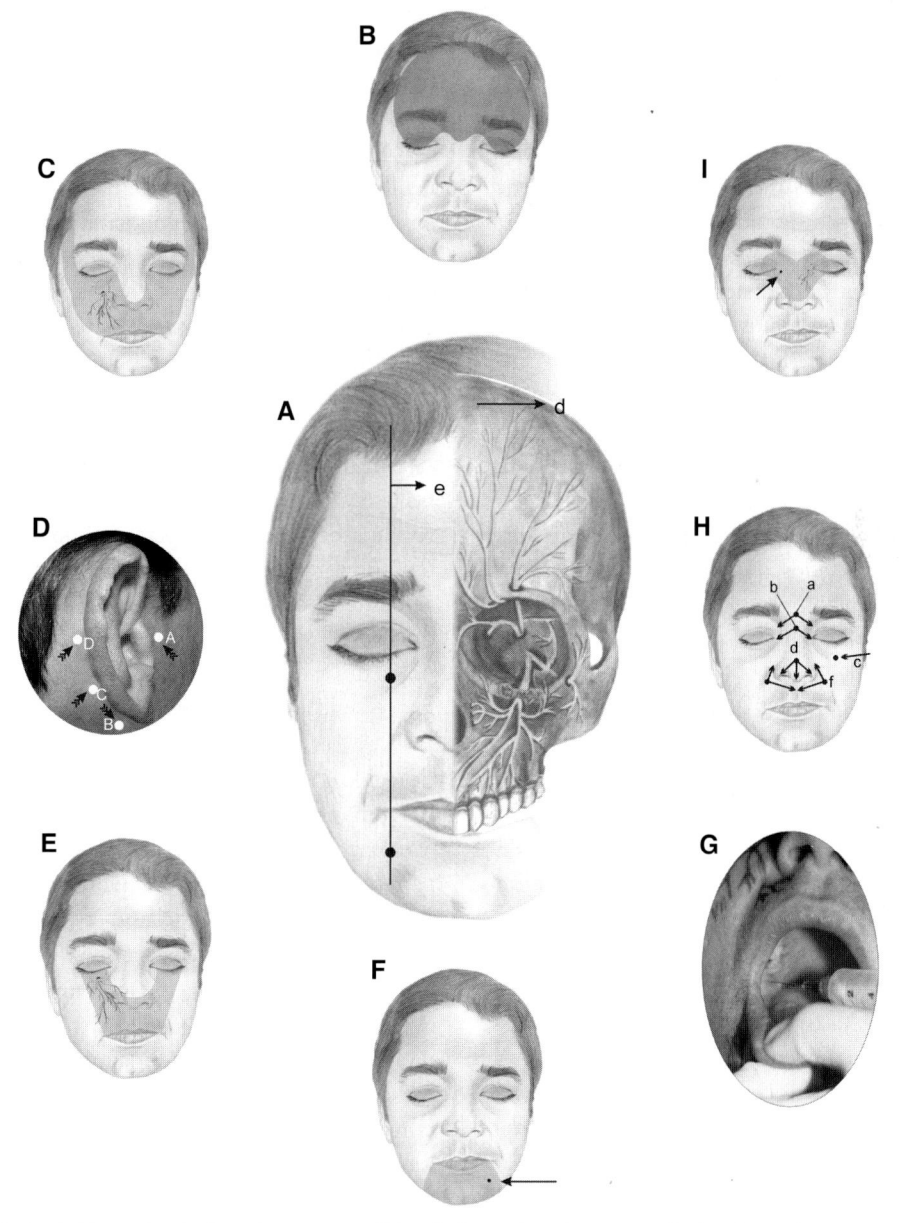

Fig. 29-4. Principais bloqueios da face. (Imagens cedidas do livro *Cirurgia Dermatológica Ilustrada*. Autor: Dr. José Edmundo Pereira.) Descrição detalhada de cada bloqueio (de **A** a **I**) no texto.

gânicas e propiciam infecção. Sabonetes antibacterianos e detergentes não devem ser empregados sempre que músculos, tendões ou vasos são visíveis, pois provocam lesões químicas destas estruturas. É imperativo que agentes anti-sépticos não entrem em contato com os olhos, pois as conseqüências podem ser desastrosas.

Os antibióticos tópicos são preferíveis, se for julgado conveniente o uso local de algum agente bactericida.

Limpeza da ferida, desbridamento e hemostasia.

A limpeza da ferida deve ser a mais rigorosa possível, utilizando sabões e substâncias não irritativas, de preferências incolores, embebidas em gases esterilizadas e friccionadas levemente contra as paredes da ferida, de modo a remover todas as fontes de contaminação, como detritos, corpos estranhos, coágulos, sendo que esta remoção pode ser auxiliada pela irrigação com soro fisiológico em abundância e de preferência sob pressão para ajudar a remover todas substâncias indesejáveis e, muitas vezes, aderidas aos tecidos.

O desbridamento é uma fase importante do tratamento onde se remove tecidos lacerados, destruídos, desvitalizados e faz-se o acerto das bordas da ferida, preparando para a sutura final. Em casos de grandes perdas de substâncias, o cirurgião deve preservar ao máximo os tecidos durante este ato, visto que, quanto mais fisiológico for o reparo, melhor será o resultado final.

A hemostasia deve ser feita após a limpeza da ferida e, nos casos de pouco sangramento, após ou durante o desbridamento. Nos casos de sangramento intenso, que uma compressão prévia não permita a limpeza, a hemostasia deve ser feita, inclusive, antes da limpeza. Os vasos maiores devem ser ligados com fios absorvíveis 4.0 ou 5.0; devem ser pinçados e ligados apenas os vasos, evitando ligaduras e eletrocoagulação em bloco, que, além de serem um meio de cultura importante, podem produzir retrações cicatriciais no pós-operatório. Vasos de pequenos calibres podem ser eletrocoagulados diretamente, embora alguns autores contra-indiquem eletrocoagulação em feridas traumáticas, por entenderem que a necrose aumenta a possibilidade de infecção.

Após este tempo operatório, deve-se fazer uma revisão final da ferida, da hemostasia, irrigação final com muito soro fisiológico; em feridas mais extensas, laceradas ou descoladas, podem até ser usados antibióticos tópicos, como a clindamicina diluída em soro fisiológico, que tem uma boa ação tópica localizada.

Síntese da pele

O preparo prévio da ferida é o ponto fundamental para um bom resultado. As feridas laceradas podem ser acertadas colocando-se as cicatrizes dentro das linhas de incisões da pele, realizando-se, assim, M-Wplastias; muitas vezes tornam-se necessárias as plásticas em Z (zetaplastias), para melhor adequação das cicatrizes após a transposição dos retalhos da zetaplastia. Muitas vezes, ainda fazemos uma acerto das bordas de acordo com o tipo de ferimento, resultando a sutura em uma linha quebrada irregular.[8]

Em lesões com grandes perdas de substâncias, os retalhos dão melhor resultado na reparação do que os enxertos. Com as recentes demandas de diminuir custo de tratamento e tempo de hospitalização, métodos de reconstrução imediata e reparação das injúrias faciais, usando retalhos cutâneos para cobrir grandes áreas desepitelizadas, têm sido inventados e sucessivamente aplicados nestes pacientes.[9] Como as lesões que envolvem notável perda de tecidos moles, lesão de parótida, nervo facial e mandibular, o manejo destas lesões constitui um desafio para os cirurgiões. Os retalhos de rotação do pescoço, bochecha e região temporozigomática são de grande valia no fechamento destes tipos de ferimentos.[10] Não vamos, porém, discutir neste capítulo a indicação e o uso de retalhos, pois é um assunto muito extenso e de maior aplicação nas reparações de tumores.

Ainda com relação às perdas múltiplas e grandes de tecidos cervicofaciais, apresentando lesões complexas com dificuldade de reparação por grandes retalhos e enxertos, a microcirurgia apresenta um caminho com muita criatividade e originalidade, melhorando a qualidade de vida dos pacientes em termos estéticos, morfológicos e funcionais.[11]

A cicatrização por segunda intenção deve ser aventada como possibilidade de tratamento quando não se consegue fechar a ferida num tempo primário, ou secundário (fechamento retardado), mais comuns em defeitos traumáticos lacerados e contaminados, sendo que normalmente as feridas faciais de (2 × 2 cm a 6 × 4 cm), fecham de três a cinco semanas sem necessidade do uso de antibióticos tópicos, apenas usando curativo com gel de hidrocolóide, com resultados funcionais e cosméticos satisfatórios[12]. Nas áreas côncavas da face, a cicatrização por segunda intenção produz um resultado melhor que nas demais, sendo uma boa opção de tratamento, inclusive para reparação de lesões tumorais, com resultado estético equivalente aos retalhos.

Os enxertos devem ser utilizado em último caso, procurando sempre como área doadora, a mais parecida possível com área receptora. As áreas doadoras mais comuns para a face são as retroauriculares, as palpebrais superiores e sulco nasolabial, supraclavicular e abdome.

O fechamento da pele é feito principalmente com sutura, normalmente usando pontos simples separados, principalmente em feridas traumáticas que possuam um risco maior de infecção. Porém vários outros pontos podem ser usados de acordo com a necessidade de cada caso, como, por exemplo, as feridas limpas e regulares podem ser fechadas com sutura intradérmica contínua, que devem ser evitadas em lesões mais antigas, com maior tempo de evolução, onde as bordas estão edemaciadas. Para acertarmos as bordas podemos usar pontos simples compensando, pegando menos tecido do lado mais elevado e vice-versa. Podemos usar o ponto Donati se necessário (pele fina ou corte da pele em bisel), ou Donati diferenciado, em caso de não querermos marca na pele de um lado (exemplo, transição do cabelo com a pele, deixa o nó no couro cabeludo, não visível). Outros pontos são usados em situações específicas, como o ponto de vértice (nos vértices), pontos em roldana (feridas com tensão), pontos duplos cruzados em X (tensão e hemostasia). Enfim, de acordo com a experiência do cirurgião, muitos detalhes podem ser melhorados. os fios mais usados são os de náilon monofilamentar 5.0 e 6.0.

A síntese é o fechamento da ferida, quer cirúrgica, quer traumática, que consiste na aproximação dos tecidos, de modo a restabelecer as funções anatômicas, funcionais e estéticas da área lesada.

Pode ser realizada com fitas adesivas, colas especiais para a pele, grampos suturas e até mesmo curativos, que produzem uma boa coaptação das bordas, produzindo assim um bom resultado estético funcional. O uso de grampos para o fechamento de lesões laceradas tem sido indicado para criança, por ser mais fácil de executar do que a sutura; porém, na face está contra-indicado, porque a sutura dá um melhor resultado estético.[7] O resultado depende também das condições gerais da ferida, como, por exemplo, as bordas devem estar bem acertadas, regulares e simétricas o tecido bem vitalizado, a hemostasia bem feita sem sangramento e hematomas. O fechamento deve ser feito obedecendo aos planos anatômicos, suturando plano por plano, estrutura por estrutura, procurando o resultado mais fisiológico possível.

Principais pontos de pele usados (Fig. 29-5)

A) **Ponto simples + ponto subcutâneo com nó invertido:** o ponto subcutâneo aproxima as bordas da ferida para diminuir a tensão e o nó invertido deixa as suturas sepultada.

B) **Compensação de borda desnivelada (mais alta):** do lado que está mais baixo, pega-se mais tecido p/fazer a compensação das bordas.

C) **Compensação de borda (assimétrica):** pega-se mais a frente no lado que está mais atrás para restaurar a simetria da ferida.

D) **Donati simples:** é um ponto usado em suturas com maior tensão da uma boa coaptação e uma boa hemostasia.

E) **Donati diferenciado:** é um ponto Donati que é subcutâneo do lado em que se pretende que o ponto não marque a pele, e o nó fica na pele do outro lado (lado visível pele/lado escondido [nó]-pêlos).

F) **Sutura contínua:** pode ser normal ou subcutânea. 1) Sendo que esta última quando deixa as bordas bem coaptadas dá um resultado melhor. 2) Detalhe de superficialização para retirar o ponto na sutura intradérmica; de espaço em espaço é bom dar um ponto simples superficializando o fio, preso com uma pequena fita de micropore, pois isto facilitará a retirada dos pontos.

G) **Ponto em roldana:** usado em áreas de tensões e para dar uma boa coaptação (é o ponto longe/perto, perto/longe).

H) **Ponto em roldana amarrado:** as mesmas características anteriores apenas faz um laço com fio para travar o ponto.

I) **Ponto de vértice:** é um ponto que transfixa o vértice no tecido subcutâneo e dá um bom fechamento nos retalhos V-Y.

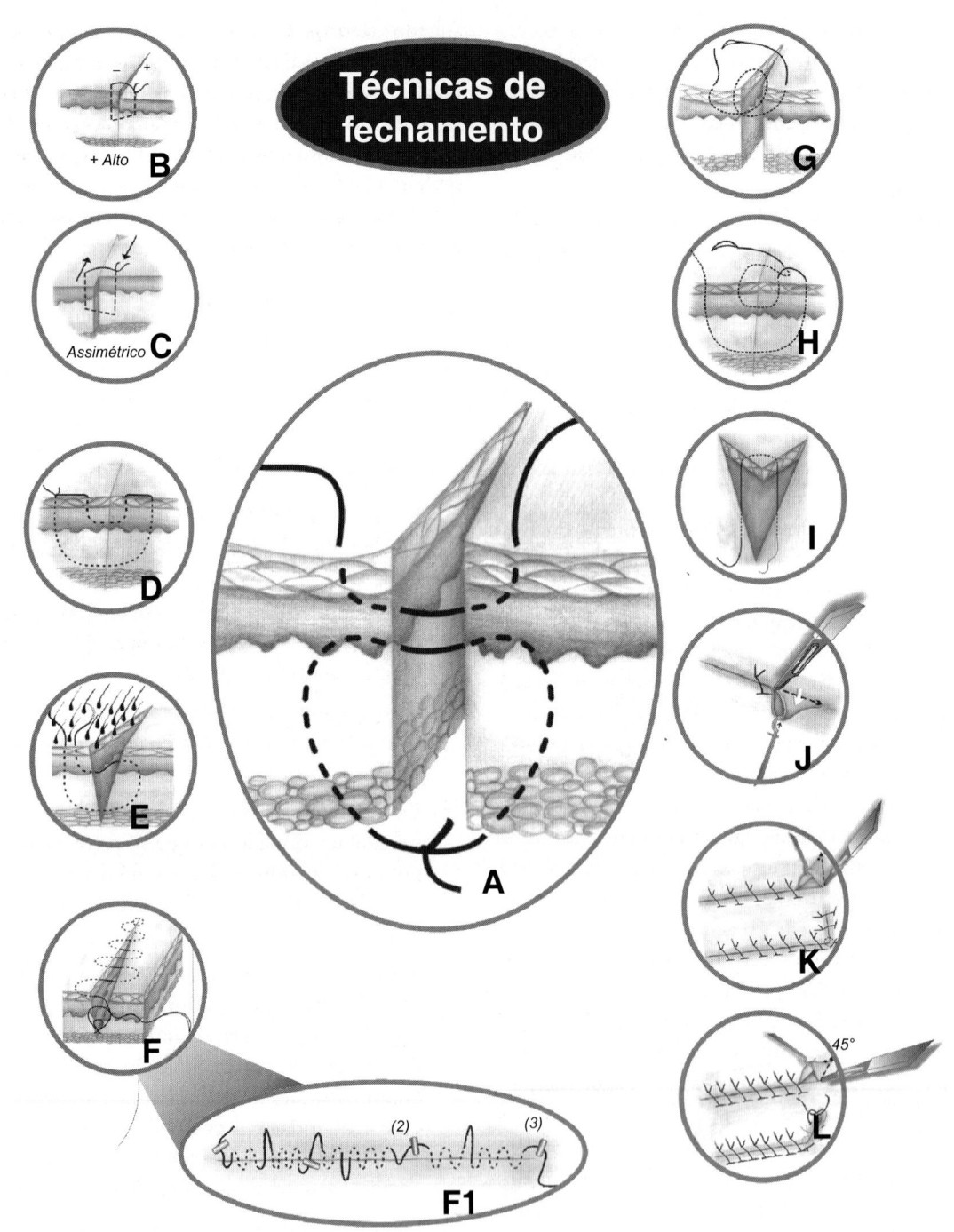

Fig. 29-5. Técnicas de fechamento. (Imagens cedidas do livro *Cirurgia Dermatológica Ilustrada*. Autor: Dr. José Edmundo Pereira.)

Reparo de orelhas (DOG-EARS)

A) ***Continuando com ferida (180º):*** pega-se com o gancho no vértice da orelha e dobra-se a pele para o lado prolongando a incisão longitudinal e, posteriormente, retira o excesso de pele que ultrapassa a incisão.

B) ***Perpendicular a ferida (90°):*** usado para orelha unilateral retirando igual na figura anterior, porém com ângulo de 90º.

C) ***Em diagonal com a ferida (45°):*** usado para orelhas assimétricas, fazendo a incisão com 45º, do lado que sobra mais pele, procurando sempre colocar a incisão dentro das linhas de força.

Síntese dos planos profundos

Tecido muscular

A meta principal desta síntese é restabelecer a função muscular, que quanto mais fisiológica melhor; lembrando que as lacerações paralelas das fibras musculares dão melhor resultado e são apenas aproximadas, por pontos separados ou contínuos suaves. Já nas lesões que seccionam as fibras, o resultado é pior, devido a retração destas, que podem produzir cicatrizes largas e distorcidas, e devem ser suturadas com pontos que aproximam melhor evitando lacerações, como pontos um U, X, utilizando fios pouco cortantes como o algodão e seda, e nas lesões contaminadas, pode ser usado o categute cromado.

Tecido subcutâneo

Quando o tecido subcutâneo é espesso, deve ser suturado em plano separado da pele, normalmente usamos fios absorvíveis 4.0 ou 5.0, mas há cirurgiões que recomendam fios inabsorvíveis, que neste caso devem-se usar fios transparentes, de cor clara, para não serem vistos por transparência na pele. Também devemos sempre usar os nós com sutura sepultada, isto é, os nós para baixo, de modo que os fios não fiquem apontando posteriormente na pele. A finalidade básica da sutura subcutânea é uma boa aproximação das bordas sem deixar espaço morto (Fig. 29-6).

A

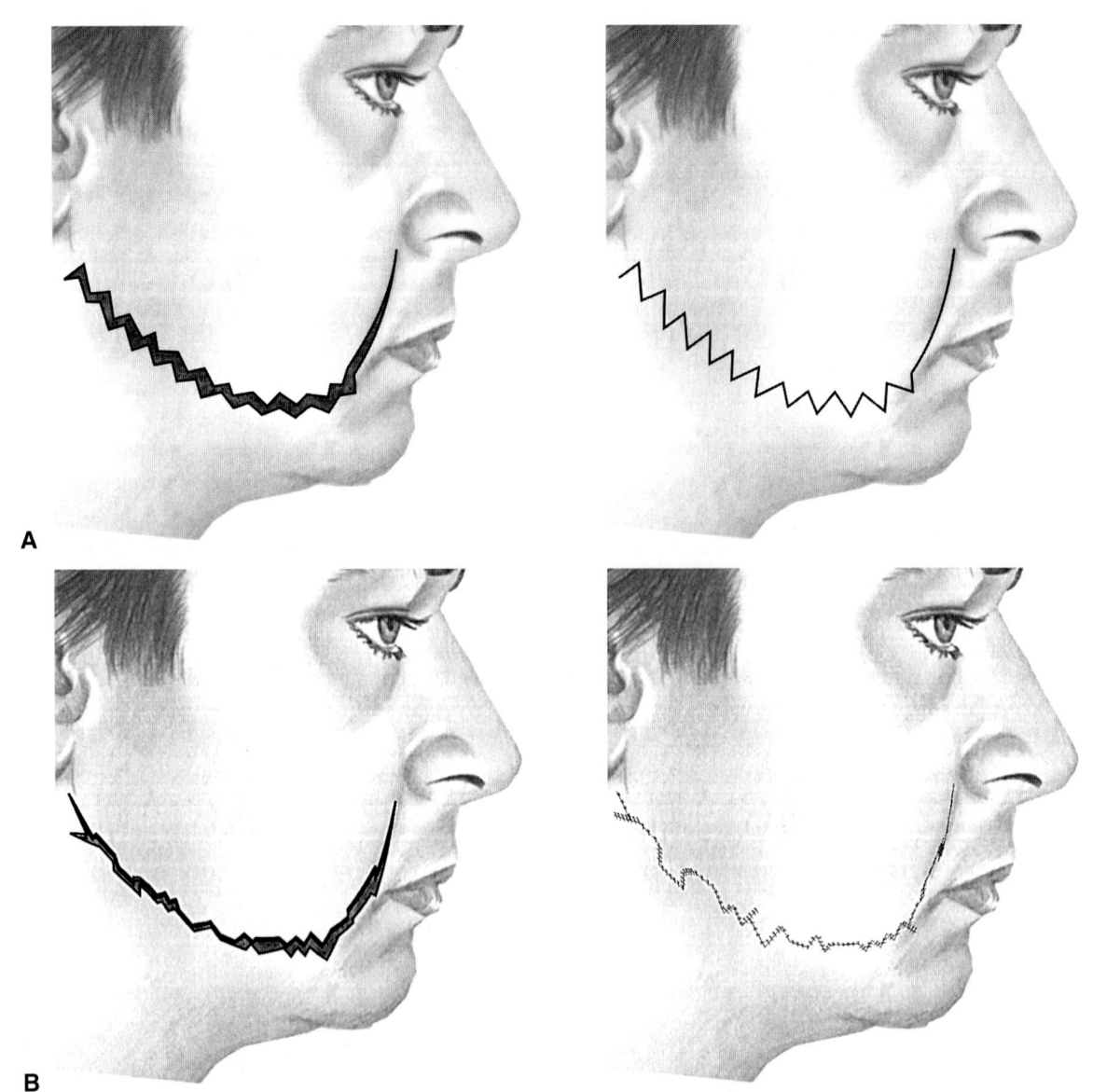

B

Fig. 29-6. Lesões contrárias às linhas de forças da pele se suturadas diretamente produzem cicatrizes antiestéticas com irregularidades e desníveis das bordas das lesões. As técnicas de suturas em ziguezague (W-plastia, Z-plastia e suturas em linhas geométricas quebradas) devem ser usadas de acordo com a forma da lesão inicial, tentando reposicionar a cicatriz paralelamente às linhas de tensões da pele. (Imagens cedidas do livro *Cirurgia Dermatológica Ilustrada*. Autor: Dr. José Edmundo Pereira.)

REFERÊNCIAS BIBLIOGRÁFICAS

1. Spauwen PH. Soft tissue injuries of the face. *Ned Tijdschr Tandheelkd* 1997;104(11):421-4.
2. Gaillard M, Herve C. Emergency medical care and severe home accidents in children. *Ann Pediatr* 1991;38(5):311-7.
3. Savino F, Gallo E, Serraino P, Ogggero R, Silvestro L, Mussa GC. Dog bites in children less than fourteen years old in Turin. *Minerva Pediatr* 2002;54(3):237-42.
4. Mendez Gallart R, Gomez Tellado M, Somoza Argibay I, Liras Munoz J, Pais Pineiro E, Vela Nieto D. Dog bite-related injuries treated in a pediatric surgery department: analysis of 654 cases in 10 years. *An Esp Pediatr* 2002;56(5):425-9.
5. North CM, Ahmadi J, Segall HD, Zee CS. Penetrating vascular injuries of the face and neck: clinical an angiographic correlation. *AJR Am J Roentgenol* 1986;147(5):995-9.
6. Montandon D, Lehmann W. Cervico-facial lesions caused by windshields of tempered glass. *ORL J Otorhinolaringol Relat Spec* 1976;38(Suppl 1):133-7.
7. Behr J. Repairing lacerations in children. Suture, staple or secure? *Adv Nurse Pract* 1999;7(1)34-9.
8. Timothy J. Rosio, revision of acne, traumatic, and surgical scars. In: Wheelland RG. *Cutaneous surgery.* 1. ed. Philadelphia: WB Saunders Co., 1994;426-445.
9. Finch DR, Dibbell DG. Immediate reconstruction of gunshot injuries to the face. *J Trauma* 1979;19(12):965-8.
10. Patterson HC, Anonsen C, Weymuller EA, Webster RC. The Cheek-neck rotation flap for closure of temporozygomatic-cheek wounds. *Arch Otolaryngol* 1984;110(6):388-93.
11. Germain MA, Demers G, Parent F, Giguere P, Julieron M, Luboinski B, Mamelle G, Marandas P, Schwaab G, Hureau J. *Multiple free transplants in microsurgery for cervicofacial reconstruction.* Chirurgie, Nanterre, v. 120, n. 12, 1994-95. 77-83p.
12. Jeng SF, Kuo YR. Healing of untidy traumatic skin defect of the face by secondary intention. *Chau Ggeng Yi Xue Za Zhi* 2000;23(4):211-7..

30

FRATURAS DA FACE

Nelson E. P. Colombini

INTRODUÇÃO

O trauma constitui importante fator de mortalidade e morbidade em nosso meio, estimando-se gastos vultosos com o manejo de seu tratamento, afora o agravo pela perda irreparável de um ente querido geralmente jovem.

Com o advento de medidas rígidas no controle preventivo dos acidentes de trânsito em nosso país, o índice destes decaiu 50%; por outro lado, a freqüência do trauma de origem na violência tem atingido cifras alarmantes.

O trauma craniofacial, ou mais propriamente da cabeça, representa 72,1% de comprometimento no chamado politraumatismo.

Os médicos envolvidos no tratamento do trauma na cidade de São Paulo geralmente possuem formação no ATLS (*Advanced Trauma Life Support*), o que colaborou em muito no aumento da taxa de sobreviventes. Em nosso meio, ainda cabe ressaltar o brilhante trabalho do resgate do corpo de bombeiros no atendimento imediato e condições apropriadas de transporte de vítimas até os centros especializados.

Estes fatores transformaram potenciais vítimas fatais em pacientes tratáveis, principalmente no tocante ao trauma craniomaxilofacial. Este fascinante capítulo exige do médico preparo na reparação estética e funcional do doente.

O tratamento das fraturas faciais mudaram radicalmente nos últimos 10 anos, graças à utilização corriqueira da TC com maior precisão diagnóstica e do plano de tratamento.

A aplicação de técnicas craniofaciais de abordagem aumentou a possibilidade de restauração funcional e estética, com a utilização de enxertos ósseos no tratamento primário, bem como o uso de fixação interna rígida.

Saímos da era das trações ortopédicas que impunham ao doente longos períodos de inatividade e não raramente seqüelas importantes, para uma segunda fase na qual começamos a entender a "doença fraturária". Neste conceito não só os tecidos duros, foco da nossa atenção, eram atingidos, mas começamos a enxergar as agressões muscular e articular secundárias e indiretamente envolvidas em qualquer fratura.

Assim os conceitos de tratamento das fraturas, respeitando o tempo de cura de cada tipo de tecido e sua função, introduziram a fixação interna rígida na ortopedia e, logo após, na área craniofacial.

Buscou-se então uma melhor compreensão das zonas de resistência da face e crânio, que se tornariam regiões de eleição para a colocação de placas e parafusos.

Este conceito representou um grande avanço no tratamento das fraturas faciais, que passaram a receber tratamento mais agressivo, com melhores resultados.

Ainda assim, deixou-se para trás a adequada atenção funcional a base de crânio e seios paranasais, que acreditamos seja o "presente" da cirurgia craniofacial.

Temos em nossa experiência otimizado os resultados funcionais do trauma craniofacial com a utilização de técnicas clássicas combinadas à cirurgia microendonasal da base de crânio.

No tocante a controvérsias, escopo deste trabalho, pode ainda ser passível de discussão o melhor tempo de tratamento das fraturas faciais, ou seja, a oportunidade de tratamento.

Assim, o axioma vida, função e estética deve ser respeitado. No entanto, o trauma de tecidos moles ou ósseos deve ser tratado tão logo o estado do paciente o permita.[1,2]

Representam exceções ao tratamento agudo: perdas volêmicas importantes, aumento e instabilidade da pressão pulmonar e pressão intracraniana maior de 25 mmHg (Fig. 30-1).[2]

A presença do coma não contra-indica o tratamento do traumatismo maxilofacial,[2] valendo o esforço de tratamento a pacientes que têm sobrevivido aos primeiros sete a 10 dias.[3]

Outro tema de controvérsias é representado pela indicação de traqueostomia no trauma.

Para avaliarmos a indicação de urgência, acreditamos que a coniotomia na sala do pronto-socorro seja uma manobra rápida e eficaz nas obstruções por ptose glossoepiglótica observada nas fraturas múltiplas desfavoráveis da mandíbula. Tal assertiva recebe o respaldo do protocolo do *(Advanced Trauma Life Support)*.

No entanto, algumas poucas situações podem exigir traqueostomia na sala de urgência, como a fratura da laringe.

A traqueostomia, em nossa opinião, quando possível deve ser realizada em regime de cirurgia eletiva.

As indicações formais para traqueostomia no trauma craniomaxilofacial podem ser assim resumidas:

A) Obstrução não controlada da via aérea na região de hipofaringe ou laringe.
B) Edema importante da região glossofaríngea.
C) Traumatismo craniano com déficit de ventilação adequada.
D) Trauma do tórax ou raquimedular com compromisso do reflexo respiratório.
E) Possibilidade de problemas pós-operatórios prolongados da via aérea.
F) Necessidade de fixação intermaxilar em pacientes comatosos ou com lesão torácica.
G) Fraturas panfaciais.
H) Preocupações referentes a reintubação difícil.

FRATURA DA MANDÍBULA

As fraturas de mandíbula são bastante freqüentes, ocupando o segundo lugar entre as fraturas dos ossos da face, com incidência em torno de 38%, ocasionadas principalmente por acidentes automobilísticos, visto ser um osso bastante resistente necessitando de trauma relativamente intenso para fraturá-lo, mas também pode ser conseqüência de agressão física, acidentes de trabalho, prática desportiva, ferimento por arma de fogo, doenças metabólicas e tumores.

Sendo a mandíbula um osso móvel, ou seja, único osso da face que apresenta mobilidade, o restante faz parte do esqueleto fixo da face, a sua fratura não passa jamais despercebida, pois é bastante dolorosa, dor esta que piora muito com os movimentos mastigatórios, fonatórios e até respiratórios, e, às vezes, queixas de assimetrias fasciais (Fig. 30-2).

GENERALIDADES

A história clínica é muito importante para o diagnóstico de fraturas mandibulares, assim como o é em toda especialidade médica.

No trauma da face a história nos fornece a intensidade do trauma, a direção do trauma e a dissipação desta energia por todo o esqueleto facial. Classicamente encontramos um conjunto de sinais e sintomas composto por dor, edema, hematoma, desoclusão

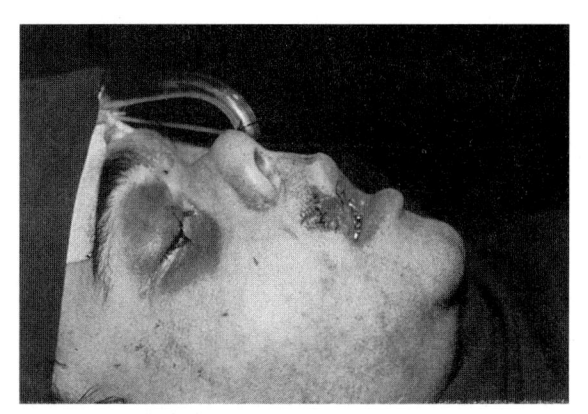

Fig. 30-1. Fratura craniofacial do tipo Le Fort III, com monitoração da pressão intracraniana, inferior a 25 mmHg, com indicação cirúrgica do trauma facial.

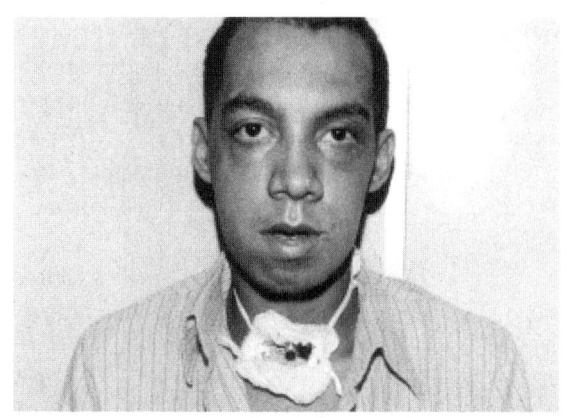

Fig. 30-2. Paciente portador de fratura do terço médio e da mandíbula que recebeu traqueostomia na admissão ao pronto-socorro.

dentária, alteração do contorno facial, crepitação e mobilidade de fragmentos ósseos.

A história somada a um exame clínico acurado é suficiente para chegar ao diagnóstico com grandes chances de acerto, porém não devemos abrir mão dos exames subsidiários, que nos auxiliam muito no diagnóstico mais preciso das fraturas mandibulares.

Os exames complementares são compostos principalmente pela radiografia simples e pela tomografia computadorizada (TC), que pode valer-se da reconstrução tridimensional com bastante acurácia na avaliação e condução das fraturas mandibulares. As incidências radiográficas principais são: PA para mandíbula, lateral oblíqua direita e esquerda para mandíbula, e Towne.

A radiografia panorâmica dos maxilares é exame de grande valia e, sempre que possível, deve ser solicitada ao paciente.

A cirurgia, baseada no princípio da redução e fixação dos fragmentos ósseos, deve ser realizada o mais precocemente possível tão logo as condições clínicas do paciente permitam, pois, na maioria das vezes, o paciente precisa submeter-se a anestesia geral, com intubação nasotraqueal de preferência.

A cirurgia definitiva poderá ser postergada caso o paciente apresente trauma cranioencefálico, torácico e abdominal, pelos quais o paciente corre o risco de vida iminente (Figs. 30-3 e 30-4).

O paciente também corre risco de vida iminente pela própria fratura mandibular quando esta for bilateral, que determina, portanto, uma instabilidade tal que as estruturas ou tecidos moles que nela se sustentam cairiam para trás, em direção à orofaringe e causariam obstrução da via aérea. Classicamente podemos citar a queda da língua, que está ligada à apófise Geni pelo músculo genioglosso, e que obstrui a orofaringe principalmente quando o paciente assume a posição de decúbito dorsal horizontal.

Essa condição requer tratamento imediato através de barras dentárias e/ou bloqueio maxilomandibular.

Outra condição de emergência médica seria o sangramento profuso e conseqüente choque hipovolêmico, o que é bastante raro na fratura mandibular *per se*.

A redução da fratura é condição *sine qua non*, ou seja, é ponto pacífico entre todos os autores para o tratamento das fraturas mandibulares. Já a fixação causa

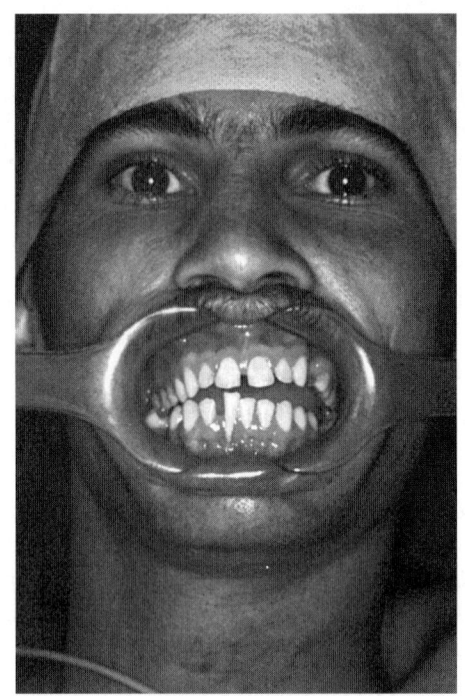

Fig. 30-3. Fratura sinfisária com avulsão dentária, associada a fratura bilateral de côndilo mandibular.

muita controvérsia e será abordada minuciosamente mais adiante neste capítulo.

Em nossa experiência a fratura de côndilo mandibular (alta ou baixa) isolada na forma de fratura múltipla constituí 26%; para ângulo, 23%; corpo, 25%; sínfise, 16%; ramo, 3%; coronóide, 1%; e rebordo alveolar, 5%.

No que se refere à traumatologia, dividimos a mandíbula em duas porções distintas: o componente alveolodentário e o osseoestrutural propriamente dito.

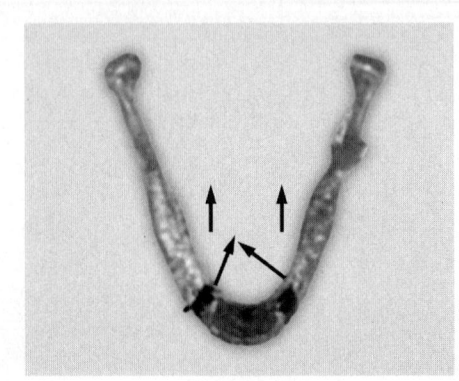

Fig. 30-4. Fratura parassinfisária bilateral. Notar desvio posterior com base na atitude dos músculos: digástrico, genióideo e genioglosso.

Na prática, poderemos observar fratura do rebordo alveolar dentário sem a obrigatória coexistência de interrupção do arco mandibular.

As zonas de resistência e fragilidade mandibular estão relacionadas aos arranjos cortical e medular, derivado da adaptação dos esforços mastigatórios e suas vias de dissipação em relação à base do crânio.

A união do corpo e ramo mandibulares constitui zona de fragilidade. O colo condilar classicamente é descrito como zona de debilidade estrutural que visa a proteger a integridade da fossa craniana média, frente a traumatismos mentonianos de alta intensidade.

Devido à morfologia mandibular, assemelha-se a uma ferradura, um traumatismo dirigido frontolateralmente a um lado desta, que deverá agir secundariamente sobre o lado oposto nas zonas de fragilidade.

A comum associação de fraturas sinfisárias e parassinfisárias com fraturas condilares e do ângulo mandibular justifica tal afirmativa.

A presença de dentes não constitui fator relevante, porém Rowe[4] a relaciona com debilidade estrutural na presença de raiz alongada do canino e inclusão dentária do terceiro molar.

Ausência dentária parcial adquire maior expressão e constitui condição relacionada a *locus* e direção do traço de fratura na mandíbula.

No indivíduo totalmente edentado observamos debilidade estrutural, que por sua vez é condicionada pela atrofia do rebordo alveolar e conseqüente diminuição da altura mandibular.

As más oclusões também representam fatores que irão alterar a absorção do trauma e proporcionar condições para ocorrência de fraturas.

Nas crianças, observamos debilidade estrutural pela presença dos germes dos dentes permanentes, compensada pela elasticidade e capacidade de absorção do choque.

Em relação à inserção muscular, é evidente a tendência protetora da região. Estando a região do corpo mandibular desprovida de cobertura muscular importante, esta também constitui zona de fragilidade.

Fraturas do corpo mandibular podem apresentar-se sem desvio, com desvio pouco significativo e desvio significativo. Alguns fatores, dentre outros, se sobressaem direta ou indiretamente na ocorrência desta condição, tais como:

- Intensidade do trauma.
- Direção do trauma.
- Agente contundente.
- Inserção muscular e integridade perióstica.
- Direção do traço de fratura.

O grau de comprometimento ósseo está diretamente relacionado à interação da intensidade, direção do trauma e superfície do agente contundente.

Trauma com característica de alta intensidade e direção divergente do alinhamento trabecular irá promover fratura. A superfície contundente participa importantemente na determinação do comprometimento simples, múltiplo ou cominutivo do osso, bem como nas lesões do tecido mole.

De maneira geral, a integridade do periósteo está relacionada a fraturas mandibulares sem desvio.

Cabe ressaltar que toda fratura mandibular localizada dentro do arco dentário é exposta para o interior da boca. Este fato justifica-se pela presença de solução de continuidade entre o periósteo e a membrana periodontal, mesmo nas fraturas com desvio pouco significativo.

Em relação ao periodonto, podemos observar duas situações distintas:

1. O traço comprometendo o alvéolo dentário promove desgarramento das fibras periodontais do cemento com conseqüente ruptura dos vasos periapicais e necrose pulpar.
2. O traço dirige-se respeitando a lâmina dura. O comprometimento do aporte sangüíneo periapical nesta eventualidade é mais raro, porém pode ocorrer por edema e congestão venosa, com prejuízo da circulação de retorno e conseqüente necrose pulpar.

O grupo de músculos depressores diretos da mandíbula tende a deslocar o coto para trás e medialmente abaixo. Promoverá desvio dos cotos quando a direção e orientação da fratura não impedirem a ação negativa deste grupo muscular.

A queda do equilíbrio dos músculos infra-hióideos e supra-hióideos observada nas fraturas bilaterais parassinfisárias pode promover colapso do complexo glossoepiglótica, com instalação de obstrução respiratória alta.

Os músculos elevadores da mandíbula irão promover ação negativa no sentido cefálico (ascendente) e medial, quando a direção do traço de fratura o permitir.

Fraturas do ramo mandibular raramente apresentam desvio significativo em contraste com fraturas localizadas na transição corpo/ângulo mandibular, regionais a borda anterior do masseter.

Na primeira situação, os fortes grupos musculares que se inserem nos ramos lateral e medial não permitem facilmente desvio látero-lateral dos cotos.

Observa-se na segunda situação que a zona de debilidade delineada pela porção anterior do masseter fortemente inserido, orienta o traço de fratura de maneira desfavorável.

Quando a direção do traço de fratura somada à ação muscular locorregional promove tendência ao afastamento dos cotos do foco de fratura, teremos a fratura desfavorável.

Esta poderá apresentar tendência predominante de desvio vertical (sentido craniopodálico) ou predomínio de desvio horizontal (sentido látero-lateral para corpo, ângulo, ramo e côndilo), sentido ântero-posterior (para sínfise e parassínfise).

Poderá também apresentar tendência ao desvio no sentido vertical e horizontal. Nestas situações, a atitude muscular age negativamente à redução da fratura.

Portanto, a fratura será favorável quando a direção do traço de fratura somada à ação muscular promover aproximação dos cotos com tendência e fechamento do foco fraturário. Neste caso a musculatura locorregional age positivamente em relação à redução da fratura.

Com finalidade prática clínica, nosso estudo relaciona o fator de desvio vertical e horizontal de desfavorabilidade quanto ao sentido e tendência do desvio ósseo, diferentemente dos estudos clássicos que relacionam o fator vertical.

Observamos que a interação deste conceito clínico é complexa, podendo coexistir favorabilidade vertical com desfavorabilidade horizontal (quanto ao sentido do desvio).

O estudo de zonas de pressão e tração realizado pela escola AO (ASIF)[5] vem complementar o estudo dos desvios fraturários.

CLASSIFICAÇÃO DAS FRATURAS MANDIBULARES[6]

Atendendo à praticidade clínica, as fraturas mandibulares podem ser classificadas em:

- *Única*: a fratura única é representada por apenas um traço que compromete qualquer região da mandíbula. Pode ser incompleta ou completa e ainda nesta última situação apresentar-se com ou sem desvio.
- *Múltipla*: entendemos como fratura múltipla a associação de duas ou mais fraturas que comprometam o osso mandibular em regiões diferentes, como, por exemplo, fratura do corpo direito e ângulo esquerdo por contragolpe.
- *Cominutiva*: fratura cominutiva representa a situação na qual uma única região é comprometida de maneira múltipla, apresentando um ou mais fragmentos intimamente relacionados ao foco fraturário.
- *Complexa*: a fratura complexa é representada por situações de comprometimento dos reparos anatômicos nobres locorregionais, de exposição com perda de substância óssea e/ou de tecido mole e dentário. Configura quadro de extrema gravidade.
- *Patológica:* a fratura patológica origina-se de processos patológicos líticos ou não, que comprometam o arco mandibular.

Tais condições patológicas podem ser de origem sistêmica ou local.
- Condições sistêmicas:
    - Hiperparatireoidismo.
    - Osteoporose.
    - Osteopetrose.
    - Displasias fibrósseas etc.
- Condições locais:
    - Cistos odontogênicos e não odontogênicos.
    - Tumores odontogênicos e não odontogênicos.
    - Metástases.
    - Osteomielite.
    - Osteorradionecrose.
    - Câncer (lesão primária).

Quanto à sua relação com o meio, podem ser:
- *Fechada*: a fratura fechada é por nós definida como "isolada" do meio externo. Ocorre freqüentemente em áreas desdentadas da mandíbula como ramo, ângulo (posterior) e côndilo. Indivíduos edentados podem apresentar fratura de corpo mandibular sem que haja exposição ao meio externo. Geralmente constitui fratura simples.

- *Em "galho verde"*: é um tipo de fratura característica de crianças como, por exemplo, fratura do colo condilar.
- *Exposta:* a existência de ferimento cutâneo ou mucoso locorregional à fratura e que estabeleça contato ao foco fraturário com o meio externo define a fratura exposta. É comum nas áreas dentadas do arco mandibular.

Toda fratura simples ou múltipla dentro de um arco dentado será exposta para o meio bucal, devendo receber atenção apropriada por parte do especialista.

A base geral para o tratamento de fraturas expostas impõe:

- Limpeza do foco.
- Redução e fixação.
- Adequada cobertura do foco, assegurando viabilidade circulatória local.
- Prevenção da infecção.

Completando a classificação das fraturas mandibulares, estas ainda poderão envolver apenas o rebordo alveolar (fraturas segmentares) ou, de maneira geral, comprometer a porção basal com envolvimento do rebordo de maneira significativa (fraturas seccionais).

- *Diagnóstico*: o diagnóstico das fraturas não oferece maiores dificuldades.

A história de trauma sobre mandíbula orienta o examinador na busca de sinais e sintomas característicos das fraturas mandibulares, tais como:

- Sangramento.
- Dor.
- Parestesia.
- Inoclusão dentária.
- Crepitação.
- Assimetria facial.

SANGRAMENTO, HEMATOMA E EQUIMOSE

O sangramento via de regra é representado por hemorragia intra-oral, que responde facilmente a procedimentos de redução e odontossíntese (pacientes dentados).

Hemorragias intra-orais decorrentes de fraturas mandibulares são em sua maioria autolimitadas. No entanto, o quadro agudo pode tornar-se desesperador quando associado à concussão e perda de consciência, com aspiração broncopulmonar e ocorrência de pneumonia aspirativa.

O sangue deglutido irrita a parede gástrica, resultando em náusea seguida de vômitos, que podem trazer complicações respiratórias importantes.

Hemorragias cataclísmicas são raras nas fraturas mandibulares, podendo ocorrer nas fraturas complexas em que o fragmento mandibular promova ferimentos lacerantes vasculares sobre a artéria facial ou nos ferimentos por arma de fogo sobre a região cervical alta.

Dor

A dor constitui achado clínico importante. Esta pode originar-se da própria fratura por "mordiscamento" do nervo alveolar inferior nos movimentos mandibulares.

Geralmente é de responsabilidade do periósteo, que, traumatizado, reage com periostite regional ao foco fraturário. O movimento do foco de fratura desencadeia irritação perióstica e conseqüente reação dolorosa.

A dor também pode ter origem no encarceramento muscular no foco fraturário e/ou espasmo muscular.

A odinofagia é característica das fraturas mandibulares, em especial as do ângulo mandibular, por envolvimento indireto do músculo constritor superior da faringe e fáscia faríngea.

A dor característica das fraturas mandibulares é produzida por movimento e quase sempre referida no local do trauma.

Tende a assumir característica aguda e não suportável pelo paciente quando solicitamos que ele morda contra-resistência colocada contralateralmente à zona suspeita.

Parestesia

Esta é característica das fraturas do ângulo e corpo mandibular, podendo apresentar-se sob total (anestesia) ou parcial (hipoestesia).

A neuropraxia, definida como parada *(stop)* localizada da condução nervosa, resulta em diminuição axoplasmática intensa e localizada (desmielinização).

É resultado de pressão indireta, afastamento intempestivo durante o ato cirúrgico ou edema pós-operatório. Geralmente regride rapidamente quando a pressão é aliviada. Esta situação é observada mais freqüentemente nas fraturas mandibulares.

A axonotmese resulta da completa obstrução do axoplasma e degeneração do segmento distal, com interrupção do endoneuro e outras estruturas de suporte.

Está relacionada a fraturas da região de corpo ou ângulo com desvio pronunciado dos cotos.

Também são apontados como principais causas o afastamento rigoroso ou a compressão importante.

O prognóstico é bom, dependendo da extensão e do *locus* da lesão.

A neurotmese ocorre quando o axoplasma é completamente interrompido e as estruturas de suporte do nervo são lesadas. Estas interrupções podem ocorrer em três níveis:

1. Interrupção endoneural.
2. Interrupção do endoneuro e perineuro.
3. Completa seção do nervo.

A neurotmese é irreversível e está relacionada à fratura cominutiva com perda de substância e avulsão de tecidos moles, exigindo reparação microcirúrgica.

Nestas principais alterações traumáticas, observamos duas fases relacionais do processo de cura: degeneração e regeneração. Estas são obviamente proporcionais ao grau de lesão sofrida pelo nervo periférico.

A degeneração nervosa dura cerca de 20 dias, e a regeneração, de 60 a 300 dias em média.

O crescimento axonal dá origem a uma ponte ou brecha neural por pinocitose e a localização do túbulo de Schwann no segmento distal.

A partir desta fase, o progresso do crescimento nervoso ocorre em média de 0,5 mm a 3 mm por dia.

A parestesia relatada pelo paciente portador do trauma constitui sinal patognomônico de valor nas fraturas mandibulares que envolvem o corpo, ângulo e, menos freqüentemente, o ramo da mandíbula.

Deve ser avaliada através de estímulo táctil e doloroso do hemilábio comprometido comparativamente com o hemilábio sadio.

As hipoestesias não constituem preocupação, mesmo quando persistentes no pós-operatório. Na redução anatômica precisa com alinhamento do canal mandibular e obtenção de uma "goteira" natural vão dirigir o processo de reparação nervosa.

Via de regra, o retorno à função sensitiva do nervo é relatado pelo paciente como sensação de formigamento doloroso, hipersensibilidade local ou dor hiperestésica.

A anestesia persistente que não exibe sinais mínimos de melhora no período de 120 a 160 dias possui mau prognóstico.

Inoclusão

Perda de relação oclusal normal do paciente com instalação de interferência funcional mastigatória é característica freqüente das fraturas mandibulares desfavoráveis de pacientes dentados. Naqueles portadores de aparelhos protéticos totais, pequenas inoclusões são desprezadas, sendo a incapacidade mastigatória a principal orientação para o diagnóstico de fratura mandibular.

Obviamente, os grandes desvios oclusais são nítidos até mesmo à vista de leigos. No entanto, a semiotécnica acurada e a vida clínica impõem ao especialista em cirurgia bucomaxilofacial conhecimentos profundos da oclusão em condições normais e suas principais alterações.

Não raramente, o operador vê-se frente a um paciente portador de oclusão atípica que modificada pelo trauma constitui condição de difícil manejo.

Análise minuciosa das facetas de desgaste em relação ao lado de balanceio e trabalho orienta a obtenção da oclusão normal do paciente, permitindo o restabelecimento do sistema estomatognático e, ao mesmo tempo, atendendo a perda estética. A inversão destes parâmetros na terapêutica produzirá inoclusão e disfunções da articulação temporomandibular e obviamente comprometimento estético.

Fraturas de sínfise, parassínfise, corpo e ângulo promovem desalinhamento dentário, característica própria destas situações em particular.

Fraturas do ramo e côndilo alteram a oclusão indiretamente exigindo maior experiência por parte do examinador.

A inoclusão constitui um dos fatores determinantes da alteração funcional dos movimentos mandibulares no paciente traumatizado.

Desvios oclusais por demais acentuados devem levar o examinador à suspeita de associação de uma ou mais fraturas de localização ipsilateral ou contralateral, ou ainda na associação de fratura disjuncional do terço médio da face.

BASES GERAIS DO TRATAMENTO DAS FRATURAS MANDIBULARES

As fraturas mandibulares podem receber duas formas básicas de tratamento, incruento e cruento, que devem satisfazer os princípios básicos do tratamento das fraturas na área maxilofacial,[3] que a seguir enumeramos:

1. Restauração do alinhamento anatômico dos fragmentos.
2. Restauração da oclusão.
3. Retorno da mobilidade e função da articulação temporomandibular (ATM).
4. Fixação dos fragmentos em tempo suficiente para que ocorra reparação óssea e manutenção de estabilidade após remoção dos aparelhos de fixação.
5. Prevenção da má união e não-união.
6. Prevenção da infecção.

Grande parte das fraturas únicas e simples da mandíbula devem receber tratamento incruento.

O tratamento cruento está formalmente indicado nas seguintes situações:

- Fratura do ângulo mandibular.
- Fratura com desvio na região de sínfise e parassínfise.
- Fratura em edentados.
- Fratura com cominução dos fragmentos e instabilidade.
- Fratura associada produzindo desvio significativo.
- Fratura com interposição mecânica à redução como encarceramento muscular ou dente.
- Fratura associada a disjunções do terço médio da face.
- Fratura patológica ou associada a dente decíduo.
- Nos casos em que o tratamento incruento não conseguiu adequado alinhamento ósseo ou manutenção desta situação.

Para nós a escolha da conduta a ser assumida não deve somente apoiar-se nos protocolos universais, mas também constituir a melhor forma de tratamento ao caso individualmente.

O respeito à integridade vascular dos fragmentos deve ser questionado, quando indicamos redução cruenta em fraturas cominutivas.

Por outro lado, o estado dentário ou de suporte dos aparelhos de contenção pode indicar ou contra-indicar o tratamento incruento. Portanto, o especialista deve responder algumas perguntas:

A) A redução poderá ser mantida em condições de estabilidade até ocorrer a cura clínica?
B) Quanto tempo decorreu do trauma agudo? Existe reparação fibrosa no foco fraturário?
C) Coexiste fratura do rebordo alveolar com perda de substância?
D) A mandíbula é atrófica?
E) A relação e o tipo de oclusão do paciente permitem estabilidade para manutenção do bloqueio maxilomandibular (BMM)?
F) O quadro sistêmico permite o tratamento cruento?
G) Coexiste trauma de crânio?
H) O doente ficará preso ao leito por tempo indeterminado?
I) O perfil psicológico do paciente permite manutenção de bloqueio maxilomandibular por 30 a 40 dias?
J) Quais as condições nutricionais do paciente?
K) Normalmente, quais são as condições da higiene oral?

Quando o especialista responde a estas e outras questões pertinentes ao caso de sua responsabilidade, cremos que o tratamento escolhido deverá ser o mais indicado.

ASPECTOS GERAIS DO TRATAMENTO INCRUENTO

Esta forma de tratamento deve merecer preferência nos casos de fraturas únicas, simples ou bilaterais, com desvio pouco significativo quando o número e o suporte dentário oferecem condições para obtenção e estabilidade da oclusão. Fraturas da sínfise, parassínfise e corpo com desvio vertical e horizontal pouco significativo poderão ser tratadas de maneira incruenta.

As fraturas condilares com desvio até 45 graus, que não exibam perda da relação côndilo-cavidade glenóide, deverão ser tratadas de maneira fechada. Atendo-nos à fratura do côndilo, reputamos importante a análise das condições dentais e oclusais nos indivíduos dentados (Fig. 30-5).

O tratamento incruento através de arcos tipo Erich, bandas ortodônticas ou aparelhos protéticos de

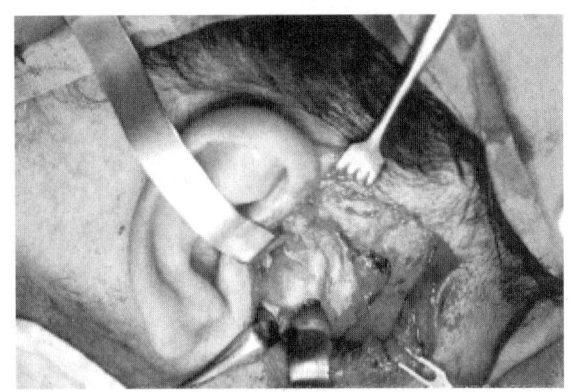

Fig. 30-5. Via de acesso pré-auricular para ATM.

substituição parcial, somado às manobras digitais de redução, promove bons resultados.

No acompanhamento pós-operatório de fratura condilar com mecanoterapia e ortopedia, observaremos o realinhamento do côndilo por absorção ósseo do lado convexo e aposição de osso no lado côncavo (lei de Wolf), com correção das angulações existentes.

De maneira geral, as fraturas aqui relatadas poderão ser tratadas através de métodos de odontossíntese e BMM.

A maior controvérsia surge quando se avalia a fratura de côndilo mandibular no sentido de se tratar de forma cruenta ou incruenta.[7]

Na nossa opinião, deve-se tratar de forma cruenta sempre que houver um grande desvio no sentido ântero-medial da cabeça do côndilo, em que, a despeito da remodelação óssea, resultará um encurtamento dessa altura mandibular e conseqüente má oclusão dentária e, futuramente, disfunção da ATM.

Também indicamos redução cruenta das fraturas condilares em crianças cujo coto distal da fratura está em contato com o osso temporal, visto que, devido à grande atividade osteogênica das crianças, evolui quase sempre para anquilose óssea da ATM. É bastante freqüente os pequenos pacientes virem até nós já com anquilose da ATM como resultado de uma fratura que foi tratada na época pelo método incruento.

Não temos mais pudor para abordar cirurgicamente a ATM, dada a nossa experiência adquirida ao longo dos anos. Pensamos que aqueles que advogam o tratamento incruento para todos os casos de fratura de côndilo mandibular indistintamente o fazem porque não estão seguros para realizar tal tipo de cirurgia, principalmente com relação ao nervo facial.

Quando se realiza este tipo de cirurgia, deve-se recorrer sempre a fisioterapia com mobilização precoce da ATM e, se necessário, requerer auxílio da ortopedia maxilar para alcançar êxito no tratamento.

A via de acesso é uma incisão pré-auricular, incisão de Risdon alta, ou associação das duas anteriores.

Nas fraturas complexas, com perda de substância importante, poderá estar indicada a reconstrução condilar com prótese de substituição, ou enxertos condrocostais.

Condição bastante freqüente que se nos apresenta é a presença de terceiros molares inclusos no traçado de fratura de ângulo mandibular (Fig. 30-6).

Pergunta: extrair ou não extrair o terceiro molar incluso?

Quando não se consegue uma boa redução da fratura, optamos pela extração do dente em questão. Alertamos para o fato de a extração às vezes também prejudicar a redução dos cotos fraturados, pois, ao manipularmos o traço de fratura, poderemos alterar os cotos de maneira a não mais conseguir o encaixe perfeito das partes.

Outros dentes envolvidos no traço de fratura requerem tratamento endodôntico posterior, por desencadearem necrose pulpar decorrente do infarto da circulação periapical. Trata-se de uma medida profilática de infecção do foco fraturário.

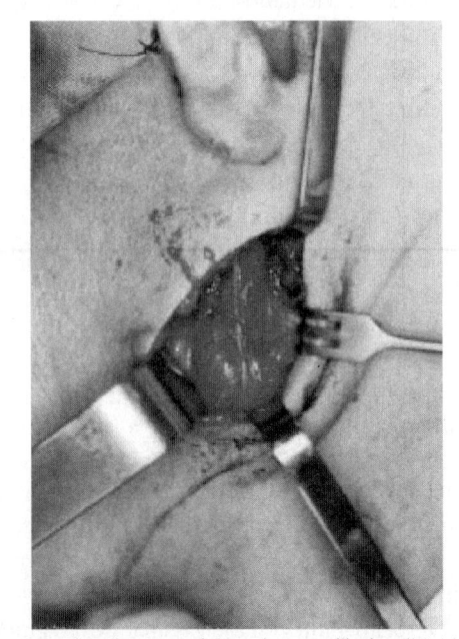

Fig. 30-6. Abordagem subângulo mandibular dirigida às fraturas importantes do ângulo, ramo e côndilo mandibular.

INCISÃO: INTRA OU EXTRA-ORAL?

O tratamento cirúrgico das fraturas mandibulares exige do operador conhecimento anatômico preciso, técnica cirúrgica apurada, tática cirúrgica e domínio das eventuais complicações.

Incisões para abordagem do foco fraturário não devem ser demasiadamente econômicas. Estas são planejadas de maneira a abordar o foco com igual exposição do coto proximal e distal.

Utilizamos dois tipos principais de acesso: extra-oral ou cutâneo e o intra-oral.[8,9] Ambas as formas possuem indicação precisa. O acesso intra-oral está indicado principalmente no tratamento de fraturas sinfisárias e parassinfisárias que não estejam associadas a comprometimento cominutivo do rebordo alveolar e/ou maceração dos tecidos moles adjacentes.

É realizada a mais ou menos 0,7cm do sulco gengivolabial em direção ao lábio. Possui característica de bisel, compondo dois retalhos musculomucosos, que permitirão o fechamento em dois planos.

O principal reparo anatômico de atenção é representado pelo nervo mental, que poderá ser visualizado de maneira centrípeta ou centrífuga, isto é, do lábio para o osso e do osso para o lábio. Esta modalidade de acesso também pode ser aplicada a casos selecionados de fraturas do corpo e ângulo mandibular.

A desvantagem da abordagem intra-oral para fraturas do corpo e ângulo reside na desperiostização importante, com diminuição do suprimento sangüíneo à cortical, principalmente nos casos de lesão da artéria mandibular (artéria alveolar inferior).

Outro ponto negativo citado na literatura seria o difícil controle da porção basal e porção alveolar, resultando em condições de instabilidade do foco fraturário.

O acesso extra-oral ou cutâneo é classicamente indicado para o tratamento das fraturas do corpo, ângulo, ramo e côndilo mandibular.

Nas fraturas parassinfisárias e sinfisárias, estão formalmente indicadas quando as condições intra-orais não sejam favoráveis à boa reparação e cobertura do foco fraturário.

As incisões cutâneas acompanham as linhas tencionais da face.

OSTEOSSÍNTESE

Rígida ou semi-rígida?

A osteossíntese visa a impedir movimentos de desvio horizontal e vertical bem como cooptar os extremos ósseos fraturados.[10,11]

Na nossa área de atuação, a fixação interna rígida foi introduzida em 1970, por Bernad Spiessl.[12]

Em relação à ATM, sabemos que a imobilidade pode produzir efeitos catastróficos com ocorrência de anquilose fibrosa, anquilose verdadeira e distúrbios dolorosos.

Assim sendo, a mobilidade ou funcionalidade constitui condição importante para o reparo funcional destas estruturas.

Portanto, o bloqueio maxilomandibular preenche a lacuna de uma osteossíntese não estável.

A estabilidade absoluta demonstrada por Perren Grans permite a cura óssea de maneira independente, respeitando as condições de reparação das estruturas articulares e do tecido mole adjacente.

Em condições ideais de estabilidade, a fratura não sofrerá micromovimentos evitando assim a ocorrência de pseudo-artrose e má união, com significativa redução de infecção secundária.

A estabilidade absoluta permitirá a cura óssea de maneira haversiana (cura primária) com pouca ou nenhuma participação direta do periósteo e endósteo, que são responsáveis pelo "calo ósseo" ou irritativo, presente nas osteossíntese instáveis.

A osteossíntese estável é por nós definida como aquela que não cede às exigências biomecânicas do osso tratado.[13,14]

Na vida clínica, várias situações contra-indicam formalmente o bloqueio maxilomandibular. As mais expressivas são representadas pelos politraumatizados nos quais o fator nutrição e permeabilidade das vias aéreas assumem relevante importância.

Dor, atrofia muscular, limitação de abertura bucal e incapacidade mastigatória são comumente observadas, após a remoção do BMM.

O restabelecimento funcional completo só é alcançado no prazo de 30 a 90 dias após a remoção do BMM.

Obviamente, mesmo com a utilização de osteossíntese estável algumas condições de extrema complexidade deverão receber o BMM como forma complementar de tratamento (Fig. 30-7).

I. Crianças com idade de 12 anos

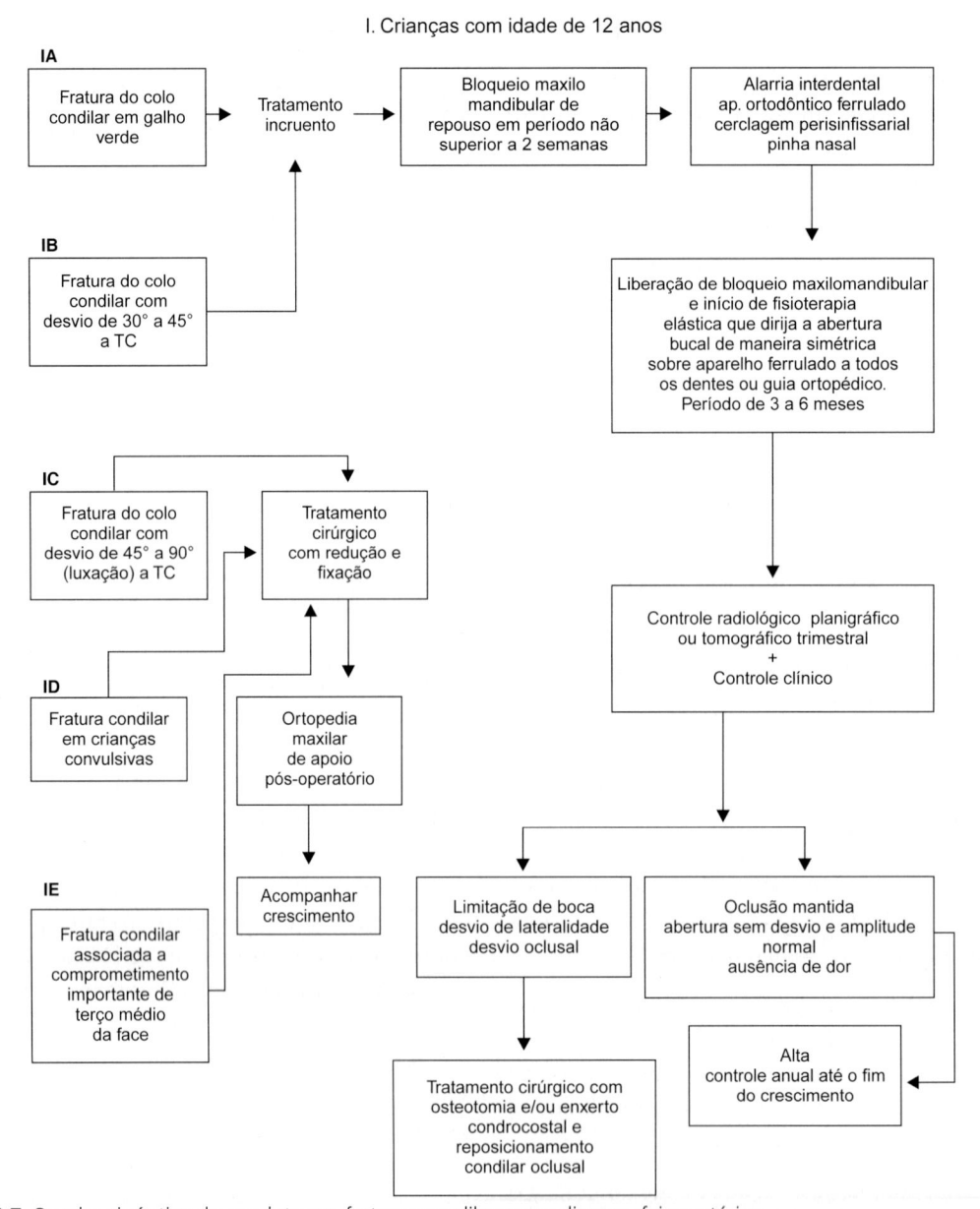

IA — Fratura do colo condilar em galho verde → Tratamento incruento → Bloqueio maxilo mandibular de repouso em período não superior a 2 semanas → Alarria interdental ap. ortodôntico ferrulado cerclagem perisinfissarial pinha nasal → Liberação de bloqueio maxilomandibular e início de fisioterapia elástica que dirija a abertura bucal de maneira simétrica sobre aparelho ferrulado a todos os dentes ou guia ortopédico. Período de 3 a 6 meses

IB — Fratura do colo condilar com desvio de 30° a 45° a TC

IC — Fratura do colo condilar com desvio de 45° a 90° (luxação) a TC → Tratamento cirúrgico com redução e fixação → Ortopedia maxilar de apoio pós-operatório → Acompanhar crescimento

ID — Fratura condilar em crianças convulsivas

IE — Fratura condilar associada a comprometimento importante de terço médio da face

Controle radiológico planigráfico ou tomográfico trimestral + Controle clínico

- Limitação de boca, desvio de lateralidade, desvio oclusal → Tratamento cirúrgico com osteotomia e/ou enxerto condrocostal e reposicionamento condilar oclusal
- Oclusão mantida, abertura sem desvio e amplitude normal, ausência de dor → Alta, controle anual até o fim do crescimento

Fig. 30-7. Quadro sinóptico da conduta nas fraturas condilares nas diversas faixas etárias.

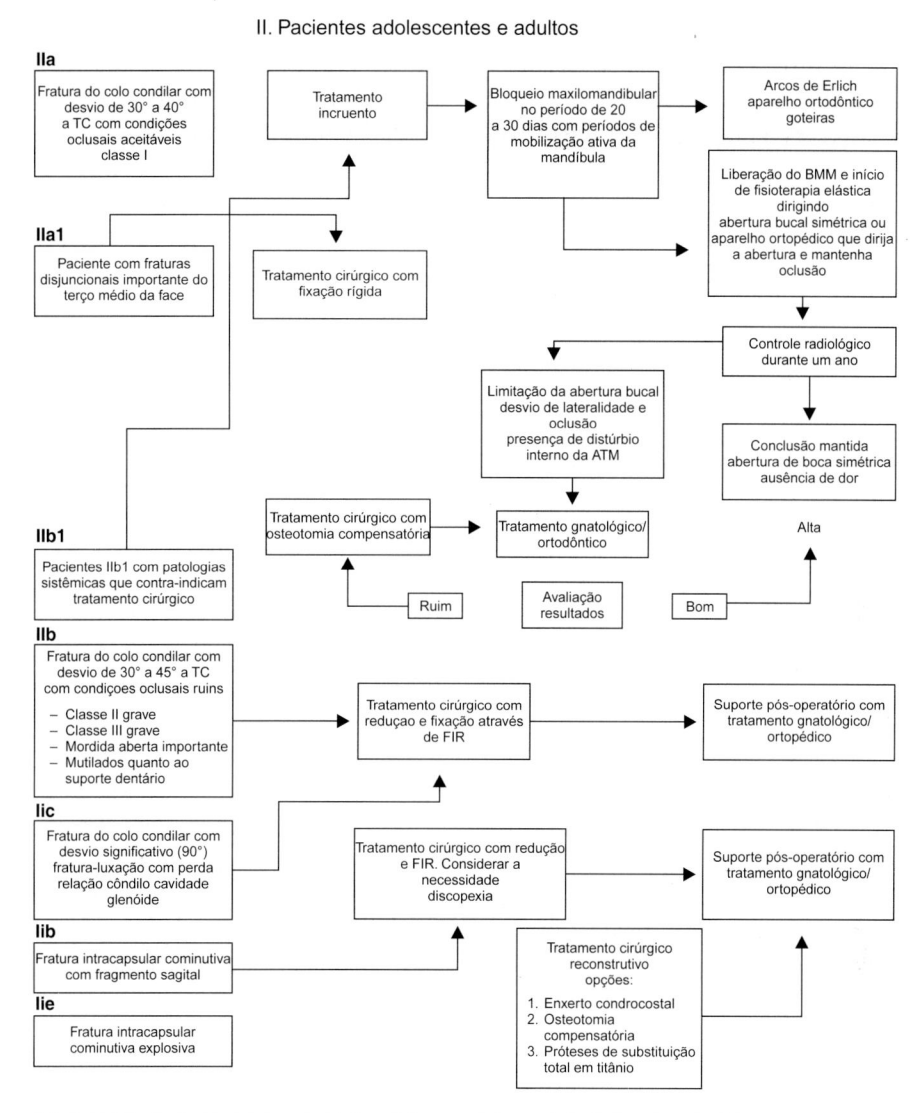

II. Pacientes adolescentes e adultos

IIa
Fratura do colo condilar com desvio de 30° a 40° a TC com condições oclusais aceitáveis classe I

IIa1
Paciente com fraturas disjuncionais importante do terço médio da face

IIb1
Pacientes IIb1 com patologias sistêmicas que contra-indicam tratamento cirúrgico

IIb
Fratura do colo condilar com desvio de 30° a 45° a TC com condições oclusais ruins
- Classe II grave
- Classe III grave
- Mordida aberta importante
- Mutilados quanto ao suporte dentário

IIc
Fratura do colo condilar com desvio significativo (90°) fratura-luxação com perda relação côndilo cavidade glenóide

IId
Fratura intracapsular cominutiva com fragmento sagital

IIe
Fratura intracapsular cominutiva explosiva

Fluxo do tratamento:
- Tratamento incruento → Bloqueio maxilomandibular no período de 20 a 30 dias com períodos de mobilização ativa da mandíbula → Arcos de Erlich, aparelho ortodôntico, goteiras → Liberação do BMM e início de fisioterapia elástica dirigindo abertura bucal simétrica ou aparelho ortopédico que dirija a abertura e mantenha oclusão → Controle radiológico durante um ano → Conclusão mantida abertura de boca simétrica ausência de dor → Alta
- Tratamento cirúrgico com fixação rígida
- Limitação da abertura bucal desvio de lateralidade e oclusão presença de distúrbio interno da ATM → Tratamento gnatológico/ortodôntico → Avaliação resultados (Ruim → Tratamento cirúrgico com osteotomia compensatória; Bom → Alta)
- Tratamento cirúrgico com redução e fixação através de FIR → Suporte pós-operatório com tratamento gnatológico/ortopédico
- Tratamento cirúrgico com redução e FIR. Considerar a necessidade discopexia → Suporte pós-operatório com tratamento gnatológico/ortopédico
- Tratamento cirúrgico reconstrutivo opções:
  1. Enxerto condrocostal
  2. Osteotomia compensatória
  3. Próteses de substituição total em titânio

1. Perfazem indicação absoluta de tratamento cirúrgico as fraturas com deslocamento de côndilo na fossa de crânio, presença de corpos estranhos na articulação (projétil de arma de fogo); e indicação relativa: fraturas bilaterais de côndilo em pacientes com extrema atrofia maxilar, pacientes psiquiátricos e com outras condições especiais.
2. Fraturas bilaterais condilares acompanham a conduta exposta neste quadro, devendo-se considerar associação a fraturas do terço médio, desvio oclusal, condições oclusais preexistentes e condições sistêmicas do paciente na decisão entre o tratamento cirúrgico ou tratamento incruento.

***Fig. 30-7** (Continuação).* Quadro sinóptico da conduta nas fraturas condilares nas diversas faixas etárias.

A fixação interna rígida – *Arbsitsgemeins-chaft fur Osteosynthesepagen* – (FIR) só deve ser aplicada por especialista treinado em seu manuseio.

Os principais itens do protocolo AO/ASIF15,16 compreendem:

A) Redução anatômica acurada dos fragmentos ósseos.
B) Fixação estável e funcional dos fragmentos.
C) Preservação do suprimento sangüíneo para os fragmentos através de técnica cirúrgica atraumática.
D) Mobilização ativa precoce e livre de dor.

Indicações gerais da FIR em cirurgia maxilofacial

A FIR só deve ser aplicada nos casos em que convencionalmente requisitem tratamento cirúrgico desde o ponto de vista local, com descolamento dos cotos, perda funcional significativa e naqueles casos em que o estado geral do paciente contra-indique o bloqueio maxilomandibular.

Indicamos FIR nos casos:

A) Fraturas compostas.
B) Fraturas com deslocamento fragmentário importante.
C) Fraturas em edentados.
D) Fratura do ângulo com deslocamento.
E) Politraumatizados.
F) Efetivamente nas fraturas, depois da opção do doente pelos métodos de tratamento.

As vantagens observadas na FIR são:

A) Ausência de dor.
B) Funcionalidade precoce.
C) Permeabilidade das vias aéreas, frente a casos de comprometimento complexo da estrutura maxilofacial.
D) Alimentação via oral com qualidade normal (fase de catabolismo protéico do politraumatizado).
E) Proteção à ATM.
F) Possibilidade de respiração bucal quando do tratamento nasal.
G) Indicação de menor número de traqueostomias.
H) Menor incidência de infecção, tendendo mesmo a zero pelo fato de ausência de mobilidade dos cotos.
I) Edentados atróficos e pacientes com estado dental ruim.

Há ainda a possibilidade de uso das placas de compressão dinâmica (DCP),[17] que se caracterizam pela forma das rampas deslizantes e de sua secção oval.

A compressão aplicada ao tratamento das fraturas não é uma técnica e sim um princípio aplicado por diversos métodos. Fundamenta-se no fato de que os dois materiais, osso e metal, que participam da montagem possuem qualidades mecânicas distintas que se complementam. O metal possui grande resistência à tensão e o osso, à pressão. Pelo efeito da compressão, o índice de fricção interfragmentária aumenta ao máximo entre os extremos fraturados comprimidos, oferecendo solidez extrema.

As forças de tensão que se criam com o sistema atuam no sentido contrário às criadas no foco comprimido (lei de Newton).

Por mais estável que uma osteossíntese a fio nos pareça, ela será sempre "relativamente estável", por não superar as demandas funcionais da mandíbula sem o aparecimento de movimento no foco de fratura (Fig. 30-8).

A estabilidade deve ser superior às demandas funcionais de estresse sobre a região operada.

Experiências clínicas demonstram que as ocorrências de osteítes, não-união e osteomielite estão, dentre outros fatores, diretamente relacionadas com instabilidade.

A instabilidade não ocorre somente com o uso de fio de aço. Observamos clinicamente sua ocorrência diante dos fixadores externos bidimensionais, miniplacas e na FIR (AO), quando utilizamos placas cur-

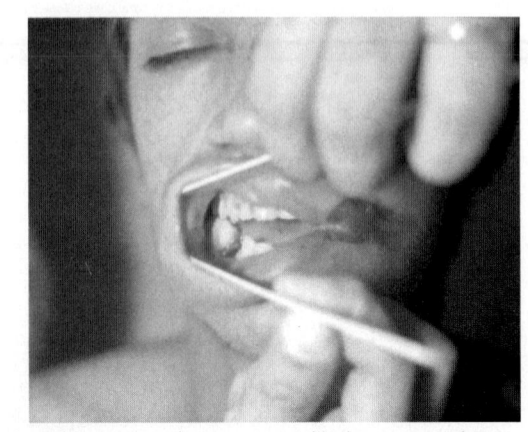

Fig. 30-8. Fratura de corpo mandibular mostrando tendência a abertura do lado de tração (rebordo alveolar).

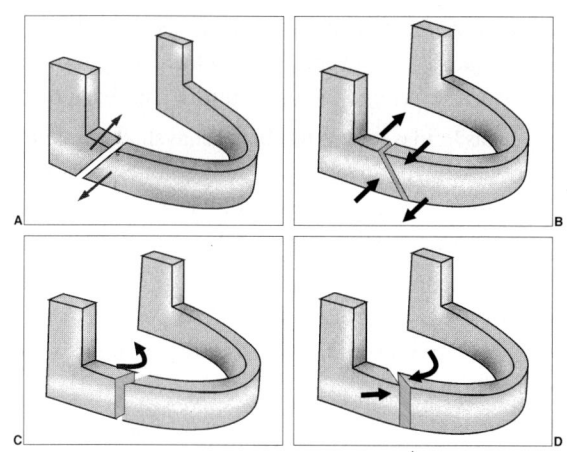

Fig. 30-9. A fixação deve ser realizada na zona de pressão (basal) e na zona de tração (alveolar) para anulação das forças de desestabilização.

tas que são insuficientes para neutralizar a demanda e o estresse funcional derivados da ação muscular e função mastigatória (Fig. 30-9).

Há instabilidade das miniplacas para parafusos de 1,5 mm e 2 mm em uma fratura vertical do ângulo mandibular.

Atendo-nos à FIR, observaremos instabilidade quando da má orientação do parafuso em relação ao traço de fratura e/ou quando este se demonstrar espanado.

Ressalta-se assim a importância do manuseio técnico, com especial atenção à manutenção do suprimento sangüíneo do osso em nossas abordagens cirúrgicas e perfurações com baixa rotação que respeitem a integridade celular óssea.

Perfurações com motores de alta rotação promovem superaquecimento e a lesão óssea resultante determinará uma relação fibrosa com o corpo do parafuso (instabilidade).

Outro fator causal, não menos importante, é o comprometimento da circulação periapical pela fratura, resultando em infecção secundária do foco.

Do exposto, podemos concluir:

A) Se os fragmentos ósseos estão estáveis, qualquer tipo de corpo estranho metálico promoverá reabsorção e infecção.
B) Quando os fragmentos estão adequadamente imobilizados por FIR, o enxerto ósseo virá a integrar-se, apesar da infecção prévia (tratado o agente causal), e a fratura se consolidará.
C) Fraturas únicas, múltiplas ou cominutivas, tratadas por FIR com placas de insuficiente tamanho e número, promoverão instabilidade com instalação de má união ou não-união.
D) Instabilidade da redução promoverá má oclusão, que, por sua vez, influenciará o aumento do estresse funcional.
E) Quando o parafuso é malposicionado na placa em relação ao traço de fratura, as solicitações funcionais farão com que se instalem micromovimentos, e observa-se reabsorção do furo ósseo para o parafuso com preenchimento fibroso (instabilidade).
F) Reabsorção óssea e tecido fibroso reacional constituem respostas biológicas à instabilidade em presença de implantes metálicos. Por outro lado, quando os fragmentos estão absolutamente estáveis com o sistema ósseo, atendendo aos protocolos biomecânicos, existirá estabilidade absoluta, e a cura haversiana do osso ocorrerá.

ENXERTO ÓSSEO – FUNÇÃO MECÂNICA E BIOLÓGICA

Os enxertos, ainda que se conheça sua resistência e incorporação ao leito ósseo, podem-se ver comprometidos por uma solicitação mecânica pura.

Como conclusão prática, o enxerto nunca deve ser submetido à solicitação em flexão, sendo só a pressão pura ou tração pura, para que sua solicitação seja mínima.[18]

É difícil e praticamente impossível, do ponto de vista técnico, realizar uma compressão axial por meio de um enxerto para se obter a situação de redução estável e comprimida, ideal para consolidação.

Se o enxerto cortical está indicado e também a compressão, esta se realiza por meio de osteossíntese e o enxerto se ajusta intimamente ao osso receptor por um parafuso de compressão interfragmentária, que facilitará sua reabilitação.[19]

Poderá haver fratura no buraco do parafuso, caso não haja proteção de tensões mecânicas.

Quando o enxerto é simplesmente sobreposto ao osso receptor sua invasão vascular será retardada.

Quando o enxerto é incrustado, criar-se-á no osso vivo que o recebe uma perda de substância prejudicial, biológica e mecânica.

Para Axhausen "o osso transplantado se necrosa sempre, se reabsorve e é substituído logo por osso novo. Esta reabsorção será mais precoce no enxerto esponjoso, e mais lenta no enxerto cortical, porém o processo é o mesmo".[20]

A imobilidade através do BMM irá determinar condições de menor aporte sangüíneo locorregional, o que colabora no atraso do restabelecimento ao retorno circulatório.[21]

Evidentemente, boas condições de suprimento sangüíneo reduzirão o risco de infecção.

Considerações a respeito das fraturas expostas

O ponto principal de definição das fraturas expostas é representando por injúria próxima à fratura, com potencial contaminação do osso.

O termo "exposta" implica a presença de lesão vascular grave em adição à contaminação significativa da ferida.

Tratamento emergencial

Via de regra, as hemorragias importantes são coibidas imediatamente, e o paciente, quando possível, é enviado para estudo radiológico com sua ferida protegida por compressas embebidas em soro fisiológico e ataduras esterilizadas.

Soluções antibióticas são infundidas por via endovenosa.

No centro cirúrgico, com o paciente sob anestesia geral (quando possível), a ferida é lavada e escovada com sabão neutro; a boca é tratada com soluções antisépticas orais.

A hemostasia é então iniciada com individualização dos reparos anatômicos nobres. Inicia-se a rafe dos ferimentos do soalho da boca, língua, deixando a reparação dos ferimentos vestibulares e cutâneos para o final da cirurgia. Estes serão obstáculos à redução e colocação dos *splints* intra-orais.

Os dentes desnudos no traço de fratura são removidos e as espículas ósseas alveolares aparadas por saca-bocado e limas de osso.

A "splintagem" maxilomandibular deverá ser realizada sob condições de anti-sepsia.

Nas fraturas cominutivas indicamos os *splints* divididos, que serão ligados por fio de aço e resina acrílica de rápida polimerização.

Nas fraturas únicas ou múltiplas com condições aceitáveis de conservação dentária, utilizamo-nos dos *splints* únicos.

Quanto à ferida cutânea, avaliamos sua viabilidade circulatória, removendo os tecidos deslizados que constituem excelente meio de cultura para bactérias.

Estas feridas devem também ser avaliadas quanto à viabilidade de cobertura do implante metálico, oportunidade esta quando estudamos a possibilidade de compor um retalho que atenda a tais condições.

Fragmentos ósseos corticais soltos (não aderidos ao periósteo), com menos de 1cm, devem ser removidos, como prevenção à seqüestração, infecção e pseudo-artrose.

Quando a perda de substância resultante é significativa, indicamos formalmente os enxertos ósseos (única indicação imediata).

A FIR é indicada nas fraturas expostas com menos de 12 horas do acidente.

Nas fraturas únicas ou múltiplas indicamos EDCP (placa de compressão dinâmica excêntrica) ou DCP (*dinamic compression plate* ou placa de compressão dinâmica), se as condições biomecânicas do caso assim o permitirem.

As fraturas biseladas serão tratadas por parafusos interfragmentários isolados ou através da placa.

As fraturas cominutivas recebem indicação formal para o uso de placa ERDCP (*reconstrutive plate*).

Nas perdas de substância que não possam receber enxertia óssea primária, a placa ERDCP é utilizada como ponte entre os fragmentos, agindo como estabilizador, e os tecidos moles.

O princípio fundamental de tratamento AO é representado como: tratamento intra-oral (*splint* + oclusão) e tratamento extra-oral (placas), que deverá ser sempre respeitado.

A nosso ver, fraturas expostas constituem uma das únicas indicações para o uso de fixação externa, principalmente nos casos de impossibilidade operatória.

Este método é de rápida e fácil execução.

A preconização pela escola AO é a fixação externa tridimensional.

A principal desvantagem reside em sua colocação cega, com possibilidade de injúria ao nervo mandibular e ramo marginal do facial.

O tratamento das fraturas cominutivas expostas poderá merecer um segundo ou terceiro tempo para obtenção de resultados estético funcionais aceitáveis.

Tratamento das fraturas mandibulares por projéteis de arma de fogo

Devido ao grande índice de vítimas por ferimento de arma de fogo (FAF) decorrente de assaltos e à inerente violência vigente em nossa época, sentimos a necessidade de revisar os métodos terapêuticos a que esses pacientes eram submetidos. Concluímos que, com a evolução técnico-científica ocorrida nestes tempos, poderíamos propiciar melhores resultados estético-funcionais a esse tipo de doente.

Com o advento de melhores condições de anti-sepsia, bem como o controle da infecção pela antibioticoterapia específica sistêmica e local, o tratamento dos doentes portadores de lesão maxilofacial por FAF ganhou um grande avanço.

Mesmo nas grandes perdas de tecido mole, novas técnicas de retalhos de vizinhança propiciaram condições para um tratamento ortopédico eficaz, decorrente do desenvolvido aporte sangüíneo regional e perda óssea, permitindo um melhor controle da infeção observada nesses pacientes.

No presente trabalho, destacamos o tratamento reconstrutivo ósseo e sensorial à custa de enxertos ósseos e sensorial, bem como de enxertos ósseos e nervosos, estes últimos dirigidos à reconstrução do nervo alveolar inferior (NAI), visando a devolver a sensibilidade regional.

Temos agido no sentido de resolução cirúrgica num primeiro tempo, visando a restaurar as condições do tecido mole, com especial atenção aos FAF com comunicação bucocutânea.

Lesões de grau intenso

Nestas, são observadas avulsões osteocutâneas que determinam a necessidade de procedimentos cirúrgicos reconstrutivos de maior dificuldade técnica, como por exemplo:

- Retalhos de vizinhança.
- Retalhos a distância:
  – Cutâneos;.
  – Osteomiocutâneos.
- Enxertos ósseos livres.
- Enxertos nervosos.

Quanto ao enxerto ósseo

Quanto às perdas de substância óssea, em nada fugimos aos parâmetros internacionais, que preconizam o uso do ilíaco com preservação da crista ilíaca, ou costocondral.

Reservamos o enxerto costocondral para os casos de perda de substância colocondilar, com a vantagem da potencial transferência da zona de crescimento lá existente.

O enxerto ilíaco tem nossa preferência, sendo usado nas demais regiões mandibulares e complexo orbital, com a vantagem de não expor nosso doente à possibilidade de um pneumotórax intercorrente na exérese do enxerto costocondral.[22]

Por vezes, lançamos mão desses enxertos como verdadeiras placas biológicas, as quais vêm "abraçar" o sítio de fratura em cominuição.

A FIR pode ser realizada através de placa DCP longa, parafusos interfragmentários ou placa ERDCP.

Atualmente o uso de THRP (*titanium hollow srew and reconstruction plate sistem* – placa reconstrutiva) (sistema de osteointegração) merece a preferência mundial.

Quando não utilizamos FIR, o bloqueio maxilomandibular é mantido por 40 a 45 dias; neste período a nutrição do paciente é realizada através de sonda enteral DuBoff, isoladamente ou em adição à dieta oral e com base no balanço calórico previamente estabelecido.

Restabelece-se, assim, o aporte protéico com incentivo da imunodefesa e reparação tecidual.

Quanto à colocação de dreno

Outro ponto de atenção é a necessidade de uma drenagem eficiente. Realizamos, nos casos de comprometimento mandibular, uma drenagem do tipo tubular com aspiração contínua, tipo Porto-Vac ou o dreno de Penrose simplesmente de drenagem postural. As fraturas simples, sem cominuição ou corpo estranho ou comunicação bucocutânea, podem prescindir da colocação do dreno, desde que se faça uma boa hemostasia transoperatória.

FRATURAS DOS TERÇOS MÉDIO E SUPERIOR DA FACE

As fraturas do terço médio da face podem ser classificadas[2,6] clinicamente em disjuncionais e não disjuncionais. As chamadas disjuncionais caracterizam-se por comprometerem o posicionamento da maxila, quase sempre determinando má oclusão traumática, ao contrário das não disjuncionais, que não comprometem o posicionamento da oclusão.

As disjuncionais podem ser classificadas em:

Fraturas de Le Fort I, Le Fort II, Le Fort III e Le Fort IV. Estas são fraturas horizontais, que podem estar associadas a fraturas verticais ou sagitais da maxila e que, por sua vez, apresentam-se sob dois tipos principais: as medianas ou paramedianas.

As fraturas não disjuncionais basicamente são assim representadas:

- Frontobasais.
- Frontais.
- Nasoetmoidorbitais.
- Zigomaticorbitais.
- Orbitais.
- Nasais.

Na clínica, costumamos observar uma intrincada e complexa combinação de fraturas disjuncionais e não disjuncionais, que não raras vezes preferimos denominá-las panfaciais, tal a dificuldade de classificação das mesmas.

O comprometimento da base do crânio e encefálico é comumente observado neste doentes.

Com objetivo didático, abordaremos os principais pontos de interesse a cada tipo de fratura facial dos terços superior e médio da face.

Fratura tipo Le Fort I

A fratura tipo Le Fort I caracteriza-se pela disjunção maxilar total, geralmente decorrente de trauma de sentido frontal sobre a região anterior maxilar, mais propriamente em filtro labial.

Caracteriza-se clinicamente por hematoma labial superior mais ou menos importante, podendo haver ferimento corto-contuso regional associado. Observa-se também equimose em fundo de sulco gengivolabial e perda oclusal com rotação para trás da maxila.

A palpação bimanual revela crepitação e mobilidade da maxila, craniocaudal e látero-lateral.

Pode haver associação com fraturas do rebordo alveolar anterior e luxação dentária.

O exame clínico é soberano, mas os exames complementares ajudam o planejamento cirúrgico.

As normas radiológicas mais úteis são:

- Radiografia panorâmica dos maxilares.
- Radiografia nasomentoplaca.
- Radiografia de perfil absoluto para face.

A decisão terapêutica envolve o estado geral do doente, bem como a situação dental e tipo de oclusão.

A redução pode ser realizada de maneira incruenta ou cruenta.

Com relação a controvérsias acerca do tratamento de tal fratura, acreditamos que fraturas com pouco desvio em pacientes com oclusões estáveis devam ser tratadas conservadoramente através de cerclagem e bloqueio maxilomandibular, salvo opção do doente por fixação interna rígida com placas e parafusos que dispensam a fixação intermaxilar e permitem o retorno precoce do doente a suas atividades.

TÉCNICAS CIRÚRGICAS BÁSICAS

Fratura de Le Fort I

Este tipo de disjunção, quando da indicação de redução, pode ser tratada com FIR de maneira fácil, segura e funcional para o paciente.

O bloqueio maxilomandibular é realizado de forma rígida no intra-operatório.

A intubação é nasal, podendo, se contra-indicada anestesia geral, ser realizada sob bloqueio local mais sedação.

A incisão e divulsão são realizadas através de abordagem Caudwell-Luc ampliada. É realizada a redução do BMM, e mantida a dimensão pelo primeiro assistente com controle visual a céu aberto.

Os pilares zigomaticomaxilares direito e esquerdo são fixados com implante em Y. Se o traço correr mais alto que o habitual, poderemos usar com vantagem a porção inferior do corpo do osso zigomático (1,5 mm ou 2 mm).

O pilar nasomaxilar é fixado através de duas placas em Y ou retas de parafuso de 1,5 mm.[23]

A atenção do operador deve voltar-se para a perfeita adaptação da placa aos acidentes anatômicos regionais.

A sutura é realizada em dois planos, e a hemostasia exaustivamente revisada.

Se coexistir sinusopatia, este seio deve ser drenado por antrotomia nasal.

Ao final, o BMM é removido e então se testa a acomodação passiva da oclusão.

Qualquer interferência oclusal deve ser removida.

A dieta é liberada de forma gradual até atingir o normal em 20 a 30 dias.

Observação: quando o doente for edentado na maxila, este procedimento pode ser realizado através de redução anatômica e fixação interna rígida, sendo a oclusão estabelecida posteriormente, através de aparelhos protéticos (Fig. 30-10).

Fratura de Le Fort II

A fratura disjuncional tipo Le Fort II ou piramidal é decorrente de trauma sobre a raiz nasal de direção frontal ou frontolateral. Compromete o nariz ou, nos casos mais graves, a região nasoetmoidorbitária com componente cominutivo nasal e desinserção do ligamento cantal medial.

O traço de fratura caminha então por zonas de fragilidade da órbita como a parede medial e o assoalho orbital, comprometendo a transição zigomaticomaxilar (rebordo orbitário inferior) e pilar zigomaticomaxilar (parede ântero-lateral do seio maxilar) indo fraturar a apófise pterigóide do esfenóide em uma situação algo superior àquela observada no Le Fort I.

Os sinais clínicos incluem deformidade nasal acompanhada de epistaxe, hematoma periorbitário e subconjuntival, telecanto, se coexistir desinserção do ligamento cantal medial, alongamento da altura do terço médio da face e inoclusão dentária.

À palpação observa-se crepitação nasal, defeito escalonado do rebordo orbital inferior e pilar zigomaticomaxilar à palpação intra-oral.

A mobilidade do terço médio à manobra bimanual está freqüentemente presente.

A propedêutica por nós utilizada compreende:

A) Acuidade visual.
B) Motilidade ocular.
C) Reflexos luminosos.
D) Fundo de olho.
E) Endoscopia nasal, dirigida à observação do septo, unidades osteomeatais, pesquisa de fístula liquórica com o teste da succina e permeabilidade do ducto nasal lacrimal.

Os exames complementares mais utilizados são:

- Radiografia nasomentoplaca.
- Radiografia de perfil absoluto para face.
- Radiografia axial de Hirtz.
- Tomografia do terço médio da face em normas coronal, axial e sagital.

Em casos pertinentes a RM poderá esclarecer comprometimento dos tecidos moles da órbita e base de crânio.

A cisternografia poderá estar indicada nos casos de fístula liquórica.

As distopias orbitárias acompanhadas de diplopia e enoftalmia poderão merecer estudo complementar pela campimetria.

O tratamento da fratura tipo Le Fort II não complicada também é cirúrgico (Fig. 30-11).

Quanto ao tipo de abordagem, via de regra, indicam-se associações das vias subciliares palpebrais ao *degloving* conservador intra-oral, que poupa o deslocamento nasal.

O nariz quase sempre recebe tratamento fechado.

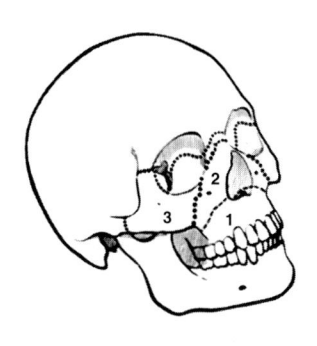

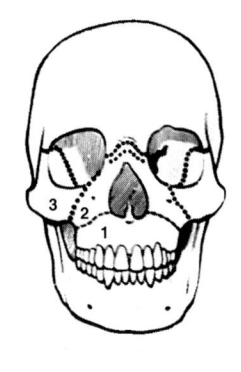

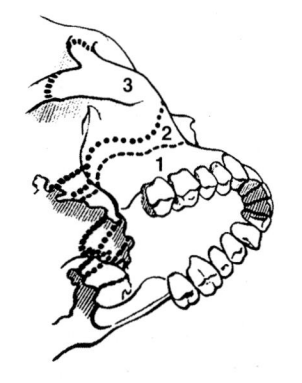

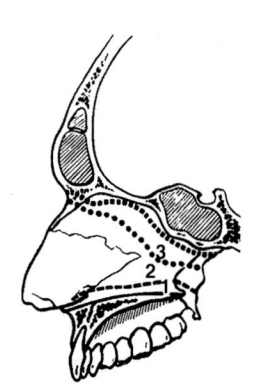

Fig. 30-10. Fratura Le Fort I.

Fig. 30-11. Fratura Le Fort II.

As incisões conjuntivas pré-tarsais só estão autorizadas nos casos de comprometimento não cominutivo do rebordo orbitário inferior.

Em alguns casos o componente nasoetmoidal ou disjuncional pode ser tratado através de incisões glabelares ou, se unilateral, através da incisão de Lynch para etmoidectomia.

A abordagem bicoronal só está indicada nos casos complexos, com importante envolvimento nasoetmoidorbital ou zigomaticorbital cominutivo (Fig. 30-12).

Atualmente temos associado o controle endoscópico nasal ao procedimento, e quando observamos comprometimento etmoidal, procedemos à etmoidectomia endonasal e permeabilidade da unidade ostiomental, pontos estes profiláticos às complicações sinusais observadas tardiamente no acompanhamento destes casos.

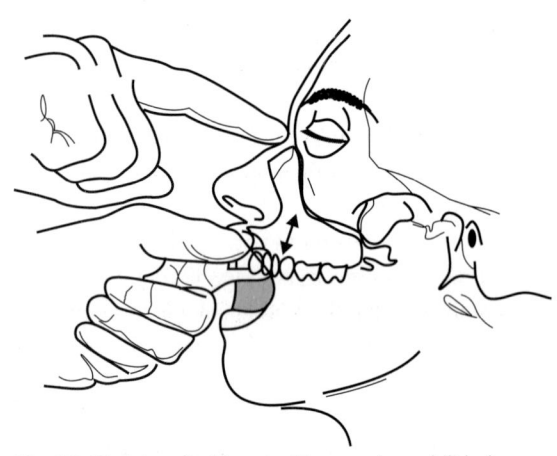

Fig. 30-12. Palpação bimanual buscando mobilidade.

BASES PRÁTICAS DA FIXAÇÃO INTERNA RÍGIDA NAS FRATURAS DE LE FORT II

Fratura de Le Fort II – técnica básica

A fratura disjuncional piramidal é tratada com fixação interna rígida de forma semelhante à da fratura de Le Fort I.

Sob anestesia geral, o bloqueio maxilomandibular é realizado, após redução do maciço facial.

A fixação interna rígida é dirigida para o pilares zigomaticomaxilares direito e esquerdo através de duas placas em Y, por incisão intra-oral (1,5 mm).

Em nossa experiência, a zona nasomaxilar, que se encontra fraturada na disjunção de Le Fort II, é também fixada por placa reta para parafuso de 1,5 mm, por via intra-oral. Caso não seja possível, faremos por via subciliar com abordagem da região nasomaxilar.

O componente nasal via de regra é tratado de forma clássica, ou seja, redução interna e contenção por gesso ou transfixação de Rowe se necessária.

É importante que o operador procure adaptar a placa, através de moldadores, à superfície anatômica local, procurando imitar suas protuberâncias e reentrâncias.

A perfeita adaptação e fixação da placa é responsável pela perfeita estabilidade e permite a cura desta fratura na vigência de função.

Na fratura Le Fort II, evidencia-se a vantajosa obrigatoriedade de fixação da placa em Y (pilar zigomaticomaxilar) ao corpo malar permitindo maior estabilidade.

Outro ponto de atenção deve dirigir-se à região nasomaxilar, a qual obrigatoriamente deve ser fixada, mesmo que somente a fixação do pilar zigomaticomaxilar nos mostre estabilidade. Esta obrigatoriedade deve-se ao fato de que a contenção da mobilidade do segmento anterior é um dos fatores mais importantes no tratamento desta modalidade de fratura.

A) Anetesia geral com intubação endotraqueal por via nasal tipo hipotensora.

B) Infiltração: adrenalina 1:100.000 AD.

C) Colocação de aparelho de fixação maxilomandibular, ou parafusos maxilomandibulares ou ainda goteiras de Gunning fixadas a parafuso (2 mm).

D) Redução da fratura.

E) Bloqueio maxilomandibular rígido (oclusão original do paciente).

F) Incisão jugal ampliada e divulsão com abordagem do foco de fratura.

G) Manutenção da redução em verticalidade pelo segundo assistente.

H) Moldagem do implante através de simulador.

I) Colocação e fixação da placa em Y à direita e à esquerda. Os parafusos 1 e 2 são colocados na porção fixa do EFF (esqueleto fixo da face). Os parafusos 3, 4, 5 e 6 devem ser colocados sob rigorosa manutenção de redução com atenção à verticalidade.

J) Colocação da placa de fixação nasomaxilar através de via intra-oral (à direita e à esquerda).

Após modelagem da placa, os parafusos 1 e 2 são colocados na porção fixa nasomaxilar; os parafusos de 3 e 4 são colocados sob a mesma manobra de manutenção da redução já mencionada.

Caso a fixação nasomaxilar não seja possível por via intra-oral, esta deverá ser realizada através de incisão infraciliar.

O componente nasal é tratado de forma clássica, quando cominutivo ou mais raramente através de implante em Y fixado à região nasofrontal nos casos de comprometimento pouco significante quanto à estrutura da pirâmide nasal.

Variação técnica de tratamento da fratura de Le Fort II, com componente cominutivo nasomaxilar

Não raras vezes deparamos com doentes portadores de cominuição nasomaxilar associada a fratura de Le Fort II ou como componente integrante dela.

Nestes casos, para conseguirmos fixação ideal da porção anterior do EFF (esqueleto fixo da face), estendemos os implantes até o osso frontal, através do arco nasomaxilar.

Isso é realizado através de incisão glabelar, adotada para redução cirúrgica da pirâmide nasal, que complementa a incisão infraciliar já comentada.

A placa é colocada após simulação, através de tunelização entre as duas incisões. A reinserção do ligamento cantal é também realizada neste tempo.

Quando o quadro clínico nos obriga agir sobre a porção etmoidal da órbita, a incisão médio-cantal clássica da etmoidectomia pode ser utilizada.

Nas situações expostas, deve-se manter a conduta sobre o pilar zigomaticomaxilar, anteriormente exposta.

O operador deve respeitar obrigatoriamente o ducto nasolacrimal nas colocações do implante.

A contenção de Rowe, através de transfixação para a pirâmide nasal, é por nós utilizada nestes casos.

As controvérsias existentes acerca do tratamento da fratura Le Fort II são poucas. Em alguns casos a fixação frontonasal pode ser dispensada, sendo o vetor de verticalidade do terço médio atendido pela fixação ampliada do rebordo orbitário.

Os tipos de placas utilizadas recebem preferência consensual ao titânio para parafusos de 2 mm ou 1,5 mm.

A utilização de enxertos ósseos objetiva a reconstrução dos pilares faciais nos casos de cominuição.

Variantes terapêuticas têm sido publicadas, mas ressalta-se aqui o objetivo do tratamento, que é sempre o mesmo[24].

Deve-se restabelecer a altura do maciço facial e sua projeção juntamente com a oclusão e integridade do nariz e das órbitas.[24,25]

Fraturas do tipo Le Fort III e IV

Nas fraturas do tipo Le Fort III, o traço de fratura parte da raiz nasal ou arco nasal superior tangenciando a base de crânio.

Em geral a pirâmide nasal está cominuída e não raramente impactada abaixo do seio frontal.

O trajeto do traço de fratura na órbita é algo mais complexo que no tipo Le Fort II, comprometendo a parede medial abaixo dos forames etmoidais anteriores e posteriores, que delimitam a base de crânio anterior do lado orbital.

Na fissura orbitária inferior, a força do impacto dissipa-se em dois ramos que se encontram posteriormente: um deles mergulha através da fissura indo ter com a apófise pterigóide na fossa pterigopalatina, e o outro componente da fratura continua seu trajeto na órbita. Este segundo ramo assume direção ascendente e lateral tangenciando a asa maior do esfenóide e indo comprometer a parede lateral. Secundariamente, em somatório ao primeiro ramo, promove a disjunção do arco zigomático.

Assim, a fratura Le Fort III constitui a denominada disjunção craniofacial.

Em sua variante, chamada por Manson de Le Fort IV, coexiste o comprometimento do seio frontal e base anterior do crânio (barra frontal).

O esqueleto fixo da face geralmente se desloca inferior e posteriormente, determinado inoclusão dentária, com mordida aberta anterior. Pode também apresentar-se impactada ou telescopada.

Os sinais clínicos são variados e proporcionais à gravidade do trauma.

Via de regra, podemos observar epistaxe com cominuição nasal, podendo coexistir fratura nasoetmoidorbital com desinserção do ligamento cantal medial e arredondamento da fissura medial da pálpebra (Figs. 30-13 e 30-14).

Hematoma palpebral bilateral com sufusão hemorrágica subconjuntival quase sempre está presente.

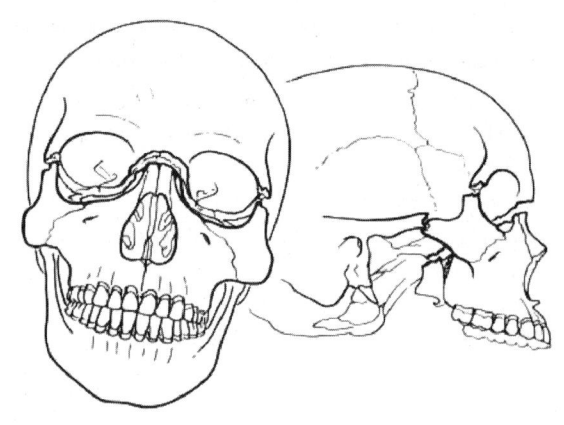

Fig. 30-13. Fratura Le Fort III.

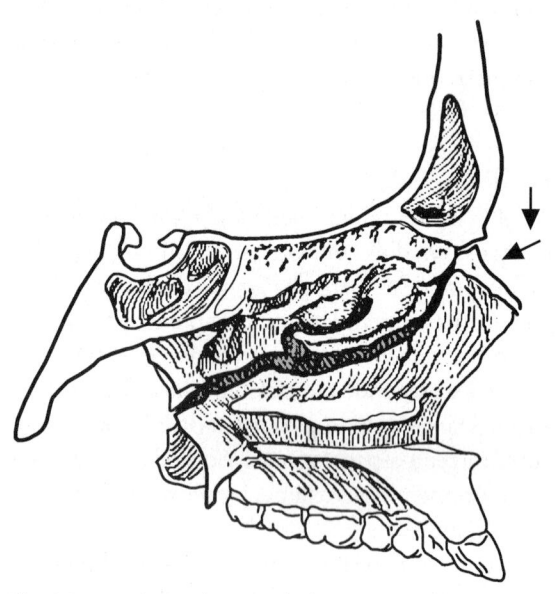

Fig. 30-14. Relação do traço de fratura com a base do crânio e meato médio.

Hiposmia ou anosmia podem ser observadas nos casos de comprometimento da lâmina crivosa e implicam a possibilidade de fístula liquórica associada a lesão do nervo olfatório.

O alongamento facial é estigma desta condição traumática, mais bem observado após a regressão do edema.

Os sinais orbitário-oftalmológicos podem estar presentes na dependência do comprometimento da órbita desde diplopia e distopia até a amaurose.

A lesão nervosa do sexto par nervo abducente pode ocorrer indicando comprometimento da base craniana.

A síndrome da fissura orbital superior ou do ápice orbital pode estar associada a disjunção craniofacial complexa.

O enfisema palpebral e/ou glabelar indica fratura dos seios etmóide, maxilares e frontal, respectivamente.

A correlação anatômica do etmóide e base do crânio está diretamente relacionada à extensão da fratura em relação às bases anterior e média, além de fatores como grau da força de impacto, direção e superfície traumática.

A exploração diagnóstica impõe exame neurológico completo, fundo de olho, endoscopia nasal com avaliação ostiomeatal e permeabilidade do ducto nasofrontal.

A utilização de fuccina intratecal e controle endoscópico endonasal é útil nos casos de suspeita de comunicação ou fístula liquórica, podendo ser complementada por testes laboratoriais.

A integridade do ducto nasolacrimal pode ser também avaliada instilando-se algumas gotas de fuccina oftalmológica no olho a ser examinado e observando sua drenagem no meato inferior.

Na propedêutica orbital, devem ser testados acuidade visual, reflexo foto motor, consensual, adaptação e fundo de olho.

A pesquisa de integridade do terceiro, quarto, quinto e sexto pares cranianos é realizada diferenciando-se quadros de paralisia nervosa das restrições mecânicas por encarceramento muscular extrínseco do olho.

A enoftalmia pode ser mensurada através de exoftalmômetro modificado, e a tonometria constitui auxiliar diagnóstico de lesões orbitárias, como o hematoma retrobulbar.

Complementando a propedêutica, o examinador deverá buscar a mobilidade do terço médio da face através de manobra bimanual e análise cuidadosa da relação oclusal, a qual poderá estar exacerbada pela associação de fratura mandibular.

A TC do crânio e da face é o exame mínimo para adequada avaliação destes pacientes.

Nos casos complexos a RM e a angiorressonância podem estar indicadas.

Quanto ao tratamento das fraturas de Le Fort III e VI, devemos objetivar restituir a projeção ântero-posterior do esqueleto fixo da face e sua verticalidade, associando a restituição das funções respiratórias, visuais, mastigatórias e estéticas.

Existe consenso sobre uma abordagem mais agressiva nas fraturas que se mostrem com importantes deslocamentos.

Atualmente a abordagem bicoronal[3] provê excelente exposição da região frontal e das arcadas zigomáticas, que serão importantes na obtenção de projeção ântero-posterior do esqueleto fixo da face.

A reconstrução do arco zigomático e sua fixação rígida são importantes reparos para o início da reconstrução.

O reposicionamento oclusal, quando temos fraturas em bloco, é útil para complementar os reparos de reposicionamento ântero-posterior. No entanto, a integridade do arco mandibular é importante referência para o reposicionamento maxilar. Fraturas mandibulares devem ser reparadas de maneira rígida a fim de tornarem a mandíbula uma referência fiel.

Fraturas condilares que por si posteriorizam a mandíbula e encurtam o ramo mandibular devem receber atenção cirúrgica, quando associadas à fratura com componente disjuncional muito significativo.

Outras zonas de reparo secundário são representadas pelo rebordo orbitário inferior e a junção frontozigomático.

Verticalmente, os reparos serão dados pelo posicionamento maxilar, rebordos orbitários e pela região frontonasal, principalmente.

No entanto, a pirâmide nasal poderá estar cominuída e associada a fratura do seio frontal, o que dificultará a reconstrução deste importante reparo de verticalidade do maciço facial.

Nas fraturas pouco importantes da região mencionada e que não comprometam o ducto nasofrontal, a parede anterior do seio é inicialmente reconstruída, seguida da pirâmide nasal, e posteriormente fixada, lançando-se mão da calota craniana na obtenção de adequado posicionamento e fixação anterior do bloco fraturado.

Quando é possível, este tipo de reconstrução anterior poderá ser de extrema valia diante de fraturas zigomaticorbitais associadas, com referência ao posicionamento ântero-posterior do corpo do zigomático.

Auxiliam este reposicionamento o arco zigomático, ântero-posteriormente, e o pilar zigomaticomaxilar, verticalmente (Figs. 30-15 a 30-17).

Parece haver concordância entre os cirurgiões no que se refere à reconstrução dos pilares e arcos do ma-

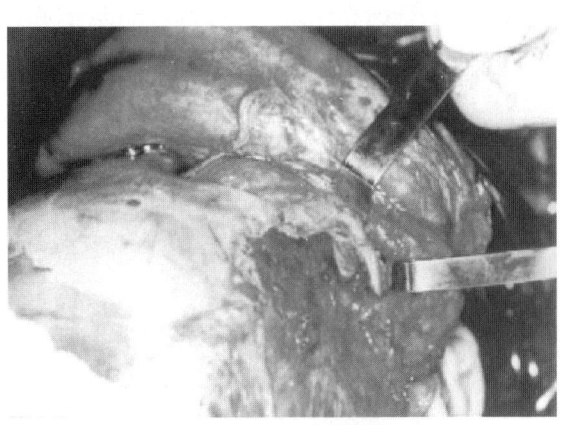

Fig. 30-15. Abordagem coronal evidenciando retroposicionamento do arco zigomático.

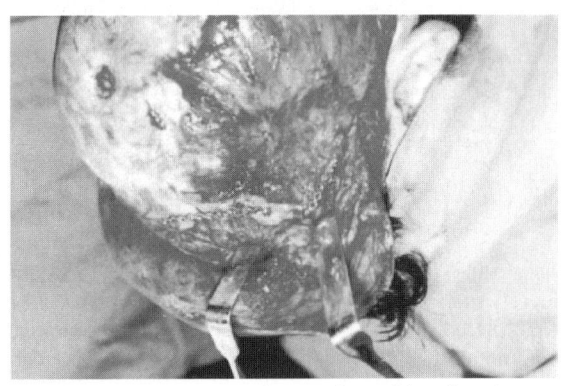

Fig. 30-16. Reconstrução do arco zigomático visando ao reposicionamento ântero-posterior do terço médio da face.

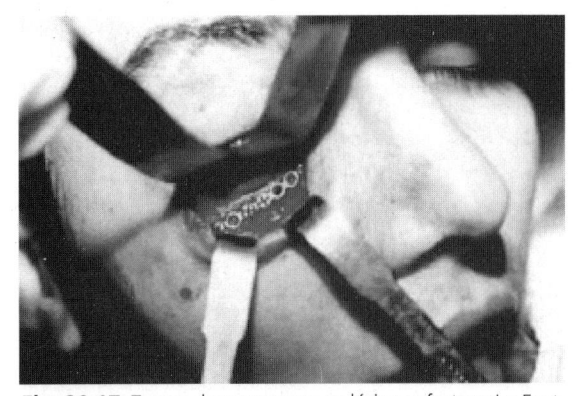

Fig. 30-17. Zonas de reparo secundário na fratura Le Fort III associada a deslocamento de osso zigomático.

ciço facial com enxertos ósseos da calota craniana, quando a cominuição prejudica a estabilização do esqueleto fixo da face.

Os pontos de controvérsia de tratamento recaem sobre a parte funcional dos seios da face, muito pouco explorada na literatura traumatológica (Figs. 30-18 e 30-19).[26]

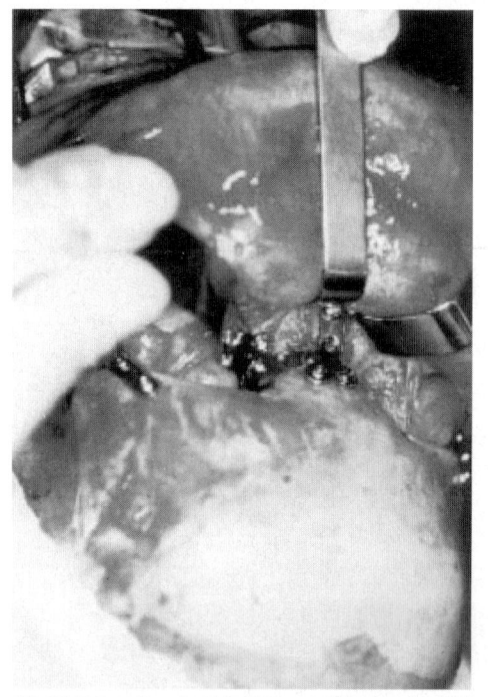

Fig. 30-18. Zona de reposicionamento vertical frontonasal e frontomalar.

Como otorrinolaringologistas e cirurgiões craniomaxilofaciais, nosso enfoque do problema é algo mais complexo.

A investigação da permeabilidade do ducto nasofrontal com controle endoscópico auxilia a decisão de tratamento conservador ou agressivo do seio frontal.[26]

Nas fraturas da parede anterior, após a fixação, realizamos um gabarito com placas que orientarão o reposicionamento. Após este passo, removemos a parede do seio frontal isolada ou associada com segmento nasal em alguns casos, e removemos a mucosa do seio aderida à parede anterior e próximo aos traços da fratura. Na situação de permeabilidade do ducto nasofrontal, mantemos a mucosa da parede posterior do seio.

O próximo passo é assegurar a permeabilidade e, nos casos de lesão reparável, ampliar o ducto. Removemos o septo intersinusal juntamente com a porção etmoidal do septo nasal, fazendo com que os dois ductos se tornem um só.

Finalmente, a parede anterior reconstruída é devolvida a sua posição, e a osteossíntese com o segmento íntegro do crânio é realizada de acordo com o gabarito inicial (Fig. 30-20).

Nos casos de lesão não reconstrutível do ducto nasofrontal, optamos por obliteração com osso e músculo e cranialização do seio frontal.

A obliteração do seio frontal sem cranialização, por meio de enxerto de gordura abdominal, representa conduta não adotada e proscrita por nós pelas complicações observadas em nossos casos.

A fratura da parede posterior do seio frontal indica a sua cranialização. Esse procedimento provê bom

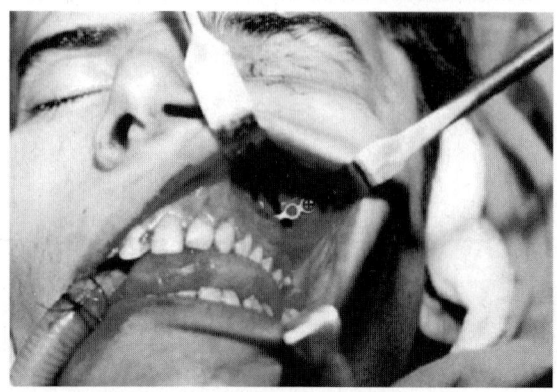

Fig. 30-19. Zona de reposicionamento vertical do pilar zigomaticomaxilar quando coexiste fratura maxilar baixa.

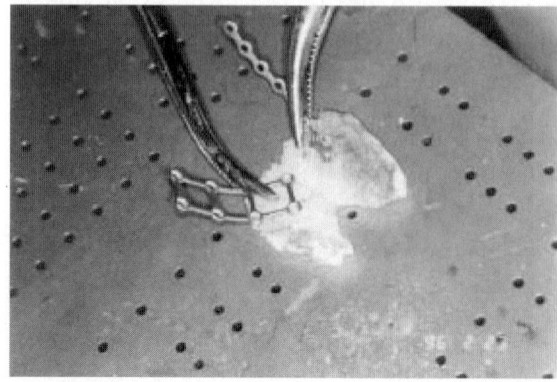

Fig. 30-20. Parede anterior de seio frontal removida para tratamento.

acesso à reparação da dura-máter e da lâmina crivosa realizada com retalho de pericrânio e enxerto de calota craniana, respectivamente.

Nos casos de comprometimento nasoetmoidorbital, poderemos usar a mesma conduta na realização da etmoidectomia que advogamos em nosso serviço.[27]

Este procedimento é realizado por via subcranial, como proposto por Raveh,[28] associado a endoscopia nasal, com cuidados sobre a unidade ostiomeatal (complementação da técnica de nossa autoria) (Figs. 30-21 e 30-22).

Assim, a reconstrução da parede medial da órbita se dará sobre retalho de gálea e pericrânio, que é rodado para dentro da órbita e irá compor a porção nasal da parede medial da órbita.

O enxerto ósseo ou cartilaginoso é então colocado e apoiado nas paredes íntegras da órbita.[27,29]

A utilização de telas de titânio nestas condições é de grande valia como sustentáculo dos enxertos ósseos.

Parece haver alguma controvérsia entre os autores acerca de inclusões *versus* enxertos ósseos. Para nós, pequenas reparações poderão ser realizadas através de inclusões, entre as quais preferimos o (polietileno poroso) Medpore® ou Porex®. No entanto, as reconstruções biológicas recebem nossa preferência. Estas podem ser realizadas através de enxertos ósseos obtidos da calota craniana, dos arcos costais e da região ilíaca, no trauma agudo.

Na reconstrução das enoftalmias residuais, recebem nossa preferência os enxertos cartilaginosos condrocostral ou os de banco de cartilagem, pela estabilidade e resistência quanto à reabsorção que apresentam.[30]

Outro problema que enfrentamos é o reposicionamento do ligamento cantal medial na correção do telecanto traumático. Parece haver concordância nos livros-texto clássicos a respeito de reinserção pósterosuperior à crista lacrimal posterior.

Para nós os melhores resultados foram obtidos quando, além deste procedimento, realizamos a suspensão do ligamento no rebordo orbitário superior contralateral, como proposto por Raveh[28] e outros.

Quanto à manutenção da relação oclusal, alguns autores advogam o bloqueio maxilomandibular, e outros, diante de boas condições de fixação, o dispensam (Fig. 30-23).[31]

Entre nossas experiências, fraturas em bloco com baixo índice de cominuição podem dispensar a fixação intermaxilar. Advogamos elásticos de intercuspidação, que permitem livre movimento mandibular nestas situações.

Nos casos mais complexos, em que a estabilidade não foi obtida de maneira adequada, apesar de todos os esforços, o bloqueio maxilomandibular por três ou quatro semanas é indicado.

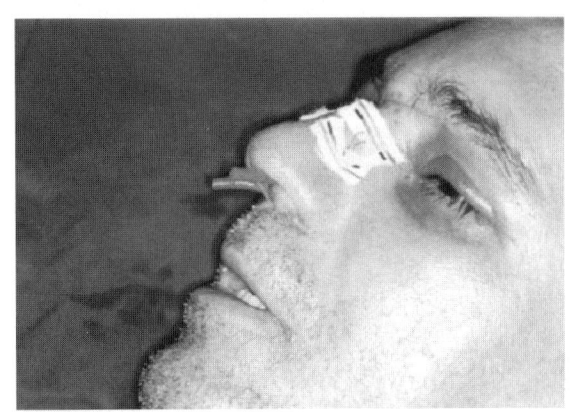

Fig. 30-21. Drenos de Nélaton assegurando a permeabilidade do ducto nasofrontal.

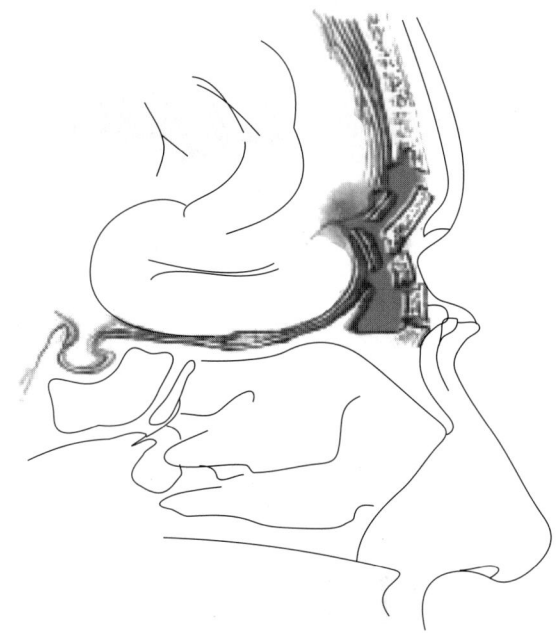

Fig. 30-22. Indicação absoluta de cranialização do seio frontal.

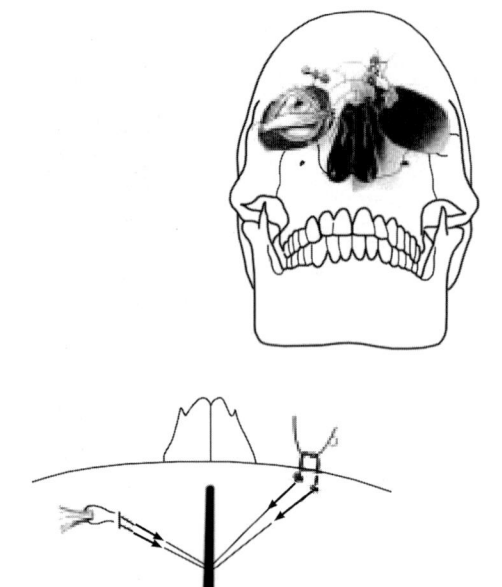

Fig. 30-23. Método de reinserção do ligamento cantal medial, segundo Raveh.

FRATURAS NÃO DISJUNCIONAIS DO SEGMENTO CRANIOFACIAL

Fraturas frontobasais

A região frontobasal é composta pelas regiões supraorbitária, malar e nasoetmoidal, que, por sua vez, formam as três secções do rebordo orbitário.

O seio frontal e o osso frontal formam o arcabouço da parte anterior do crânio. A fossa craniana anterior, no trauma frontobasal, está sempre comprometida, e a elevada energia necessária para produzir este tipo de fratura faz com que a observemos relacionada sempre a politraumatismos graves.

Pelo envolvimento de várias estruturas viscerais, existe controvérsia acerca do melhor momento de intervenção.

Os sinais e sintomas mais comuns da região frontobasilar são a presença de contusão ou ferimento na região frontal ou na órbita. Estes achados impõem a pesquisa de fraturas subjacentes. Um dos sinais mais significativos deste tipo de fratura é representado por hematoma palpebral associado a subconjuntival. Pode coexistir ptose palpebral superior por lesão direta ou indireta do músculo elevador. O deslocamento do teto orbital promove distopia com posicionamento ocular para baixo e para a frente.

A avaliação da função visual deve receber atenção primária com realização dos seguintes exames: acuidade visual, estudo de campo visual, exame do fundo de olho, resposta visual evocada, TC e RM.

Em fraturas frontobasais centrais, pode haver lesão do quiasma óptico, palidez bilateral da papila e reação pupilar, hemianopsia de Wernicke são indícios de lesão quiasmática.

O diabete insípido acompanha 50% destas situações (Figs. 30-24 a 30-26).

Os pacientes apresentam hemianopsias bitemporais ou cegueira monocular com hemianopsia temporal contralateral. O mecanismo da lesão tem sido atribuído a contusão, edema, hemorragia, infarto e necrose regionais.

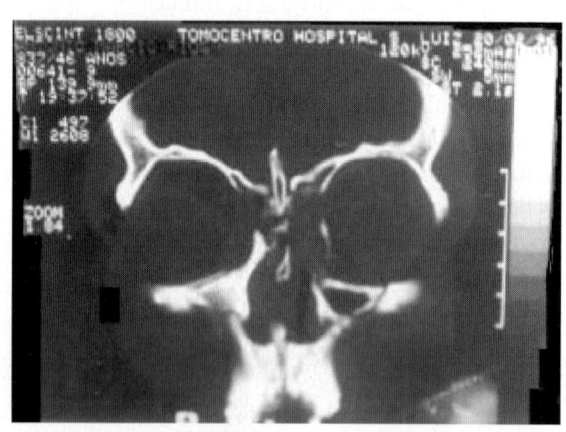

Fig. 30-24. TC de fratura frontobasoetmoidal.

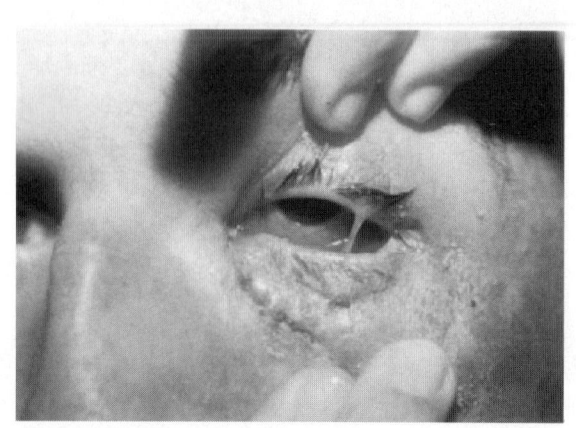

Fig. 30-25. Paciente portador de amaurose pós-trauma frontobasozigomaticorbital.

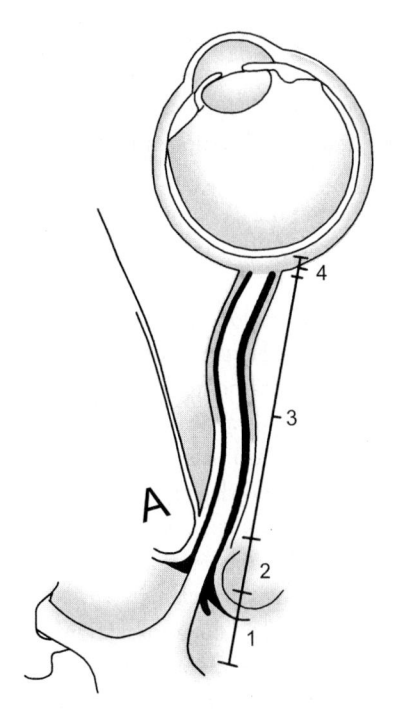

Fig. 30-26. Segmentos do nervo óptico.

As lesões oculares diretas associam-se de maneira significativa e são representadas por lesões conjuntivas, corpos estranhos penetrantes, abrasões e úlceras corneanas, hifema, lesões da íris, hemorragias do vítreo, deslocamento de retina e lesões diretas dos músculos extrínsecos.

O tempo de reparo destas lesões merece prioridade quanto ao tempo reconstrutivo craniofacial, mas em alguns casos a atuação conjunta do cirurgião craniofacial pode otimizar resultados.

Outros problemas importantes também devem ser lembrados, como a fístula do seio cavernoso, que produz alterações visuais em 90% dos casos e cegueira em um terço destes.

Esta situação deve ser diferenciada de outra mais comumente observada, a exoftalmia pulsátil, que ocorre nas fraturas cominutivas do teto da órbita, as quais promovem contato do cérebro e sua pulsação diretamente com o olho.

A incidência de lesão do lobo frontal é alta nas fraturas frontobasais, sendo os achados clínicos e topográficos consistentes nestes casos.

Este tipo de lesão pode produzir confusão, coma, alterações da personalidade, irritabilidade e modificações do estado afetivo.

No entanto, contusões graves podem acompanhar-se de poucos sintomas e parecem desproporcionais aos achados cirúrgicos.

A escala de Glasgow monitora estes pacientes, e nos casos mais graves a monitoração de pressão intracraniana é de inestimável valor na detecção e tratamento destes doentes.

A pressão intracraniana acima de 25 mmHg contra-indica o tratamento de urgência das fraturas frontobasais.

Como já referimos, a freqüência do comprometimento da fossa anterior neste tipo de fratura, lesões da dura-máter e aracnóides são extremamente comuns, promovendo fístula liquórica.[26] Esta pode ser observada pelo nariz, pela nasofaringe ou até mesmo pelas órbitas.

O diagnóstico clínico através do teste de papel absorvente com duplo halo infere a necessidade de aprofundarmos o estudo com diferenciação laboratorial da secreção (relação proteína/glicose) e teste de fuccina intratecal e endoscopia nasal nos casos de identificação difícil da fístula.

O índice de meningite que acompanha esta condição é da ordem de 5% a 10%, existindo alguma controvérsia acerca da antibioticoterapia nos casos de longa evolução pelo aparecimento de cepas resistentes.

Mesmo assim, indicamos antibioticoterapia profilática com antimicrobianos que atravessem a barreira liquórica e optamos pelo fechamento e reparo da dura-máter no momento da reconstrução craniofacial.

O pneumoencéfalo e o enfisema orbitário constituem achados clínicos e topográficos comuns, significando entrada de ar do nariz e seios paranasais para as estruturas orbitais e encefálica. Nestes casos, o uso de antibióticos, apesar de controverso no que se refere ao seu real valor, é indicado no pré-operatório como medida de segurança.

Dentre todas as lesões citadas, uma em especial está diretamente relacionada à atividade do cirurgião craniomaxilofacial e otorrinolaringologista, que é representada pela lesão compressiva do nervo óptico.

O nervo óptico possui quatro segmentos desde o quiasma óptico até o pólo posterior do globo ocular, a saber: intracraniano, intracranicular, intra-orbitário e intra-ocular, com dimensão total da ordem de 50 mm.

Os mecanismos de lesão aceitos consensualmente podem ser impactação mecânica, concussão, edema, infarto e ruptura do nervo.

A concussão e a tração com subseqüente lesão vascular são provavelmente as causas mais comuns de lesão do nervo óptico.

Aproximadamente 30% dos pacientes com fraturas frontobasilares que se estendem ao esfenóide apresentam perda de visão.

Os traumatismos frontotemporais e frontoetmoidoesfenoidais estão mais freqüentemente associados a perda de visão.[26]

O segmento mais significativo de lesão do nervo óptico e suscetível de infarto está representado pelo trajeto intracranicular do nervo e região retrolaminar.

Mecanismos de rotação do nervo produzem avulsão dos vasos nutrientes nesta região.

Fraturas que se estendam ao esfenóide e apófise clinóide anterior podem comprimir o nervo dentro do canal óptico.

Como podemos inferir, múltiplos são os fatores etiológicos da lesão do nervo óptico, e este fato explica parte da confusão existente quanto à conduta cirúrgica ou clínica nestas situações.

Alguns autores recomendam descompressão imediata na amaurose abrupta e outros são categóricos na contra-indicação cirúrgica nesta situação, pelos pobres resultados obtidos com a cirurgia.

Parece haver consenso no que se refere à exploração cirúrgica nos casos de perda gradual da acuidade visual, que significaria indícios de compressão.

Weymuller[32] protocolou algumas recomendações a serem seguidas:

- A descompressão não deve ser efetuada como procedimento eletivo nos pacientes inconscientes.
- Contra-indicação da descompressão ante amaurose com pupila não reativa caso a perda visual tenha ocorrido no momento do trauma.
- Indicação de descompressão se a perda da visão ou da resposta pupilar se desenvolve gradualmente após o traumatismo.
- Se for impossível determinar se a perda de visão ou a alteração dos reflexos pupilares ocorreu progressivamente, observar durante quatro a seis dias com terapêutica medicamentosa. Se houver melhora, manter conduta clínica; caso não haja indícios de melhora, indica-se a descompressão do conduto óptico.

Panje[33] propõe esquema terapêutico nos casos de perda visual monocular total ou ambliopia, com base na suspeita de trauma no segmento intracanicular do nervo. Recomenda administração inicial de 0,75 mg/kg de dexametasona em *bolus* e logo após complementação da medicação com a dose de 0,33 mg/kg nas seis a 12 horas seguintes. A ausência de resposta à medicação neste período indica descompressão.

Frenkel e Spoor[34] recomendam protocolo medicamentoso com dose de ataque de 30 mg/kg de solumedrol e uma segunda dose de 15 mg/kg duas horas mais tarde.

A dose de 15 mg/kg a cada seis horas é mantida por 48 a 72 horas. Se não houver resposta positiva, a medicação é abruptamente interrompida e indicada cirurgia descompressiva. Se houver resposta, a conduta é mantida por cinco dias.

Várias são as abordagens descritas para descompressão do nervo óptico, desde a transcranial, com restritas indicações hoje em dia, até as microendonasais, atualmente mais populares.

Em nosso serviço adotamos a abordagem subcranial proposta por Raveh,[28] a transoritoetmoioesfenoidal e a transbucosseptoesfenoidal, sempre com auxílio microendoscópico associado.

Dos nossos 11 casos tratados, somente conseguimos resultados positivos parciais em dois deles.

Dando continuidade aos achados orbitários associados ao trauma frontobasal, é importante citarmos a síndrome da fissura orbitária superior e a do vértice orbital, todas decorrentes da extensão do traço de fratura do teto orbital em direção ao ápice.

- A síndrome da fissura orbital superior determina comprometimento das seguintes estruturas:
- Os dois ramos do terceiro par, levando à paralisia dos músculos reto superior, reto inferior e oblíqüo superior.
- Do quarto par com paralisia do oblíquo superior.
- Do sexto par com paralisia do reto lateral.
- Do quinto par, ramo oftálmico com anestesia da sobrancelha, pálpebra superior parte medial do nariz e região frontal ipsolateral.

Se ao complexo sintomático da síndrome da fissura orbitária superior se soma o comprometimento do nervo óptico, o quadro denomina-se síndrome do ápice orbital.[2,26]

O tratamento das fraturas frontobasais requer abordagem coronal, craniofacial com osteossíntese dos fragmentos cranianos e supra-orbitários, tornando estes um bloco único se possível, que será previamente fixado às regiões cranianas íntegras. Após esse passo, removemos o bloco e tratamos a base de crânio, órbitas, etmóide, frontal e esfenóide em conjunção ou não com a craniotomia na dependência de lesão neurológica de indicação cirúrgica ou não.

Pequenos defeitos da dura-máter podem ser tratados por via subcranial com rotação de retalhos de gálea e pericrânio. A base anterior deve ser reconstruída com enxertos de calota craniana,[2,26,28] por via intracraniana ou subcranial. Os tetos orbitários são reconstruídos, bem como a parede medial e soalho orbital quando necessário (Figs. 30-27 a 30-29).

A etmoidectomia e esfenotomia são práticas de rotina em nosso serviço. Visando a minimizar as complicações pós-operatórias tardias, sempre conservamos o corneto médio nestas situações.

A conduta sobre o seio frontal já foi descrita nas fraturas Le Fort III complexas e Le Fort IV (frontobasais disjuncionais).

Alguma controvérsia acerca do uso de placas de titânio no crânio ainda é relatada na literatura, indicando-se as modernas placas reabsorvíeis do tipo Lactosorbâ e Biosorbâ.

Nos casos com participação de comprometimento nasoetmoidorbital, agimos de maneira semelhante à descrita na fratura de Le Fort III e IV associados.

Ressalta-se aqui a indicação quase que obrigatória de enxertos ósseos ou cartilaginosos sobre a pirâmide nasal.

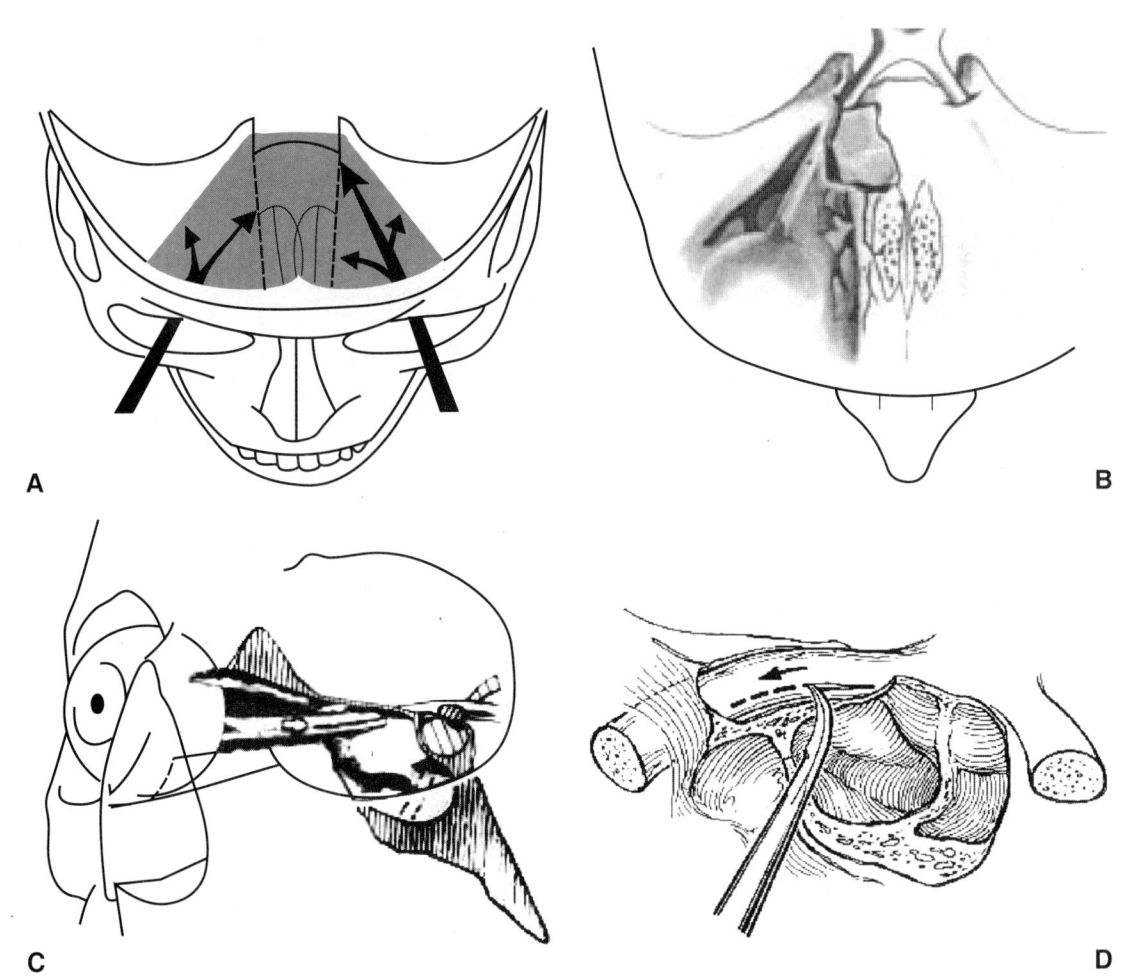

Fig. 30-27. **(A a D)** Abordagem subcranial para descompressão do nervo óptico proposta por Raveh.

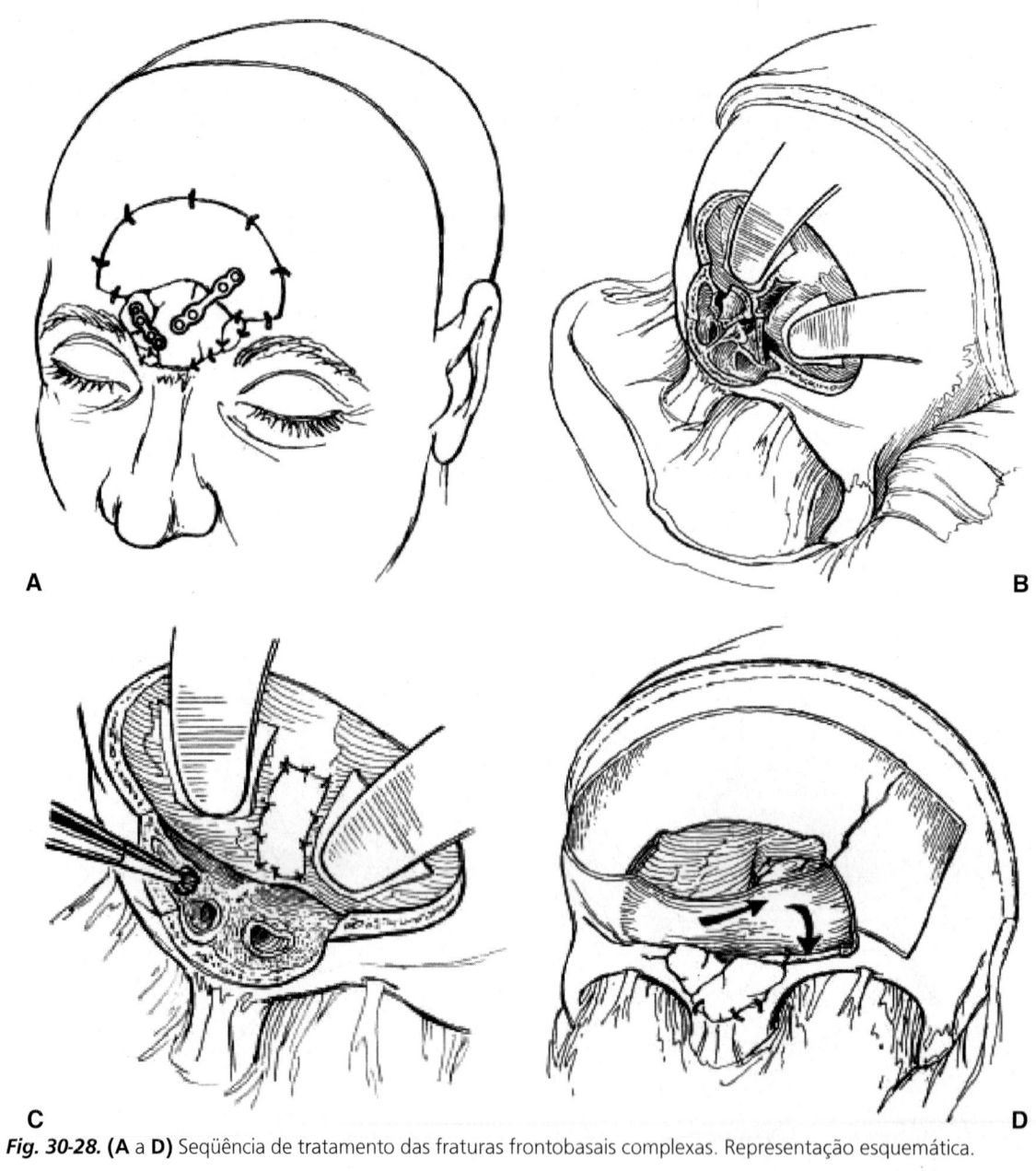

Fig. 30-28. **(A** a **D)** Seqüência de tratamento das fraturas frontobasais complexas. Representação esquemática.

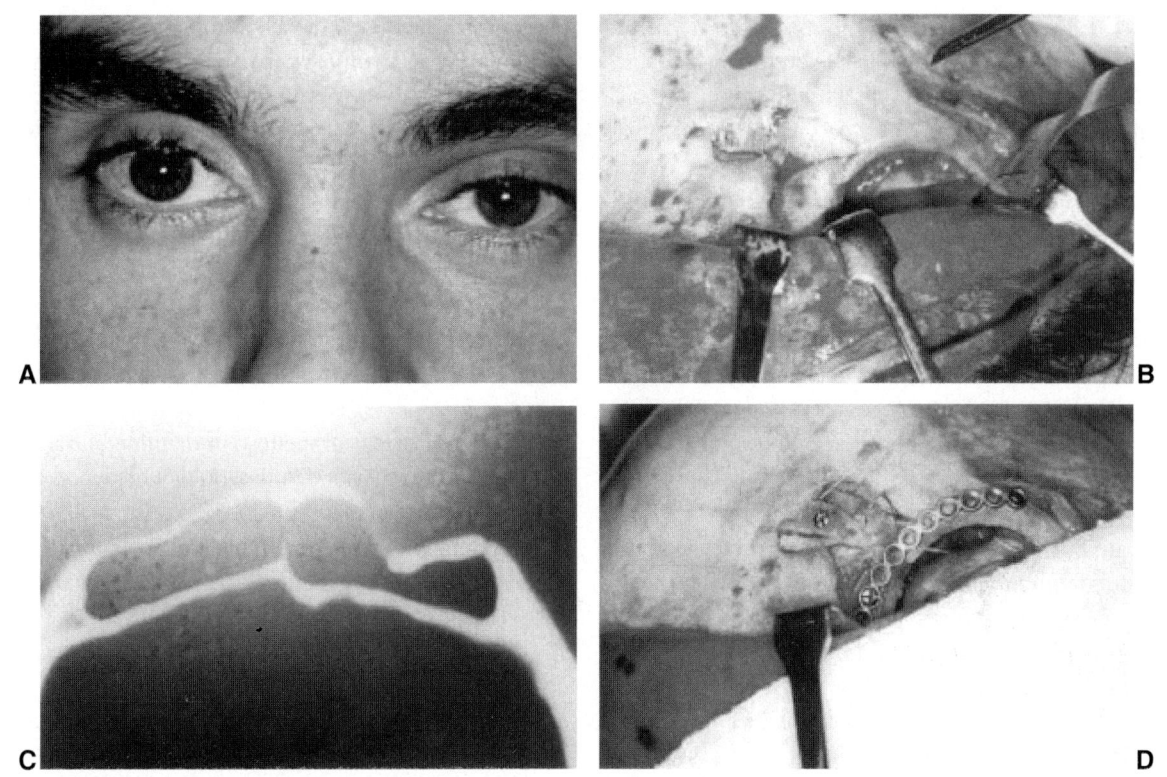

Fig. 30-29. **(A a D)** Seqüência do diagnóstico ao tratamento de fratura frontorbitária.

FRATURAS NASOETMOIDORBITAIS E NASAIS

As fraturas nasoetmoidorbitais podem ser consideradas como fraturas nasais complexas. Na classificação de Stranc,[34-37] o deslocamento nasal é estudado com base no desvio lateral da pirâmide nasal e seu deslocamento ântero-posterior. Assim, no Stranc 1. as extremidades distais dos ossos nasais e o septo estão comprometidos. Não existe praticamente controvérsia acerca da conduta terapêutica nesta situação, estando indicada redução incruenta piramidosseptal. A septoplastia cirúrgica pode estar indicada em casos selecionados. A plástica nasal, associada ao procedimento de redução de fratura, deve ser evitada. No Stranc 2. o trauma é mais intenso, comprometendo a porção proximal dos ossos nasais, a apófise frontal do maxilar e o septo nasal.

O tratamento para essa condição não diverge daquele indicado no Stranc 1. No Stranc 3. observamos o comprometimento nasoetmoidorbital, com todos os comemorativos já mencionados, ao estudarmos a participação nasoetmoidorbital nas fraturas disjuncionais.

A complexidade do caso é proporcional à gravidade do trauma, podendo comprometer o seio frontal, a base de crânio, as órbitas etc., valendo aqui a interpretação como uma fratura frontobasal.

FRATURAS ZIGOMATICORBITAIS

As fraturas zigomaticorbitais são bastante freqüentes na prática traumatológica de muitos serviços especializados, devido à posição proeminente do osso malar na face. A direção do trauma responsável pela fratura geralmente é frontolateral ou lateral somente. São observadas como produtos de acidentes automobilísticos, mas preponderantemente observadas como resultado de práticas desportivas ou violência.

A classificação de Knight e North possui atualmente consenso entre os traumatologistas faciais e provê alguma consideração terapêutica.[15,16,39] No grupo I não existe deslocamento significativo do complexo zigomaticorbital, perfazendo mais ou menos 6% das fraturas do malar. Seu diagnóstico é clinicorradiológico, indicando-se apenas radiografia nasomentoplaca e axial de Hirtz como indicadores da conclusão diagnóstica.

Pode existir algum sinal de hipoestesia do nervo infra-orbital, e não há limitação de abertura bucal.

O defeito em escalão do rebordo orbitário é discreto ou ausente, bem como do pilar zigomaticomaxilar.

O tratamento é conservador se não existe sintomatologia hipoestésica, redução com tração por Bakaus ou gancho de zigomático, não exigindo fixação.

O grupo II desta classificação refere-se às fraturas do arco zigomático com desvio para dentro sem rotação, perfazendo 10% das fraturas malares.

A limitação à abertura bucal por incômodo à translação coronóide é observada clinicamente na radiografia na norma de Hirtz.

Seu tratamento deve ser incruento, por meio de levantamento a gancho e confecção de dispositivo protetor a trauma no pós-operatório.

No grupo III observamos 33% das fraturas malares, com fraturas do corpo do malar deslocadas para dentro e para trás sem rotação.

No grupo IV, 11% do total, classificam-se as fraturas do corpo malar com rotação externa, deslocando-se para dentro e para trás (Fig. 30-30).

No grupo V, 22% do total, as fraturas do corpo mostram rotação externa com deslocamento do zigomático para baixo, para trás e para dentro.

No grupo VI (18% do total), são incluídos todos os casos nos quais as fraturas cruzam o fragmento principal.

Os grupos III, IV, V, VI da classificação de Knight e North devem receber atenção cirúrgica. Nestes, todos os comemorativos clínicos estão presentes, como hipoestesia no território do nervo infra-orbitário, limitação de abertura de boca, proporcional a impactação do corpo, epistaxe unilateral, apagamento da bossa malar, hematoma periorbitário, hemorragia ou equimose subconjuntival, distopia orbitária proporcional ao deslocamento para baixo do corpo e do ligamento cantal externo e defeito em escalão do arco e pilar zigomaticomaxilar

O diagnóstico das fraturas destes grupos requer TC. Deve-se dar tenção à musculatura extrínseca do olho, enoftalmia, diplopia e outras lesões oculares (Fig. 30-31).

A diplopia, por sua vez, é do tipo vertical pelo comprometimento do apoio do olho ou qualquer impedimento à função do músculo reto inferior e oblíquo inferior.

A diplopia pode também advir da inestabilização do ligamento suspensor do olho, ou de Lockwood ou de hematoma muscular (Fig. 30-32).

A enoftalmia pode estar mascarada pela intrusão do corpo do osso zigomático, que ocupa o lugar do antigo soalho orbitário fraturado.

Enoftalmia induz a idéia de comprometimento do soalho orbital. Enoftalmia e diplopia vertical infere conclusão diagnóstica de comprometimento de soalho orbital.

A diplopia horizontal é observada nos quadros de fratura etmoidal e deve ser diferenciada (Figs. 30-33 e 30-34).

A exoftalmia ocorre em situações de urgência, que exigem descompressão imediata como no hematoma retrorbital e fístula carotidocavernosa e menos freqüente na variante *blow-in*, na qual o osso zigomático impacta na órbita, diminuindo a relação conteúdo/continente.

Quanto ao tratamento, é consenso que no mínimo três regiões devem ser fixadas; dentre elas, dois pilares e um arco, ou seja, o pilar zigomaticomaxilar e o frontomalar e o arco do rebordo orbitário inferior.

O pilar frontomalar serve de orientação vertical.

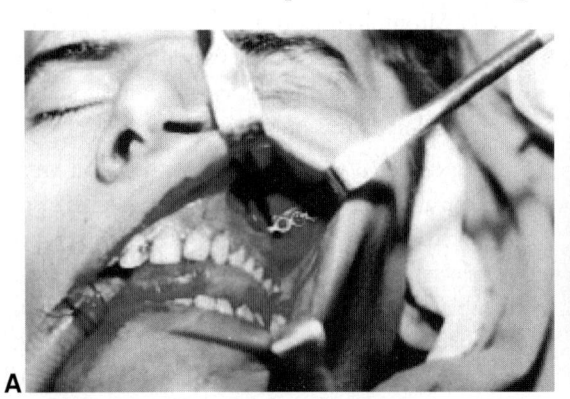

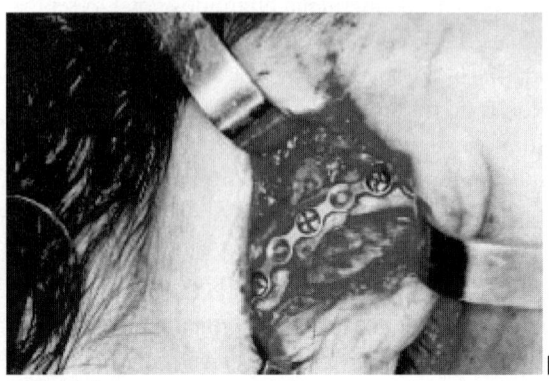

Fig. 30-30. (A a C) Seqüência de fixação nas fraturas zigomaticorbitárias.

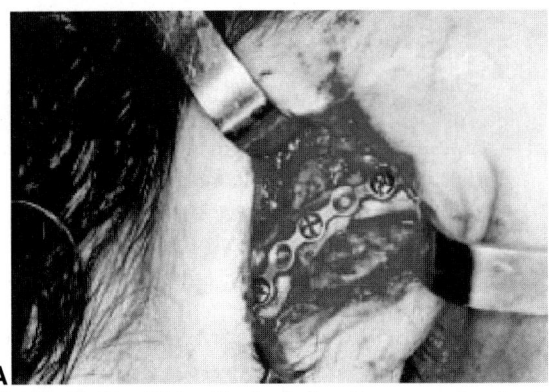

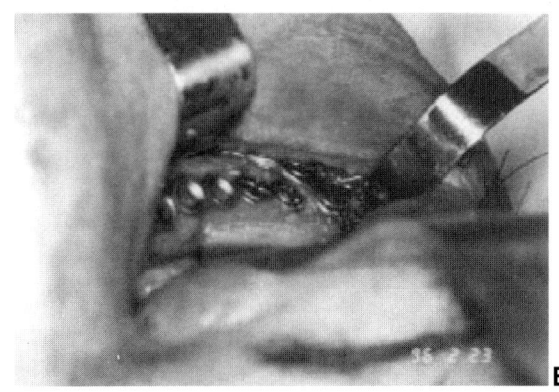

Fig. 30-31. (A e B) Seqüência de fixação e reconstrução do arco zigomático em fraturas complexas. Acesso bicoronal ou hemicoronal.

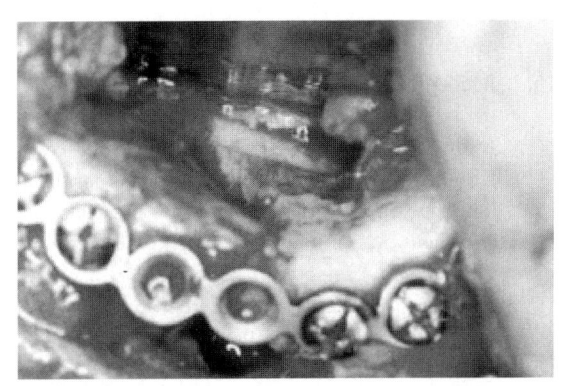

Fig. 30-32. Fratura do assoalho orbitário associada a fratura zigomática.

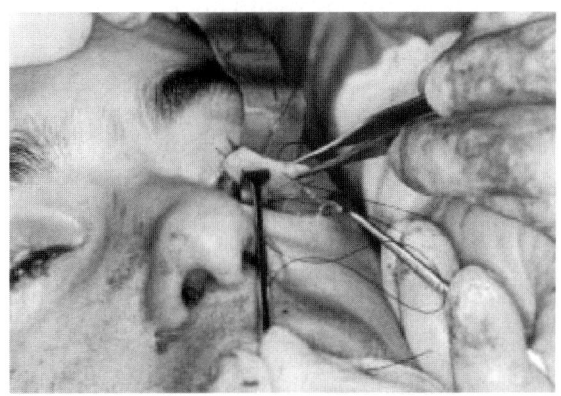

Fig. 30-34. Opção técnica: reconstrução do assoalho orbitário com enxerto de calota craniana.

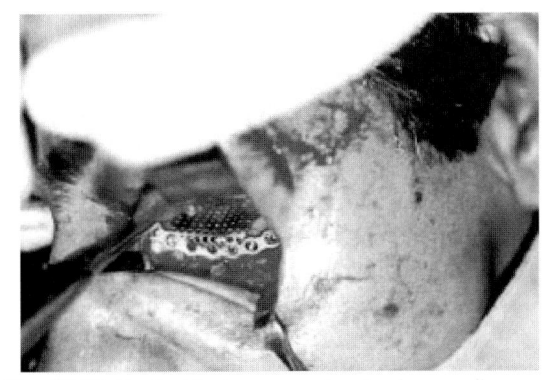

Fig. 30-33. Opção técnica: reconstrução do assoalho orbitário com tela de titânio.

O comprometimento do arco zigomático cominutivo ou quando a fratura de malar se associa a componente cominutivo do terço médio central da face indica reconstrução do arco zigomático para assegurar a projeção ântero-posterior do corpo do malar.

As incisões utilizadas são: infraciliar, conjuntival pré-tarsal, superciliar, palpebral superior, sublabiojugal, hemicoronal e bicoronal.

A indicação deve ser adaptada ao caso a ser tratado.

Quanto à reconstrução do soalho orbital, pequenos defeitos podem receber inclusão de polietileno poroso ou, preferivelmente, enxertos ósseos ou cartilaginosos.

A utilização de telas de titânio tem ganho grande popularidade no meio traumatológico, com bons resultados.

Alguns autores relatam aderências periorbitais às telas com impedimento ou restrição de elevação do olho, fato este nunca observado em nossa série.

Em casos selecionados, a combinação de exploração a céu aberto do soalho orbitário e a antrotomia maxilar com colocação de balão de Folley é suficiente

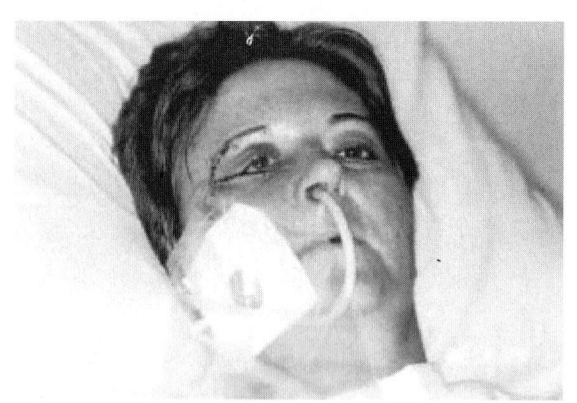

Fig. 30-35. Posicionamento da sonda de Folley para sustentação dos fragmentos ósseos do assoalho orbitário.

para a manutenção dos fragmentos do soalho orbitário.

As fraturas orbitais puras devem receber tratamento semelhante aos conceitos já expostos para as fraturas zigomaticorbitais, frontobasais e nasoetmoidorbitárias, obviamente de maneira simplificada (Fig. 30-35).

REFERÊNCIAS BIBLIOGRÁFICAS

1. Mektubjian SR. Operative policy in severe facial trauma in combination with other severe injuries. *J. Maxillofac. Surg* 1982;10:14.
2. McCarthy J. *Plastic surgery – the face.* Vol. 2. Philadelphia; WB Saunders Co., 1989. Part. 1.
3. McDonald JV. The surgical management of severe open brain injuries with consideration of the longterm results. *J Trauma* 1980;20:842.
4. Rowe LD, Brandt-Żawadzki M. Spatial analysis of midfacial fractures witch multidirectional and computed tomography: clinicopathologic correlates in 44 cases. *Otolaryngol Head Neck Surg* 1982;90:651.
5. Prein J. Management of fractures of the Mandible, management of fractures of the patient with multiple injuries, treatment "law", intermediate and high transverse fractures of the maxilla; 48º. *AO Curse Davos* 1987.
6. Rowe NLE, Killey HC. *Fractures of facial skeleton.* Edinburgh: Livingstone, 1970.
7. Converse JM, Kasanjian VH. *Surgical treatment of facial injuries.* London: Williams & Wilkins, 1974.
8. Spiessl B. *Osteosynthese hei sagitaler osteotomic nach obwegeser.* Dal Pont, Fortseche, Kiefer – V Geisichtschir, XVIII, 145-148p, 1974.
9. Niederdellmann H, Shetty V. Solitary lag screw osteosynthesis in the treatment of fracture of the angle of the mandible, a retrospective study. *Plast Reconstr Surg* 1987;80:68.
10. Danis R. *Téorie et pratique de l'osteosynthese.* Paris: Masson, 1947.
11. Spiessl B. Principles of rigid internal fixation in fractures of the lower jaw. In: Spiessl B. *New concept in maxillofacial bone surgery.* Berlin: Springer-Verlag, 1976.
12. Spiessl B. *Internal fixation of the mandible.* Berlin: Springer-Verlag, 1988.
13. Prein JB, Rahn B, Perren SM. *Fraktucheilung aun Unterkiefer nach operativer versorgung.* Eine Tierexperimentelle Studie. Fortsechr, Kiefer — V. Fesichtschie, XIX, 17p, 1975.
14. Allogower M. Funktionelle Anpassung des Kno chens auf physiologische, and unphysiologische Beanspruchung. *Langenbecks Arch Klin Chir* 1967;319:384-391.
15. Muller MZ, Allgower M, Willnergger H. *Manual der osteosynthese.* New York: Springer, 1968.
16. Manson PN, Grivas A, Rosenbaum A, Vannier M, Zinreich J, Iliff N. Studies on enophthalmos: II. The measurement of orbital injuries and their treatment by quantitative computed tomography. *Plast Reconstr Surg* 1986;77:203.
17. Allogower M. Adynamic compression plate. *Acta Orthop Scand* 1969;40:125-129.
18. Basset CAL, Creighton DK, Stinghifield FE. Contributions of endosteum, cortex, and soft tissues to osteogenesis. *Surg Gynec Obstet* 1961;112:214.
19. Basset CAL. Concepts of bone formation. *J Bone Jt Surg* 1962;44-A:1217.
20. Axhausen W. On the biology of bone transplantation. *Zentral B Chir* 1967;92:1152.
21. Bell WH. Current concepts of bone grafting. *J Oral Surg* 1968;26:118.
22. Colombini N. Reconstrução mandibular subtotal tardia utilizando-se técnica A.O. de osteossíntese. *JBM, OM* 1987;14:24.
23. Colombini N, Silva E. Novos conceitos no tratamento das fraturas faciais por arma de fogo. *JBM, OM,* 1985;13:29.
24. Manson PN. Some thoughts on the classification and treatment of Le Fort fractures. *Ann Plast Surg* 1986;17:356.
25. Manson PN, Clifford CM, Su CT, Iliff NT, Morgan R. Mechanisms of global support and post-traumatic enophthalmos: The anatomy of the ligament sling and its relation to intramuscular cone orbital fat. *Plast Reconstr Surg* 1986;77:193.
26. Donald P, Gluckman D, Dale R. *The sinuses raven press.* New York, 1995.

27. Mathog R, Archer KF, Nesi F. Posttraumatic enophthalmos and diplopia. *Otolaryngol Head Neck Surg* 1986;94:69.
28. Marentette LJ, Kellman RM. Facial plastic. *Surg Clin North Am* 1995;75(1).
29. Leech Cerebrospinal fluid leakage, dural fistulae and meningitis after basal skull fractures. *Injury* 1974;6:141.
30. May M. Nasofrontal-ethmoidal injuries. *Laryngoscope* 1977;87:948.
31. Kruger GO. *Textbook of oral and maxillofacial surgery*. 6. ed. St. Louis: CV. Mosby, 1984.
32. Lehman RH. Frontal sinus surgery. *Acta Otolaryngol* 1970(Suppl.)270:1.
33. Weymuller Jr. EA. Blindness and Le Fort II fractures. *Ann Otol Rhinol Laryngol* 1984;93:2.
34. Stranc MF. Primary Treatment of nasoethmoid injuries with increased intercantral distance. *Br J Plast Surg* 1977;23:802.
35. Stranc MF. Pattern of lacrimal injuries in naso-ethmoid fractures. *Br J Plast Surg* 1970;23:339.
36. Stranc MF, Gustavson EH. Plastic surgery. Primary treatment of fractures of the orbital roof. *Proc R Soc Med* 1973;66:303.
37. Stranc MF, Robertson GA. A classification of injuries of the nasal skeleton. *Ann Plast Surg* 1979;2:468.
38. Tajima S. Malar bone fractures: experimental fractures on the dried skull and clinical sensory disturbances. *J Maxillofac Surg* 1977;5:150.
39. Muller MZ, Allgower M, Willnergger H. *Manual der osteosynthese*. Heidelbrg: Springer, 1970.

Índice Remissivo

Atenção: Números em **bold** são referentes aos **quadros**. Números em *itálico* são referentes às *figuras*.

A

Abscesso
  de septo, 28-32
  nasal, 28-32
    hematoma e, *ver* HASN, 28-32
  periamigdaliano, 225
  de espaço, 225
    pré-vertebral, 225
    retrofaríngeo, 225
    mastigador, 227
    parotídeo, 228
    submandibular, 228
    paralaterofaríngeo, 29
Acesso(s)
  extracranianos, 40
    externos, 40
      teto do etmóide, 40
      lâmina crivosa, 40
      seio, 40
        frontal, 40
        esfenoidal, 40
      endonasal, 40
Actinomicose
  sialoadenite por, 213
    crônica, 213
Adenovírus
  na rinite, 4
    aguda, 4
Agente(s)
  vasoativos, 96
    tratamento com, 96
      da SS, 96
Amígdala(s)
  palatinas, 189
    vascularização das, 189
Amigdalectomia
  ambulatorial, **191**
    realização de, **191**
      critérios para, **191**

Anastomose(s)
  nervosa, 132
    na paralisia facial, 132
      periférica, 132
Anatomia
  das meninges, 35
Antibiótico
  uso de, 42
    na fístula, 42
      rinoliquórica, 42
Antiviral(ais)
  tratamento com, 97
    da SS, 97
Artéria(s)
  maxilar, 18
    dos ramos nasais, 18
      eletrocoagulação, 18
  etmoidais, 19
    anterior, 19
      eletrocoagulação das, 19
    posterior, 19
      eletrocoagulação das, 19
Atresia
  coanal, 44-47
    congênita, 44-47
Audição
  mecanismo de, 100

B

Bell
  paralisia de, 125
Beta-2-transferrina
  detecção de, 37
    dosagem de, 37
      no diagnóstico, 37
      de liquor extracraniano, 37
Bezold
  mastoidite de, 86
    exteriorizada, 86

Bloqueio
  epidural, 96
    tratamento com, 96
      da SS, 96
Brônquio(s)
  CE nos, 204
Buco-faringologia, 167-198
  gengivoestomatites, 169-178
    agudas, 169-178
  faringotonsilites, 179-187
    agudas, 179-187
  hemorragia, 189-197
    pós-amigdalectomia, 189-197

C

Cabeça, 199-259
  otorrinolaringologia, 201-207
    CE em, 201-207
  sialoadenites, 208-213
    agudas, 208-213
Canal
  auditivo externo, 70-77
    trauma do, 70-77
      considerações, 70
        anatômicas, 70
        funcionais, 70
Candidíase
  gengivoestomatites por, 170, 175, 176
    oral, 172
  gengivoestomatites por, 172
Carbogênio
  tratamento com, 96
    da SS, 96
Caxumba
  sialoadenites por, 211
    agudas, 211

CE (Corpo Estranho)
  em otorrinolaringologia, 201-207
    orelhas, 201
      externa, 201
      média, 201
    fossas, 202
      nasais, 202
    seios, 203
      paranasais, 203
    faringe, 203
    esôfago, 204
    laringe, 205
    traquéia, 205
    brônquios, 205
    raros, 207
    comentários, 207
Célula(s)
  ciliadas, 101
    lesões das, 101
      ação da, 101
        mecânica, 101
        metabólica, 101
Cloreto
  dosagem de, 37
    no diagnóstico, 37
      de liquor extracraniano, 37
Colonização
  não-patogênica, 58
Condrite(s)
  da orelha, 55
    externa, 55
Corpo
  estranho, *ver* CE, 201-207
Corticóide
  sistêmicos, 97
    tratamento com, 97
      da SS, 97
  intratimpânico, 97
    tratamento com, 97
      da SS, 97

Craniomaxilofacial, 261-309
  face, 263-274, 276-308
    feridas da, 263-274
    fraturas da, 276-308
Cricotireotomia, 249-259
  técnicas cirúrgicas, 251
    por punção, 254
    por secção, 254
  cuidados, 256
    pós-operatórios, 256
  decanulação, 257
Crise
  vertiginosa, 143-151
  síndrome vestibular, 144
    periférica, 144
    central, 144
    freqüência, 144
      avaliação cardiológica, 147
      imagem, 147
      avaliação otoneurológica completa, 147
      futuro, 150

D

DC (Dermatite de Contato), 60
Defibrinogenização
  tratamento com, 97
  da SS, 97
Dermatite
  de contato, *ver DC*, 60
Diabete(s)
  melito, 131
    paralisia facial e, 131
      periférica, 131
Disfonia(s)
  agudas, 155-158
Doença
  de Lyme, 131
    paralisia facial e, 131
      periférica, 131
  nutricionais, 170
    gengivoestomatites por, 170, 175-177
  da arranhadura do gato, 213
    sialoadenite por, 213
      crônica, 213
Drenagem
  lombar, 41

E

EAR (Estomatite Aftóide Recidivante)
  gengivoestomatites por, 174

Eletrocoagulação
  transnasal, 18, 19
  microendoscópica, 18, 19
    dos ramos nasais, 18
    da artéria maxilar, 18
    das artérias etmoidais, 19
      anterior, 19
      posterior, 19
    externa, 19
    das artérias etmoidais, 19
      anterior, 19
      posterior, 19
Endoscopia
  nasal, 37
    na localização, 37
      do sítio, 37
      da fístula, 37
Enterovírus
  na rinite, 4
    aguda, 4
Enxerto(s)
  na paralisia facial, 132
    periférica, 132
      sutura, 134
        epineural, 134
        perineural, 135
        fascicular, 135
        tubulização, 135
        colagem com adesivo, 135
        tecidual fibrínico, 135
  ósseo, 289
    nas fraturas da face, 289
      função, 289
      mecânica, 289
      biológica, 289
Epiglotite, 160
  aguda, 163
Epistaxe, 15-20
  eletrocoagulação, 18, 19
    transnasal microendoscópica, 18, 19
    dos ramos nasais, 18
    das artérias etmoidais, 19
    externa, 19
    das artérias etmoidais, 19
Equimose
  nas fraturas, 281
    da face, 281
    dor, 281
    parestesia, 281
    inoclusão, 282
Erisipela
  da orelha, 55
    externa, 55

Eritema
  polimorfo, 173
    gengivoestomatites por, 173, 177
  multiforme, 173
    gengivoestomatites por, 173
Escarlatina
  laringite da, 162
  gengivoestomatites por, 172
Esôfago
  CE no, 204
  traumas no, 240
Espaço(s)
  profundos do pescoço, 214-233
    infecções dos, 214-233
      revisão anatômica, 214
      fáscias, 214
      espaços cervicais, 214
        classificação dos, 215
      análise clínica, 225
      propagação infecciosa, 230
        dinâmica da, 230
  cervicais, 214
    profundos, 215
      classificação dos, 215
      longos, 215
      curtos, 216
    pré-vertebral, 215
      abscesso de, 225
    perigoso, 216
    retrofaríngeo, 216
      abscesso de, 225
    vascular, 216
    supra-hióideos, 219
    submandibular, 219
      abscesso de, 228
    mastigador, 221
      abscesso de, 226
    parotídeo, 221
      abscesso de, 227
    periamigdaliano, 222
      abscesso de, 225
    paralaterofaríngeo, 222
      abscesso de, 229
    infra-hióideo, 222
Estenose
  medial, 61
  pós-inflamatória, 61
Estomatite(s)
  iatrogênicas, 170
    gengivoestomatites por, 170, 175-177
  lesões, 175
    cáusticas, 175
    pigmentadas, 175
  mucosites, 175
  aftóide, 174
    recidivante, *ver EAR*, 174
Expansor(es)
  plasmáticos, 96
    tratamento com, 96
    da SS, 96

F

Face
  feridas da, 263-274
    anatomia da, *264*
      superficial, *264*
    estruturas da, *265*
      principais, *265*
    considerações, 265
    classificação, 266
    área, **268**
      localização, **268**
      lesão do nervo, **268**
      sinais de, **268**
    cutâneas, 269
      fechamento de, 269
      técnicas de, 269
    zonas da, *268*
      perigosas, *268*
    bloqueios da, *269*
      principais, *269*
  fraturas da, 276-308
    generalidades, 277
    sangramento, 281
    hematoma, 281
    dor, 281
    parestesia, 281, 282
    equimose, 281
    tratamento incruento, 283
    incisão, 285
      intra-oral, 285
      extra-oral, 285
    osteossíntese, 285
      rígida, 285
      semi-rígida, 285
    enxerto ósseo, 289
      função, 289
      mecânica, 289
      biológica, 289
    dos terços da, 291
      médio, 291
      superior, 291
    técnicas cirúrgicas, 292
      básicas, 292
    fixação interna rígida, 294
      bases práticas da, 294
Faringe
  CE na, 203
  traumas na, 240

Faringotonsilite(s)
  agudas, 179-187
    classificação, 179
      clínica, **179**, **183**
    fatores, 179
      de risco, 179
    epidemiologia, 180
      sinais, **182**
      sintomas, **182**
    clínico, 184
    cirúrgico, 185
    profilaxia, 184
      supurativas, 185
      imunoalérgicas, 185
    futuro, 187
Fáscia(s)
  superficial, 214
  profunda, 214
Ferida(s)
  da face, 263-274
    anatomia da, *264*
      superficial, *264*
    estruturas da, *265*
      principais, *265*
    área, **268**
    localização, **268**
    lesão do nervo, **268**
    sinais de, **268**
  cutâneas, 269
    fechamento de, 269
    técnicas de, 269
Fístula
  rinoliquórica, 35-42
    meninges, 35
      anatomia das, 35
    liquor, 35, 37
      fisiologia do, 35
      extracraniano, 37
    sítio da, 37
      localização do, 37
        endoscopia nasal, 37
        teste da fluoresceína sódica 5%, 37
        injeção subaracnóidea de isótopos radioativos, 38
        TC, 38
        RM, 39
      drenagem lombar, 41
      fluoresceína sódica 5%, 42
      uso de antibiótico, 42
  otoliquórica, 136-141
    adquiridas, 137
    congênitas, 139
Fluoresceína
  sódica, 37, 42
    5%, 37, 42
    teste da, 37

Fossa(s)
  média, 132
    de abordagem cirúrgica pela, 132
    ao nervo facial, 132
  nasais, 202
    CE nas, 202
Fratura(s)
  nasal, 22-26, 305
    fisiopatologia, 22
    avaliação, 23
      clínica, 23
      radiologia, 24
  longitudinal, 108
    do osso temporal, 108
  transversa, 110
    do osso temporal, 110
  cominutiva, 112
    do osso temporal, 112
  da face, 276-308
    generalidades, 277
    sangramento, 281
    hematoma, 281, 282
    equimose, 281
    tratamento incruento, 283
      aspectos gerais, 283
    incisão, 285
      intra-oral, 285
      extra-oral, 285
    osteossíntese, 285
      rígida, 285
      semi-rígida, 285
    enxerto ósseo, 289
    função, 289
      mecânica, 289
      biológica, 289
    dos terços da, 291
      médio, 291
      superior, 291
    técnicas cirúrgicas, 292
      básicas, 292
    fixação interna rígida, 294
      bases práticas da, 294
  da mandíbula, 277
    classificação das, 280
    tratamento das, 283
      bases gerais do, 283
  do segmento craniofacial, 300
    não disjuncionais, 300
  nasoetmoidorbitais, 305
  zigomaticorbitais, 305

G

Gengivite
  aguda, 171
  gengivoestomatites por, 171

Gengivoestomatite(s)
  agudas, 169-178
    infecciosas, 169, 170, 175, 176
    auto-imunes, 170, 173, 170, 175, 177
    idiopáticas, 170, 174, 175, 177
    doenças nutricionais, 170, 175, 176
    estomatites iatrogênicas, 170, 175-177
    bacterianas, 171
    fúngicas, 172, 175
    leishmaniose, 173
    ulceronecrosante, 171
      aguda, *ver GUNA*, 171
    necrótica, *ver NOMA*, 171
Glândula
  parótida, 208
  submandibular, 208
  sublingual, 209
  salivares, 209
    menores, 209
Glicose
  dosagem de, 37
    no diagnóstico, 37
    de liquor extracraniano, 37
Gonorréia
  gengivoestomatites por, 172, 175, 176
Gravidez
  paralisia facial e, 131
    periférica, 131
GUNA (Gengivoestomatite Ulceronecrosante Aguda)

H

HASN (Hematoma e Abscesso de Septo Nasal, 28-32
  fatores, **28**
    desencadeantes, **28**
  freqüência, 29
  fisiopatologia, 29
  exames, 29
    complementares, 29
  casos, **29**
Hematoma
  de septo, 28-32
  nasal, 28-32
    e abscesso, *ver HASN*, 28-32
  nas fraturas, 281, 282
    da face, 281

Hemorragia
  pós-amigdalectomia, 189-197
  amígdalas palatinas, 189
    vascularização das, 189
  incidência, **191**
  fatores, 191
    de risco, 191
  pacientes com, **192**
    achados na orofaringe em, **192**
  manejo, 193
  situações especiais, 196
  pós-adenoidectomia, 196
Hipotireoidismo
  paralisia facial e, 131
    periférica, 131
HIV
  vírus do, 211
  sialoadenites por, 211
    agudas, 211
House-Brackmann
  classificação de, 121
    da paralisia facial, 121
    periférica, 121

I

Impetigo
  da orelha, 54
    externa, 54
Infecção(ões)
  viral, 92, 211
    SS por, 92
  sialoadenites agudas por, 211
    paramixovírus, 211
    caxumba, 211
    HIV, 211
  bacterianas, 212
    sialoadenite, 212
      supurativa, 212
    parótide, 212
      supurativa neonatal, 212
      de repetição em crianças, 212
  do pescoço, 214-233
    dos espaços profundos, 214-233
      revisão anatômica, 214
      fáscias, 214
      espaços cervicais, 214
        classificação dos, 215
      análise clínica, 225
      propagação infecciosa, 230
        dinâmica da, 230
Isótopo(s)
  radioativos, 38
    injeção subaracnóidea de, 38
    na localização do sítio, 38
    da fístula, 38

L

Laceração(ões)
  auriculares, 67
    perdas, 67
      parciais, 67
      avulsão, 67
      total, 67
      subtotal, 67
Lâmina
  crivosa, 40
    acesso extracraniano, 40
    externo, 40
Laringe
  CE na, 205
  trauma na, 237
    externo, 237
      fechado, 237
      aberto, 237
    interno, 238
Laringite(s)
  agudas, 159-164
    principais modalidades, 159
      clínicas, 159
      catarral, 159
      aguda, 159
      fusoespirilar, 161, 163
      estridulosa, 161, 163
      diftérica, 161, 163
      alérgica, 162
        aguda, 162
      do sarampo, 162, 164
      da escarlatina, 162, 164
      da varíola, 162, 164
      da varicela, 162, 164
      tífica, 162
      reumática, 162, 164
      herpética, 162, 164
      erisipelatosa, 162
Laringologia, 153-165
  disfonias, 155-158
    agudas, 155-158
  laringites, 159-164
    agudas, 159-164
Laringotifo, 164
Laringotraqueobronquite, 161
  aguda, 163
Leishmaniose
  gengivoestomatites por, 170, 173, 175
Lesão(ões)
  das células, 101
    ciliadas, 101
      ação da, 101
        mecânica, 101
        metabólica, 101

vasculares, 245
  nos traumas cervicais, 245
laringotraqueais, 245
  nos traumas cervicais, 245
faríngeas, 247
  nos traumas cervicais, 247
esofágicas, 247
  nos traumas cervicais, 247
neurais, 247
  nos traumas cervicais, 247
Líquen
  plano, 174
    gengivoestomatites por, 174, 177
Liquor
  fisiologia do, 35
  extracraniano, 37
    diagnóstico de, 37
      dosagem, 37
        de glicose, 37
        de cloreto, 37
      detecção, 37
        de beta-2-transferrina, 37
  exame do, 87
    nas mastoidites, 87
      agudas, 87
Lúpus
  eritematoso, 174
    gengivoestomatites por, 174, 177
Lyme
  doença de, 131
    paralisia facial e, 131
      periférica, 131

M

Magnésio
  tratamento com, 96
    da SS, 96
Mandíbula
  fratura da, 277
    classificação das, 280
    tratamento das, 283
      bases gerais do, 283
Mastoidite(s)
  agudas, 84-90
    aspectos, 84
      anatômicos, 84
    fisiopatologia, 84
    evolução da, **84**
    classificação, 85
    bacteriologia, 87
    exames, 87
      por imagem, 87
      bacteriológicos, 87
      do liquor, 87
      biópsia, 87
      diferencial, 87

intratemporais, 87
intracranianas, 87
conclusão, 89
localizada, 85
  simples, 85
  coalescente, 85
  osteíte, 85
exteriorizada, 85
  retroauricular, 85
  temporozigomática, 86
  pré-tragal, 86
  de Bezold, 86
  pseudo-Bezold, 86
  de Mourret, 87
  inespecífica, 87
MB (Miringite Bolhosa), 57
Melkersson-Rosenthal
  síndrome de, 127
    paralisia facial e, 127
      periférica, 127
Membrana(s)
  timpânica, 70-77
    trauma da, 70-77
      considerações, 70
        anatômicas, 70
        funcionais, 70
      ruptura de, 93
        SS por, 93
Meninge(s)
  anatomia das, 35
Micose
  superficial, 58, 59
  profundas, 59
Miringite
  bolhosa, ver MB, 57
  granular, 61
Mourret
  mastoidite de, 87

N

NE (Nistagmo Espontâneo)
  no diagnóstico, 147
    da crise vertiginosa, 147
Nervo(s)
  petroso, 117
    superficial, 117
      maior, 117
  corda, 117
    do tímpano, 117
  facial, 132
    abordagem cirúrgica ao, 132
      transmastóidea, 132
      extralabiríntica, 132
      subtemporal, 132
      fossa média, 132
      retrossigmóidea, 132
      extratemporal, 132

Neurodermatite
  conceito, 60
Nistagmo
  espontâneo, ver NE, 147
NOMA (Gengivoestomatite Necrótica), 171

O

OEAL (Otite Externa Aguda Localizada), 53, 54
OEC (Otite Externas Crônicas), 59
OEDA (Otite Externa Difusa Aguda), 52, 53
OEM (Otite Externa Maligna), 56, 57
OMA (Otite Média Aguda), 79
  fatores, **79**
    de risco, **79**
  bacteriana, 80, 81
    formas, 80
      clínicas, 80
      microbiologia, 80
  viral, 80, 81
    formas, 80
      clínicas, 80
      microbiologia, 80
  necrosante, 80, 81
    formas, 80
      clínicas, 80
      microbiologia, 80
  antibióticos, **82**
    disponíveis, **82**
    intratemporais, **82**
    intracranianas, **82**
Orelha(s)
  externa, 54, 201
    impetigo da, 54
    erisipela da, 55
    pericondrite da, 55
    condrites da, 55
    CE na, 201
    lóbulo da, 68
      ruptura de, 68
  média, 101
    proteção auditiva, 101
    reflexos de, 101
    CE na, 201
  interna, 101
    proteção auditiva, 101
    reflexos de, 101
Orofaringe
  achados na, **192**
    em pacientes, **192**
      com hemorragia, **192**
        pós-amigdalectomia, **192**

ÍNDICE REMISSIVO

Osso
  temporal, 107-114
    traumatismo do, 107-114
      fratura, 108, 110, 112
        longitudinal, 108
        transversa, 110
        cominutiva, 112
Otite(s)
  externas, 51-62
    considerações, 51
      gerais, 51
    anatomia, 51
      aplicada, 51
    agudas, 52, 53
      bacterianas, 52
      localizada, *ver OEAL*, 53
      virais, 57
      fúngicas, 58
    difusa, 52
      aguda, *ver OEDA*, 52
    maligna, *ver OEM*, 56
    crônicas, *ver OEC*, 59
    membranosa, 61
  média, 79-82
    aguda, *ver OMA*, 79-82
Otoematoma
  no pavilhão, 64
  auricular, 64
Otologia, 49-152
  otites, 51-62, 79 - 82
    externas, 51-62
    média, 79-82
      aguda, 79-82
  pavilhão, 63-68
    auricular, 63-68
      pericondrite de, 63-68
      trauma de, 63-68
  canal, 70-77
    auditivo, 70-77
      externo, 70-77
        trauma do, 70-77
    membrana, 70-77
      timpânica, 70-77
        trauma da, 70-77
  mastoidites, 84-90
    agudas, 84-90
  surdez, 91-98
    súbita, 91-98
  traumatismos, 100-105, 107-114
    sonoros, 100-105
      agudos, 100-105
    do osso, 107-114
      temporal, 107-114
  paralisia, 115-135
    facial, 115-135
      periférica, 115-135
  fístula, 136-141
    otoliquórica, 136-141

crise, 143-151
  vertiginosa, 143-151
Otorrinolaringologia
  CE em, 201-207
    orelhas, 201
      externa, 201
      média, 201
    fossas, 202
      nasais, 202
    seios, 203
      paranasais, 203
    faringe, 203
    esôfago, 204
    laringe, 205
    traquéia, 205
    brônquios, 205
    raros, 207
    comentários, 207

P

Paracoccidioidomicose
  gengivoestomatites por, 170, 173
Paralisia
  facial, 115-135
    periférica, 115-135
      anatomia, 116
      paciente com, 119
        exame do, 119
        classificação de House-Brackmann, 121
      topodiagnóstico, 122
        função vestibular, 122
        lacrimejamento, 122
        reflexo do estapédio, 123
        paladar, 123
        fluxo salivar, 123
        pH salivar, 123
      eletrodiagnóstico, 123
        curva, 123
        de intensidade, 123
        de duração, 123
        excitabilidade do nervo, 124
        medida do grau de, 125
        condução motora, 124
        eletromiografia, 124
        eletroneurografia, 124
        reflexo, 124
        trigêmino-facial, 124
        piscamento, 124
      testes laboratoriais, 125
      estudo por imagem, 125
      classificação, 125
        topográfica, 125

        etiológica, 125
      idiopáticas, 125
        paralisia de Bell, 125
        síndrome de Melkersson-Rosenthal, 127
      traumáticas, 127
        fraturas, 127
        projétil de arma de fogo, 128
        ferimentos corto-contusos da face, 128
        traumas de parto, 129
        iatrogênicas, 129
      infecciosas, 129
        virais, 129
        bacterianas, 130
        inespecíficas, 130
        específicas, 131
        doença de Lyme, 131
      metabólicas, 131
        diabetes melito, 131
        hipotireoidismo, 131
        gravidez, 131
      vasculares, 131
      tóxicas, 131
      nervo facial, 132
        abordagem cirúrgica ao, 132
        anastomoses, 132
        nervosas, 132
        enxertos, 132
    de Bell, 125
Paramixovírus
  sialoadenites por, 211
    agudas, 211
Pavilhão
  auricular, 63-68
    pericondrite de, 63-68
    trauma de, 63-68
      otoematoma, 64
      lacerações auriculares, 67
      perdas parciais, 67
      avulsão, 67
      queimaduras, 68
        frio, 68
        calor, 68
      ruptura, 68
      de lóbulo da orelha, 68
Pênfigo
  vulgar, 173, 177
    gengivoestomatites por, 173
Penfigóide(s)
  gengivoestomatites por, 173, 177
Pericondrite
  da orelha, 55
    externa, 55

    de pavilhão, 63-68
      auricular, 63-68
Pescoço, 199-259
  espaços profundos do, 214-233
    infecções dos, 214-233
      revisão anatômica, 214
      fáscias, 214
      espaços cervicais, 214
        classificação dos, 215
      análise clínica, 225
      propagação infecciosa, 230
        dinâmica da, 230
  trauma, 234-248
    cervical, 234-248
    regiões do, 234
      anatômicas, 234
    traqueostomia, 249-259
    cricotireotomia, 249-259
Prostaglandina
  tratamento com, 95
    da SS, 95
Proteção
  auditiva, 101
    reflexos de, 101
      orelha, 101
        média, 101
        interna, 101

Q

Queimadura(s)
  do pavilhão, 68
    auricular, 68
      por frio, 68
      por calor, 68

R

Ramo(s)
  nasais, 18
    da artéria, 18
      maxilar, 18
        eletrocoagulação dos, 18
  intrapetrosos, 117
    nervo petroso, 117
      superficial maior, 117
    do estapédio, 117
  extrapetrosos, 117
Ressonância
  magnética, *ver RM*, 39
Rinite(s)
  aguda, 3-6
    rinovírus, 3
    adenovírus, 4
    vírus, 4
      sincicial respiratório, 4
      gripais, 4
    fatores, 4
      predisponentes, 4

medicamentosa, 6
alérgica, 6
vasomotora, 6
Rinologia, 1-48
  rinite, 3-6
    aguda, 3-6
  rinossinusite, 8-13
    aguda, 8-13
  epistaxe, 15-20
  fratura, 22-26
    nasal, 22-26
  septo, 28-32
    nasal, 28-32
      hematoma de, 28-32
      abscesso de, 28-32
  fístula, 35-42
    rinoliquórica, 35-42
  atresia, 44-47
    coanal, 44-47
    congênita, 44-47
Rinossinusite
  aguda, 8-13
    classificação, 9
      em adultos, **9**
      em crianças, **9**
      manifestações clínicas, 10
      endoscopia nasal, 10
      por imagem, 10
      sinais, **10**
      sintomas, **10**
      microbiologia, 11
    fatores, 11
      predisponentes, 11
      de risco, **11**, **12**
      clínico, 12
    encaminhamento, 13
Rinovírus
  na rinite, 3
    aguda, 3
RM (Ressonância Magnética)
  na localização, 39
    do sítio, 39
    da fístula, 39

S

Sangramento
  nas fraturas, 281
    da face, 281
      dor, 281
      parestesia, 281
      inoclusão, 282
Sarampo
  laringite do, 162, 164
Segmento
  intracraniano, 116
  meático, 117
  labiríntico, 117
  timpânico, 117
  mastóideo, 117
  extratemporal, 117
Seio
  frontal, 40
    acesso extracraniano, 40
    externo, 40
  esfenoidal, 40
    acesso extracraniano, 40
    externo, 40
  paranasais, 203
    CE nos, 203
Septo
  nasal, 28-32
    hematoma de, 28-32
    e abscesso de, ver HASN, 28-32
Shotgun
  da SS, 95
Sialoadenite(s)
  agudas, 208-213
    anatomia, 208
      glândula, 208
        parótida, 208
        submandibular, 208
        sublingual, 209
        salivares menores, 209
    fisiologia, 209
      participação na digestão, 209
      defensiva, 209
    fisiopatologia, 209
    exames de imagem, 209
      sialografia, 209
      US, 209
      radiologia convencional, 209
      TC, 210
      RM, 210
    aspiração com agulha, 210
    biópsias por, 210
    patologias, 210
      sialoadenoses, 210
      sialolitíase, 210
    agudas, 211
      infecção viral, 211
        paramixovírus, 211
        caxumba, 211
        HIV, 211
      supurativa, 212
      crônica, 212
        tuberculose, 212
        actinomicose, 213
        arranhadura do gato, 213
        doença da, 213
Sialoadenose(s), 210
Sialolitíase, 210
Sífilis
  gengivoestomatites por, 171, 175, 176
  primária, 171
  secundária, 172
  terciária, 172
  congênita, 172
    gengivoestomatites por, 172
Síndrome
  de Melkersson-Rosenthal, 127
  paralisia facial e, 127
    periférica, 127
  vestibular, 144
    periférica, 144
      na crise vertiginosa, 144
    central, 144
      na crise vertiginosa, 144
SS (Surdez Súbita), 91
  causas de, 92
    infecciosas, **92**
    imunológicas, **92**
    traumáticas, **92**
    neoplásicas, **92**
    tóxicas, **92**
    circulatórias, **92**
    neurológicas, **92**
    metabólicas, **92**
    outras, **92**
  idiopática, 92
    distúrbios, 92, 93
      circulatórios, 92
      auto-imunes, 93
    infecção, 92
      viral, 92
    ruptura, 93
      de membranas, 93
    anamnese, 94
    exame, 94
      físico, 94
      complementares, 94
    clínico, 95
    shotgun, 95
    prostaglandina, 95
    expansores, 96
      plasmáticos, 96
    agentes, 96
      vasoativos, 96
    carbogênio, 96
    bloqueio, 96
      epidural, 96
    magnésio, 96
    antivirais, 96
    defibrinogenização, 97
    corticóide, 97
    sistêmicos, 97
    intratimpânico, 97
    cirúrgico, 98
    avaliação da, **95**
Surdez
  súbita, ver SS, 91-98
Sutura
  epineural, 134
  perineural, 135
  fasciculares, 135

T

TC (Tomografia Computadorizada)
  na localização, 38
    do sítio, 38
    da fístula, 38
Teste
  da fluoresceína, 37
    sódica 5%, 37
      na localização do sítio, 37
      da fístula, 37
Teto
  etmóide, 40
    acesso extracraniano, 40
    externo, 40
Tímpano
  nervo do, 117
  corda, 117
Tomografia
  computadorizada, ver TC, 38
Traquéia
  CE na, 205
  trauma na, 237
    externo, 237
      fechado, 237
      aberto, 237
    interno, 238
Traqueostomia, 249-259
  percutânea, 251, 254
  técnicas cirúrgicas, 251
  permanente, 253
  cuidados, 256
    pós-operatórios, 256
  decanulação, 257
Trauma
  de pavilhão, 63-68
    auricular, 63-68
      otoematoma, 64
      lacerações auriculares, 67
        perdas parciais, 67
        avulsão, 67
      queimaduras, 68
        frio, 68
        calor, 68

ruptura, 68
  de lóbulo da orelha, 68
do canal auditivo, 70-77
  externo, 70-77
    considerações, 70
      anatômicas, 70
      funcionais, 70
  da membrana, 70-77
    timpânica, 70-77
      considerações, 70
        anatômicas, 70
        funcionais, 70
  cervical, 234-248
    regiões anatômicas, 234
      do pescoço, 234
    atendimento ao, 234
      princípios gerais do, 234
    avaliação do, 236
      conservador, **245**
      cirúrgico, **236, 245**
  em zona, 243
    I, 243
    II, 243
    III, 244

Traumatismos
  sonoros, 100-105
    agudos, *ver TSA*, 100-105
  do osso, 107-114
    temporal, 107-114
      fratura, 108, 110, 112
        longitudinal, 108
        transversa, 110
        cominutiva, 112
TSA (Traumatismos Sonoros Agudos)
  bases físicas, 100
  audição, 100
    mecanismo de, 100
  proteção, 101
    auditiva, 101
      reflexo de, 101
    e células ciliadas, 101
      lesões das, 101
  conseqüências do, 102
    auditivas, 102
  perdas auditivas, 103
    por agentes agressivos, 103
      potenciação das, 103
    de urgência, 103

sintomas, 103
sinais, 103
evolução do, 103
  favorável, 103
  desfavorável, 103
  objetivos do, 104
  experimental, 104
  em humanos, 104
  hospitalar, 104
  não-hospitalar, 105
  de sustentação, 105
  resultados, 105
Tuberculose
  gengivoestomatites por, 172, 175
  sialoadenite por, 212
    crônica, 212

V

Varicela
  laringite da 162, 164
Varíola
  laringite da 162, 164

Vaso(s)
  sangüíneos, 240
    traumas nos, 240
Vertigem (ns)
  aguda, **144**
    periférica, **144**
      causas de, **144**
    central, **144**
      causas de, **144**
    causas das, **146**
    comuns, **146**
    duração das, **146**
Via(s)
  de abordagem cirúrgica, 132
    ao nervo facial, 132
      transmastóidea, 132
      extralabirintica, 132
      subtemporal, 132
      fossa média, 132
      retrossigmóidea, 132
      extratemporal, 132
Vírus
  gripais, 4
    na rinite, 4
      aguda, 4
  do HIV, 211
    sialoadenites por, 211
      agudas, 211